普通高等教育"十二五"规划教材

全国普通高等教育基础医学类系列教材

供基础、临床、预防、口腔、护理等医学类专业使用

医学高等数学

MEDICAL MATHEMATICS

梁波 姚莉 主编

科学出版社

北京

· 版权所有 侵权必究 ·

举报电话：010-64030229；010-64034315；13501151303（打假办）

内 容 简 介

本教材包括函数、极限与连续，函数的导数与微分，中值定理和导数的应用，不定积分，定积分，多元函数微积分，微分方程，级数理论，概率论基础和线性代数基础等内容。在保持学科系统性的前提下，力求教材内容具有基础性、医用性、时代性和精简性等特点，着重阐述基本概念、基本原理和基本方法。

本教材适合高等医药院校本科生使用。

图书在版编目（CIP）数据

医学高等数学 / 梁波，姚莉主编. —北京：科学出版社，2014.5
全国普通高等教育基础医学类系列教材
ISBN 978-7-03-040619-4

Ⅰ.①医… Ⅱ.①梁… ②姚… Ⅲ.①医用数学-高等学校-教材 Ⅳ.①R311

中国版本图书馆CIP数据核字(2014)第098089号

责任编辑：胡治国／责任校对：鲁　素
责任印制：赵　博／封面设计：范璧合

版权所有，违者必究。未经本社许可，数字图书馆不得使用

科 学 出 版 社 出版
北京东黄城根北街16号
邮政编码：100717
http://www.sciencep.com

北京佳艺恒彩印刷有限公司 印刷
科学出版社发行　各地新华书店经销

*

2014年8月第 一 版　开本：889×1194　1/16
2016年6月第三次印刷　印张：18 1/2
字数：520 000
定价：49.00元
(如有印装质量问题，我社负责调换)

《医学高等数学》
编辑委员会

主　编
梁　波　姚　莉

副主编
罗亚玲　万里平

编　委
(以姓氏笔画为序)

万里平(重庆医科大学)
罗亚玲(重庆医科大学)
相春环(重庆医科大学)
姚　莉(重庆医科大学)
梁　波(重庆医科大学)

全国普通高等教育基础医学类
系列教材

专家指导委员会

主任委员

侯一平

副主任委员

孙　俊　王应雄　胡华强

委　员

（以姓氏笔画为序）

王应雄(重庆医科大学)　　　　　　　　吴玉章(第三军医大学)

王建伟(重庆医科大学)　　　　　　　　张　波(川北医学院)

左　丽(贵阳医学院)　　　　　　　　　张　晓(成都医学院)

龙汉安(泸州医学院)　　　　　　　　　欧刚卫(遵义医学院)

阮永华(昆明医科大学)　　　　　　　　胡华强(中国科技出版传媒股份有限公司)

孙　俊(昆明医科大学)　　　　　　　　侯一平(四川大学华西基础医学与法医学院)

李　华(四川大学华西基础医学与法医学院)　高永翔(成都中医药大学)

前　言

医学高等数学是高等医学院校各临床专业必修课之一。根据"医科类本科数学基础课程教学基本要求"的培养目标，结合医学教育中数学课程学时数较少等因素，顺应教育部教学改革潮流，改进现有教学模式，我们编写了本教材，以期达到在医学教育中培养高素质、创新型和实用型医学人才的目标。

本教材将医学院校传统数学课程中的高等数学、常微分方程、线性代数和概率论的教学内容进行优化重组，强调基本概念、方法和理论，减少过多过难的理论推导，培养学生的逻辑推理和创新能力，力图使教学内容和知识体系优化整合为以数学基础教育为主、医学应用数学为辅，为医学生在以后的临床工作中打下坚实的数学基础。

本教材包括函数、极限与连续，函数的导数与微分，中值定理和导数的应用，不定积分，定积分，多元函数微积分，微分方程，级数理论，概率论基础和线性代数基础等内容。在保持学科系统性的前提下，力求教材内容具有基础性、医用性、时代性和精简性等特点，着重阐述基本概念、基本原理和基本方法。

本书在编写过程中参考了各种层次的高等数学教材，尤其是其他医学院校同仁们编写的医学(或医用)高等数学教材，在此表示衷心感谢，并在主要参考文献中列举了其中一部分。科学出版社为本书的出版给予了大力的支持和帮助，在此一并致谢。

本书第1章、第2章由罗亚玲老师编写，第3章、第5章、第6章由姚莉老师编写，第4章、第8章、第9章由梁波老师编写，第7章、第10章由万里平老师编写。同时，为了帮助同学们学好本门课程，我们还编写了与本教材配套的《医学高等数学学习指导·精要》以供需要的同学选用。该配套教材也交由科学出版社出版发行。

由于编者水平有限，恳请各位专家、同行对本书的不足和疏漏之处予以批评指正。

编　者

2014年5月于重庆

目 录

前言

第1章 函数、极限与连续　　1

1.1 函数	1	1.5 无穷小量与无穷大量	20
1.2 初等函数	4	1.6 函数的连续性	23
1.3 极限概念	8	习题一	28
1.4 极限的计算	15		

第2章 函数的导数与微分　　31

2.1 导数概念	31	2.4 高阶导数	45
2.2 基本导数公式	35	2.5 函数的微分	46
2.3 函数的求导法则	37	习题二	50

第3章 中值定理和导数的应用　　54

3.1 微分中值定理	54	3.4 函数的极值与最大值最小值	62
3.2 洛必达法则	56	3.5 函数图形的描绘	66
3.3 函数的单调性与曲线的凹凸性	59	习题三	68

第4章 不定积分　　70

4.1 不定积分的基本概念与性质	70	4.4 有理函数的积分	79
4.2 换元积分法	73	4.5 积分表的使用	84
4.3 分部积分法	77	习题四	85

第5章 定积分　　88

5.1 定积分的概念与性质	88	5.4 广义积分	104
5.2 牛顿-莱布尼茨公式	93	5.5 定积分的应用	108
5.3 定积分的计算	96	习题五	113

第6章 多元函数微积分　　116

| 6.1 多元函数的基本概念 | 116 | 6.3 全微分及其应用 | 126 |
| 6.2 偏导数 | 123 | 6.4 多元复合函数的求导方法 | 129 |

6.5	二元函数的极值	131	6.7 二重积分	137
*6.6	最小二乘法	133	习题六	144

第 7 章　微分方程　　　　　　　　　　　　　　　　　　　　　147

7.1	微分方程的基本概念	147	7.5 二阶常系数线性齐次微分方程	163
7.2	可分离变量的微分方程	150	7.6 微分方程在医药学中的应用	168
7.3	一阶线性微分方程	155	习题七	179
7.4	几种可降阶的微分方程	160		

第 8 章　级数理论　　　　　　　　　　　　　　　　　　　　　　183

8.1	数项级数	183	8.3 傅里叶级数	199
8.2	幂级数	190	习题八	206

第 9 章　概率论基础　　　　　　　　　　　　　　　　　　　　　208

9.1	随机事件与样本空间	208	9.5 离散型随机变量	219
9.2	概率与古典概型	210	9.6 连续型随机变量	222
9.3	条件概率	213	9.7 随机变量的数字特征	225
9.4	独立性与贝努里概型	217	习题九	229

第 10 章　线性代数基础　　　　　　　　　　　　　　　　　　　　231

10.1	行列式	231	10.4 n 维向量	262
10.2	矩阵	243	10.5 矩阵的特征值与特征向量	270
10.3	矩阵的初等变换	253	习题十	272

主要参考资料　　　　　　　　　　　　　　　　　　　　　　　　275

附录　　　　　　　　　　　　　　　　　　　　　　　　　　　　276

附录 1	常用积分公式	276	附录 3　标准正态分布表	287
附录 2	泊松分布表	284		

第1章

函数、极限与连续

函数是微积分学的基本研究对象，极限是微积分学研究函数的基础方法，连续函数是微积分学中主要讨论的一类重要函数。因此，"函数、极限与连续"是微积分学(乃至整个高等数学)的重要基础。

本章逐一介绍函数及相关概念、极限的概念及其计算方法和连续函数的概念及其性质。

1.1 函　　数

1.1.1 区间及邻域

区间是用得较多的一类数集，描述如下：

已知实数 a、b，$a<b$。称由 a、b 之间的全体实数组成的集合为**开区间**，记为 (a,b)；称数 a 为区间的**左端点**，数 b 为区间的**右端点**，统称为**区间端点**；称由开区间 (a,b) 和端点 a、b 组成的集合为**闭区间**，记为 $[a,b]$。用集合表示为

$$(a,b) = \{x \mid a<x<b, x \in R\}, [a,b] = \{x \mid a \leqslant x \leqslant b, x \in R\}$$

称由开区间 (a,b) 和左端点 a 组成的集合为**左闭右开区间**，记为 $[a,b)$；由开区间 (a,b) 和右端点 b 组成的集合为**左开右闭区间**，记为 $(a,b]$。用集合表示为

$$[a,b) = \{x \mid a \leqslant x<b, x \in R\}; \quad (a,b] = \{x \mid a<x \leqslant b, x \in R\}$$

区间 $[a,b)$ 和 $(a,b]$ 统称为**半开半闭区间**。

以上区间统称为**有限区间**，以下区间统称为**无穷区间**：

$$(a,+\infty) = \{x \mid x>a, x \in R\}, [a,+\infty) = \{x \mid x \geqslant a, x \in R\}$$
$$(-\infty,a) = \{x \mid x<a, x \in R\}, (-\infty,a] = \{x \mid x \leqslant a, x \in R\}$$
$$(-\infty,+\infty) = R$$

邻域是一种特殊的区间，描述为：

已知实数 a，实数 $\delta > 0$。称与点 a 的距离小于 δ 的全体实数组成的集合为**点 a 的 δ 邻域**，记为 $\bigcup(a,\delta)$，简记为 $\bigcup(a)$；称从点 a 的 δ 邻域中去掉数 a 所得的集合为**点 a 的空心 δ 邻域**，记为 $\overset{\circ}{\bigcup}(a,\delta)$。用集合表示为

$$\bigcup(a,\delta) = \{x \mid |x-a|<\delta, x \in R\}, \overset{\circ}{\bigcup}(a,\delta) = \{x \mid 0<|x-a|<\delta, x \in R\}$$

可见，点 a 的 δ 邻域是区间 $(a-\delta, a+\delta)$，几何上讲是以点 a 为中心、以 δ 为半径的开区间；点 a 的空心 δ 邻域是区间 $(a-\delta, a) \bigcup (a, a+\delta)$。

点 a 的右 δ 邻域用记号 $\bigcup^+(a,\delta)$ 表示，定义为数集

$$\bigcup^+(a,\delta) = \{x \mid 0<x-a<\delta, x \in R\}$$

点 a 的左 δ 邻域用记号 $\bigcup^-(a,\delta)$ 表示，定义为数集

$$\overset{\circ}{\bigcup}{}^{-}(a,\delta) = \{x \mid 0 < a - x < \delta, x \in R\}$$

1.1.2 函数的定义

定义 1.1.1(函数) 设有两个变量 x、y，如果变量 x 在其变化范围 D 内任取确定的数值时，按照某个对应法则 f，变量 y 总有唯一确定的值与之对应，则称变量 y 是变量 x 的**函数**。记为：

$$y = f(x), \quad x \in D$$

其中，x 称为**自变量**，y 称为**因变量**或**函数变量**，D 称为函数的**定义域**或**存在域**，f 表示由 x 确定 y 的对应法则。当 x 在 D 中取定某个值时，与之对应的 y 值称为**函数值**，全体函数值组成的集合称为函数的**值域**，记为 $f(D)$，$f(D) = \{y \mid y = f(x), x \in D\}$。

决定一个函数的因素是其对应法则 f 及函数的定义域 D。一般地，函数的定义域由数学上函数有无意义来确定。当函数关系由实际问题给出时，定义域也由实际问题确定。

例 1.1.1 求函数 $y = \dfrac{\sqrt{x^2 - 2x - 15}}{x - 3}$ 的定义域。

解 要使函数有意义，变量 x 必须同时满足

$$\begin{cases} x^2 - 2x - 15 \geqslant 0 \\ x - 3 \neq 0 \end{cases}, \quad 即 \begin{cases} (x-5)(x+3) \geqslant 0 \\ x \neq 3 \end{cases}$$

解得 $x \leqslant -3$ 或 $x \geqslant 5$。所以该函数的定义域为 $(-\infty, -3] \cup [5, +\infty)$。

例 1.1.2 已知 $f(x) = e^{x^2}$，$f[\varphi(x)] = 1 - x$，且 $\varphi(x) \geqslant 0$。求函数 $\varphi(x)$ 及其定义域。

解 由 $f(x) = e^{x^2}$，得 $f[\varphi(x)] = e^{[\varphi(x)]^2}$。又 $f[\varphi(x)] = 1 - x$，有 $e^{[\varphi(x)]^2} = 1 - x$，取对数便有 $[\varphi(x)]^2 = \ln(1-x)$，$\varphi(x) = \sqrt{\ln(1-x)}$。

由 $\ln(1-x) \geqslant 0$，有 $1 - x \geqslant 1$，即 $x \leqslant 0$。

例 1.1.3 有人研究 20~90 岁，年龄对肾功能的影响，得出如下经验公式：

$$y = 153.2 - 0.96x$$

其中 x 表示年龄(岁)，y 表示菊粉清除率 $[\mathrm{ml}/(1.73\mathrm{m}\cdot\mathrm{min})]$。则该函数的定义域是 $[20, 90]$。

1.1.3 函数的表示法

常用的函数表示法有三种。

1. 解析法

解析法即用数学式子表示函数的方法，又称**公式法**。其优点在于函数关系清楚，容易从自变量的值求出对应的函数值，便于从理论上研究函数的特性，并且可由此得出函数表、函数图形，是函数表示法中最重要的一种。

有些函数在其定义域的不同范围内需要用不同的数学式子表示，称这种函数为**分段函数**。

例 1.1.4 静脉注射 G 钠盐 100 000 单位后，血清中的药物浓度 C 为时间 t 的函数 $C(t)$：

$$C(t) = \begin{cases} 14.38t, & 0 \leqslant t < 0.25 \\ 4.66 - 4.26t, & 0.25 \leqslant t < 1 \\ 0.6 - 0.2t, & 1 \leqslant t \leqslant 3 \end{cases}$$

其中，时间 t 的单位为 h，浓度 $C(t)$ 的单位为：单位/ml。

分段函数是一个函数，不是几个函数。其定义域是自变量各取值范围的并；求函数值时，应将不同范围的自变量代入相应的表达式计算；作图时，应在不同分段上根据相应表达式作出相应的图形。

例1.1.4中，定义域是[0,3]；$C(0.5) = 4.66 - 4.26 \times 0.5 = 2.53$ (单位/ml)，$C(2) = 0.6 - 0.2 \times 2 = 0.2$ (单位/ml)；函数 $C = C(t)$ 的图像如图1-1。

2. 列表法

列表法是指用表格列出一系列自变量值及其所对应的函数值，以直接显示函数的对应关系的方法。其特点是简单直观，但表达函数不完整，难以直接反映出变量间的内在规律。医学等实验科学中常用此法。

例1.1.5 葡萄糖耐糖试验。对正常人、轻度糖尿病人及重度糖尿病人，都按 1.75g/kg 体重的量口服葡萄糖。服糖前($t=0$时刻)及服糖后0.5、1、2以及3小时各测一次血糖，有如下数据(表1-1)：

表1-1

口服葡萄糖后时刻 t(h)	0	0.5	1	2	3
正常人血糖水平 y_1(mg%)	95	135	150	100	88
轻度糖尿病人血糖水平 y_2(mg%)	115	150	175	165	120
重度糖尿病人血糖水平 y_3(mg%)	200	230	250	255	260

3. 图像法

图像法是把变量之间的函数关系借助图形表示出来的方法。其特点是能形象直观地反映函数的变化情况，但表达函数欠准确。医学上经常使用，例如心电图、脑电图等。

由图1-1可分析出，静脉注射使血液中的药物浓度迅速升高(呈直线增加)，在 $\frac{1}{4}$h 左右，血清中的药物浓度达到高峰，但很快消失，3h 后就很难测到了。

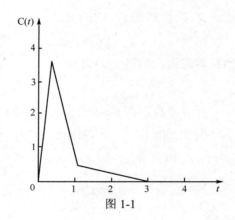

图 1-1

1.1.4 函数的几种特性

1. 奇偶性

设函数 $y = f(x)$ 的定义域为 D，D 是对称于原点的数集。如果对任何 $x \in D$，有 $f(-x) = -f(x)$，则称函数 $f(x)$ 为**奇函数**；如果对任何 $x \in D$，有 $f(-x) = f(x)$，则称函数 $f(x)$ 为**偶函数**。

几何上，奇函数的图形关于原点对称，偶函数的图形关于 y 轴对称。

例如，函数 $y = x$ 是奇函数，函数 $y = x^2$ 是偶函数。

2. 单调性

设函数 $y = f(x)$ 的定义域为 D，区间 $I \subset D$。如果对区间 I 中任意两个数 x_1, x_2，当 $x_1 < x_2$ 时，总有
$$f(x_1) < f(x_2)$$
则称函数 $f(x)$ 在区间 I 上是**单调递增**的；如果对区间 I 中任意两个数 x_1, x_2，当 $x_1 < x_2$ 时，总有
$$f(x_1) > f(x_2)$$
则称函数 $f(x)$ 在区间 I 上是**单调递减**的。单调递增和单调递减的函数统称为**单调函数**。如果函数 $f(x)$ 在区间 I 内是单调的，则称区间 I 为函数 $f(x)$ 的**单调区间**。

例如，函数 $y = x^2$ 在区间 $(0, +\infty)$ 内是单调递增的，在区间 $(-\infty, 0)$ 内是单调递减的；在区间 $(-\infty, +\infty)$ 内不是单调的。

3. 周期性

设函数 $y = f(x)$ 的定义域为 D。如果存在某个正数 T，使得对任何 $x \in D$，都有 $x \pm T \in D$，且总有
$$f(x \pm T) = f(x)$$

则称函数 $f(x)$ 为**周期函数**，并称 T 为 $f(x)$ 的**周期**。

显然，若 T 为函数 $f(x)$ 的周期，则 $2T$、$3T$、… 也都为 $f(x)$ 的周期，故周期函数一定有无限多个周期。若在周期函数 $f(x)$ 的所有周期中有一个最小周期 T，则称 T 为 $f(x)$ 的**基本周期**。一般说到周期函数的周期时，指的都是基本周期。但周期函数不一定有最小周期，如常数函数 $y=C$。

例如，函数 $y=\sin x$ 为周期函数，其周期为 $2k\pi,k\in Z^+$，基本周期为 2π。

4. 有界性

设函数 $y=f(x)$ 的定义域为 D，数集 $I\subset D$。如果存在某数 K_1，使得对任意 $x\in I$，都有

$$f(x)\leqslant K_1$$

则称函数 $f(x)$ 在 I 上**有上界**，并称 K_1 为函数 $f(x)$ 的一个**上界**。如果 K_1 是 $f(x)$ 在 I 上的一个上界，则任何大于 K_1 的数都是 $f(x)$ 在 I 上的上界；如果存在某数 K_2，使得对任意 $x\in I$，都有

$$f(x)\geqslant K_2$$

则称函数 $f(x)$ 在 I 上**有下界**，并称 K_2 为函数 $f(x)$ 的一个**下界**。如果 K_2 是 $f(x)$ 在 I 上的一个下界，则任何小于 K_2 的数都是 $f(x)$ 在 I 上的下界。

如果函数 $y=f(x)$ 在 I 上既有上界，又有下界，则称函数 $f(x)$ 在 I 上**有界**，并称函数 $f(x)$ 为集合 I 上的**有界函数**。如果 $f(x)$ 在集合 I 上有界，则必然存在某正数 K，使得对任何 $x\in I$，都有

$$|f(x)|\leqslant K$$

有界函数落在 $y=-k$ 与 $y=k$ 之间的带形区域内。

例如，函数 $y=x^2$ 在区间 $[-1,2]$ 上有最小值 0、最大值 4，所以 $y=x^2$ 在 $[-1,2]$ 上有界，但 $y=x^2$ 在 $(-\infty,+\infty)$ 内无界；函数 $y=\sin x$ 与 $y=\cos x$ 在 $(-\infty,+\infty)$ 内有界，它们的图像均落在 $y=1$ 与 $y=-1$ 之间的带形区域内；函数 $y=\tan x$ 在 $(-\dfrac{\pi}{2},\dfrac{\pi}{2})$ 内无界。

1.2 初等函数

初等函数是微积分中最常见的函数，它是由基本初等函数按一定方式构成的。

1.2.1 基本初等函数

常数函数、幂函数、指数函数、对数函数、三角函数以及反三角函数统称为**基本初等函数**。它们的表达式、定义域、值域、特性及图形详见表 1-2。

表1-2

函数名称	表达式	定义域和值域	特　　性	图　　形
常数函数	$y=C$	定义域：$(-\infty,+\infty)$ 值域：$\{y\mid y=C\}$	偶函数； 不存在最小正周期的周期函数	

续表

函数名称		表达式	定义域和值域	特　性	图　形
幂函数		$y=x^{\alpha}$（α为非零实数）	定义域和值域视α的取值而定	奇偶性视α的取值而定。图像均过$(1,1)$点	
指数函数		$y=a^x$　（$a>0, a\neq 1$)	定义域：$(-\infty,+\infty)$ 值域：$(0,+\infty)$	$a>1$时，图像单调递增；$0<a<1$时，图像单调递减. 图像过$(0,1)$点	
对数函数		$y=\log_a x$（$a>0, a\neq 1$）	定义域：$(0,+\infty)$ 值域：$(-\infty,+\infty)$	$a>1$时，图像单调递增；$0<a<1$时，图像单调递减. 图像过$(1,0)$点	
三角函数	正弦函数	$y=\sin x$	定义域：$(-\infty,+\infty)$ 值域：$[-1,1]$	奇函数；有界函数；周期函数（基本周期为2π）	
	余弦函数	$y=\cos x$	定义域：$(-\infty,+\infty)$ 值域：$[-1,1]$	偶函数；有界函数；周期函数（基本周期为2π）	
	正切函数	$y=\tan x$	定义域：$x\neq k\pi+\dfrac{\pi}{2}, k\in Z$ 值域：$(-\infty,+\infty)$	奇函数；周期函数（基本周期为π）	
	余切函数	$y=\cot x$	定义域：$x\neq k\pi, k\in Z$ 值域：$(-\infty,+\infty)$	奇函数；周期函数（基本周期为π）	

续表

函数名称	表达式	定义域和值域	特 性	图 形
反三角函数 反正弦函数	$y = \arcsin x$	定义域：$[-1,1]$ 主值域：$[-\frac{\pi}{2}, \frac{\pi}{2}]$	主值范围 $[-\frac{\pi}{2}, \frac{\pi}{2}]$ 内单调递增	
反余弦函数	$y = \arccos x$	定义域：$[-1,1]$ 主值域：$[0, \pi]$	主值范围 $[0, \pi]$ 内单调递减	
反正切函数	$y = \arctan x$	定义域：$(-\infty, +\infty)$ 主值域：$(-\frac{\pi}{2}, \frac{\pi}{2})$	主值范围 $(-\frac{\pi}{2}, \frac{\pi}{2})$ 内单调递增	
反余切函数	$y = \text{arccot} x$	定义域：$(-\infty, +\infty)$ 主值域：$(0, \pi)$	主值范围 $(0, \pi)$ 内单调递减	

1.2.2 复合函数

定义 1.2.1（复合函数） 设函数 $y = f(u), u \in E$，$u = \varphi(x), x \in D$。D^* 表示 D 中使得 $y = f(u)$ 有意义的全体 x 的非空集合，即 $D^* = \{x | u = \varphi(x) \in E, x \in D\} \neq \Phi$。若对于 D^* 中任何一个 x，通过函数 $u = \varphi(x)$ 对应 E 中唯一的 u，又通过函数 $y = f(u)$ 对应唯一的 y 值，因此对每一个 $x \in D^*$，变量 y 都有唯一确定的值与之对应，这就得到了一个定义在集合 D^* 上的函数，记为

$$y = f[\varphi(x)], x \in D^*$$

称之为由函数 $y = f(u)$ 与函数 $u = \varphi(x)$ 复合而成的**复合函数**。其中，称 $y = f(u)$ 为**外函数**，$u = \varphi(x)$ 为**内函数**，u 为**中间变量**。

例 1.2.1 设 $y = \sqrt{u}$，$u = 1 - x^2$，求出 y 关于 x 的复合函数。

解 函数 $y=\sqrt{u}$ 的定义域是 $E=[0,+\infty)$，函数 $u=1-x^2$ 的定义域是 $D=(-\infty,+\infty)$。其中，当且仅当 $x\in D^*=[-1,1]$ 时，$u=1-x^2\in E$。所以，y 关于 x 的复合函数为：

$$y=\sqrt{1-x^2},\ x\in[-1,1]$$

值得注意的是，不是任意两个函数都能够通过复合运算构成一个函数。

例 1.2.2 设 $y=\sqrt{1-u^2}$，$u=x^2+2$，求出 y 关于 x 的复合函数。

解 由于内函数 $u=x^2+2$ 的值域 $[2,+\infty)$ 与外函数 $y=\sqrt{1-u^2}$ 的定义域 $[-1,1]$ 的交集是空集，这两个函数不能复合成一个函数。

复合函数是表达函数对应法则的一个结构性概念。利用复合函数的概念，可以从结构上把复杂函数分解成简单函数，也可以由简单函数生成新的函数，是复合函数求导、换元积分等后续课程的重要基础。

例 1.2.3 分析函数 $y=\sqrt{x+\sqrt{x}}$ 的复合结构。

解 令 $y=\sqrt{u}$，则函数 $y=\sqrt{x+\sqrt{x}}$ 由外函数 $y=\sqrt{u}$ 和内函数 $y=x+\sqrt{x}$ 复合而成。

函数的复合也可以由两个以上的函数经过多次复合而构成一个复合函数。请读者参照定义 1.2.1 自行描述由三个函数复合成一个函数的情形。

例 1.2.4 试分析下列函数的复合结构：

(1) $y=e^{-\frac{(x-\mu)^2}{2\sigma^2}}$；　　　(2) $y=\log_a \sin e^{x^2+1}$

解 (1) 函数 $y=e^{-\frac{(x-\mu)^2}{2\sigma^2}}$ 可分解为：

$$y=e^u,\ u=-\frac{v^2}{2\sigma^2},\ v=x-\mu$$

(2) 函数 $y=\log_a \sin e^{x^2+1}$ 分解为：

$$y=\log_a u,\ u=\sin v,\ v=e^t,\ t=x^2+1$$

例 1.2.5 设 $y=f(x)$ 的定义域是 $[0,1]$，问复合函数 (1) $f(\sin x)$，(2) $f(x+a)$，$(a>0)$ 的定义域各是什么？

解 (1) 要使函数 $f(\sin x)$ 有意义，必须 $\sin x\in[0,1]$，则 $x\in[2k\pi,(2k+1)\pi]$，$(k=0,\pm 1,\pm 2,\cdots)$。故 $f(\sin x)$ 的定义域是 $[2k\pi,(2k+1)\pi]$，$(k=0,\pm 1,\pm 2,\cdots)$。

(2) 要使函数 $f(x+a)$ 有意义，必有 $x+a\in[0,1]$，$x\in[-a,1-a]$。所以 $f(x+a)$ 的定义域是 $[-a,1-a]$。

例 1.2.6 已知**符号函数** $\operatorname{sgn} x=\begin{cases}1, & x>0\\ 0, & x=0\\ -1, & x<0\end{cases}$，写出函数 $f(x)=e^{\operatorname{sgn} x}$ 的分段函数式。

解 当 $x>0$ 时，$\operatorname{sgn} x=1$，则 $f(x)=e^1=e$；当 $x=0$ 时，$\operatorname{sgn} x=0$，则 $f(x)=e^0=1$；当 $x<0$ 时，$\operatorname{sgn} x=-1$，则 $f(x)=e^{-1}=\frac{1}{e}$。综上所述，得

$$f(x)=\begin{cases}e, & x>0\\ 1, & x=0\\ \dfrac{1}{e}, & x<0\end{cases}$$

1.2.3 隐函数

实际问题中，有些函数需要用方程来表示，即函数的隐式表达。

已知方程

$$F(x,y)=0 \tag{1.2.1}$$

若对 x 取的每一个值，代入方程(1.2.1)，都可解出确定的 y 值，令这些 y 值与之对应，则由方程(1.2.1)便确定了 y 为 x 的函数。称这种由方程所确定的函数为**隐函数**，并称方程(1.2.1)为 y 的**隐函数方程**。

与函数的隐式表达相对，称由 $y = f(x)$ 所表示的函数为**显函数**。

称把隐函数转化成显函数过程为**隐函数的显化**。如，从方程 $1+y^3-x=0$ 解出 $y=\sqrt[3]{x-1}$，就将隐函数转化成了显函数。但隐函数的显化有时是困难的、甚至不可能的，有时是没有必要的。例如由 J.Kepler 方程 $y-x-\varepsilon\sin y=0$，$(0<\varepsilon<1)$，所确定的函数就不能将 y 表示成 $y=f(x)$ 的形式；又例如由圆的方程 $x^2+y^2=r^2$ 所确定的函数，对其隐函数方程的研究显然更为方便。

1.2.4 初等函数

初等函数是本教材主要讨论的函数。

由基本初等函数经过有限次四则运算与有限次复合运算步骤得到的、用一个解析式表示的函数，称为**初等函数**。

如 $\sqrt{1+x^2}$、$r\cos\varphi+\sqrt{l^2-r^2\sin^2\varphi}$、$2^{\sin x}-\dfrac{1}{x}-\ln(1+2x^2)$ 等都是初等函数。

初等函数以其存在域为定义域。确定初等函数的定义域的步骤为：

(1) 分析所给初等函数是由哪几个基本初等函数经过哪几个运算步骤得到的；
(2) 定出这些基本初等函数的定义域，并弄清每次运算对它们的存在域所加的限制；
(3) 把全部限制条件综合起来就能确定函数的定义域。

例 1.2.7 求函数 $f(x)=\sqrt[3]{x}+\sqrt{\dfrac{1}{x-2}}$ 的定义域。

解 函数 $\sqrt[3]{x}$ 的定义域是 $(-\infty,+\infty)$；由 $\begin{cases}\dfrac{1}{x-2}\geq 0\\ x\neq 2\end{cases}$ 得函数 $\sqrt{\dfrac{1}{x-2}}$ 的定义域是 $x>2$。因此，所求定义域为 $x>2$。

不是初等函数的函数，统称为**非初等函数**。如符号函数 $\operatorname{sgn}x=\begin{cases}1, & x>0\\ 0, & x=0\\ -1, & x<0\end{cases}$ 在其定义域内不能用一个解析式表示，所以不是初等函数。

1.3 极限概念

微积分的研究对象是函数，研究函数的方法是极限，极限思想和极限方法贯穿整个微积分的始终。极限概念是微积分的基本概念，是微积分学研究函数的基本工具，是学习函数的连续性、导数、积分等重要内容的基础。不仅如此，极限方法也是一种辩证的思维方法，通过极限我们可以深入到函数的局部去了解函数，并且体会如何在运动的过程中把握变化的事物，深化对客观世界的认识。

本节依照数列极限、函数极限、单侧极限的顺序来讨论极限概念。

1.3.1 数列极限

数列极限是函数极限的特殊情况。

1. 数列的概念

称定义在正整数集上的函数 $y=f(n), n\in Z^+$ 为**无穷数列**，简称**数列**。因正整数集 Z^+ 的元素可按顺序排列，故若令 $x_n=f(n)$，则数列 $f(n)$ 也可写作：

$$x_1, x_2, \ldots x_n, \ldots$$

简记为 $\{x_n\}$。数列有时也称作**序列**。其中第 n 项 x_n 叫做数列的**通项**或**一般项**。几何上，数列表现为数轴上的一系列点。

在理论研究和实际问题中，常常需要判断当数列的项数 n 无限增大时，通项 x_n 的变化趋势，这就是数列的极限问题。

2. 数列极限概念的引入

先来看一个有趣的几何问题。在分形几何中有一条非常著名的曲线——科赫 Koch 雪花曲线，它是由德国数学家科赫(H.Von Koch)于1904年构造出来的，其生成方式如下：

(1) 任意画一个正三角形，称为源三角形(图 1-2 (a))；

(2) 把源三角形每一边三等分；分别在每条边上以中间一段为边向外再作正三角形，并把这中间一段擦掉，则由原三角形生成了一个十二边形(图 1-2 (b))；

(3) 重复上述两步，同法向外生成更小的正三角形，于是得一四十八边形(图 1-2 (c))；

(4) 仿此无限进行下去，便可生成一条形似雪花的曲线(图 1-2 (d))。

由上述步骤所生成的曲线就是科赫 Koch 雪花曲线。

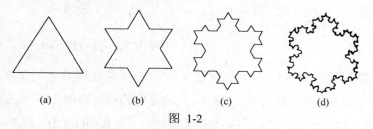

图 1-2

不难看出，雪花曲线边数的变化可以表示为数列(1.3.1)：

$$3, \quad 3\times 4, \quad 3\times 4^2, \cdots, 3\times 4^{n-1}, \cdots \tag{1.3.1}$$

假设第一次生成雪花曲线的源三角形边长是 a，那么雪花曲线边长的变化可以表示为：

$$a, \quad \frac{1}{3}a, \quad \frac{1}{3^2}a, \cdots, \frac{1}{3^n}a, \cdots \tag{1.3.2}$$

周长的变化是：

$$3a, \quad \frac{4}{3}\cdot 3a, \quad \left(\frac{4}{3}\right)^2\cdot 3a, \cdots, \left(\frac{4}{3}\right)^{n-1}\cdot 3a, \cdots \tag{1.3.3}$$

面积的变化可以表示为数列 $\{S_n\}$：

$$S_0 = \frac{1}{2}\times a\times \frac{\sqrt{3}}{2}a = \frac{\sqrt{3}}{4}a^2,$$

$$S_1 = S_0 + 3\left(\frac{1}{2}\times \frac{a}{3}\times \frac{\sqrt{3}}{2}\cdot \frac{a}{3}\right) = S_0 + 3\left(\frac{1}{9}\times \frac{\sqrt{3}}{4}a^2\right) = S_0 + \frac{3}{4}\times \frac{4}{9}S_0$$

$$S_2 = S_1 + 3 \times 4\left(\frac{1}{2} \times \frac{a}{9} \times \frac{\sqrt{3}}{2} \cdot \frac{a}{9}\right) = S_0 + \frac{3}{4} \times \frac{4}{9}S_0 + \frac{3}{4} \times \left(\frac{4}{9}\right)^2 S_0$$

……

$$S_n = S_0 + \frac{3}{4} \times \frac{4}{9}S_0 + \frac{3}{4} \times \left(\frac{4}{9}\right)^2 S_0 + \cdots + \frac{3}{4} \times \left(\frac{4}{9}\right)^n S_0$$

……

数列(1.3.2)表明,随着雪花曲线边数的无限增加,曲线的边长将越来越小。在此过程中,曲线的周长和面积将会怎样变化呢?是有限还是无限?为了了解数列的变化趋势,我们引入数列极限。

3. 数列极限的定性描述

观察以下几个数列的变化趋势。

例 1.3.1 （1）数列 (1.3.2) $\left\{\dfrac{a}{3^n}\right\}$:

当数列的项数 n 增大时,其通项 $x_n = \dfrac{a}{3^n}$ 越来越接近常数 0,并且随着 n 的无限增大,接近的程度会越来越好;

（2）数列 $\qquad\qquad\qquad \left\{\dfrac{n}{n+1}\right\}: \dfrac{1}{2}, \dfrac{2}{3}, \dfrac{3}{4}, \cdots, \dfrac{n}{n+1}, \cdots \qquad\qquad (1.3.4)$

当数列(1.3.4)的项数 n 无限增大时,数列的项 $x_n = \dfrac{n}{n+1}$ 无限接近常数 1;

（3）数列 (1.3.3) $\left\{\left(\dfrac{4}{3}\right)^{n-1} \cdot 3a\right\}$:

当数列(1.3.3)的项数 n 无限增大时,数列的项 $x_n = \left(\dfrac{4}{3}\right)^{n-1} \cdot 3a$ 将无限增大;

（4）数列 $\qquad\qquad\qquad \left\{(-1)^{n+1}+1\right\}: 0, 2, 0, 2, \cdots, (-1)^{n+1}+1, \cdots \qquad\qquad (1.3.5)$

当数列(1.3.5)的项数 n 无限增大时,数列的项 $x_n = (-1)^{n+1}+1$ 在 0 与 2 之间无限摆动。

综上可见,当数列的项数 n 越来越大时,数列 $\{x_n\}$ 的变化趋势可归纳为以下三类:

1) 当项数 n 无限增大时,数列的项 x_n 与某常数无限接近,如数列(1.3.2)、(1.3.4);

2) 当项数 n 无限增大时,数列的项 x_n 无限增大,如数列(1.3.3);

3) 当项数 n 无限增大时,数列的项 x_n 无固定变化趋势,如数列(1.3.5)。

数列的这些变化趋势,可以用极限来描述,一般地,将数列极限的概念定性描述如下:

定义 1.3.1(数列极限的定性描述) 已知数列 $\{x_n\}$,A 是某确定常数。当数列的项数 n 无限增大时,数列的项 x_n 无限接近于常数 A,则称**数列 $\{x_n\}$ 以常数 A 为极限**,记为:

$$\lim_{n \to +\infty} x_n = A \qquad \text{或} \qquad x_n \to A, (n \to +\infty)$$

若数列 $\{x_n\}$ 以常数 A 为极限,则称该数列**收敛**或**收敛于** A;若数列 $\{x_n\}$ 不以任何常数为极限,则称该数列**发散**。

数列的收敛或发散的性质统称为数列的**敛散性**。

根据定义 1.3.1,数列 $\left\{\dfrac{a}{3^n}\right\}$ 和 $\left\{\dfrac{n}{n+1}\right\}$ 都是收敛的,数列 $\left\{\dfrac{a}{3^n}\right\}$ 收敛于 0,数列 $\left\{\dfrac{n}{n+1}\right\}$ 收敛于 1,分别记为

$$\lim_{n \to +\infty} \dfrac{a}{3^n} = 0, \quad \lim_{n \to +\infty} \dfrac{n}{n+1} = 1$$

而数列 $\{n\}$ 与 $\left\{(-1)^{n+1}+1\right\}$ 在 n 趋于无穷大时是发散的。

定义 1.3.1 是在动态的基础上,从直观的角度对极限概念的定性描述。定义 1.3.1 指出,"数列的项 x_n 无限接近于常数 A"是在 $n \to +\infty$ 这一无穷过程中实现的,它恰好反映了在 $n \to +\infty$ 时,数列的几乎所有项 x_n 与常数 A 无限接近这种使整个数列渐趋稳定的性态。这种稳定性是运动之中的稳定性,它是初等数学的任何语言所无法描述的。而极限语言的应运而生,正是对这种无限过程中的稳定性态的恰到好处的表达。

但是,作为微积分逻辑演绎基础的极限概念,仅有直观的定性描述是不够的,需要将其上升到用形式化的数学语言表达的超越现实原型的定量描述,进而产生了关于数列极限概念的定量描述。

4. 数列极限的定量描述

进一步考察定义 1.3.1 中的"当数列的项数 n 无限增大时,数列的项 x_n 无限接近于常数 A"这一数列极限的实质。

由于数列的项 x_n 与常数 A 的接近程度可以用绝对值 $|x_n - A|$ 来定量表示,"x_n 与常数 A 任意接近"就转化为"绝对值 $|x_n - A|$ 任意小"。因此,"当数列的项数 n 无限增大时,数列的项 x_n 无限接近于常数 A"即可表示为"要使绝对值 $|x_n - A|$ 任意小,只要 n 充分大便可"。如数列(1.3.4)中,要使

$$|x_n - 1| = \left|\frac{n}{n+1} - 1\right| = \frac{1}{n+1} < \frac{1}{100}$$

只要 $n > 99$ 便可。要使 $|x_n - 1| < \frac{1}{1000}$,只要 $n > 999$ 便可。一般地,要使 $|x_n - 1|$ 小于任意小的正数 ε,只要 n 满足 $n > \frac{1}{\varepsilon} - 1$ 便可。若记 N 为大于 $\frac{1}{\varepsilon} - 1$ 的最小整数,则 $n > N$ 便可。

综上所述,若数列 $\{x_n\}$ 以常数 A 为极限,就意味着:要使绝对值 $|x_n - A|$ 任意小,只要 n 充分大。用精确的数学语言来表达时,就得到如下数列极限的定义:

定义 1.3.1′(数列极限的定量描述) 已知数列 $\{x_n\}$,A 是某确定常数。若对任给的正数 ε,总存在某个自然数 N,使得 $n > N$ 时,都有

$$|x_n - A| < \varepsilon$$

则称**数列 $\{x_n\}$ 以常数 A 为极限**,记为:

$$\lim_{n \to +\infty} x_n = A \quad \text{或} \quad x_n \to A \ (n \to +\infty)$$

定义 1.3.1′ 称为数列极限概念的"$\varepsilon - N$"定义。该定义使用了变量 x_n、常数 A、任意小的正数 ε 以及正整数 N,它们都是实数,还有实数之间的运算及顺序关系,这些都是以纯粹数学理论为基础的,因而可以将"无限增大"、"无限接近"这样的基于直观描述的模糊概念用精确的数学语言来描述,进而使整个微积分理论建立于严格的逻辑演绎之上。

例 1.3.2 证明数列 $x_n = \frac{1+(-1)^n}{n}$ 以 0 为极限。

证明 因为 $|x_n - 0| = \left|\frac{1+(-1)^n}{n} - 0\right| \leq \frac{2}{n}$,为了使 $|x_n - 0|$ 小于任意给定的正数 ε,只要 $\frac{2}{n} < \varepsilon$,即 $n > \frac{2}{\varepsilon}$ 便可。取正整数 $N = \left[\frac{2}{\varepsilon}\right]$([$x$]表示不超出 x 的最大整数),则当 $n > N$ 时,就有

$$|x_n - 0| < \varepsilon$$

即

$$\lim_{n \to +\infty} \frac{1+(-1)^n}{n} = 0$$

有兴趣深入了解数列极限概念的读者可参阅《高等数学》(第 6 版)(上、下册)(同济大学数学教研室主编,高等教育出版社)等相关参考文献。

1.3.2 函数极限

从函数的角度来讲，数列 $\{x_n\}$ 可以看成其下标 n 的函数：$y = f(n), n \in Z^+$ 中。若将其中的自变量 n 用 x 表示，即是 $y = f(x), x \in Z^+$。这是一种特殊的函数，其特殊性表现为 x 在 Z^+ 内离散地取值.研究这种函数的极限时，其自变量的变化趋势是 n 无限增大，即 $n \to +\infty$。

一般地对任意函数 $y = f(x), x \in D$，自变量 x 通常是在 D 内连续变化的，讨论其极限时，自变量的变化趋势有两种情形：自变量 x 无限增大；自变量 x 趋于有限值 x_0。

1. 自变量 x 无限增大时函数 $f(x)$ 的极限

先看一个例子：函数 $f(x) = \dfrac{1}{x}$，当 x 无限增大时，函数值 $f(x)$ 无限接近于常数 0。我们称这种情形为当自变量 x 无限增大时，函数 $f(x)$ 有极限。自变量 x 无限增大时的函数极限与数列极限是类似的，不同在于函数极限中自变量的变化是连续的。定义如下：

定义 1.3.2（$x \to +\infty$ 时函数极限的定性描述） 设函数 $f(x)$ 在区间 $(a, +\infty)$ 内有定义，A 是某确定常数。若自变量 x 趋于正无穷时，$f(x)$ 与 A 的距离 $|f(x) - A|$ 任意小，则称函数 $f(x)$ 在 x 趋于正无穷时以 A 为极限，并称 $f(x)$ 在 x 趋于正无穷时收敛于 A。记为：

$$\lim_{x \to +\infty} f(x) = A \quad \text{或} \quad f(x) \to A \ (x \to +\infty)$$

若当自变量 x 趋于正无穷时，$f(x)$ 不以任何常数为极限，则称函数 $f(x)$ 在 x 趋于正无穷时发散或极限不存在。

类似于数列极限的"$\varepsilon\text{-}N$ 定义"，以上极限也可用以下"$\varepsilon\text{-}M$ 定义"来定量描述。

定义 1.3.2'（$x \to +\infty$ 时函数极限的定量描述） 设函数 $f(x)$ 在区间 $(a, +\infty)$ 内有定义，A 是某确定常数。若对任给的正数 ε，总存在某个正数 M，使得当 $x > M$ 时，总有

$$|f(x) - A| < \varepsilon$$

则称 $f(x)$ 在 $x \to +\infty$ 时以常数 A 为极限。记为

$$\lim_{x \to +\infty} f(x) = A \quad \text{或} \quad f(x) \to A \ (x \to +\infty)$$

例 1.3.3 考察下列函数当自变量 x 无限增大时的极限：

(1) $y = \dfrac{1}{x}$，当 $x \to +\infty$ 时，$\left|\dfrac{1}{x} - 0\right| = \dfrac{1}{|x|}$ 任意小，即 $\dfrac{1}{x}$ 与 0 无限接近，故 $\lim\limits_{x \to +\infty} \dfrac{1}{x} = 0$，如图 1-3(a)。从图中可看出，$y = \dfrac{1}{x}$ 在 $x \to +\infty$ 时以 x 轴为水平渐近线。

(2) $y = \arctan x$，$\lim\limits_{x \to +\infty} \arctan x = \dfrac{\pi}{2}$，如图 1-3(b)。$y = \arctan x$ 以直线 $y = \dfrac{\pi}{2}$ 为水平渐近线。

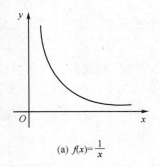
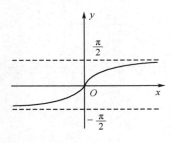

(a) $f(x) = \dfrac{1}{x}$ (b) $g(x) = \arctan x$

图 1-3

同样可定义 $x \to -\infty$ 时函数 $f(x)$ 的极限，作为练习留给读者。

如，再考察函数 $y = \dfrac{1}{x}$ 及 $y = \arctan x$ 当 $x \to -\infty$ 时的变化情况。$\lim\limits_{x \to -\infty} \dfrac{1}{x} = 0$，则 $y = \dfrac{1}{x}$ 有水平渐近线 $y = 0$；又 $\lim\limits_{x \to -\infty} \arctan x = -\dfrac{\pi}{2}$，$y = \arctan x$ 有水平渐近线 $y = -\dfrac{\pi}{2}$。

一般地，如果 $\lim\limits_{x \to +\infty} f(x) = c$（或 $\lim\limits_{x \to -\infty} f(x) = c$）（$c$ 为常数），则函数 $y = f(x)$ 的图形有水平渐近线 $y = c$。

例 1.3.4 考察下列函数当自变量 x 无限增大时的极限：

(1) 函数 $y = x$。当 $x \to +\infty$（或 $x \to -\infty$）时，$y = x$ 的函数值无限增大。所以，$x \to +\infty$（或 $x \to -\infty$）时，$y = x$ 没有极限，即发散；

(2) 函数 $y = \sin x$。在 $x \to +\infty$（或 $x \to -\infty$）时，$y = \sin x$ 的函数值在 1 与 -1 之间无限摆动，它们均不趋于任何有限常数。所以，$x \to +\infty$（或 $x \to -\infty$）时，$y = \sin x$ 发散。

2. 自变量 x 趋于有限值 x_0 时函数 $f(x)$ 的极限

例 1.3.5 设 $f(x) = 2(x+1)$，$(x \in R)$。数量地观察当 x 越来越接近 $x_0 = 1$ 但不等于 1 时，函数 $f(x)$ 的变化趋势。为此，将点 $x_0 = 1$ 附近的自变量值及与之对应的函数值列于表 1-3。

表1-3

x	0.5	0.8	0.9	0.99	0.999	$\to$	1	$\leftarrow$	1.001	1.01	1.1	1.2	1.5
$f(x)$	2	3.2	3.6	3.98	3.998	$\to$	4	$\leftarrow$	4.002	4.02	4.2	4.4	5

由表 1-3 可知，当自变量 x 从 $x_0 = 1$ 的左右附近越来越接近于 1 时，函数 $f(x)$ 的值就越来越接近于常数 4，并且要多接近就能够有多接近。这个过程我们可以进一步表示为：当 x 与 $x_0 = 1$ 的距离 $|x - x_0| = |x - 1|$ 无限变小时，函数 $f(x)$ 与常数 $A = 4$ 的距离 $|f(x) - A| = |f(x) - 4|$ 也无限变小。几何上，以上过程从图 1-4(a) 也可以看到。这时，称当 $x \to 1$ 时函数 $f(x)$ 以常数 4 为极限。

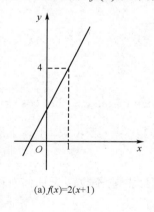

(a) $f(x) = 2(x+1)$ (b) $g(x) = \dfrac{2(x^2-1)}{x-1}$

图 1-4

例 1.3.6 设 $g(x) = \dfrac{2(x^2-1)}{x-1}$，$(x \in R, x \neq 1)$。$x \neq 1$ 时，$g(x) = f(x)$。所以，当自变量 x 从 $x_0 = 1$ 的左右附近越来越接近于 1 不等于 1 时，函数 $g(x)$ 与 $f(x)$ 有完全相同的变化趋势（表 1-4，图 1-4 (b)）。这时，也称当 $x \to 1$ 时函数 $g(x)$ 以常数 4 为极限。

表1-4

x	0.5	0.8	0.9	0.99	0.999	$\to$	1	$\leftarrow$	1.001	1.01	1.1	1.2	1.5
$f(x)$	2	3.2	3.6	3.98	3.998	$\to$	4	$\leftarrow$	4.002	4.02	4.2	4.4	5

一般地，当讨论 $x \to x_0$ 时函数 $y=f(x)$ 的极限，与函数在点 x_0 是否有定义无关．

定义 1.3.3（$x \to x_0$ **时函数极限的定性描述**）　设函数 $f(x)$ 在点 x_0 的某空心邻域内有定义，A 是某确定常数。若当自变量 x 趋于 x_0 时，$f(x)$ 与 A 的距离 $|f(x)-A|$ 任意小，则称**函数 $f(x)$ 在 x 趋于 x_0 时以 A 为极限**，并称 $f(x)$ 在 x 趋于 x_0 时收敛于 A。记为：

$$\lim_{x \to x_0} f(x) = A \quad \text{或} \quad f(x) \to A \,(x \to x_0)$$

若当自变量 x 趋于 x_0 时，$f(x)$ 不以任何常数为极限，则称**函数 $f(x)$ 在 x 趋于 x_0 时发散**．

在定义 1.3.3 之下，由例 1.3.5 及例 1.3.6 知，$x \to 1$ 时，函数 $f(x)=2(x+1)$ 与函数 $g(x)=\dfrac{2(x^2-1)}{x-1}$ 都收敛于 4，即

$$\lim_{x \to 1} 2(x+1) = 4, \quad \lim_{x \to 1} \frac{2(x^2-1)}{x-1} = 4$$

函数极限的定量描述是以下"$\varepsilon - \delta$ 定义"。

定义 1.3.3′（$x \to x_0$ **时函数极限的定量描述**）　设函数 $f(x)$ 在点 x_0 的某个空心邻域内有定义，A 是某确定常数。若对任给的正数 ε，总存在正数 δ，使得当 $0<|x-x_0|<\delta$ 时，都有

$$|f(x) - A| < \varepsilon$$

则称 $x \to x_0$ 时，$f(x)$ 以 A 为极限。记为：

$$\lim_{x \to x_0} f(x) = A \quad \text{或} \quad f(x) \to A \,(x \to x_0)$$

例 1.3.7　证明 $\lim\limits_{x \to 1} 2(x+1) = 4$。

证明　对任给 $\varepsilon > 0$，要使

$$|2(x+1) - 4| = 2|x-1| < \varepsilon$$

必须 $|x-1| < \dfrac{\varepsilon}{2}$。因此，取 $\delta = \dfrac{\varepsilon}{2}$，那么对任意的 $\varepsilon > 0$，当 $0 < |x-1| < \delta$ 时，都有

$$|2(x+1) - 4| < \varepsilon$$

故

$$\lim_{x \to 1} 2(x+1) = 4$$

类似地，可以证明函数极限的以下常用结论：

$$\lim_{x \to x_0} C = C, \quad \lim_{x \to x_0} x = x_0, \quad \lim_{x \to x_0} \sqrt{x} = \sqrt{x_0}, \quad \lim_{x \to x_0} \sin x = \sin x_0, \quad \lim_{x \to x_0} \cos x = \cos x_0$$

希望进一步了解函数极限概念的读者同样请参阅《高等数学》(第 6 版)(上、下册)(同济大学数学教研室主编，高等教育出版社) 等相关参考书。

例 1.3.8　(1) $x \to 0$ 时，函数 $f(x) = \dfrac{1}{x}$ 的绝对值无限增大，它不收敛于任何有限的数，则 $x \to 0$ 时 $\dfrac{1}{x}$ 发散，或 $\lim\limits_{x \to 0} \dfrac{1}{x}$ 不存在；

(2) $x \to 0$ 时，$\dfrac{1}{x}$ 无限增大，函数 $f(x) = \sin\dfrac{1}{x}$ 在 -1 与 1 之间无限摆动。所以 $\sin\dfrac{1}{x}$ 在 $x \to 0$ 时极限不存在。

在函数极限不存在的情形中，有一种情形是函数值趋于无穷大，此时为表述方便，称这种情形为函数**以无穷大为极限**。如在例 1.3.8 的(1)中，称 $x \to 0$ 时，函数 $f(x) = \dfrac{1}{x}$ 以无穷大为极限。

3. 单侧极限

在 $x \to x_0$ 时的函数极限中,自变量 x 是从 x_0 的左侧和右侧同时趋于 x_0。但有些函数在 x_0 (如分段函数的分段点)的左、右两侧具有不同的表达式,或函数仅在 x_0 的某一侧有定义(如对数函数 $\ln x$ 仅在 $x_0 = 0$ 的右侧有定义),这时需要讨论自变量从 x_0 的左侧或右侧趋于 x_0 时,函数的变化趋势。为此,定义单侧极限。

定义 1.3.4(单侧极限) 设函数 $f(x)$ 在 x_0 的某个左邻域 $(x_0-\delta, x_0)(\delta > 0)$ 内有定义,A 是某确定常数。若 x 从 x_0 左侧趋于 x_0 时,$f(x)$ 与 A 的距离 $|f(x) - A|$ 任意小,则称函数 $f(x)$ 在 x 从 x_0 左侧趋于 x_0 时以 A 为**左极限**,记为

$$\lim_{x \to x_0^-} f(x) = A \quad \text{或} \quad f(x_0 - 0) = A$$

设函数 $f(x)$ 在 x_0 的某个右邻域 $(x_0, x_0+\delta)(\delta > 0)$ 内有定义,A 是某确定常数。若 x 从 x_0 右侧趋于 x_0 时,$f(x)$ 与 A 的距离 $|f(x) - A|$ 任意小,则称函数 $f(x)$ 在 x 从 x_0 右侧趋于 x_0 时以 A 为**右极限**,记为

$$\lim_{x \to x_0^+} f(x) = A \quad \text{或} \quad f(x_0 + 0) = A$$

函数的左、右极限统称为**单侧极限**。

例 1.3.9 讨论符号函数 $f(x) = \operatorname{sgn} x = \begin{cases} 1, & x > 0 \\ 0, & x = 0 \\ -1, & x < 0 \end{cases}$ 在点 $x = 0$ 的极限。

解 点 $x = 0$ 是符号函数 $\operatorname{sgn} x$ 的分段点,其图像如图 1-5 所示。则

$$f(0 - 0) = \lim_{x \to 0^-} f(x) = \lim_{x \to 0^-}(-1) = -1$$

$$f(0 + 0) = \lim_{x \to 0^+} f(x) = \lim_{x \to 0^+} 1 = 1$$

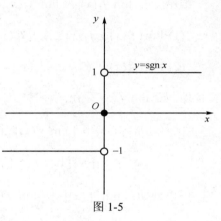

图 1-5

可见符号函数在点 $x = 0$ 的左、右极限不相等。由图 1-5 看出,当 x 从 0 的左右两侧同时接近 0 时,$\operatorname{sgn} x$ 在 -1 与 1 之间无限摆动,所以符号函数在点 $x = 0$ 没有极限。

容易理解,若 $x \to x_0$ 时函数 $f(x)$ 的左、右极限都存在并相等,则该函数极限存在。这样便有以下结论。

定理 1.3.1 $\lim\limits_{x \to x_0} f(x) = A$ 的充分必要条件是

$$\lim_{x \to x_0^-} f(x) = \lim_{x \to x_0^+} f(x) = A \quad (f(x_0 - 0) = f(x_0 + 0))$$

定理 1.3.1 给出了一个判别函数极限是否存在的方法:
1) 若函数在点 $x = x_0$ 处的左右极限至少一个不存在,则函数在点 $x = x_0$ 极限不存在;
2) 若函数在点 $x = x_0$ 处的左右极限存在但不相等,则函数在点 $x = x_0$ 极限不存在;
3) 若函数在点 $x = x_0$ 处的左右极限存在且相等,则函数在点 $x = x_0$ 极限存在。

1.4 极限的计算

1.3 引入了几种类型的极限概念:$\lim\limits_{x \to +\infty} f(x)$、$\lim\limits_{x \to -\infty} f(x)$、$\lim\limits_{x \to x_0} f(x)$、$\lim\limits_{x \to x_0^+} f(x)$ 及 $\lim\limits_{x \to x_0^-} f(x)$,数列极限视作第一种类型的特例。在 1.3 中,我们只能根据极限的定义或直观判断来确定函数的极限。但对较复

杂的函数,则需要借助其他更为有效的方法来计算它们的极限。为此,本节讨论求极限的方法。

本节中的定理针对 $\lim\limits_{x \to x_0} f(x)$ 给出,但对其他类型的极限同样适用,希望读者在学习时注意。另外,由于定理的证明用到极限的 $\varepsilon-\delta$ 定义,而定理的结论直观易理解,故不加证明地给出,需要进一步了解的读者可参阅《高等数学》(第6版)(上、下册)(同济大学数学教研室主编,高等教育出版社)等相关参考文献。

1.4.1 极限的四则运算法则

定理 1.4.1(极限的四则运算法则) 如果极限 $\lim\limits_{x \to x_0} f(x)$ 与 $\lim\limits_{x \to x_0} g(x)$ 都存在,则 $f(x) \pm g(x)$、$f(x) \cdot g(x)$ 在 $x \to x_0$ 时极限也存在,且

(1) $\lim\limits_{x \to x_0} [f(x) \pm g(x)] = \lim\limits_{x \to x_0} f(x) \pm \lim\limits_{x \to x_0} g(x)$

(2) $\lim\limits_{x \to x_0} [f(x) \cdot g(x)] = \lim\limits_{x \to x_0} f(x) \cdot \lim\limits_{x \to x_0} g(x)$

又如果 $\lim\limits_{x \to x_0} g(x) \neq 0$,则 $\dfrac{f(x)}{g(x)}$ 在 $x \to x_0$ 时极限存在,且

(3) $\lim\limits_{x \to x_0} \dfrac{f(x)}{g(x)} = \dfrac{\lim\limits_{x \to x_0} f(x)}{\lim\limits_{x \to x_0} g(x)}$

推论 若 $\lim\limits_{x \to x_0} f_1(x)$、$\lim\limits_{x \to x_0} f_2(x)$、…、$\lim\limits_{x \to x_0} f_n(x)$ 存在,则

(1) $\lim\limits_{x \to x_0} [f_1(x) \pm f_2(x) \pm \ldots \pm f_n(x)] = \lim\limits_{x \to x_0} f_1(x) \pm \lim\limits_{x \to x_0} f_2(x) \pm \ldots \pm \lim\limits_{x \to x_0} f_n(x)$

(2) $\lim\limits_{x \to x_0} [f_1(x) \cdot f_2(x) \cdot \ldots \cdot f_n(x)] = \lim\limits_{x \to x_0} f_1(x) \cdot \lim\limits_{x \to x_0} f_2(x) \cdot \ldots \cdot \lim\limits_{x \to x_0} f_n(x)$

特别地,若 $\lim\limits_{x \to x_0} f(x)$ 存在,则

$$\lim\limits_{x \to x_0} [f(x)]^n = [\lim\limits_{x \to x_0} f(x)]^n, (n \in N);$$

$$\lim\limits_{x \to x_0} [kf(x)] = k[\lim\limits_{x \to x_0} f(x)], \ k \text{ 是常数}。$$

可以证明,$\lim\limits_{x \to x_0} [f(x)]^k = [\lim\limits_{x \to x_0} f(x)]^k, (k \in Z)$ 也成立。

利用定理 1.4.1 及其推论,可以从几个较简单的函数极限出发,计算较复杂的函数极限。使用该定理时,如果极限中的各函数满足定理中极限存在的条件,则直接利用定理求解,如例 1.4.1。

例 1.4.1 计算下列极限:

(1) $\lim\limits_{x \to -1} (x^2 + 3x - 4)$

解 $\lim\limits_{x \to -1} (x^2 + 3x - 4) = \lim\limits_{x \to -1} x^2 + \lim\limits_{x \to -1} 3x - \lim\limits_{x \to -1} 4$

$= \lim\limits_{x \to -1} x^2 + 3 \lim\limits_{x \to -1} x - 4 = (-1)^2 + 3 \times (-1) - 4 = -6$

(2) $\lim\limits_{n \to \infty} \left(\dfrac{3n+1}{n} \cdot \dfrac{n+1}{n} \right)$

解 $\lim\limits_{n \to +\infty} \left(\dfrac{3n+1}{n} \cdot \dfrac{n+1}{n} \right) = \lim\limits_{n \to +\infty} \dfrac{3n+1}{n} \cdot \lim\limits_{n \to +\infty} \dfrac{n+1}{n}$

$= \lim\limits_{n \to +\infty} \left(3 + \dfrac{1}{n} \right) \cdot \lim\limits_{n \to +\infty} \left(1 + \dfrac{1}{n} \right) = \left(\lim\limits_{n \to +\infty} 3 + \lim\limits_{n \to +\infty} \dfrac{1}{n} \right) \cdot \left(\lim\limits_{n \to +\infty} 1 + \lim\limits_{n \to +\infty} \dfrac{1}{n} \right) = 3 \cdot 1 = 3$

(3) $\lim\limits_{x \to \pi} \dfrac{\tan x}{x}$

解 $\lim\limits_{x \to \pi} \dfrac{\tan x}{x} = \dfrac{\lim\limits_{x \to \pi} \tan x}{\lim\limits_{x \to \pi} x} = \dfrac{0}{\pi} = 0$

对于稍微复杂的函数，需将函数经过适当的恒等变形，才能利用定理求解，如例 1.4.2.

例 1.4.2 求下列极限：

(1) $\lim\limits_{n \to +\infty} \left(\dfrac{1+2+\cdots+n}{n+2} - \dfrac{n}{2} \right)$

解 $\lim\limits_{n \to +\infty} \left(\dfrac{1+2+\cdots+n}{n+2} - \dfrac{n}{2} \right) = \lim\limits_{n \to +\infty} \left(\dfrac{n(1+n)}{2(n+2)} - \dfrac{n}{2} \right) = -\dfrac{1}{2} \lim\limits_{n \to +\infty} \dfrac{n}{n+2} = -\dfrac{1}{2}$

(2) $\lim\limits_{x \to -1} \left(\dfrac{1}{x+1} - \dfrac{3}{x^3+1} \right)$

解 $\lim\limits_{x \to -1} \left(\dfrac{1}{x+1} - \dfrac{3}{x^3+1} \right) = \lim\limits_{x \to -1} \dfrac{(x+1)(x-2)}{(x+1)(x^2-x+1)} = \lim\limits_{x \to -1} \dfrac{x-2}{x^2-x+1}$

$= \dfrac{\lim\limits_{x \to -1} x - 2}{\lim\limits_{x \to -1} x^2 - \lim\limits_{x \to -1} x + 1} = \dfrac{(-1)-2}{(-1)^2-(-1)+1} = -1$

注意，此处不能直接用定理 1.4.1，即 $\lim\limits_{x \to -1} \left(\dfrac{1}{x+1} - \dfrac{3}{x^3+1} \right) \neq \lim\limits_{x \to -1} \dfrac{1}{x+1} - \lim\limits_{x \to -1} \dfrac{3}{x^3+1}$。请读者自行思考为什么。

(3) $\lim\limits_{x \to -1} \dfrac{x^2 - x - 2}{x+1}$

解 $\lim\limits_{x \to -1} \dfrac{x^2 - x - 2}{x+1} = \lim\limits_{x \to -1} \dfrac{(x+1)(x-2)}{x+1} = \lim\limits_{x \to -1} (x-2) = -3$

此处同样不能直接用定理 1.4.1，即 $\lim\limits_{x \to -1} \dfrac{x^2-x-2}{x+1} \neq \dfrac{\lim\limits_{x \to -1}(x^2-x-2)}{\lim\limits_{x \to -1}(x+1)}$

(4) $\lim\limits_{x \to +\infty} \sqrt{x} \left(\sqrt{x+2} - \sqrt{x} \right)$

解 $\lim\limits_{x \to +\infty} \sqrt{x} \left(\sqrt{x+2} - \sqrt{x} \right) = \lim\limits_{x \to +\infty} \dfrac{\sqrt{x}\left(\sqrt{x+2} - \sqrt{x} \right)\left(\sqrt{x+2} + \sqrt{x} \right)}{\sqrt{x+2} + \sqrt{x}}$

$= \lim\limits_{x \to +\infty} \dfrac{\sqrt{x}\left[(x+2) - x \right]}{\sqrt{x+2} + \sqrt{x}} = \lim\limits_{x \to +\infty} \dfrac{2}{\sqrt{1+\dfrac{2}{x}} + 1} = \dfrac{2}{\lim\limits_{x \to +\infty}\sqrt{1+\dfrac{2}{x}} + 1} = 1$

1.4.2 两个重要极限

在求极限的方法中，除了极限的四则运算法则，还经常用到两个重要极限公式。本款不加证明地给出这两个重要极限，其正确性可用第 3 章的洛必达法则加以验证。

1. $\lim\limits_{x \to 0} \dfrac{\sin x}{x} = 1$，（$x$ 为弧度数）

例 1.4.3 求下列函数极限：

(1) $\lim\limits_{x \to 0} \dfrac{\sin kx}{x}$ （常数 $k \neq 0$）

解 $\lim\limits_{x\to 0}\dfrac{\sin kx}{x}=\lim\limits_{x\to 0}\dfrac{k\sin kx}{kx}=k\lim\limits_{x\to 0}\dfrac{\sin kx}{kx}=k\times 1=k$

(2) $\lim\limits_{x\to 0}\dfrac{\tan x}{x}$

解 $\lim\limits_{x\to 0}\dfrac{\tan x}{x}=\lim\limits_{x\to 0}\left(\dfrac{\sin x}{x}\cdot\dfrac{1}{\cos x}\right)=\lim\limits_{x\to 0}\dfrac{\sin x}{x}\cdot\dfrac{1}{\lim\limits_{x\to 0}\cos x}=1\times\dfrac{1}{1}=1$

(3) $\lim\limits_{x\to \pi}\dfrac{\sin 2x}{\sin 3x}$

解 令 $x-\pi=t$，则

$$\lim_{x\to\pi}\dfrac{\sin 2x}{\sin 3x}=\lim_{t\to 0}\dfrac{\sin(2\pi+2t)}{\sin(3\pi+3t)}=\lim_{t\to 0}\dfrac{\sin 2t}{-\sin 3t}=-\lim_{t\to 0}\dfrac{2\cdot\dfrac{\sin 2t}{2t}}{3\cdot\dfrac{\sin 3t}{3t}}=-\dfrac{2}{3}\dfrac{\lim\limits_{t\to 0}\dfrac{\sin 2t}{2t}}{\lim\limits_{t\to 0}\dfrac{\sin 3t}{3t}}=-\dfrac{2}{3}$$

(4) $\lim\limits_{x\to 0}\dfrac{\arcsin x}{x}$

解 $\lim\limits_{x\to 0}\dfrac{\arcsin x}{x}\xlongequal{\arcsin x=t}\lim\limits_{t\to 0}\dfrac{t}{\sin t}=1$

(5) $\lim\limits_{x\to 0^+}\dfrac{x}{\sqrt{1-\cos x}}$

解 由于 $1-\cos x=2\sin^2\dfrac{x}{2}$，

$\therefore \lim\limits_{x\to 0^+}\dfrac{x}{\sqrt{1-\cos x}}=\lim\limits_{x\to 0^+}\dfrac{x}{\sqrt{2\sin^2\dfrac{x}{2}}}=\lim\limits_{x\to 0^+}\dfrac{x}{\sqrt{2}\sin\dfrac{x}{2}}=\dfrac{2}{\sqrt{2}}\lim\limits_{x\to 0^+}\dfrac{\dfrac{x}{2}}{\sin\dfrac{x}{2}}=\sqrt{2}$

(6) $\lim\limits_{x\to 0}\dfrac{\tan x-\sin x}{x^3}$

解 $\lim\limits_{x\to 0}\dfrac{\tan x-\sin x}{x^3}=\lim\limits_{x\to 0}\dfrac{\dfrac{\sin x}{\cos x}(1-\cos x)}{x^3}=\lim\limits_{x\to 0}\left(\dfrac{1}{\cos x}\cdot\dfrac{\sin x}{x}\cdot\dfrac{1-\cos x}{x^2}\right)$

$=\lim\limits_{x\to 0}\left(\dfrac{1}{\cos x}\cdot\dfrac{\sin x}{x}\cdot\dfrac{2\sin^2\dfrac{x}{2}}{x^2}\right)=\lim\limits_{x\to 0}\dfrac{1}{\cos x}\cdot\lim\limits_{x\to 0}\dfrac{\sin x}{x}\cdot\dfrac{1}{2}\lim\limits_{x\to 0}\dfrac{\sin^2\dfrac{x}{2}}{\left(\dfrac{x}{2}\right)^2}=\dfrac{1}{2}$

从以上例题不难看到，极限 $\lim\limits_{x\to 0}\dfrac{\sin x}{x}=1$ 常用于求解与三角函数有关的函数的极限问题．

2. $\lim\limits_{x\to\infty}\left(1+\dfrac{1}{x}\right)^x=\mathrm{e}$

其中，"$x\to\infty$"表示"$|x|\to+\infty$"。该公式在应用中通常用到的形式是：

$$\lim_{x\to+\infty}\left(1+\dfrac{1}{x}\right)^x=\mathrm{e}\quad(\text{若 }x>0)$$

$$\lim_{x\to-\infty}\left(1+\dfrac{1}{x}\right)^x=\mathrm{e}\quad(\text{若 }x<0)$$

$$\lim_{t\to 0}(1+t)^{\frac{1}{t}} = e \quad (令 \frac{1}{x} = t)$$

例 1.4.4 求下列极限：

(1) $\lim\limits_{x\to\infty}\left(1-\dfrac{k}{x}\right)^x$，($k$ 是非零常数)

解 令 $-\dfrac{x}{k} = t$，则 $x\to\infty$ 时，$t\to\infty$，

$\therefore \lim\limits_{x\to\infty}\left(1-\dfrac{k}{x}\right)^x = \lim\limits_{t\to\infty}\left[\left(1+\dfrac{1}{t}\right)^t\right]^{-k} = \left[\lim\limits_{t\to\infty}\left(1+\dfrac{1}{t}\right)^t\right]^{-k} = e^{-k}$

此题的求解应用了复合函数求极限的法则，该法则将在 1.6.3 中加以阐述。以下几题相同。

(2) $\lim\limits_{x\to\infty}\left(\dfrac{x}{1+x}\right)^x$

解 1 $\lim\limits_{x\to\infty}\left(\dfrac{x}{1+x}\right)^x = \lim\limits_{x\to\infty}\dfrac{1}{\left(1+\dfrac{1}{x}\right)^x} = \dfrac{1}{\lim\limits_{x\to\infty}\left(1+\dfrac{1}{x}\right)^x} = \dfrac{1}{e}$

解 2 $\lim\limits_{x\to\infty}\left(\dfrac{x}{1+x}\right)^x = \lim\limits_{x\to\infty}\left(1-\dfrac{1}{1+x}\right)^x = \lim\limits_{x\to\infty}\left(1-\dfrac{1}{1+x}\right)^{-(1+x)\cdot(-1)-1}$

$= \lim\limits_{x\to\infty}\left\{\left[\left(1-\dfrac{1}{1+x}\right)^{-(1+x)}\right]^{-1} \cdot \left(1-\dfrac{1}{1+x}\right)^{-1}\right\}$

$= \left[\lim\limits_{x\to\infty}\left(1-\dfrac{1}{1+x}\right)^{-(1+x)}\right]^{-1} \cdot \lim\limits_{x\to\infty}\left(1-\dfrac{1}{1+x}\right)^{-1} = e^{-1}$

(3) $\lim\limits_{x\to\infty}\left(\dfrac{3x+2}{3x-1}\right)^{2x-1}$

解 $\lim\limits_{x\to\infty}\left(\dfrac{3x+2}{3x-1}\right)^{2x-1} = \lim\limits_{x\to\infty}\left(1+\dfrac{3}{3x-1}\right)^{2x-1} = \lim\limits_{x\to\infty}\left(1+\dfrac{3}{3x-1}\right)^{2\cdot\frac{3x-1}{3}-\frac{1}{3}}$

$= \lim\limits_{x\to\infty}\left[\left(1+\dfrac{3}{3x-1}\right)^{\frac{3x-1}{3}}\right]^2 \cdot \lim\limits_{x\to\infty}\left(1+\dfrac{3}{3x-1}\right)^{-\frac{1}{3}}$

$= \left[\lim\limits_{x\to\infty}\left(1+\dfrac{3}{3x-1}\right)^{\frac{3x-1}{3}}\right]^2 \cdot \lim\limits_{x\to\infty}\left(\dfrac{3x+2}{3x-1}\right)^{-\frac{1}{3}} = e^2$

(4) $\lim\limits_{x\to 0}(1+2x)^{\frac{1}{x}}$

解 $\lim\limits_{x\to 0}(1+2x)^{\frac{1}{x}} = \lim\limits_{x\to 0}\left[(1+2x)^{\frac{1}{2x}}\right]^2 = \left[\lim\limits_{x\to 0}(1+2x)^{\frac{1}{2x}}\right]^2 = e^2$

(5) $\lim_{x\to\infty}\left(\dfrac{x^2-1}{x^2+1}\right)^{x^2}$

解 $\lim_{x\to\infty}\left(\dfrac{x^2-1}{x^2+1}\right)^{x^2} = \lim_{x\to\infty}\left(1-\dfrac{2}{x^2+1}\right)^{x^2} = \lim_{x\to\infty}\left(1-\dfrac{2}{x^2+1}\right)^{-\frac{x^2+1}{2}\cdot(-2)-1}$

$= \lim_{x\to\infty}\left\{\left[\left(1-\dfrac{2}{x^2+1}\right)^{-\frac{x^2+1}{2}}\right]^{-2}\cdot\left(1-\dfrac{2}{x^2+1}\right)^{-1}\right\}$

$= \left[\lim_{x\to\infty}\left(1-\dfrac{2}{x^2+1}\right)^{-\frac{x^2+1}{2}}\right]^{-2}\cdot\lim_{x\to\infty}\left(1-\dfrac{2}{x^2+1}\right)^{-1} = \mathrm{e}^{-2}$

1.5 无穷小量与无穷大量

无穷小量与无穷大量是现实世界中普遍存在的两类变量，如一杯热水与周围环境的温差、一辆驶向某地的车与目的地之间的距离等。同时，它们也是微分学中非常重要的两类变量。

1.5.1 无穷小量

定义 1.5.1(无穷小量) 若 $\lim_{x\to x_0}f(x)=0$，则称函数 $f(x)$ 是 $x\to x_0$ 时的**无穷小量**，简称为**无穷小**。

例如 x^2 是 $x\to 0$ 时的无穷小量，$\sin(x-a)$ 是 $x\to a$ 时的无穷小量。

类似地，可定义自变量其他变化趋势($x\to\infty$，$x\to x_0^+$，$x\to x_0^-$ 等)下的无穷小量，在此不累述。对数列 $\{a_n\}$，若 $\lim_{n\to+\infty}a_n=0$，则称数列 $\{a_n\}$ 为**无穷小数列**。

如 $\dfrac{1}{x^n}$ 是 $x\to+\infty$ 时的无穷小量，$\dfrac{1}{2^n}$ 是 $n\to+\infty$ 时的无穷小数列。

一般来讲，无穷小量是变量，不是一个很小的常数。而常数 0 是唯一可以作为无穷小量的常数。

由无穷小量的定义和极限的四则运算法则，不难得到下述**无穷小量的性质**：

1. 两个无穷小量的代数和是无穷小量。从而有限个无穷小量的代数和是无穷小量。
2. 有界函数与无穷小量的乘积是无穷小量。从而常量与无穷小量的乘积仍是无穷小量，有限个无穷小量的乘积仍是无穷小量。

例 1.5.1 证明 $\lim_{x\to 0}x\sin\dfrac{1}{x}=0$。

证明 由于 $|\sin\dfrac{1}{x}|\leq 1$，故 $\sin\dfrac{1}{x}$ 为有界变量，而 $x\to 0$ 时，x 为无穷小量。由无穷小量的性质 2 知：$x\to 0$ 时，$x\sin\dfrac{1}{x}$ 仍为无穷小量，即 $\lim_{x\to 0}x\sin\dfrac{1}{x}=0$，证毕。

无穷小量在微积分的逻辑体系中具有重要的意义，微积分的许多概念都是以极限为基础的，而极限与无穷小量有着极为密切的联系，这种联系可以表述为以下定理：

定理 1.5.1 函数 $f(x)$ 在 $x\to x_0$ 时以常数 A 为极限的充分必要条件是 $f(x)-A$ 在 $x\to x_0$ 时为无穷

小量。

即 $\lim\limits_{x \to x_0} f(x) = A$ 当且仅当 $\lim\limits_{x \to x_0}[f(x) - A] = 0$。

在定理 1.5.1 中，记 $\alpha = f(x) - A$，则 α 是 $x \to x_0$ 时的无穷小量，从而函数 $f(x)$ 可写为：
$$f(x) = A + \alpha, (x \to x_0 \text{ 时 } \alpha \to 0)$$

所以，**有极限的函数可表为其极限与一无穷小量之和**。

定理 1.5.1 对 x 的其他变化趋势以及数列的情形也成立。

1.5.2 无穷小量阶的比较

无穷小量是收敛于零的变量，但不同的无穷小量收敛于零的快慢程度有所不同。考察两个无穷小量比值的极限，以便对它们的收敛于零的快慢程度作出判断，称这一过程为**无穷小量阶的比较**。具体的比较如下：

定义 1.5.2 (无穷小量阶的比较) 设 $x \to x_0$ 时函数 $f(x)$、$g(x)$ 都是无穷小量，

1. 如果 $\lim\limits_{x \to x_0} \dfrac{f(x)}{g(x)} = 0$，则称 $x \to x_0$ 时 $f(x)$ 为 $g(x)$ 的**高阶无穷小量**，亦称 $g(x)$ 为 $f(x)$ 的**低阶无穷小量**。记为：
$$f(x) = o(g(x)) \quad (x \to x_0)$$

如果 $\lim\limits_{x \to x_0} \dfrac{f(x)}{g(x)} = k \, (k \neq 0)$，则称 $x \to x_0$ 时 $f(x)$ 与 $g(x)$ 为**同阶无穷小量**，记为：
$$f(x) = O(g(x)) \quad (x \to x_0)$$

特别地，若 $k = 1$，称 $x \to x_0$ 时 $f(x)$ 与 $g(x)$ 为**等价无穷小量**。记为：
$$f(x) \sim g(x) \quad (x \to x_0)$$

例 1.5.2 (1) $x \to 0$ 时，$x, x^2, x^3, \ldots, x^n$ 都是无穷小量。由于
$$\lim_{x \to 0} \frac{x^{k+1}}{x^k} = 0, \quad k = 1, 2, \cdots, n-1$$

故 x^{k+1} 是 x^k 在 $x \to 0$ 时的高阶无穷小量，即
$$x^{k+1} = o(x^k) \quad (x \to 0), \quad k = 1, 2, \cdots, n-1$$

(2) 当 $x \to 0$ 时，由于 $\lim\limits_{x \to 0} \dfrac{1 - \cos x}{x^2} = \dfrac{1}{2}$，所以 $1 - \cos x$ 与 x^2 为同阶无穷小量。如果规定 $x \to 0$ 时 x 为一阶无穷小，则 x^2 为二阶无穷小，则 $1 - \cos x$ 也为二阶无穷小。

(3) 由于 $\lim\limits_{x \to 0} \dfrac{\sin x}{x} = 1$，则 $x \to 0$ 时 $\sin x$ 与 x 为等价无穷小量，即
$$\sin x \sim x \quad (x \to 0)$$

同理，
$$\tan x \sim x \quad (x \to 0)$$

需要指出的是，并不是任意两个无穷小量都可以进行比较。如，当 $x \to 0$ 时，无穷小量 $x \sin \dfrac{1}{x}$ 与 x^2 就不能比较，因为它们的比 $\dfrac{x \sin \dfrac{1}{x}}{x^2} = \dfrac{1}{x} \sin \dfrac{1}{x}$ 或 $\dfrac{x^2}{x \sin \dfrac{1}{x}} = \dfrac{x}{\sin \dfrac{1}{x}}$，在 $x \to 0$ 时极限都不存在。

在求两个无穷小量之比或乘积的极限时，利用等价无穷小量可以简化计算。其依据是下述定理：

定理 1.5.2(等价无穷小替代定理) 若 $x \to x_0$ 时 $f_1(x) \sim f_2(x)$，$g_1(x) \sim g_2(x)$，且 $\lim\limits_{x \to x_0} \dfrac{f_2(x)}{g_2(x)} = A$，则 $\lim\limits_{x \to x_0} \dfrac{f_1(x)}{g_1(x)} = A$。

例 1.5.3 $\lim\limits_{x \to 0} \dfrac{\sin 4x}{\tan 3x}$

解 由于 $\sin 4x \sim 4x$，$\tan 3x \sim 3x$ $(x \to 0)$，所以，$\lim\limits_{x \to 0} \dfrac{\sin 4x}{\tan 3x} = \lim\limits_{x \to 0} \dfrac{4x}{3x} = \dfrac{4}{3}$。

将常见的等价无穷归纳如下：设 $\alpha(x) \to 0$，则

$$\sin \alpha(x) \sim \tan \alpha(x) \sim \arcsin \alpha(x) \sim \arctan \alpha(x) \sim \left[e^{\alpha(x)} - 1\right] \sim \ln[1 + \alpha(x)] \sim \alpha(x),$$

$$(1 - \cos \alpha(x)) \sim \dfrac{1}{2}[\alpha(x)]^2, \quad [1 + \alpha(x)]^k - 1 \sim k\alpha(x)$$

例 1.5.4 利用等价无穷小求极限：

(1) $\lim\limits_{x \to 0} \dfrac{x \ln(1 + x)}{1 - \cos x}$

解 由于 $x \to 0$ 时，$\ln(1+x) \sim x$，$1 - \cos x \sim \dfrac{x^2}{2}$，故

$$\lim\limits_{x \to 0} \dfrac{x \ln(1 + x)}{1 - \cos x} = \lim\limits_{x \to 0} \dfrac{x^2}{\dfrac{x^2}{2}} = 2$$

(2) $\lim\limits_{x \to 0}(1 + 3x)^{\frac{2}{\sin x}}$

解 $\lim\limits_{x \to 0}(1+3x)^{\frac{2}{\sin x}} = e^{\lim\limits_{x \to 0} \frac{2}{\sin x} \ln(1+3x)} = e^{\lim\limits_{x \to 0} \frac{2}{x} \cdot 3x} = e^6$

1.5.3 无穷大量

在没有极限的一类函数(包括数列)中，例如函数 $f(x) = \dfrac{1}{x}$，$x \to 0$ 时，它虽不收敛于常数，但却有明显的变化趋势，即随着 x 趋于 0 其绝对值无限增大。这类情形称为函数具有非正常极限 ∞，并称该函数为无穷大量。

定义 1.5.3(无穷大量) 若 $\lim\limits_{x \to x_0}|f(x)| = +\infty$，则称函数 $f(x)$ 为 $x \to x_0$ 时的**无穷大量**，简称为**无穷大**。

x 其他变化趋势下的无穷大量类似地定义。以无穷大为极限的数列也称为**无穷大数列**。

例如，因为 $\lim\limits_{x \to \frac{\pi}{2}} \tan x = +\infty$，所以 $\tan x$ 是 $x \to \dfrac{\pi}{2}$ 时的无穷大量。无穷大量不是很大的常数，而是无限增大的变量，即具有非正常极限的函数。

$x \to 0$ 时，$\dfrac{1}{x}$ 是无穷大量；而 $x \to \infty$ 时，$\dfrac{1}{x}$ 是无穷小量；但在其余情形下，$\dfrac{1}{x}$ 既不是无穷大量，也不是无穷小量。可见，一个变量是无穷大量还是无穷小量，是与自变量的变化过程密切相关的。

根据无穷小与无穷大的定义，可知它们之间有如下关系：

定理 1.5.3 在自变量的同一变化过程中，如果 $f(x)$ 是无穷大量，则 $\dfrac{1}{f(x)}$ 是无穷小量；如果 $f(x)$ 是无

穷小量，则 $\dfrac{1}{f(x)}$ 是无穷大量。

可见，对无穷大量的研究完全可以转化为对无穷小量的研究来进行。

例 1.5.5 证明 $\lim\limits_{x\to 1}\dfrac{1}{x-1}=\infty$

证明 由于 $\lim\limits_{x\to 1}(x-1)=0$，由定理 1.5.3 知，当 $x\to 1$ 时，$\dfrac{1}{x-1}$ 是无穷大量，

即
$$\lim_{x\to 1}\dfrac{1}{x-1}=\infty$$

几何上，直线 $x=1$ 是函数 $y=\dfrac{1}{x-1}$ 的图形的垂直渐近线(图 1-6)。

一般地，如果 $\lim\limits_{x\to x_0} f(x)=\infty$，则直线 $x=x_0$ 是函数 $y=f(x)$ 的图形的**垂直渐近线**。

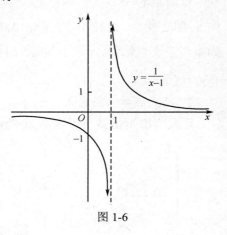

图 1-6

1.6 函数的连续性

在很多客观现象中，变量的变化都是连续不断的，如生物的自然增长、血液的流动、气温的变化等。事物变化的这种特性反映到函数中，就是函数的连续性。

理论上，连续性也是函数的重要性态，对函数的很多性质的研究都是建立在连续性的基础之上的。因此，连续函数是微积分中重点讨论的函数。

本节以极限为基础，介绍连续函数的概念以及连续函数的基本性质。

1.6.1 连续函数的概念

1. 变量的增量

为了描述连续性的数量特征，先引入变量增量的概念。

设函数 $y=f(x)$ 在点 x_0 的某邻域内有定义，当自变量 x 在 x_0 附近取值时，称 $x-x_0$ 为**自变量 x 在 x_0 的增量**。记为 Δx，即：

$$\Delta x = x - x_0 \tag{1.6.1}$$

称相应的函数值之差 $f(x)-f(x_0)$ 为**函数 $f(x)$ 在 x_0 的增量**。记为 Δy，即：

$$\Delta y = f(x) - f(x_0) \tag{1.6.2}$$

由(1.6.1)可得 $x = x_0 + \Delta x$，代入(1.6.2)有

$$\Delta y = f(x_0 + \Delta x) - f(x_0)$$

例 1.6.1 设函数 $y = x^2 - x$。试计算在 $x_0 = 2$ 处，$\Delta x = 0.1, 0.01$ 以及 0.001 时，相应的函数增量 Δy。

解 当在 x_0 处给 x 以增量 Δx 时，相应的函数增量为：

$$\Delta y = [(x_0+\Delta x)^2 - (x_0+\Delta x)] - (x_0^2 - x_0) = \Delta x(2x_0 + \Delta x - 1)$$

∴ 在 $x_0 = 2$ 处，

$$\Delta y = \Delta x(2\times 2 + \Delta x - 1) = \Delta x(3 + \Delta x)$$

当 $\Delta x = 0.1$ 时，$\Delta y = 0.1\times(3+0.1) = 0.31$；

当 $\Delta x = 0.01$ 时，$\Delta y = 0.01 \times (3 + 0.01) = 0.0301$；

当 $\Delta x = 0.001$ 时，$\Delta y = 0.001 \times (3 + 0.001) = 0.003001$。

以函数 $y = x^2 - x$ 为例可见，当固定 x_0 时，相应的 Δy 是 Δx 的函数 $\Delta y = \Delta x(3 + \Delta x)$。当 Δx 变动时，相应的 Δy 随之变动，并且 Δx 越小 Δy 也越小，以至当 $\Delta x \to 0$ 时，$\Delta y = \Delta x(3 + \Delta x) \to 0$。一般地，对任意函数而言，如果当自变量增量 Δx 趋于零时，对应的函数增量 Δy 也趋于零，即 $\lim\limits_{\Delta x \to 0} \Delta y = 0$，则称函数 $y = f(x)$ 在 x_0 处是连续的。

2. 函数连续性的定义

定义 1.6.1(函数 $f(x)$ 在点 x_0 处连续) 设函数 $y = f(x)$ 在点 x_0 的某邻域内有定义，Δx、Δy 分别表示 $f(x)$ 在点 x_0 处自变量的增量和相应的函数增量。若 $\lim\limits_{\Delta x \to 0} \Delta y = 0$，则称函数 $y = f(x)$ 在点 x_0 处**连续**。

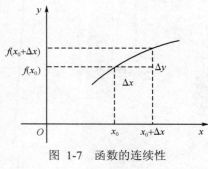

图 1-7 函数的连续性

定义 1.6.1 几何直观地描述了 $f(x)$ 在点 x_0 连续所具有的本质特征，如图 1-7 所示。但由于该定义借助于增量来描述，所以在解析上并不方便。因此，需要将连续性的定义转换为用 $f(x)$ 本身来直接描述，以便于运用极限理论来对连续函数进行数量分析。

由于 "$\Delta x \to 0$" 等价于 "$x \to x_0$"、"$\Delta y \to 0$" 等价于 "$f(x) \to f(x_0)$"，因此定义 1.6.1 便转化为连续性的如下等价定义：

定义 1.6.2(函数 $f(x)$ 在点 x_0 处连续) 设函数 $y = f(x)$ 在点 x_0 的某邻域内有定义。若

$$\lim_{x \to x_0} f(x) = f(x_0) \tag{1.6.3}$$

则称函数 $y = f(x)$ 在点 x_0 处**连续**。

在此基础上，定义左、右连续的概念。

定义 1.6.3(函数 $f(x)$ 在点 x_0 处左连续) 设函数 $y = f(x)$ 在点 x_0 的某左邻域 $(x_0 - \delta, x_0]$ $(\delta > 0)$ 内有定义，若

$$\lim_{x \to x_0^-} f(x) = f(x_0)$$

则称 $f(x)$ 在点 x_0 处**左连续**。

读者可仿此自行定义 $f(x)$ 在 x_0 处**右连续**。

根据定理 1.3.1，立即可得：

定理 1.6.1 函数 $f(x)$ 在 x_0 处连续的充分必要条件是 $f(x)$ 在 x_0 处左、右连续。

由函数在点 x_0 连续可进一步描述函数在区间内连续的概念。

定义 1.6.4(函数 $f(x)$ 在开区间 (a,b) 内连续，在闭区间 $[a,b]$ 上连续) 若函数 $f(x)$ 在开区间 (a,b) 内每一点处都连续，则称 $f(x)$ **在开区间 (a,b) 内连续**；若函数 $f(x)$ 在开区间 (a,b) 内连续，且在 $x = a$ 处右连续，在 $x = b$ 处左连续，则称 $f(x)$ **在闭区间 $[a,b]$ 上连续**。

若函数 $f(x)$ 在区间 I 内连续，则称 $f(x)$ 为区间 I 内的**连续函数**，并称区间 I 为函数 $f(x)$ 的**连续区间**。

几何上，区间内的连续函数的图像是一条连绵不断的曲线，可以笔不离纸地一笔画出，没有跳跃、没有间断。

可以证明，对基本初等函数 $f(x)$，若 $f(x)$ 在 x_0 有定义，则 $f(x)$ 在 x_0 连续，即

$$\lim_{x \to x_0} f(x) = f(x_0)$$

即，**基本初等函数在其定义域内连续**，总结为后面的定理 1.6.6。

1.6.2 函数的间断点

定义 1.6.2 指出，函数 $y = f(x)$ 在 x_0 连续必须具备以下三个条件：

(1) $f(x)$ 在点 x_0 有定义；

(2) 极限 $\lim\limits_{x \to x_0} f(x)$ 存在；

(3) 极限值 $\lim\limits_{x \to x_0} f(x)$ 等于 x_0 处的函数值 $f(x_0)$，即 $\lim\limits_{x \to x_0} f(x) = f(x_0)$。

若函数 $f(x)$ 在 x_0 处不满足以上三个必要条件中的至少一个，则称 **$f(x)$ 在 x_0 间断**，并称 x_0 为 $f(x)$ 的**间断点**。

例 1.6.2 讨论函数 $y = \begin{cases} x+2, & x \geq 0 \\ x-2, & x < 0 \end{cases}$ 在 $x_0 = 0$ 的连续性。

解 因为 $\lim\limits_{x \to 0^+} y = \lim\limits_{x \to 0^+} (x+2) = 2$，$\lim\limits_{x \to 0^-} y = \lim\limits_{x \to 0^-} (x-2) = -2$，

而 $f(0) = 2$，所以函数在 $x_0 = 0$ 处右连续，但不左连续，从而它在 $x_0 = 0$ 不连续(图 1-8)。

称这种函数在 x_0 的左、右极限存在但不相等的间断点为**跳跃间断点**。

例 1.6.3 讨论函数 $y = \dfrac{x^2-1}{x-1}$ 在 $x = 1$ 的连续性。

解 函数在 $x = 1$ 无定义，故在 $x = 1$ 不连续(图 1-9)。但由于

$$\lim_{x \to 1} \frac{x^2-1}{x-1} = \lim_{x \to 1}(x+1) = 2$$

若补充函数在 $x = 1$ 的定义为 $y = 2$，则新函数

$$y = \begin{cases} \dfrac{x^2-1}{x-1} = x+1, & x \neq 1 \\ 2, & x = 1 \end{cases}$$

在 $x = 1$ 连续。

例 1.6.4 讨论函数 $y = \begin{cases} |x|, & x \neq 0 \\ \dfrac{1}{2}, & x = 0 \end{cases}$ 在 $x = 0$ 的连续性。

解 由于 $\lim\limits_{x \to 0} y = \lim\limits_{x \to 0} |x| = 0$，而 $f(0) = \dfrac{1}{2}$，$\lim\limits_{x \to 0} y \neq f(0)$，故 $y = f(x)$ 在 $x = 0$ 不连续(图 1-10)。但若改变函数在 $x = 0$ 的定义：令 $y = 0$，则新函数 $y = |x|$ 在 $x = 0$ 连续。

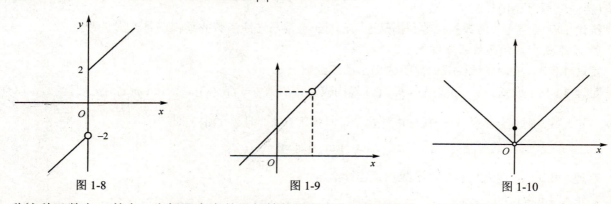

图 1-8   图 1-9   图 1-10

称这种函数在 x_0 的左、右极限存在并且相等的间断点为**可去间断点**。在函数的可去间断点 x_0 处，只要以 $f(x)$ 在 x_0 的极限值来定义或改变 $f(x)$ 在 x_0 的函数值，函数 $f(x)$ 在 x_0 就能化间断为连续。

例 1.6.5 函数 $y=\dfrac{1}{x^2}$ 在 $x=0$ 没有定义，所以点 $x=0$ 是函数 $\dfrac{1}{x^2}$ 的间断点。由于

$$\lim_{x\to 0}\dfrac{1}{x^2}=\infty$$

称 $x=0$ 为函数 $\dfrac{1}{x^2}$ 的**无穷间断点**(图 1-11)。

例 1.6.6 函数 $y=\sin\dfrac{1}{x}$ 在 $x=0$ 没有定义，从而间断。由于 $x\to 0$ 时，$\sin\dfrac{1}{x}$ 在 -1 与 1 之间无限振荡，称 $x=0$ 为函数 $\sin\dfrac{1}{x}$ 的**振荡间断点**(图 1-12)。

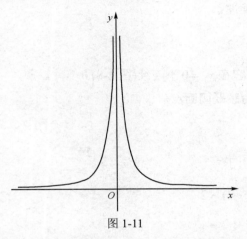

图 1-11

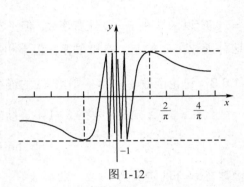

图 1-12

综观例 1.6.2 至例 1.6.6，根据函数在其间断点处左、右极限的情况，可以将间断点分为以下两类：

(1) 第一类间断点：指函数在该点处的左、右极限都存在的间断点。第一类间断点包括可去间断点(左、右极限相等的间断点)和跳跃间断点(左、右极限不相等的间断点)。

(2) 第二类间断点：指函数在该点处的左、右极限至少一个不存在的间断点。常见的第二类间断点有无穷间断点和振荡间断点。

1.6.3 初等函数的连续性

由于篇幅的限制以及以下定理的直观性，本款不加证明地给出下述结论：

1. 连续函数的四则运算

定理 1.6.2 两个连续函数的代数和仍是连续函数；两个连续函数的乘积仍是连续函数；两个连续函数的商(若分母不为 0)仍是连续函数。

推论 有限个连续函数的代数和仍是连续函数；有限个连续函数的乘积仍是连续函数.

2. 反函数和复合函数的连续性

定理 1.6.3 单调连续函数的反函数仍是连续函数。

定理 1.6.4 设函数 $u=\varphi(x)$ 与 $y=f(u)$ 能构成复合函数 $y=f[\varphi(x)]$。若 $\lim\limits_{x\to x_0}\varphi(x)=a$，且函数 $y=f(u)$ 在 $u_0=a$ 连续，则复合函数 $y=f[\varphi(x)]$ 当 $x\to x_0$ 时极限存在，且为 $f(a)$，即

$$\lim_{x\to x_0}f[\varphi(x)]=f(a)$$

定理 1.6.5 连续函数的复合函数仍是连续函数。

由定理 1.6.4，有

$$\lim_{x\to x_0}f[\varphi(x)]=\lim_{u\to u_0}f(u)=f(u_0)=f[\lim_{x\to x_0}\varphi(x)]$$

即
$$\lim_{x \to x_0} f[\varphi(x)] = f[\lim_{x \to x_0} \varphi(x)] \tag{1.6.4}$$

(1.6.4)表明：在定理1.6.4的条件之下，求复合函数$f[\varphi(x)]$的极限时，极限符号可以和连续函数符号f交换顺序。

例1.6.7 求 $\lim\limits_{x \to \sqrt{\pi}} \cos(\pi - x^2)$。

解 $\cos(\pi - x^2)$由函数$\cos u$与$\pi - x^2$复合而成。$\pi - x^2$在$x = \sqrt{\pi}$连续，$\cos u$在$u_0 = \pi - \sqrt{\pi}^2 = 0$连续。由(1.6.4)式，有

$$\lim_{x \to \sqrt{\pi}} \cos(\pi - x^2) = \cos(\lim_{x \to \sqrt{\pi}} (\pi - x^2)) = \cos 0 = 1$$

(1.6.4)式不仅对$x \to x_0$适合，可以证明它对于$x \to +\infty$、$x \to -\infty$及$x \to x_0^{\pm}$也是适合的。

例1.6.8 求极限：(1) $\lim\limits_{x \to 0} \dfrac{\ln(1+x)}{x}$；(2) $\lim\limits_{x \to +\infty} \sqrt{2 - \dfrac{\sin x}{x}}$。

解 (1) 由$\dfrac{\ln(1+x)}{x} = \ln(1+x)^{\frac{1}{x}}$及对数函数的连续性(定理1.6.7)，有

$$\lim_{x \to 0} \frac{\ln(1+x)}{x} = \lim_{x \to 0} \ln(1+x)^{\frac{1}{x}} = \ln\left[\lim_{x \to 0}(1+x)^{\frac{1}{x}}\right] = \ln e = 1$$

(2) 由于$\lim\limits_{x \to +\infty} \dfrac{\sin x}{x} = 0$，所以

$$\lim_{x \to +\infty} \sqrt{2 - \frac{\sin x}{x}} = \sqrt{2 - \lim_{x \to +\infty} \frac{\sin x}{x}} = \sqrt{2 - 0} = \sqrt{2}$$

3. 初等函数的连续性

定理1.6.6 基本初等函数在其定义域内连续。

根据初等函数的构造方式及定理1.6.2、定理1.6.5，有：

定理1.6.7 初等函数在其定义域内连续。

应用定理1.6.7，可以简化初等函数求极限的运算：若$f(x)$是初等函数，x_0是其定义域内的点，则求当$x \to x_0$时$f(x)$的极限时，就有$\lim\limits_{x \to x_0} f(x) = f(x_0)$。

例1.6.9 求 $\lim\limits_{x \to 0} \dfrac{\ln(1+x^2)}{\cos x}$。

解 由于初等函数$f(x) = \dfrac{\ln(1+x^2)}{\cos x}$在$x = 0$处有定义，故

$$\lim_{x \to x_0} \frac{\ln(1+x^2)}{\cos x} = f(0) = \frac{\ln(1+0^2)}{\cos 0} = 0$$

4. 闭区间上连续函数的性质

定理1.6.8 (最大值和最小值定理) 闭区间上的连续函数必有最大值M与最小值m。

推论 闭区间上的连续函数必有界。

定理1.6.9 (介值定理) 若函数$y = f(x)$在闭区间$[a,b]$上连续，$f(a) \neq f(b)$，η为介于$f(a)$与$f(b)$之间任何一个数，则至少存在一个点$\xi \in (a,b)$，使得$f(\xi) = \eta$。

推论(根的存在定理) 若函数$y = f(x)$在闭区间$[a,b]$上连续，且$f(a)$与$f(b)$异号，则至少存在一个点$\xi \in (a,b)$，使得$f(\xi) = 0$。

习 题 一

1. 求下列函数的定义域：

   (1) $y = \dfrac{3x^2}{\sqrt{1-x}} + \lg(3x+1)$；

   (2) $y = \dfrac{1}{\sqrt{25-x^2}} + \arcsin\dfrac{x-1}{5}$；

   (3) $y = \dfrac{1}{1+\dfrac{1}{1+\dfrac{1}{x}}}$；

   (4) $y = \dfrac{\sqrt{3x-x^2}}{|x-1|-1}$。

2. 已知函数 $f(x)$ 的定义域是 $[0,4]$，求函数 $y = f(x+3) + f(x^2)$ 的定义域。

3. 设函数 $f(\log_a x) = \sqrt{x}$，求 $f(x)$ 的表达式及其定义域。

4. 已知 $f\left(x+\dfrac{1}{x}\right) = \dfrac{x^2}{x^4+1}$，求 $f(x)$。

5. 已知函数 $f(x) = \begin{cases} x+2, & 0 \leqslant x \leqslant 2 \\ x^2, & x > 2 \end{cases}$，求 $f(x)$ 的定义域以及函数值 $f\left(\dfrac{3}{2}\right)$、$f\left[f\left(\dfrac{3}{2}\right)\right]$。

6. 设函数 $f(x) = \begin{cases} \dfrac{x^2-1}{x-1}, & x \neq 1 \\ 0, & x = 1 \end{cases}$。求 $f(x)$ 的定义域，函数值 $f(0)$、$f(1)$，并作出其图像。

7. 判别下列函数的奇、偶性：

   (1) $f(x) = \ln(\sqrt{x^2+1} - x)$；

   (2) $f(x) = x^2 \cos x$；

   (3) $f(x) = x^2 + \sin x$；

   (4) $f(x) = \begin{cases} x(1-x), & x < 0 \\ x(1+x), & x > 0 \end{cases}$。

8. 函数 $y = \cos^2 x$ 是否是周期函数？若是，求出其周期。

9. 判别下列函数在指定区间上的有界性：

   (1) $y = \dfrac{1}{x^2}$，$x \in (0,1)$；

   (2) $y = \dfrac{1}{x^2}$，$x \in (1, +\infty)$；

   (3) $y = x^3$，$x \in (-\infty, +\infty)$；

   (4) $y = x^3$，$x \in [a,b] \subset (-\infty, +\infty)$；

   (5) $y = \tan x$，$x \in \left(k\pi - \dfrac{\pi}{2}, k\pi + \dfrac{\pi}{2}\right), k \in Z$；

   (6) $y = \ln x$，$x \in (0,1)$；

   (7) $y = \dfrac{1}{\sin x}$，$x \in \left(0, \dfrac{\pi}{2}\right)$；

   (8) $y = \sin \dfrac{1}{x}$，$x \in (0, +\infty)$。

10. 将方程 $\lg(x+1) + \lg(y-1) = 2$ 中的隐函数化成 $y = f(x)$ 的形式。

11. 以下各组函数能否复合为一个函数？若能，写出复合函数表达式。

    (1) $y = \sqrt{u}$，$u = x - x^2$；

    (2) $y = \ln u$，$u = \sin x - 1$；

    (3) $y = e^u$，$u = \tan v$，$v = \dfrac{1}{x}$；

    (4) $y = \dfrac{1}{1+u}$，$u = \dfrac{1}{1+v}$，$v = \dfrac{1}{x}$。

12. 分析下列复合函数的结构：

    (1) $y = e^{-x}$；

    (2) $y = (a + bx^n)^m$；

    (3) $y = \sin\left(x + \dfrac{1}{x}\right)$；

    (4) $y = \dfrac{1}{\sqrt{x + \sqrt{x + \sqrt{x}}}}$；

    (5) $y = \ln \sin e^{x+1}$；

    (6) $y = (\arcsin \sqrt{1-x^2})^2$。

13. 若 $\varphi(t) = t^3 + 1$，求 $\varphi(x^2)$，$[\varphi(x)]^2$，$\varphi[\varphi(x)]$ 及 $\varphi\left[\dfrac{1}{\varphi(x)}\right]$。

14. 求下列函数的反函数：

(1) $y = e^{2x}$，$x \in (-\infty, +\infty)$；

(2) $y = \dfrac{x+1}{x-1}$，$x \neq 1$；

(3) $y = \sqrt{x^2 - 1}$，$x \in [1, +\infty)$；

(4) $y = \sin 2x$，$x \in [-\dfrac{\pi}{4}, \dfrac{\pi}{4}]$。

15. 求函数 $f(x) = \dfrac{x}{x}$，$g(x) = \dfrac{x}{|x|}$ 当 $x \to 0$ 时的左、右极限。它们在 $x \to 0$ 时极限是否存在？

16. 求下列极限：

(1) $\lim\limits_{x \to 0^-} \dfrac{|x|}{x} \cdot \dfrac{1}{1+x^2}$；

(2) $\lim\limits_{x \to 0^+} \dfrac{|x|}{x} \cdot \dfrac{1}{1+x^2}$；

(3) $\lim\limits_{x \to 0}(|x|+1)$；

(4) $\lim\limits_{x \to 0}(-|\operatorname{sgn} x|)$。

17. 设 $f(x) = \begin{cases} x, & |x| \leq 1 \\ x - 2, & |x| > 1 \end{cases}$，试讨论 $\lim\limits_{x \to 1} f(x)$ 和 $\lim\limits_{x \to -1} f(x)$。

18. 求下列极限：

(1) $\lim\limits_{x \to +\infty}\left(\dfrac{3n+1}{n} \cdot \dfrac{n+1}{n}\right)$；

(2) $\lim\limits_{n \to +\infty} \dfrac{n^2 + 3n - 1}{3n^2 + 5n - 1}$；

(3) $\lim\limits_{n \to +\infty} \sqrt{n}(\sqrt{n+1} - \sqrt{n})$；

(4) $\lim\limits_{n \to +\infty} \dfrac{1 + 2 + \cdots + n}{n^2}$；

(5) $\lim\limits_{x \to \frac{\pi}{2}} 2(\sin x - \cos x - x^2)$；

(6) $\lim\limits_{x \to 0} \dfrac{x^2 - 1}{2x^2 - x - 1}$；

(7) $\lim\limits_{x \to 1} \dfrac{x^2 - 1}{2x^2 - x - 1}$；

(8) $\lim\limits_{x \to 1}\left(\dfrac{1}{1-x} - \dfrac{x+2}{1-x^3}\right)$；

(9) $\lim\limits_{x \to 16} \dfrac{\sqrt[4]{x} - 2}{\sqrt{x} - 4}$；

(10) $\lim\limits_{x \to +\infty} \dfrac{\arctan x}{x}$；

(11) $\lim\limits_{\Delta x \to 0} \dfrac{\sqrt{\Delta x + 1} - 1}{\Delta x}$；

(12) $\lim\limits_{x \to \infty} \dfrac{1}{x} \cdot \sin x$。

19. 求下列极限：

(1) $\lim\limits_{x \to 0} \dfrac{\sin 2x}{3x}$；

(2) $\lim\limits_{x \to 0} \dfrac{\sin \alpha x}{\sin \beta x}$，$\alpha\beta \neq 0$；

(3) $\lim\limits_{x \to 0} \dfrac{\tan kx}{x}$，$k \neq 0$；

(4) $\lim\limits_{x \to 0} x \cot x$；

(5) $\lim\limits_{x \to 0} \dfrac{\arctan x}{x}$；

(6) $\lim\limits_{x \to 0} \dfrac{\tan x - \sin x}{x}$；

(7) $\lim\limits_{x \to 0^+} \dfrac{x}{\sqrt{1 - \cos x}}$；

(8) $\lim\limits_{x \to \frac{\pi}{2}} \dfrac{\dfrac{\pi}{2} - x}{\cos x}$；

(9) $\lim\limits_{x \to 2} \dfrac{\sin(x-2)}{x^2 - 4}$；

(10) $\lim\limits_{\Delta x \to 0} \dfrac{\cos(x + \Delta x) - \cos x}{\Delta x}$。

20. 求下列极限：

(1) $\lim\limits_{x \to +\infty}\left(1 + \dfrac{2}{n}\right)^n$；

(2) $\lim\limits_{x \to +\infty}\left(1 - \dfrac{1}{n}\right)^n$；

(3) $\lim\limits_{x \to \infty}\left(1 - \dfrac{3}{x}\right)^{x+5}$；

(4) $\lim\limits_{x \to +\infty}\left(\dfrac{2x+3}{2x+1}\right)^{x+1}$；

(5) $\lim\limits_{x \to +\infty}\left(\dfrac{x}{1+x}\right)^{3x-3}$；

(6) $\lim\limits_{x \to 0}(1-x)^{\frac{1}{x}}$；

(7) $\lim\limits_{x \to 0}(1 + \tan x)^{\cot x}$。

21. 下列变量在指定变化过程中，哪些是无穷小量，哪些无穷大量？并说明理由。

(1) $f(x) = \dfrac{1-x}{x^2}$，$x \to 0$；

(2) $f(x) = \dfrac{1-x}{x^2}$，$x \to 1$；

(3) $f(x) = \dfrac{x+3}{x^2 - 1}$，$x \to 1$；

(4) $f(x) = 3^{-x} - 1$，$x \to 0$； (5) $f(x) = \sin \dfrac{1}{x}$，$x \to \infty$； (6) $f(x) = \dfrac{x}{\sin x}$，$x \to \pi$；

(7) $f(x) = \ln x$，$x \to 0^+$； (8) $x_n = \dfrac{1 + (-1)^n}{n}$，$n \to +\infty$。

22. 当 $x \to 0$ 时，讨论下列无穷小量关于 x 的阶比较：

(1) x^2； (2) $x^2 \sin \dfrac{1}{x}$； (3) $\sqrt{x}$； (4) $\sqrt{x} \cos x$。

23. 利用等价无穷小的替换，求下列极限.

(1) $\lim\limits_{x \to \infty} x \sin \dfrac{2x}{x^2 + 1}$； (2) $\lim\limits_{x \to 0} (1 + 3x)^{\frac{2}{\sin x}}$。

24. 要使函数 $f(x) = \dfrac{x^2 - 1}{x + 1}$ 在 $x = -1$ 连续，应补充定义 $f(-1)$ 为何值？

25. 设函数 $f(x) = \begin{cases} x, & 0 < x < 1, \\ \dfrac{1}{2}, & x = 1, \\ 1, & 1 < x < 2. \end{cases}$ 求：

(1) 左极限 $f(1-0)$ 及右极限 $f(1+0)$；(2) 函数值 $f(1)$. $f(x)$ 在 $x = 1$ 连续吗？
(3) $f(x)$ 的定义域及连续区间，$f(x)$ 的图像。

26. 函数 $f(x) = \begin{cases} x - a, & 0 < x \leq 1 \\ 2 - x, & 1 < x \leq 3 \end{cases}$，求 $f(1+0)$ 及 $f(1-0)$. 当 a 取何值时，$f(x)$ 在 $x = 1$ 处连续？

27. 讨论下列函数在 $x = 0$ 处的连续性。

(1) $f(x) = \dfrac{1}{x}$； (2) $f(x) = \tan x$； (3) $f(x) = \dfrac{1}{\sqrt{x^2 + 3x + 2}}$； (4) $f(x) = \begin{cases} x^2 + 2, & x \geq 0, \\ 0, & x < 0. \end{cases}$

28. 指出下列函数的连续区间。

(1) $f(x) = |\tan x|$； (2) $f(x) = \ln(9 - x^2)$； (3) $f(x) = \dfrac{1}{x^2}$； (4) $f(x) = \dfrac{\sin x}{x}$。

29. 求下列函数的间断点，并指出其类型：

(1) $y = \dfrac{x^2 - 1}{x^2 - 3x + 2}$； (2) $f(x) = \begin{cases} \dfrac{\sin x}{|x|}, & x \neq 0 \\ 1, & x = 0 \end{cases}$； (3) $y = \cos^2 \dfrac{1}{x}$； (4) $f(x) = \text{sgn}|x|$。

30. 利用函数的连续性求极限：

(1) $\lim\limits_{x \to \infty} e^{\frac{1}{x}}$； (2) $\lim\limits_{x \to \frac{\pi}{4}} (\sin 2x)^{\frac{3}{2}}$； (3) $\lim\limits_{x \to 0} \dfrac{\ln(1 + \alpha x)}{x}$，$\alpha \neq 0$； (4) $\lim\limits_{x \to 0} \ln \dfrac{\sin x}{x}$。

31. 许多肿瘤的生长过程可用以下函数描述：

$$V = V_0 e^{\frac{A}{a}(1 - e^{-at})}$$

其中，V 表示 t 时刻的肿瘤大小（体积或重量），V_0 为开始观察（$t = 0$）时肿瘤的大小，a 和 A 是正常数. 试分析服从该生长规律的肿瘤的大小将会怎样变化.

32. 周期性给药是临床常用的给药方式. 在周期性给药方式下，若按固定的时间间隔 τ 静脉注射相同剂量 D 的某药，则在第一次给药后，血药浓度 C 将升到一个最高值 $C_{\max}$，而后下降，直至下一次给药后又升到一个最高值. 已知第 n 次给药后的最高血药浓度为：

$$(C_{\max})_n = C_0 \dfrac{1 - e^{-nk\tau}}{1 - e^{-k\tau}}, \quad n = 1, 2, 3, \cdots$$

如果周期性给药一直重复下去，试分析血药浓度的变化趋势。

第 2 章

函数的导数与微分

微分学是高等数学最基本最重要的组成部分,是积分学的理论基础,也是很多现代数学分支的理论基础。微分学研究导数与微分以及它们的应用。在微分学的基本概念中,导数反映出函数变量随自变量变化的相对快慢程度,比较简单地揭示出复杂的函数特性;而微分则指明当自变量有微小变化时,函数绝对变化的近似表示。

本章介绍一元函数微分学,主要讨论导数与微分的概念及其运算法则,并解决初等函数的求导问题。导数的应用将在下一章讨论。

2.1 导 数 概 念

2.1.1 导数概念的引入

导数概念来源于实际问题中的变化率。文艺复兴时期,资本主义的发展带来了新兴的工业文明,采矿业、机器制造业、商业、航海业以及天文观测等大量实际问题,给数学提出了前所未有的挑战。其中有三类问题导致了微分学的产生:

(1) 变速直线运动的瞬时速度问题;
(2) 曲线上某点处的切线问题;
(3) 极大值与极小值问题。

以上三类问题的实际原形都归结为求变量的变化率。牛顿(Newton)从速度问题出发,莱布尼茨(Leibniz)从切线问题出发,分别得出了导数概念。

1. 变速直线运动的瞬时速度

假设质点作变速直线运动。s 表示 t 时刻该质点所经过的路程,质点运动的路程函数为 $s = f(t)$。求该质点在时刻 t_0 的瞬时速度。

首先,取从 t_0 到 t 这样一个时间间隔,在这段时间内,质点从位置 $s_0 = f(t_0)$ 移动到 $s = f(t)$,则质点在该时间间隔内的平均速度是:

$$\frac{s - s_0}{t - t_0} = \frac{f(t) - f(t_0)}{t - t_0} \tag{2.1.1}$$

时间间隔 $t - t_0$ 越短,比值(2.1.1)在实践中越能说明质点在时刻 t_0 的瞬时速度。当 $t \to t_0$ 时,如果(2.1.1)式的极限存在,取这个极限,记为 $v(t_0)$,即

$$v(t_0) = \lim_{t \to t_0} \frac{f(t) - f(t_0)}{t - t_0}$$

称这个极限值 $v(t_0)$ 为质点在时刻 t_0 的瞬时速度。

2. 曲线的切线

设曲线 C 的方程为 $y=f(x)$。曲线上某点 P 的切线,是割线 PQ 当 Q 沿曲线无限接近于 P 点时的极限位置(图 2-1)。现在讨论曲线上点 P 处的切线问题。

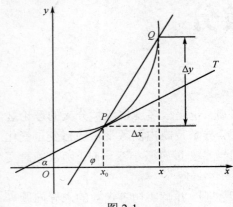

图 2-1

一般地,为求曲线在点 $P(x_0, y_0)$ 处的切线,只需定出切线的斜率即可。为此,可在曲线上取邻近一点 $Q(x, y)$,算出割线斜率:

$$\tan\varphi = \frac{f(x) - f(x_0)}{x - x_0} \tag{2.1.2}$$

其中,φ 为割线 PQ 与 x 轴正方向的夹角。当点 Q 沿曲线 C 趋于点 P 时,$x \to x_0$,割线的极限位置就是切线。如果当 $x \to x_0$ 时(2.1.2)式的极限存在,设为 k,即

$$k = \lim_{x \to x_0} \frac{f(x) - f(x_0)}{x - x_0}$$

存在,则 k 是割线 PQ 的斜率的极限,即切线 PT 的斜率。这里 $k = \tan\alpha$,α 是切线 PT 与 x 轴正方向的夹角。于是,通过点 $P(x_0, y_0)$、斜率为 k 的直线 PT 便是曲线 C 在点 P 处的切线。

2.1.2 导数的定义与几何意义

1. 导数的定义

以上讨论的变速直线运动的瞬时速度和曲线的切线,虽然它们来自不同的实际问题,但在计算上都归结为如下极限形式:

$$\lim_{x \to x_0} \frac{f(x) - f(x_0)}{x - x_0} \tag{2.1.3}$$

记

$$\Delta x = x - x_0$$

$$\Delta y = f(x) - f(x_0) = f(x_0 + \Delta x) - f(x_0)$$

由于 $x \to x_0$ 等价于 $\Delta x \to 0$,则极限(2.1.3)也可表示为

$$\lim_{\Delta x \to 0} \frac{\Delta y}{\Delta x} \tag{2.1.4}$$

或

$$\lim_{\Delta x \to 0} \frac{f(x_0 + \Delta x) - f(x_0)}{\Delta x}$$

这里,$\frac{f(x_0 + \Delta x) - f(x_0)}{\Delta x} = \frac{\Delta y}{\Delta x}$ 是函数增量 Δy 和自变量增量 Δx 的比,它表示函数 $y = f(x)$ 的平均变化率,若要求函数 $y = f(x)$ 在点 $x = x_0$ 处的精确的变化率,则要求(2.1.4)形式的极限。这类问题在生物医学、自然科学及工程技术的很多领域内广泛存在,它们是具有不同意义的变量的变化率问题,如细胞的繁殖率、血药浓度变化率、化学反应速度、电流强度、角速度、线密度等,数学上就是函数的导数。

定义 2.1.1(导数) 设函数 $y = f(x)$ 在点 x_0 的某邻域内有定义,当自变量 x 在 x_0 处取得增量 Δx(点 $x_0 + \Delta x$ 仍在该邻域内)时,函数 y 取得相应的增量 $\Delta y = f(x_0 + \Delta x) - f(x_0)$。如果增量比 $\frac{\Delta y}{\Delta x}$ 当 $\Delta x \to 0$ 时的极限

$$\lim_{\Delta x \to 0} \frac{\Delta y}{\Delta x} = \lim_{\Delta x \to 0} \frac{f(x_0 + \Delta x) - f(x_0)}{\Delta x} \tag{2.1.5}$$

存在,则称函数 $y = f(x)$ 在点 x_0 处**可导**,并称此极限值为函数 $y = f(x)$ 在 x_0 处的**导数**,记为

$$f'(x_0) \quad \text{或} \quad y'|_{x=x_0} \quad \text{或} \quad \left.\frac{\mathrm{d}y}{\mathrm{d}x}\right|_{x=x_0}$$

函数 $y=f(x)$ 在 x_0 处可导也可表达为 $f(x)$ 在点 x_0 **具有导数**或**导数存在**。

导数的定义式(2.1.5)具有不同的形式，常用的有

$$\lim_{h \to 0} \frac{f(x_0+h)-f(x_0)}{h} \tag{2.1.6}$$

和

$$\lim_{x \to x_0} \frac{f(x)-f(x_0)}{x-x_0} \tag{2.1.7}$$

在(2.1.6)式中，h 即是 Δx。

根据导数定义，质点在 t_0 时刻的瞬时速度 $v(t_0)$ 即是其路程函数 $f(t)$ 在 t_0 处的导数 $f'(t_0)$；曲线 $y=f(x)$ 在点 x_0 处的切线斜率就是 $f'(x_0)$。

如果极限(2.1.5)不存在，就说函数 $y=f(x)$ 在点 x_0 处**不可导**。如果不可导的原因是由于 $\Delta x \to 0$ 时，比式 $\frac{\Delta y}{\Delta x} \to \infty$，为方便起见，也称函数 $y=f(x)$ 在点 x_0 处导数为无穷大。

由于 Δx 可正可负，$\Delta x \to 0$ 包括了两种情形：$\Delta x \to 0^+$ 和 $\Delta x \to 0^-$，相应的导数也就有右导数和左导数，定义如下：

定义 2.1.2 (右导数) 设函数 $y=f(x)$ 在点 x_0 的某右邻域 $[x_0, x_0+\delta)$ 内有定义，若右极限

$$\lim_{\Delta x \to 0^+} \frac{f(x_0+\Delta x)-f(x_0)}{\Delta x}$$

存在，则称函数 $y=f(x)$ 在点 x_0 处**右可导**，并称此极限值为函数 $y=f(x)$ 在点 x_0 处的**右导数**。记为 $f'_+(x_0)$，即

$$f'_+(x_0) = \lim_{\Delta x \to 0^+} \frac{f(x_0+\Delta x)-f(x_0)}{\Delta x}$$

同理，可定义函数 $y=f(x)$ 在点 x_0 处**左可导**，及**左导数**：

$$f'_-(x_0) = \lim_{\Delta x \to 0^-} \frac{f(x_0+\Delta x)-f(x_0)}{\Delta x}$$

函数的右导数与左导数统称为**单侧导数**。

如果函数 $y=f(x)$ 在开区间 I 内的每一点处都可导，则称**函数 $f(x)$ 在开区间 I 内可导**。这时，对区间 I 内的每一个 x，都有 $f(x)$ 的确定的导数值 $f'(x)$ 与之对应，这样就构成了一个新的函数 $y=f'(x)$，$x \in I$。称该函数为 $f(x)$ 的**导函数**，记为 y'，$f'(x)$，$\frac{\mathrm{d}y}{\mathrm{d}x}$ 或 $\frac{\mathrm{d}f(x)}{\mathrm{d}x}$。

$$f'(x) = \lim_{\Delta x \to 0} \frac{f(x+\Delta x)-f(x)}{\Delta x}, \quad x \in I$$

如果函数 $y=f(x)$ 在开区间 (a,b) 内可导，且在 $x=a$ 处右可导，在 $x=b$ 处左可导，则称**函数 $y=f(x)$ 在闭区间 $[a,b]$ 上可导**。

显然，函数 $f(x)$ 在点 x_0 处的导数 $f'(x_0)$ 就是导函数 $f'(x)$ 在点 $x=x_0$ 处的函数值。在不至于引起混淆的情况下，导函数 $f'(x)$ 通常也简称为导数。

根据导数定义可求一些简单函数的导数，其步骤可归纳如下：

(1) 求增量：$\Delta y = f(x+\Delta x) - f(x)$；

(2) 求增量比：$\frac{\Delta y}{\Delta x} = \frac{f(x+\Delta x)-f(x)}{\Delta x}$；

(3) 求极限：$y' = \lim\limits_{\Delta x \to 0} \dfrac{\Delta y}{\Delta x}$。

例 2.1.1 根据导数定义求函数 $y = \sqrt{x}$ ($x > 0$)的导数，并考察它在点 $x = 0$ 处的导数。

解 $x > 0$ 时，根据定义 2.1.1，有：

求增量
$$\Delta y = \sqrt{x + \Delta x} - \sqrt{x}$$

求增量比
$$\frac{\Delta y}{\Delta x} = \frac{\sqrt{x + \Delta x} - \sqrt{x}}{\Delta x} = \frac{1}{\sqrt{x + \Delta x} + \sqrt{x}}$$

求极限
$$y' = \lim_{\Delta x \to 0} \frac{\Delta y}{\Delta x} = \lim_{\Delta x \to 0} \frac{1}{\sqrt{x + \Delta x} + \sqrt{x}} = \frac{1}{2\sqrt{x}}$$

即
$$(\sqrt{x})' = \frac{1}{2\sqrt{x}}, \quad (x > 0)$$

考察 $y = \sqrt{x}$ 在点 $x = 0$ 处的右导数：

$$f'_+(0) = \lim_{\Delta x \to 0^+} \frac{1}{\sqrt{\Delta x}} = +\infty$$

所以 $y = \sqrt{x}$ 在点 $x = 0$ 处不可导。

利用导数定义，可求得一些基本初等函数的导数(详见 2.2)。

2. 导数的几何意义

由切线问题和导数的定义可知，几何上，**函数 $f(x)$ 在点 x_0 处的导数 $f'(x_0)$ 就是函数 $y = f(x)$ 所表示的曲线在点 $(x_0, f(x_0))$ 处的切线斜率**，即 $f'(x_0) = \tan \alpha$，这里 α 是曲线 $y = f(x)$ 在点 $(x_0, f(x_0))$ 处的切线与 x 轴正向的夹角(图 2-1)。

如果 $y = f(x)$ 在点 x_0 处的导数为无穷大，这时曲线 $y = f(x)$ 在点 $(x_0, f(x_0))$ 处具有垂直于 x 轴的切线。例 2.1.1 中，曲线 $y = \sqrt{x}$ 在 $x = 0$ 处的切线就是直线 $x = 0$。

根据导数的几何意义并应用直线的点斜式方程，可知曲线 $y = f(x)$ 在点 $(x_0, f(x_0))$ 处的切线方程为

$$y - y_0 = f'(x_0)(x - x_0)$$

如果 $f'(x_0) \neq 0$，法线斜率为 $-\dfrac{1}{f'(x_0)}$，从而法线方程为

$$y - y_0 = -\frac{1}{f'(x_0)}(x - x_0)$$

例 2.1.2 求抛物线 $y = x^2$ 在点 (2, 4) 处的切线方程及法线方程。

解 先求导数。由定义 2.1.1，有

$$y' = \lim_{\Delta x \to 0} \frac{(x + \Delta x)^2 - x^2}{\Delta x} = \lim_{\Delta x \to 0} \frac{2x \cdot \Delta x + \Delta x^2}{\Delta x} = \lim_{\Delta x \to 0} (2x + \Delta x) = 2x$$

即
$$(x^2)' = 2x$$

所以抛物线 $y = x^2$ 在点 (2, 4) 处的切线斜率是 $k_1 = y'|_{x=2} = 2x|_{x=2} = 4$，切线方程是

$$y - 4 = 4(x - 2),$$

即
$$y - 4x + 4 = 0$$

法线斜率是 $k_2 = -\dfrac{1}{k_1} = -\dfrac{1}{4}$，法线方程为

$$y - 4 = -\frac{1}{4}(x-2)$$

即
$$y + \frac{1}{4}x - \frac{9}{2} = 0$$

2.1.3 函数的可导性与连续性的关系

设函数 $y = f(x)$ 在点 x 处可导，即

$$\lim_{\Delta x \to 0} \frac{\Delta y}{\Delta x} = f'(x)$$

存在。由定理 1.5.1 知

$$\frac{\Delta y}{\Delta x} = f'(x) + \alpha \tag{2.1.8}$$

其中，α 是 $\Delta x \to 0$ 时的无穷小量。(2.1.8)式变形为

$$\Delta y = f'(x)\Delta x + \alpha \Delta x \tag{2.1.9}$$

由(2.1.9)式知，$\Delta x \to 0$ 时 $\Delta y \to 0$。这表明函数 $f(x)$ 在点 x 处连续。所以，**如果函数在点 x 处可导，则函数在该点必连续**。

反之，**一个函数在某点连续却不一定在该点可导**。

例 2.1.3 函数 $y = |x| = \begin{cases} x, & x \geq 0 \\ -x, & x < 0 \end{cases}$ 在点 $x = 0$ 处连续，但函数在 $x = 0$ 处却不可导。这是因为

$$\lim_{\Delta x \to 0^-} \frac{\Delta y}{\Delta x} = \lim_{\Delta x \to 0^-} \frac{-\Delta x}{\Delta x} = -1, \quad \lim_{\Delta x \to 0^+} \frac{\Delta y}{\Delta x} = \lim_{\Delta x \to 0^+} \frac{\Delta x}{\Delta x} = 1$$

$y = |x|$ 在 $x = 0$ 处的左、右导数不相等(图 2-2)，从而在 $x = 0$ 不可导。

因此，**函数在某点连续是函数在该点可导的必要条件，但不是充分条件**。

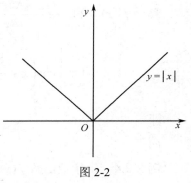

图 2-2

2.2 基本导数公式

本节利用定义 2.1.1 来求几类基本初等函数的导数，由此得到的结果可在其他函数的求导中作为公式应用。

例 2.2.1 求常数函数 $f(x) = C$（C 是常数）的导数。

解 $f'(x) = \lim\limits_{\Delta x \to 0} \dfrac{f(x + \Delta x) - f(x)}{\Delta x} = \lim\limits_{\Delta x \to 0} \dfrac{C - C}{\Delta x} = 0$，即

$$C' = 0$$

例 2.2.2 求幂函数 $f(x) = x^n$（n 为正整数）在 $x = a$ 处的导数。

解 先求 $f(x) = x^n$ 在 $x = a$ 处的导数：

$$f'(a) = \lim_{x \to a} \frac{f(x) - f(a)}{x - a} = \lim_{x \to a} \frac{x^n - a^n}{x - a} = \lim_{x \to a}(x^{n-1} + ax^{n-2} + \cdots + a^{n-1}) = na^{n-1}$$

把以上结果中的 a 换成 x 便得 $f'(x) = nx^{n-1}$，即

$$(x^n)' = nx^{n-1}$$

一般地，对任意幂函数 $f(x) = x^\alpha$（α 为任意常数），有

$$(x^\alpha)' = \alpha x^{\alpha-1} \tag{2.2.1}$$

(2.2.1)为幂函数的导数公式,关于它的证明参见 2.3.2 的例 2.3.9. 利用公式(2.2.1)可以方便地求出幂函数的导数。如

$$(\sqrt{x})' = (x^{\frac{1}{2}})' = \frac{1}{2}x^{\frac{1}{2}-1} = \frac{1}{2}x^{-\frac{1}{2}}$$

即
$$(\sqrt{x})' = \frac{1}{2\sqrt{x}}$$

这就是例 2.1.1 的结果;

又如
$$\left(\frac{1}{x}\right)' = (x^{-1})' = (-1)x^{-1-1} = -x^{-2}$$

即
$$\left(\frac{1}{x}\right)' = -\frac{1}{x^2}$$

例 2.2.3 求正弦函数 $f(x) = \sin x$ 的导数。

解
$$f'(x) = \lim_{\Delta x \to 0} \frac{f(x+\Delta x) - f(x)}{\Delta x} = \lim_{\Delta x \to 0} \frac{\sin(x+\Delta x) - \sin x}{\Delta x} = \lim_{\Delta x \to 0}\left[\frac{1}{\Delta x} \cdot 2\cos\left(x+\frac{\Delta x}{2}\right)\sin\frac{\Delta x}{2}\right]$$

$$= \lim_{\Delta x \to 0}\left[\cos\left(x+\frac{\Delta x}{2}\right) \cdot \frac{\sin\frac{\Delta x}{2}}{\frac{\Delta x}{2}}\right] = \lim_{\Delta x \to 0}\cos\left(x+\frac{\Delta x}{2}\right) \cdot \lim_{\Delta x \to 0}\frac{\sin\frac{\Delta x}{2}}{\frac{\Delta x}{2}} = \cos x,$$

即 $(\sin x)' = \cos x$

同理 $(\cos x)' = -\sin x$

例 2.2.4 求指数函数 $f(x) = a^x$ $(a>0, a \neq 1)$ 的导数。

解
$$f'(x) = \lim_{\Delta x \to 0}\frac{f(x+\Delta x)-f(x)}{\Delta x} = \lim_{\Delta x \to 0}\frac{a^{x+\Delta x}-a^x}{\Delta x} = a^x\lim_{\Delta x \to 0}\frac{a^{\Delta x}-1}{\Delta x},$$

令 $a^{\Delta x}-1 = h$,则 $a^{\Delta x} = 1+h$,$\Delta x = \frac{1}{\ln a}\ln(1+h)$。当 $\Delta x \to 0$ 时,$h \to 0$,

故 $f'(x) = a^x \lim_{h \to 0}\frac{h}{\ln(1+h)/\ln a} = a^x \ln a \lim_{h \to 0}\frac{1}{\ln(1+h)^{1/h}} = a^x \ln a \cdot \frac{1}{\ln e} = a^x \ln a$,

即 $(a^x)' = a^x \ln a$

特别地, $(e^x)' = e^x$

例 2.2.5 求对数函数 $f(x) = \log_a x$ $(a>0, a \neq 1)$ 的导数。

解
$$f'(x) = \lim_{\Delta x \to 0}\frac{f(x+\Delta x)-f(x)}{\Delta x} = \lim_{\Delta x \to 0}\frac{\log_a(x+\Delta x)-\log_a x}{\Delta x} = \lim_{\Delta x \to 0}\left[\frac{1}{\Delta x}\log_a\left(1+\frac{\Delta x}{x}\right)\right]$$

$$= \lim_{\Delta x \to 0}\left[\frac{1}{x}\cdot\frac{x}{\Delta x}\log_a\left(1+\frac{\Delta x}{x}\right)\right] = \frac{1}{x}\lim_{\Delta x \to 0}\log_a\left(1+\frac{\Delta x}{x}\right)^{\frac{x}{\Delta x}}$$

$$= \frac{1}{x}\log_a\left[\lim_{\Delta x \to 0}\left(1+\frac{\Delta x}{x}\right)^{\frac{x}{\Delta x}}\right] = \frac{1}{x}\log_a e = \frac{1}{x \ln a}$$

即
$$(\log_a x)' = \frac{1}{x \ln a}$$

特别地,
$$(\ln x)' = \frac{1}{x}$$

以上基本初等函数的导数可作为求导公式记住,以便在求较复杂的函数的导数时直接应用。

2.3 函数的求导法则

根据定义 2.1.1,在 2.2 节中求出了一些基本初等函数的导数。但对于比较复杂的函数,直接根据定义 2.1.1 求导往往是很困难的。本节将建立一系列求导法则,以使对一般初等函数的求导简便可行。

根据初等函数的构造方式,需要建立函数四则运算的求导法则以及复合函数的求导法则。

2.3.1 函数四则运算的求导法则

1. 函数和、差的求导法则

定理 2.3.1 (函数和、差的求导法则) 如果函数 $u(x)$ 及 $v(x)$ 在点 x 具有导数 $u'(x)$ 及 $v'(x)$,则 $u(x) \pm v(x)$ 在 x 处可导,且

$$[u(x) \pm v(x)]' = u'(x) \pm v'(x)$$

证明 设 $f(x) = u(x) + v(x)$,则根据定义 2.1.1,有

$$\begin{aligned} f'(x) &= \lim_{\Delta x \to 0} \frac{f(x + \Delta x) - f(x)}{\Delta x} \\ &= \lim_{\Delta x \to 0} \frac{[u(x + \Delta x) + v(x + \Delta x)] - [u(x) + v(x)]}{\Delta x} \\ &= \lim_{\Delta x \to 0} \left[\frac{u(x + \Delta x) - u(x)}{\Delta x} + \frac{v(x + \Delta x) - v(x)}{\Delta x} \right] \\ &= \lim_{\Delta x \to 0} \frac{u(x + \Delta x) - u(x)}{\Delta x} + \lim_{\Delta x \to 0} \frac{v(x + \Delta x) - v(x)}{\Delta x} \\ &= u'(x) + v'(x) \end{aligned}$$

这表明函数 $u(x) + v(x)$ 在点 x 处仍然可导,且有等式

$$f'(x) = u'(x) + v'(x)$$

即
$$[u(x) + v(x)]' = u'(x) + v'(x)$$

同理
$$[u(x) - v(x)]' = u'(x) - v'(x)$$

定理 2.3.1 可直观地表述为:**两个可导函数和(差)的导数等于这两个函数的导数的和(差)**。

定理 2.3.1 可推广到任意有限个可导函数和(差)的情形。以三个可导函数的和(差)为例,有以下推论:

推论 如果函数 $u(x)$、$v(x)$ 及 $w(x)$ 可导,则函数 $u(x) \pm v(x) \pm w(x)$ 也可导,且

$$[u(x) \pm v(x) \pm w(x)]' = u'(x) \pm v'(x) \pm w'(x)$$

例 2.3.1 求函数 $f(x) = \lg x - 2^x + \cos x + e^2$ 的导数。

解 由定理 2.3.1 的推论,有

$$\begin{aligned} f'(x) &= [\lg x - 2^x + \cos x + e^2]' = (\lg x)' - (2^x)' + (\cos x)' + (e^2)' \\ &= \frac{1}{x \ln 10} - 2^x \ln 2 - \sin x \end{aligned}$$

2. 函数积的求导法则

定理 2.3.2 (函数积的求导法则) 如果函数 $u(x)$ 及 $v(x)$ 在点 x 具有导数 $u'(x)$ 及 $v'(x)$，则 $u(x)\cdot v(x)$ 在 x 处可导，且

$$[u(x)\cdot v(x)]' = u'(x)\cdot v(x) + u(x)\cdot v'(x)$$

证明 设 $f(x) = u(x)\cdot v(x)$，则由导数定义得

$$\begin{aligned}
f'(x) &= \lim_{\Delta x \to 0} \frac{f(x+\Delta x) - f(x)}{\Delta x} \\
&= \lim_{\Delta x \to 0} \frac{u(x+\Delta x)\cdot v(x+\Delta x) - u(x)\cdot v(x)}{\Delta x} \\
&= \lim_{\Delta x \to 0} \frac{u(x+\Delta x)\cdot v(x+\Delta x) - u(x)\cdot v(x+\Delta x) + u(x)\cdot v(x+\Delta x) - u(x)\cdot v(x)}{\Delta x} \\
&= \lim_{\Delta x \to 0} \frac{[u(x+\Delta x) - u(x)]v(x+\Delta x) + u(x)[v(x+\Delta x) - v(x)]}{\Delta x} \\
&= \lim_{\Delta x \to 0} \left[\frac{u(x+\Delta x) - u(x)}{\Delta x}\cdot v(x+\Delta x)\right] + \lim_{\Delta x \to 0}\left[u(x)\cdot \frac{v(x+\Delta x) - v(x)}{\Delta x}\right] \\
&= \lim_{\Delta x \to 0} \frac{u(x+\Delta x) - u(x)}{\Delta x}\cdot \lim_{\Delta x \to 0} v(x+\Delta x) + u(x)\cdot \lim_{\Delta x \to 0} \frac{v(x+\Delta x) - v(x)}{\Delta x} \\
&= u'(x)\cdot v(x) + u(x)\cdot v'(x)
\end{aligned}$$

其中，$\lim_{\Delta x \to 0} v(x+\Delta x) = v(x)$ 是因为 $v'(x)$ 存在，所以 $v(x)$ 在点 x 连续。由此，函数在点 x 处也可导，且

$$f'(x) = u'(x)\cdot v(x) + u(x)\cdot v'(x)$$

即

$$[u(x)\cdot v(x)]' = u'(x)\cdot v(x) + u(x)\cdot v'(x)$$

定理 2.3.2 表明：**两个可导函数乘积的导数等于第一个因子的导数与第二个因子的乘积，加上第一个因子与第二个因子的导数的乘积。**

如果定理 2.3.2 中 $v(x) = C$（C 是常数），则有下列推论：

推论 1 如果 $v(x)$ 可导，C 是常数，则

$$\bigl(Cv(x)\bigr)' = Cv'(x)$$

即：求一个常数与一个可导函数乘积的导数时，常数可以提到求导符号外面去。

定理 2.3.2 的求导法则可以推广到任意有限项的情形。以三个可导函数的乘积为例，有如下推论：

推论 2 如果函数 $u(x)$、$v(x)$ 及 $w(x)$ 可导，则函数 $u(x)\cdot v(x)\cdot w(x)$ 也可导，且

$$[u(x)\cdot v(x)\cdot w(x)]' = u'(x)\cdot v(x)\cdot w(x) + u(x)\cdot v'(x)\cdot w(x) + u(x)\cdot v(x)\cdot w'(x)$$

例 2.3.2 求 $y = x^n \sin x$ 的导数。

解 由定理 2.3.2，有

$$\begin{aligned}
y' &= (x^n \sin x)' = (x^n)' \sin x + x^n (\sin x)' \\
&= nx^{n-1} \sin x + x^n \cos x \\
&= x^{n-1}(n \sin x + x \cos x)
\end{aligned}$$

例 2.3.3 $y = e^x(\sin x + \cos x)$，求 y' 及 $y'|_{x=\frac{\pi}{2}}$。

解
$$\begin{aligned}
y' &= (e^x)'(\sin x + \cos x) + e^x(\sin x + \cos x)' \\
&= e^x(\sin x + \cos x) + e^x(\cos x - \sin x) \\
&= 2e^x \cos x
\end{aligned}$$

即

$$y' = 2e^x \cos x$$

故
$$y'\big|_{x=\frac{\pi}{2}} = 2e^{\pi/2}\cos\frac{\pi}{2} = 0$$

3. 函数商的求导法则

定理 2.3.3（函数商的求导法则） 如果函数 $u(x)$ 及 $v(x)$ 在点 x 具有导数 $u'(x)$ 及 $v'(x)$，且 $v(x) \neq 0$，则 $\dfrac{u(x)}{v(x)}$ 在 x 处可导，且

$$\left[\frac{u(x)}{v(x)}\right]' = \frac{u'(x)v(x) - u(x)v'(x)}{v^2(x)}$$

证明
$$f'(x) = \lim_{\Delta x \to 0}\frac{f(x+\Delta x)-f(x)}{\Delta x} = \lim_{\Delta x \to 0}\frac{\dfrac{u(x+\Delta x)}{v(x+\Delta x)}-\dfrac{u(x)}{v(x)}}{\Delta x}$$

$$= \lim_{\Delta x \to 0}\frac{u(x+\Delta x)v(x) - u(x)v(x+\Delta x)}{v(x+\Delta x)v(x)\Delta x}$$

$$= \lim_{\Delta x \to 0}\left[\frac{1}{v(x+\Delta x)v(x)} \cdot \frac{u(x+\Delta x)v(x) - u(x)v(x) + u(x)v(x) - u(x)v(x+\Delta x)}{\Delta x}\right]$$

$$= \lim_{\Delta x \to 0}\frac{1}{v(x+\Delta x)v(x)} \lim_{\Delta x \to 0}\left\{\frac{[u(x+\Delta x)-u(x)]v(x)}{\Delta x} - \frac{u(x)[v(x+\Delta x)-v(x)]}{\Delta x}\right\}$$

$$= \frac{1}{v^2(x)}\left[\lim_{\Delta x \to 0}\frac{u(x+\Delta x)-u(x)}{\Delta x}v(x) - u(x)\lim_{\Delta x \to 0}\frac{v(x+\Delta x)-v(x)}{\Delta x}\right]$$

$$= \frac{u'(x)v(x) - u(x)v'(x)}{v^2(x)}$$

所以，函数 $\dfrac{u(x)}{v(x)}$ 在 x 处也可导，且

$$\left[\frac{u(x)}{v(x)}\right]' = \frac{u'(x)v(x) - u(x)v'(x)}{v^2(x)}$$

定理 2.3.3 说明：**两个可导函数之商的导数等于分子的导数与分母的乘积，减去分子与分母导数的乘积，再除以分母的平方。**

例 2.3.4 求 $\tan x$ 与 $\cot x$ 的导数。

解 由定理 2.3.3，有
$$(\tan x)' = \left(\frac{\sin x}{\cos x}\right)' = \frac{(\sin x)'\cos x - \sin x(\cos x)'}{\cos^2 x} = \frac{\cos^2 x + \sin^2 x}{\cos^2 x} = \frac{1}{\cos^2 x} = \sec^2 x$$

即
$$\tan x = \sec^2 x$$

同理可得：
$$\cot x = -\csc^2 x$$

定理 2.3.3 中，如 $u(x) = 1$，则有如下推论：

推论
$$\left[\frac{1}{v(x)}\right]' = -\frac{v'(x)}{v^2(x)}$$

例 2.3.5 求 $\sec x$ 与 $\csc x$ 的导数。

解 由定理 2.3.3 的推论，有
$$(\sec x)' = \left(\frac{1}{\cos x}\right)' = -\frac{(\cos x)'}{\cos^2 x} = -\frac{-\sin x}{\cos^2 x} = \tan x \cdot \sec x$$

即 $(\sec x)' = \tan x \cdot \sec x$

同理，有 $(\csc x)' = -\cot x \cdot \csc x$

例 2.3.6 求 $y = \dfrac{2\ln x + x^3}{3\ln x + x^2}$ 的导数。

解
$$y' = \left(\dfrac{2\ln x + x^3}{3\ln x + x^2}\right)' = \dfrac{(2\ln x + x^3)'(3\ln x + x^2) - (2\ln x + x^3)(3\ln x + x^2)'}{(3\ln x + x^2)^2}$$

$$= \dfrac{\left(\dfrac{2}{x} + 3x^2\right)(3\ln x + x^2) - (2\ln x + x^3)\left(\dfrac{3}{x} + 2x\right)}{(3\ln x + x^2)^2}$$

$$= \dfrac{(2 + 3x^3)(3\ln x + x^2) - (2\ln x + x^3)(3 + 2x^2)}{x(3\ln x + x^2)^2}$$

$$= \dfrac{x(9x - 4)\ln x + x^4 - 3x^2 + 2x}{(3\ln x + x^2)^2}$$

2.3.2 复合函数的求导法则

函数四则运算的求导法则解决了由可导函数的四则运算所构成的函数的求导问题。复合函数的求导法则可以解决由可导函数所构成的复合函数的求导问题，从而使可以求导的函数的范围得到极大扩充。这样，一般初等函数的求导问题便可以得到完善的解决。

本书不加证明地给出复合函数的求导法则，需要了解其证明的读者可以查阅《高等数学》(同济大学数学教研室主编，高等教育出版社)等相关参考书。

定理 2.3.4（复合函数的求导法则） 设函数 $u = \varphi(x)$ 在点 x_0 处可导，$\left.\dfrac{du}{dx}\right|_{x=x_0} = \varphi'(x_0)$，函数 $y = f(u)$ 在相应的点 $u_0 = \varphi(x_0)$ 处可导，$\left.\dfrac{dy}{du}\right|_{u=u_0} = f'(u_0)$，则复合函数 $y = f(\varphi(x))$ 在点 x_0 处可导，且其导数为

$$\left.\dfrac{dy}{dx}\right|_{x=x_0} = \left.\dfrac{dy}{du}\right|_{u=u_0} \cdot \left.\dfrac{du}{dx}\right|_{x=x_0}$$

根据复合函数的求导法则，如果 $u = \varphi(x)$ 在开区间 I 内可导，$y = f(u)$ 在开区间 I_1 内可导，且当 $x \in I$ 时，相应的 $u \in I_1$，则复合函数 $y = f(\varphi(x))$ 在开区间 I 内可导，且

$$\dfrac{dy}{dx} = \dfrac{dy}{du} \cdot \dfrac{du}{dx} \tag{2.3.1}$$

(2.3.1)式也可表示为 $f'(\varphi(x)) = f'(u) \cdot \varphi'(x)$

或 $y'_x = y'_u \cdot u'_x$

例 2.3.7 求 $y = \sin 2x$ 的导数。

解 令 $y = \sin u, u = 2x$，

则 $\dfrac{dy}{du} = \sin' u = \cos u, \quad \dfrac{du}{dx} = (2x)' = 2$

根据定理 2.3.4，有： $\dfrac{dy}{dx} = \dfrac{dy}{du} \cdot \dfrac{du}{dx} = \cos u \cdot 2 = 2\cos 2x$

例 2.3.8 $y = \ln \tan x$，求 $\dfrac{dy}{dx}$。

解 $y = \ln u$, $u = \tan x$,

则
$$\frac{dy}{du} = \ln' u = \frac{1}{u}, \quad \frac{du}{dx} = (\tan x)' = \sec^2 x$$

由定理 2.3.4, 有: $\dfrac{dy}{dx} = \dfrac{dy}{du} \cdot \dfrac{du}{dx} = \dfrac{1}{u} \sec^2 x = \cot x \cdot \sec^2 x = \dfrac{1}{\sin x \cos x}$

利用复合函数的求导法则可以证明一般的幂函数的导数(2.2.1)式。

例 2.3.9 证明幂函数导数公式: $(x^\alpha)' = \alpha x^{\alpha-1}$ (α 为任意常数)。

证明 设 $y = x^\alpha = e^{\alpha \ln x}$, 令 $y = e^u$, $u = \alpha \ln x$,

则
$$\frac{dy}{dx} = \frac{dy}{du} \cdot \frac{du}{dx} = (e^u)' \cdot (\alpha \ln x)' = e^u \cdot \frac{\alpha}{x} = e^{\alpha \ln x} \cdot \frac{\alpha}{x} = x^\alpha \cdot \frac{\alpha}{x} = \alpha x^{\alpha-1}$$

即
$$(x^\alpha)' = \alpha x^{\alpha-1}$$

复合函数求导过程熟悉后,可不必写出中间变量,直接按照法则写出求导过程。示例如下。

例 2.3.10 $y = \sqrt[3]{1-2x^2}$, 求 $\dfrac{dy}{dx}$。

解
$$\frac{dy}{dx} = \left[\left(1-2x^2\right)^{\frac{1}{3}}\right]' = \frac{1}{3}\left(1-2x^2\right)^{\frac{1}{3}-1} \cdot \left(1-2x^2\right)'$$
$$= \frac{1}{3}\left(1-2x^2\right)^{-\frac{2}{3}} (-4x) = \frac{-4x}{3\sqrt[3]{(1-2x^2)^2}}$$

复合函数的求导法则可以推广到经多个中间变量多重复合的情形。以两个中间变量为例加以说明。

设 $y = f(u), u = \varphi(v), v = \psi(x)$ 均为可导函数, 则

$$\frac{dy}{dx} = \frac{dy}{du} \cdot \frac{du}{dx} \tag{2.3.2}$$

而

$$\frac{du}{dx} = \frac{du}{dv} \cdot \frac{dv}{dx} \tag{2.3.3}$$

将(2.3.3)式代入(2.3.2)式, 可知复合函数 $y = f\{\varphi[\psi(x)]\}$ 的导数为

$$\frac{dy}{dx} = \frac{dy}{du} \cdot \frac{du}{dv} \cdot \frac{dv}{dx} \tag{2.3.4}$$

例 2.3.11 $y = \cos \ln x^2$, 求 $\dfrac{dy}{dx}$。

解 函数 $y = \cos \ln x^2$ 可分解为 $y = \cos u, u = \ln v, v = x^2$。因 $\dfrac{dy}{du} = -\sin u$, $\dfrac{du}{dv} = \dfrac{1}{v}$, $\dfrac{dv}{dx} = 2x$

由(2.3.4)式, $\dfrac{dy}{dx} = \dfrac{dy}{du} \cdot \dfrac{du}{dv} \cdot \dfrac{dv}{dx} = (-\sin u) \cdot \dfrac{1}{v} \cdot (2x) = -\sin \ln x^2 \cdot \dfrac{1}{x^2} \cdot 2x = -\dfrac{2 \sin \ln x^2}{x}$,

即
$$(\cos \ln x^2)' = -\frac{2 \sin \ln x^2}{x}$$

直接按照复合函数的求导法则写出求导过程即是:

$$(\cos \ln x^2)' = -(\sin \ln x^2) \cdot (\ln x^2)' = -(\sin \ln x^2) \cdot \frac{1}{x^2} \cdot (x^2)' = -\frac{\sin \ln x^2}{x^2} \cdot (2x) = -\frac{2 \sin \ln x^2}{x}$$

例 2.3.12 求 $y = \sqrt{\sin^3(x^2+1)}$ 的导数。

解 $y'_x = \left[\sqrt{\sin^3(x^2+1)}\right]' = \left[\sin^{\frac{3}{2}}(x^2+1)\right]' = \frac{3}{2}\left[\sin^{\frac{1}{2}}(x^2+1)\right]\left[\sin(x^2+1)\right]'$

$= \frac{3}{2}\left[\sin^{\frac{1}{2}}(x^2+1)\right]\left[\cos(x^2+1)\right](x^2+1)' = 3x\sqrt{\sin(x^2+1)}\cos(x^2+1)$

复合函数求导法的关键在于正确分析函数的复合结构。复合函数求导法在求函数导数的运算中起着极为重要的作用，同时也是后面积分法中换元积分的基础。因此是本门课程必须牢固掌握的基本功。

以下几类求导法，是复合函数求导法在特殊情况下的应用，本质上都是复合函数求导法。

2.3.3 隐函数的导数

在实际问题中，经常需要计算隐函数的导数。在求隐函数的导数时，不必将隐函数转化成显函数再求导，而可以直接由方程算出它所确定的函数的导数，具体作法示例如下。

例 2.3.13 求由方程 $x^2 + y^3 - 1 = 0$ 所确定的隐函数 $y = y(x)$ 的导数 $\dfrac{dy}{dx}$。

解 将方程两边同时对 x 求导，注意到 y 是 x 的函数。方程左边对 x 求导为：

$$(x^2 + y^3 - 1)' = 2x + 3y^2 \cdot y'$$

方程右边对 x 求导为： $(0)' = 0$

由于方程两边对 x 的导数相等，就有

$$2x + 3y^2 \cdot y' = 0$$

解得

$$\frac{dy}{dx} = -\frac{2x}{3y^2}$$

其中，分式中的 y 是由方程 $x^2 + y^3 - 1 = 0$ 所确定的隐函数。

通过以上过程，可总结出对隐函数求导的方法：将隐函数方程两边同时对 x 求导，在此过程中由于 y 是 x 的函数，从而将 y 的函数视为以 y 为中间变量的 x 的复合函数，应用复合函数求导法，得到一个含 y' 的方程，由此解得 y'。

例 2.3.14 已知方程 $e^y = x^2 y$，求该方程所确定的隐函数 y 的导数 $\dfrac{dy}{dx}$。

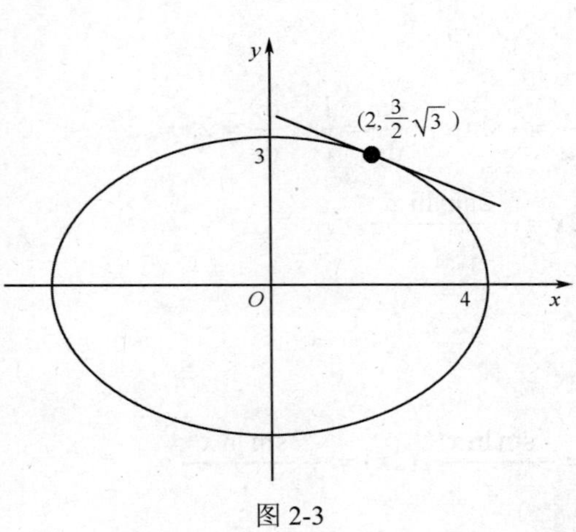

解 将方程两边同时对 x 求导。e^y 是以 y 为中间变量的 x 的复合函数，根据隐函数求导法，方程左边对 x 求导得

$$(e^y)' = (e^y)'_y \cdot y' = e^y \cdot y'$$

方程右边对 x 求导得 $(x^2 y)' = (x^2)'y + x^2 y' = 2xy + x^2 y'$

故 $e^y \cdot y' = 2xy + x^2 y'$

即 $\dfrac{dy}{dx} = y' = \dfrac{2xy}{e^y - x^2}$

图 2-3

例 2.3.15 求椭圆 $\dfrac{x^2}{16} + \dfrac{y^2}{9} = 1$ 在点 $(2, \dfrac{3}{2}\sqrt{3})$ 处的切线方程（图 2-3）。

解 由导数的几何意义知，所求切线的斜率为：

$$k = \frac{dy}{dx}\bigg|_{x=2}$$

将椭圆方程的两边同时对 x 求导，有
$$\frac{x}{8} + \frac{2y}{9} \cdot \frac{dy}{dx} = 0$$
故
$$\frac{dy}{dx} = -\frac{9x}{16y} \tag{2.3.5}$$

当 $x=2$ 时，$y = \frac{3}{2}\sqrt{3}$，代入(2.3.5)式得 $\left.\frac{dy}{dx}\right|_{x=2} = -\frac{\sqrt{3}}{4}$。因此，所求切线方程为
$$y - \frac{3}{2}\sqrt{3} = -\frac{\sqrt{3}}{4}(x-2)$$
即
$$\sqrt{3}x + 4y - 8\sqrt{3} = 0$$

例 2.3.16 已知方程 $xy^2 - e^x + \cos y = 0$，求由方程所确定的隐函数的导数 $\frac{dy}{dx}$ 及 $\frac{dx}{dy}$。

解 方程两边同时对 x 求导：
$$(xy^2 - e^x + \cos y)'_x = y^2 + 2xy\frac{dy}{dx} - e^x - \sin y \cdot \frac{dy}{dx} = 0$$
所以
$$\frac{dy}{dx} = \frac{e^x - y^2}{2xy - \sin y}$$

同理，方程两边同时对 y 求导：
$$(xy^2 - e^x + \cos y)'_y = \frac{dx}{dy} \cdot y^2 + 2xy - e^x \cdot \frac{dx}{dy} - \sin y = 0$$
所以
$$\frac{dx}{dy} = \frac{2xy - \sin y}{e^x - y^2}$$

利用隐函数求导法，可以求出反三角函数的导数公式。

例 2.3.17 求反正弦函数 $y = \arcsin x$ 的导数。

解 设 $y = \arcsin x$，$y \in (-\frac{\pi}{2}, \frac{\pi}{2})$。将函数改写为 $x = \sin y$，且将其对 x 求导，得
$$1 = \cos y \cdot y'$$
故
$$y' = \frac{1}{\cos y} = \frac{1}{\sqrt{1 - \sin^2 y}} = \frac{1}{\sqrt{1-x^2}}$$
即
$$(\arcsin x)' = \frac{1}{\sqrt{1-x^2}}$$

类似地可以证明，$(\arccos x)' = -\frac{1}{\sqrt{1-x^2}}$，$(\arctan x)' = \frac{1}{1+x_2}$，$(\text{arccot}\, x)' = -\frac{1}{1+x^2}$。

在隐函数求导法的基础上，可以建立一种极为有用的求导法——对数求导法。

2.3.4 对数求导法

对数求导法是先对函数取对数，再利用隐函数求导法求得函数导数的方法。实际问题中，有的函数对其先取对数以后再求导比直接对函数求导来得方便。通过以下例子来说明对数求导法。

例 2.3.18 求 $y = x^{\sin x}$ $(x > 0)$ 的导数。

解 先对函数 $y = x^{\sin x}$ 两边取对数，得
$$\ln y = \sin x \cdot \ln x$$

将上式两边对 x 求导，注意 y 是 x 的函数，根据隐函数求导法，有

$$\frac{1}{y} \cdot y' = \cos x \ln x + \sin x \cdot \frac{1}{x}$$

则

$$y' = y\left(\cos x \ln x + \frac{\sin x}{x}\right) = x^{\sin x}\left(\cos x \ln x + \frac{\sin x}{x}\right)$$

称形如 $y = f(x)^{g(x)}$ $(f(x) > 0)$ 的函数为**幂指函数**，如例 2.3.18 中的函数 $y = x^{\sin x}$ $(x > 0)$。对数求导法可用于求幂指函数的导数。

例 2.3.19 求 $y = \sqrt{\dfrac{x(x-5)^2}{(x^2+1)^3}}$ 的导数。

解 取对数：$\ln y = \dfrac{1}{2}\left[\ln x + 2\ln(x-5) - 3\ln(x^2+1)\right]$

对 x 求导：

$$\frac{1}{y} \cdot y' = \frac{1}{2}\left[\frac{1}{x} + \frac{2}{x-5} - \frac{3(2x)}{x^2+1}\right]$$

得

$$y' = \frac{y}{2}\left(\frac{1}{x} + \frac{2}{x-5} - \frac{6x}{x^2+1}\right)$$

$$= \frac{1}{2}\sqrt{\frac{x(x-5)^2}{(x^2+1)^3}}\left(\frac{1}{x} + \frac{2}{x-5} - \frac{6x}{x^2+1}\right)$$

例 2.3.19 表明，对数求导法可将积、商的导数运算转化为和差的导数运算。

2.2 节和 2.3 节建立了所有基本初等函数的导数公式，它们是求初等函数导数的基础；同时还建立了求函数导数的法则，它们是求初等函数导数必须遵循的基本法则。有了这些导数公式和求导法则，初等函数的求导问题便可以迎刃而解。因此，熟练掌握这些公式和法则是本门课程的重要基本功。现将这些公式与法则总结如下，以便复习和记忆。

1. 基本初等函数的导数公式

(1) $C' = 0$ 　　　　　　　　　　(2) $(x^\alpha)' = \alpha x^{\alpha-1}$

(3) $(\sin x)' = \cos x$ 　　　　　(4) $(\cos x)' = -\sin x$

(5) $(\tan x)' = \sec^2 x$ 　　　　(6) $(\cot x)' = -\csc^2 x$

(7) $(\sec x)' = \sec x \tan x$ 　　(8) $(\csc x)' = -\csc x \cot x$

(9) $(a^x)' = a^x \ln a$ 　　　　　(10) $(e^x)' = e^x$

(11) $(\log_a x)' = \dfrac{1}{x \ln a}$ 　　　(12) $(\ln x)' = \dfrac{1}{x}$

(13) $(\arcsin x)' = \dfrac{1}{\sqrt{1-x^2}}$ 　(14) $(\arccos x)' = -\dfrac{1}{\sqrt{1-x^2}}$

(15) $(\arctan x)' = \dfrac{1}{1+x^2}$ 　　(16) $(\operatorname{arccot} x)' = -\dfrac{1}{1+x^2}$

2. 函数和、差、积、商的求导法则

设 $u = u(x), v = v(x)$ 都可导，则

(1) $(u \pm v)' = u' \pm v'$ 　　　　(2) $(Cu)' = Cu'$

(3) $(uv)' = u'v + uv'$ 　　　　　(4) $\left(\dfrac{u}{v}\right)' = \dfrac{u'v - uv'}{v^2}$ $(v \neq 0)$

3. 复合函数的求导法则

设 $y=f(u)$，$u=\varphi(x)$，且 $y=f(u)$ 及 $u=\varphi(x)$ 都可导，则复合函数 $y=f[\varphi(x)]$ 的导数为：

$$\frac{dy}{dx}=\frac{dy}{du}\cdot\frac{du}{dx} \quad \text{或} \quad y'(x)=f'(u)\cdot\varphi'(x)$$

2.4 高阶导数

由于可导函数 $y=f(x)$ 的导函数 $y'=f'(x)$ 仍然是 x 的函数，所以可进一步对其求导数 $(y')'=[f'(x)]'$。称导数 $f'(x)$ 的导数 $[f'(x)]'$ 为函数 $y=f(x)$ 的**二阶导数**，记为 y'' 或 $\dfrac{d^2y}{dx^2}$。即

$$y''=[f'(x)]' \quad \text{或} \quad \frac{d^2y}{dx^2}=\frac{d}{dx}\left(\frac{dy}{dx}\right)$$

相应地，称 $y=f(x)$ 的导数 $y'=f'(x)$ 为函数 $y=f(x)$ 的**一阶导数**。

类似地，称二阶导数的导数 $(y'')'=[f''(x)]'$ 为函数 $y=f(x)$ 的**三阶导数**，记为 y''' 或 $\dfrac{d^3y}{dx^3}$，

$$y'''=[f''(x)]' \quad \text{或} \quad \frac{d^3y}{dx^3}=\frac{d}{dx}\left(\frac{d^2y}{dx^2}\right)$$

一般地，称函数 $(n-1)$ 阶导数的导数为函数 $y=f(x)$ 的 n **阶导数**，记为 $y^{(n)}$ 或 $\dfrac{d^ny}{dx^n}$，

$$y^{(n)}=[f^{(n-1)}(x)]' \quad \text{或} \quad \frac{d^ny}{dx^n}=\frac{d}{dx}\left(\frac{d^{n-1}y}{dx^{n-1}}\right)$$

称二阶及二阶以上的导数为函数的**高阶导数**。如果函数 $y=f(x)$ 具有 n 阶导数，也说函数 n 阶可导。由此可见，求函数的高阶导数只是对函数进行逐次求导，在方法上并未增加新内容，仍然可用前面的求导方法来求函数的高阶导数。

例 2.4.1 求 $y=\ln\left(x+\sqrt{x^2+1}\right)$ 的二阶导数。

解
$$y'=\frac{(x+\sqrt{x^2+1})'}{x+\sqrt{x^2+1}}=\frac{1}{\sqrt{x^2+1}}$$

$$y''=(y')'=\left(\frac{1}{\sqrt{x^2+1}}\right)'=\left[(x^2+1)^{-\frac{1}{2}}\right]'$$

$$=\left(-\frac{1}{2}\right)(x^2+1)^{-\frac{3}{2}}\cdot 2x=-\frac{x}{(x^2+1)^{\frac{3}{2}}}$$

例 2.4.2 求 $y=3x^3+2x^2+x+1$ 的各阶导数。

解
$$y'=(3x^3+2x^2+x+1)'=9x^2+4x+1$$
$$y''=(y')'=(9x^2+4x+1)'=18x+4$$
$$y'''=(y'')'=(18x+4)'=18$$

$$y^{(4)} = (y''')' = 18' = 0$$

且　　$y^{(n)} = 0, (n \geq 5)$。

容易证明，一般地，对 n 次多项式　　$y = a_0 x^n + a_1 x^{n-1} + a_2 x^{n-2} + \cdots + a_{n-1} x + a_n$，

有

$$y' = a_0 n x^{n-1} + a_1 (n-1) x^{n-2} + a_2 (n-2) x^{n-3} + \cdots + a_{n-1}$$

$$y'' = a_0 n(n-1) x^{n-2} + a_1 (n-1)(n-2) x^{n-3} + \cdots + 2 a_{n-2}$$

……

$$y^{(n)} = a_0 n!$$

$$y^{(k)} = 0, (k > n)$$

有些初等函数的 n 阶导数的表达式很有规律。

例 2.4.3　求指数函数 $y = e^x$ 的 n 阶导数。

解　$y' = e^x$，$y'' = e^x$，$y''' = e^x$，……，一般地，$y^{(n)} = e^x$，即

$$\left(e^x\right)^{(n)} = e^x$$

例 2.4.4　求正弦函数 $y = \sin x$ 的 n 阶导数。

解　$y = \sin x$

$$y' = \cos x = \sin\left(x + \frac{\pi}{2}\right)$$

$$y'' = \cos\left(x + \frac{\pi}{2}\right) = \sin\left(x + \frac{\pi}{2} + \frac{\pi}{2}\right) = \sin\left(x + 2 \cdot \frac{\pi}{2}\right)$$

$$y''' = \cos\left(x + 2 \cdot \frac{\pi}{2}\right) = \sin\left(x + \frac{\pi}{2} + 2 \cdot \frac{\pi}{2}\right) = \sin\left(x + 3 \cdot \frac{\pi}{2}\right)$$

……

一般地，$y^{(n)} = \sin\left(x + n \cdot \frac{\pi}{2}\right)$，即　　$\left(\sin x\right)^{(n)} = \sin\left(x + n \cdot \frac{\pi}{2}\right)$

类似地，$\left(\cos x\right)^{(n)} = \cos\left(x + n \cdot \frac{\pi}{2}\right)$

函数的二阶导数的实际意义在于：如果 $y = f(x)$ 是曲线的方程，则 $f''(x)$ 表示曲线的切线斜率的变化率；如果 $s = s(t)$ 表示物体运动的路程函数，则 $s'(t)$ 表示物体运动的速度函数 $v = v(t)$，而 $v'(t)$ 表示物体运动的加速度 a，所以 $s''(t)$ 表示物体运动的加速度 a；如果 $N = N(t)$ 表示 t 时刻的细胞数量，则 $N''(t)$ 表示细胞增长率的变化率。

2.5　函数的微分

对微分概念的研究起源于求函数增量的近似表达式。在很多实际问题中，需要了解对函数 $y = f(x)$，当自变量 x 在 x_0 处有增量 Δx 时，相应的函数增量 Δy 如何表达。这里，

$$\Delta y = f(x_0 + \Delta x) - f(x_0) \tag{2.5.1}$$

从 (2.5.1) 式来看，Δy 的表达式似乎并不难求。但在很多实际问题中，计算 $f(x_0)$ 难，计算 $f(x_0 + \Delta x)$ 就更难了。为此，需要寻找一种计算或近似计算 Δy 的简便方法，以便快速计算出 Δy。

理论上，如果函数 $y=f(x)$ 在 x_0 处可导，则 $\lim\limits_{\Delta x \to 0}\dfrac{\Delta y}{\Delta x}=f'(x_0)$。由定理 1.5.1，便有

$$\dfrac{\Delta y}{\Delta x}=f'(x_0)+\alpha,\ (\text{其中},\ \lim\limits_{\Delta x \to 0}\alpha=0)$$

即
$$\Delta y=f'(x_0)\Delta x+\alpha\Delta x \tag{2.5.2}$$

(2.5.2)式表明，Δy 由两部分组成：

(a) $f'(x_0)\Delta x$。由于 $f'(x_0)$ 是常数，所以 $f'(x_0)\Delta x$ 是 Δx 的线性表达，称之为 Δy 的**线性主要部分**；

(b) $\alpha\Delta x$。由于 $\lim\limits_{\Delta x \to 0}\alpha=0$，所以 $\Delta x \to 0$ 时，$\alpha\Delta x$ 是 Δx 的高阶无穷小，在 Δx 充分小时可以忽略不计。

因此，在 Δx 充分小时，可以用 $f'(x_0)\Delta x$ 来近似表达 Δy，即

$$\Delta y \approx f'(x_0)\Delta x$$

而这种近似表达的误差在 Δx 充分小时可以忽略不计。这里，称 $f'(x_0)\Delta x$ 为函数 $y=f(x)$ 的微分。

2.5.1 微分的概念与几何意义

1. 微分的概念

定义 2.5.1 (微分) 设函数 $y=f(x)$ 在 x_0 处可导，称导数 $f'(x_0)$ 与自变量增量 Δx 的乘积 $f'(x_0)\Delta x$ 为函数 $f(x)$ 在点 x_0 处关于 Δx 的**微分**，记为 $\mathrm{d}y$，即

$$\mathrm{d}y=f'(x_0)\Delta x$$

例 2.5.1 求函数 $y=x^2$ 当 $x=2$，$\Delta x=0.02$ 时的微分。

解 函数在任意点 x 的微分：

$$\mathrm{d}y=(x^2)'\Delta x=2x\Delta x$$

当 $x=2$，$\Delta x=0.02$ 时，函数的微分为

$$\mathrm{d}y\Big|_{\substack{x=2\\ \Delta x=0.02}}=2x\Delta x\Big|_{\substack{x=2\\ \Delta x=0.02}}=2\times 2\times 0.02=0.08$$

如果函数 $f(x)$ 在点 x_0 处有微分，则称函数 $f(x)$ 在点 x_0 处**可微**。如果函数 $f(x)$ 在区间 I 内的每个点都可微，则称函数 $f(x)$ 在区间 I 内可微，并称函数 $f(x)$ 在任意点 x 的微分为**函数的微分**，记为

$$\mathrm{d}y=f'(x)\Delta x,\ x\in I$$

例 2.5.2 函数 $y=\sin x$ 的微分为

$$\mathrm{d}y=(\sin x)'\Delta x=\cos x\Delta x$$

函数 $y=a^x$ 的微分为

$$\mathrm{d}y=\left(a^x\right)'\Delta x=a^x\ln a\Delta x$$

对自变量 x，规定：$\mathrm{d}x=\Delta x$，即**自变量的微分等于自变量的增量**。因此，函数的微分也可表示为

$$\mathrm{d}y=f'(x)\mathrm{d}x \tag{2.5.3}$$

(2.5.3)式是微分的常用表达式。由(2.5.3)式，有

$$f'(x)=\dfrac{\mathrm{d}y}{\mathrm{d}x} \tag{2.5.4}$$

(2.5.4)式表明，函数 $f(x)$ 的导数 $f'(x)$ 就是函数的微分 $\mathrm{d}y$ 与自变量微分 $\mathrm{d}x$ 的商，故导数又称为**微商**。

2. 微分的几何意义

微分的几何意义如图 2-4 所示。

设函数 $y=f(x)$ 在点 $M(x_0,y_0)$ 处可导。当自变量在点 x_0 处有微小增量 Δx 时，就得到曲线上另一个点

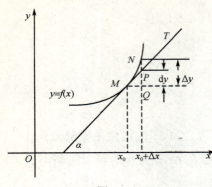

图 2-4

$N(x_0 + \Delta x, y_0 + \Delta y)$。由图 2-4 知，

$$MQ = \Delta x$$
$$QN = \Delta y$$

过点 M 作曲线的切线 MT，MT 与 x 轴正向的夹角为 α，则

$$QP = MQ \tan \alpha = \Delta x \cdot f'(x_0)$$

这里，$\Delta x \cdot f'(x_0)$ 就是 dy。即

$$dy = QP$$

因此，微分的几何意义是：当 Δy 是曲线 $y = f(x)$ 上的点的纵坐标的增量时，dy 就是曲线的切线上的点的纵坐标的增量。

由(2.5.2)式知，$\Delta y - dy = \alpha \Delta x$。所以，当 $|\Delta x|$ 充分小时，$|\Delta y - dy|$ 比 $|\Delta x|$ 还要小。因此，在点 M 的附近，可用切线段来近似代替曲线段。换言之，在一定条件下，可用直线段来近似地代替曲线段。

2.5.2 基本初等函数的微分公式与运算法则

由函数 $f(x)$ 的微分表达式(2.5.3)可知，要计算函数的微分 dy，就是将函数的导数 $f'(x)$ 乘以自变量的微分 dx。因此，由基本初等函数的导数公式与运算法则，立即可得基本初等函数的微分公式与运算法则。

1. 基本初等函数的微分公式

(1) $dC = 0$，
(2) $dx^\alpha = \alpha x^{\alpha-1} dx$，
(3) $d\sin x = \cos x\, dx$，
(4) $d\cos x = -\sin x\, dx$，
(5) $d\tan x = \sec^2 x\, dx$，
(6) $d\cot x = -\csc^2 x\, dx$，
(7) $d\sec x = \sec x \cdot \tan x\, dx$，
(8) $d\csc x = -\csc x \cdot \cot x\, dx$，
(9) $da^x = a^x \ln a\, dx$，
(10) $de^x = e^x dx$，
(11) $d\log_a x = \dfrac{1}{x \ln a} dx$，
(12) $d\ln x = \dfrac{1}{x} dx$，
(13) $d\arcsin x = \dfrac{1}{\sqrt{1-x^2}} dx$，
(14) $d\arccos x = -\dfrac{1}{\sqrt{1-x^2}} dx$，
(15) $d\arctan x = \dfrac{1}{1+x^2} dx$，
(16) $d\,\text{arccot}\, x = -\dfrac{1}{1+x^2} dx$。

2. 微分的运算法则

设函数 $u(x)$ 和 $v(x)$ 都可导，则

(1) $d(u \pm v) = du \pm dv$；
(2) $d(uv) = v\,du + u\,dv$；$d(Cu) = C\,du$（C 是常数）；
(3) $d\left(\dfrac{u}{v}\right) = \dfrac{v\,du - u\,dv}{v^2}, (v \neq 0)$.

例 2.5.3 已知函数 $y = \dfrac{e^x}{\arctan x}$，求 dy。

解 由函数商的微分法则，有

$$dy = d\left(\frac{e^x}{\arctan x}\right) = \frac{\arctan x\, de^x - e^x\, d\arctan x}{(\arctan x)^2}$$

$$= \frac{\arctan x \cdot e^x dx - e^x \cdot \dfrac{1}{1+x^2} dx}{(\arctan x)^2} = e^x \left[\frac{1}{\arctan x} - \frac{1}{(1+x^2)(\arctan x)^2}\right] dx$$

例 2.5.3 的另一种解法是，先求导数 y'，再由 $\mathrm{d}y = y'\mathrm{d}x$ 得微分。

3. 复合函数的微分法则——一阶微分形式不变性

与复合函数的求导法则相应的复合函数的微分法则为：

设函数 $y = f(u)$、$u = \varphi(x)$ 可导，则复合函数 $y = f(\varphi(x))$ 可微，并且

$$\mathrm{d}y = y'_x \mathrm{d}x = f'(u)\varphi(x)\mathrm{d}x \tag{2.5.5}$$

其中，$\varphi'(x)\mathrm{d}x = \mathrm{d}u$，代入(2.5.5)式有

$$\mathrm{d}y = f'(u)\mathrm{d}u \tag{2.5.6}$$

(2.5.6)式表明：**不论 u 是自变量还是中间变量，函数 $y = f(u)$ 的微分形式 $\mathrm{d}y = f'(u)\mathrm{d}u$ 保持不变**。称函数微分的这一性质为**一阶微分形式的不变性**。函数微分的这一重要性质不仅能用于求复合函数的微分，也是积分法中换元积分的重要基础。

例 2.5.4 函数 $y = \sin(2x+1)$，求 $\mathrm{d}y$。

解 令 $u = 2x+1$，则 $y = \sin u$。由一阶微分形式不变性，有

$$\begin{aligned}\mathrm{d}y &= \mathrm{d}(\sin u) = \cos u \mathrm{d}u = \cos(2x+1)\mathrm{d}(2x+1) \\ &= \cos(2x+1) \cdot 2\mathrm{d}x = 2\cos(2x+1)\mathrm{d}x\end{aligned}$$

在求复合函数的微分时，只要认清复合函数的结构，就可以利用一阶微分形式的不变性逐步求出函数的微分。

例 2.5.5 函数 $y = \ln\cos\sqrt{x}$，求 $\mathrm{d}y$。

解
$$\begin{aligned}\mathrm{d}y &= \mathrm{d}(\ln\cos\sqrt{x}) = \frac{1}{\cos\sqrt{x}}\mathrm{d}\cos\sqrt{x} \\ &= \frac{1}{\cos\sqrt{x}}(-\sin\sqrt{x})\mathrm{d}\sqrt{x} = -\tan\sqrt{x} \cdot \frac{1}{2\sqrt{x}}\mathrm{d}x\end{aligned}$$

例 2.5.6 函数 $y = \mathrm{e}^{1-3x}\sin x^2$，求 $\mathrm{d}y$。

解
$$\begin{aligned}\mathrm{d}y &= \mathrm{d}(\mathrm{e}^{1-3x}\sin x^2) = \sin x^2 \mathrm{d}\mathrm{e}^{1-3x} + \mathrm{e}^{1-3x}\mathrm{d}\sin x^2 \\ &= \sin x^2 \mathrm{e}^{1-3x}\mathrm{d}(1-3x) + \mathrm{e}^{1-3x}\cos x^2 \mathrm{d}x^2 \\ &= \sin x^2 \mathrm{e}^{1-3x}(-3)\mathrm{d}x + \mathrm{e}^{1-3x}\cos x^2 (2x)\mathrm{d}x \\ &= \mathrm{e}^{1-3x}\left[2x\cos x^2 - 3\sin x^2\right]\mathrm{d}x.\end{aligned}$$

例 2.5.7 在下列等式左端的括号中填入适当的函数，使等式成立。

(1) $\mathrm{d}(\quad) = x\mathrm{d}x$；　(2) $\mathrm{d}(\quad) = \sin\omega t\mathrm{d}t$。

解 (1) 由于 $\mathrm{d}x^2 = 2x\mathrm{d}x$，所以 $x\mathrm{d}x = \frac{1}{2}\mathrm{d}(x^2) = \mathrm{d}\left(\frac{x^2}{2}\right)$，即 $\mathrm{d}\left(\frac{x^2}{2}\right) = x\mathrm{d}x$。

一般地，$\mathrm{d}\left(\frac{x^2}{2} + C\right) = x\mathrm{d}x$　（C 为任意常数）；

(2) 由于 $\mathrm{d}(\cos\omega t) = -\omega\sin\omega t\mathrm{d}t$，

所以 $\sin\omega t\mathrm{d}t = -\frac{1}{\omega}\mathrm{d}(\cos\omega t) = \mathrm{d}\left(-\frac{\cos\omega t}{\omega}\right)$，即 $\mathrm{d}\left(-\frac{\cos\omega t}{\omega}\right) = \sin\omega t\mathrm{d}t$。

一般地，$\mathrm{d}\left(-\frac{\cos\omega t}{\omega} + C\right) = \sin\omega t\mathrm{d}t$　（C 为任意常数）。

2.5.3 由参数方程所确定的函数的导数

当函数由参数方程

$$\begin{cases} x = \varphi(t) \\ y = \psi(t) \end{cases}, \quad t \in (\alpha, \beta) \tag{2.5.7}$$

确定时，在不消去 t 的情况下，利用微分可以求出 y 对 x 的导数，方法如下：由于

$$dy = \psi'(t)dt, \quad dx = \varphi'(t)dt,$$

因导数 $\dfrac{dy}{dx}$ 就是微商，所以 $\dfrac{dy}{dx} = \dfrac{\psi'(t)dt}{\varphi'(t)dt} = \dfrac{\psi'(t)}{\varphi'(t)}$，即

$$\frac{dy}{dx} = \frac{\psi'(t)}{\varphi'(t)} \tag{2.5.8}$$

由参数方程(2.5.7)所确定的函数的导数 $\dfrac{dy}{dx}$ 通常由公式(2.5.8)求得。

例 2.5.8 已知由参数方程所确定的函数 $\begin{cases} x = \ln(1+t^2) \\ y = t - \arctan t \end{cases}$，求导数 $\dfrac{dy}{dx}$。

解 由(2.5.8)，有

$$\frac{dy}{dx} = \frac{(t - \arctan t)'}{\left[\ln(1+t^2)\right]'} = \frac{1 - \dfrac{1}{1+t^2}}{\dfrac{2t}{1+t^2}} = \frac{t^2}{2t} = \frac{t}{2}$$

即

$$\frac{dy}{dx} = \frac{t}{2}$$

例 2.5.9 已知 $\begin{cases} x = R\cos t \\ y = R\sin t \end{cases}$，求 $\dfrac{dy}{dx}$ 及 $\dfrac{d^2 y}{dx^2}$。

解 $\dfrac{dy}{dx} = \dfrac{(R\sin t)'}{(R\cos t)'} = \dfrac{R\cos t}{-R\sin t} = -\cot t$

$$\frac{d^2 y}{dx^2} = \frac{d\left(\dfrac{dy}{dx}\right)}{dx} = \frac{(-\cot t)'}{(R\cos t)'} = \frac{\csc^2 t}{-R\sin t} = -\frac{1}{R\sin^3 t}$$

例 2.5.9 中，由于一阶导数 $\dfrac{dy}{dx} = -\cot t$ 仍然是用参数表示的，所以求二阶导数 $\dfrac{d^2 y}{dx^2}$ 时应继续按照(2.5.8)来进行。因此，$\dfrac{d^2 y}{dx^2} \neq (-\cot t)'$。

习 题 二

1. 设 $f(x) = 10x^2$，试按导数定义求 $f'(-1)$。
2. 设 $f(x) = 3x + 1$，试按导数定义求 $f'(x)$。
3. 假定 $f'(x_0)$ 存在，按照导数定义观察下列极限，指出 A 表示什么：

   (1) $\lim\limits_{\Delta x \to 0} \dfrac{f(x_0 - \Delta x) - f(x_0)}{\Delta x} = A$

   (2) $\lim\limits_{x \to 0} \dfrac{f(x)}{x} = A$，其中 $f(0) = 0$，且 $f'(0)$ 存在。

4. 利用基本导数公式求下列函数的导数：

   (1) $y = x^3$ (2) $y = \sqrt[3]{x^2}$ (3) $y = \sqrt{\sqrt{\sqrt{x}}}$ (4) $y = \dfrac{x^2 \sqrt[3]{x^2}}{\sqrt{x^5}}$

5. 求曲线 $y = \sqrt{x}$ 在点 $(1, 1)$ 处的切线方程。

6. 求曲线 $y = \sin x$ 在具有下列横坐标的各点处的切线斜率：$x = \dfrac{2}{3}\pi$；$x = \pi$。

7. 求曲线 $y = \cos x$ 在点 $\left(\dfrac{\pi}{3}, \dfrac{1}{2}\right)$ 处的切线方程和法线方程。

8. 在抛物线 $y = x^2$ 上取横坐标为 $x_1 = 1$ 及 $x_2 = 3$ 的两点，过这两点做一条割线。试问抛物线上哪点的切线平行于这条割线？

9. 已知物体的运动规律为 $s = t^3 (m)$，求这物体在 $t = 2(s)$ 时的速度。

10. 若电流通过一导体的电量 Q 与时间 t 的函数关系为 $Q = Q(t)$，怎样确定该导体在时间 $t = t_0$ 时的电流强度？

11. 讨论函数 $y = |\sin x|$ 在 $x = 0$ 处的连续性与可导性。

12. 设函数 $y = \begin{cases} x^2, & x \leqslant 1 \\ ax + b, & x > 1 \end{cases}$，为了使函数在 $x = 1$ 处连续且可导，a、b 应取什么值？

13. 已知 $f(x) = \begin{cases} x^2, & x \geqslant 0 \\ -x, & x < 0 \end{cases}$，求 $f'_+(0)$ 及 $f'_-(0)$，并由此判断 $f'(0)$ 是否存在。

14. 求下列函数的导数：

   (1) $y = 3x^2 - \dfrac{2}{x^2} + 5$ (2) $y = 5x^3 - 2^x + 3e^x$ (3) $y = (1 + \sqrt{x})\left(\dfrac{1}{\sqrt{x}} - 1\right)$

   (4) $y = 2\tan x + \sec x - 1$ (5) $y = x^2 \ln x$ (6) $y = 3e^x \cos x$

   (7) $y = (2 + 3x)(4 - 7x)$ (8) $y = 3a^x - \dfrac{3}{x}$ (9) $y = \dfrac{1}{\ln x}$

   (10) $y = \dfrac{1}{1 + x + x^2}$ (11) $y = \dfrac{x - 1}{x + 1}$ (12) $y = \dfrac{1 + \sin t}{1 + \cos t}$

   (13) $y = (x - a)(x - b)(x - c)$，($a$、$b$、$c$ 为常数)

   (14) $y = x^2 \ln x \cos x$ (15) $y = \dfrac{2\csc x}{1 + x^2}$ (16) $y = \dfrac{2\ln x + x^3}{3\ln x + x^2}$

15. 求下列函数在给定点的导数：

   (1) $y = \sin x - \cos x$，求 $y'|_{x = \frac{\pi}{6}}$ 和 $y'|_{x = \frac{\pi}{4}}$

   (2) $\rho = \varphi \sin \varphi + \dfrac{1}{2} \cos \varphi$，求 $\left.\dfrac{d\rho}{d\varphi}\right|_{\varphi = \frac{\pi}{4}}$

   (3) $f(x) = \dfrac{3}{5 - x} + \dfrac{x^2}{5}$，求 $f'(0)$ 和 $f'(2)$

16. 写出曲线 $y = x - \dfrac{1}{x}$ 与 x 轴交点处的切线方程。

17. 求下列函数的导数：

   (1) $y = (2x + 5)^4$ (2) $y = \cos(4 - 3x)$

(3) $y = e^{-3x^2}$　　　　　　　　(4) $y = e^{-x}(x^2 - 2x + 3)$

(5) $y = \ln(1 + x^2)$　　　　　　(6) $y = \sin^2 x$

(7) $y = \arctan x^2$　　　　　　　(8) $y = \sqrt{a^2 - x^2}$

(9) $y = (\arcsin x)^2$　　　　　　(10) $y = \left(\arctan \dfrac{x}{2}\right)^2$

(11) $y = \log_a(x^2 + x + 1)$　　(12) $y = \arccos \dfrac{1}{x}$

(13) $y = \ln \tan \dfrac{x}{2}$　　　　　(14) $y = \sqrt{1 + \ln^2 x}$

(15) $y = \sin^n x \cdot \cos nx$　　　(16) $y = \dfrac{e^t - e^{-t}}{e^t + e^{-t}}$

(17) $y = \arctan \dfrac{x+1}{x-1}$　　(18) $y = \ln[\ln(\ln x)]$

(19) $y = \sqrt{x + \sqrt{x}}$　　　　　(20) $y = x \arcsin \dfrac{x}{2} + \sqrt{4 - x^2}$

(21) $y = \dfrac{1}{4} \ln \dfrac{1+x}{1-x} - \dfrac{1}{2} \operatorname{arccot} x$　　(22) $y = \arccos \dfrac{2t}{1+t^2}$

18. 求由下列方程所确定的隐函数的导数：

(1) $y^2 - 2xy + 9 = 0$　　　　(2) $x^3 + y^3 - 3axy = 0$

(3) $xy = e^{x+y}$　　　　　　　(4) $y = 1 - xe^y$

(5) $\ln \sqrt{x^2 + y^2} = \arctan \dfrac{y}{x}$　　(6) $e^{xy} + y \ln x = \cos 2x$

19. 用对数求导法求下列函数的导数：

(1) $y = x^x$　　　(2) $y = (\ln x)^x$　　　(3) $y = \left(\dfrac{x}{1+x}\right)^x$

(4) $y = (1 + x^2)^{\sin x}$　　(5) $y = \dfrac{\sqrt{x+2}(3-x)^4}{(x+1)^5}$　　(6) $y = \sqrt[3]{\dfrac{x(x^2+1)}{(x^2-1)^2}}$

20. 求下列函数的微分：

(1) $y = \dfrac{1}{x} + 2\sqrt{x}$　　(2) $y = x \sin 2x$　　(3) $y = \dfrac{x}{\sqrt{x^2+1}}$

(4) $y = [\ln(1-x)]^2$　　(5) $y = e^{-x} \cos(3-x)$　　(6) $y = \tan^2(1 + 2x^2)$

21. 求由下列参数方程所确定的函数的导数 $\dfrac{dy}{dx}$：

(1) $\begin{cases} x = at^2 \\ y = bt^3 \end{cases}$　　(2) $\begin{cases} x = \dfrac{t^2}{2} \\ y = 1 - t \end{cases}$　　(3) $\begin{cases} x = \theta(1 - \sin\theta) \\ y = \theta \cos\theta \end{cases}$　　(4) $\begin{cases} x = \ln(1 + t^2) \\ y = t - \arctan t \end{cases}$

22. 已知 $\begin{cases} x = e^t \sin t \\ y = e^t \cos t \end{cases}$，当 $t = \dfrac{\pi}{3}$ 时，求 $\dfrac{dy}{dx}$ 的值。

23. 求下列函数的二阶导数：

(1) $y = 2x^2 + \ln x$

(2) $y = xe^{x^2}$

(3) $y = e^{-t} \sin t$

(4) $y = \arccos(\sin x)$

(5) $y = (1+x^2)\arctan x$

(6) $y = \ln\left(x + \sqrt{1+x^2}\right)$

(7) $\begin{cases} x = \dfrac{t^2}{2} \\ y = 1 - t \end{cases}$

(8) $\begin{cases} x = a\cos t \\ y = b\sin t \end{cases}$

24. 求下列函数的指定阶导数：

(1) $y = xe^x$，求 $y^{(n)}$

(2) $y = x\ln x$，求 $y^{(n)}$

(3) $y = \sin^2 x$，求 $y^{(n)}$

(4) $y = x\cos x$，求 $y^{(4)}$

25. 求曲线 $\begin{cases} x = 2e^t \\ y = e^{-t} \end{cases}$ 当 $t = 0$ 的相应点处的切线方程。

第3章

中值定理和导数的应用

在第 2 章里，从分析实际问题中因变量相对于自变量的变化快慢出发，引进了导数概念，并讨论了导数的计算方法。本章中，我们将应用导数来研究函数以及曲线的某些性态。通过研究函数的性质和形态后，可以帮助我们解决医药科研中的数学建模问题。为此，我们先介绍微分学中的中值定理，它们是导数应用的理论基础。

3.1 微分中值定理

本节介绍的是罗尔(Roll)中值定理和拉格朗日(Lagrange)中值定理。读者在学习时要注意两个定理的条件与结论，同时也应当了解定理的推导过程，这不仅可加深对内容的理解，而且在数学方法上也是一种很好的训练。

定理 3.1.1(罗尔中值定理) 设函数 $y=f(x)$ 满足：

(1) 在闭区间 $[a,b]$ 上连续；
(2) 在开区间 (a,b) 内可导；
(3) $f(a)=f(b)$，

则在 (a,b) 内至少有一点 ξ，使 $f'(\xi)=0$ 成立。

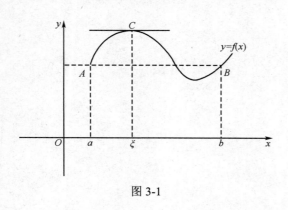

图 3-1

在直观上(图 3-1)，显然此定理是成立的，图中 AB 弧上的一点 C 的切线与横坐标轴平行。因而点 C 的横坐标就是所求。下面给出证明。

证明 因为 $y=f(x)$ 在闭区间 $[a,b]$ 上连续，所以在 $[a,b]$ 上函数必有最大值 M 和最小值 m。

如果 $M=m$，则函数在 $[a,b]$ 上为常数函数，这时 $f'(x)=0$，从而对任意的 $\xi\in(a,b)$ 都有 $f'(\xi)=0$。

如果 $M\neq m$，由于 $f(a)=f(b)$，所以 M 和 m 至少有一个不等于区间端点的函数值，不妨认为是最大值 M，并设 (a,b) 内的一点 ξ，有 $f(\xi)=M$。下面证明 $f'(\xi)=0$。

由定理条件知，$f'(\xi)$ 存在，由于 $f(\xi)$ 为最大值，所以无论 Δx 正负，只要 $\xi+\Delta x\in[a,b]$，总有
$$f(\xi+\Delta x)\leqslant f(\xi),\quad f(\xi+\Delta x)-f(\xi)\leqslant 0$$

当 $\Delta x>0$ 时，有
$$\frac{f(\xi+\Delta x)-f(\xi)}{\Delta x}\leqslant 0$$

所以有
$$f'_+(\xi) = \lim_{\Delta x \to 0^+} \frac{f(\xi + \Delta x) - f(\xi)}{\Delta x} \leqslant 0$$

同样，当 $\Delta x > 0$ 时，有
$$\frac{f(\xi + \Delta x) - f(\xi)}{\Delta x} \geqslant 0$$

$$f'_-(\xi) = \lim_{\Delta x \to 0^-} \frac{f(\xi + \Delta x) - f(\xi)}{\Delta x} \geqslant 0$$

因为，函数 $y = f(x)$ 在 ξ 点可导，从而有 $f'(\xi) = f'_+(\xi) = f'_-(\xi)$，故
$$f'(\xi) = 0$$
证毕。

需要说明的是，定理中的三个条件缺一不可，缺少任何一条，都不能保证定理的正确性。

例如，

(1) $f(x) = \begin{cases} 1, & x = 0 \\ x, & 0 < x \leqslant 1 \end{cases}$，$f(x)$ 在 $x = 0$ 点不连续；

(2) $f(x) = |x|$，$x \in [-1,1]$，$f(x)$ 在 $x = 0$ 点不可导；

(3) $f(x) = x$，$x \in [0,1]$，$f(x)$ 在区间端点函数值不相等 $f(0) \neq f(1)$。

尽管它们都分别满足罗尔定理的其他两个条件，但它们在相应的开区间内部都没有水平的切线，即导数为零的点，定理都不成立。

定理 3.1.2 拉格朗日(Lagrange)中值定理

设函数 $y = f(x)$ 满足：

(1) 在 $[a,b]$ 上连续；

(2) 在 (a,b) 内可导。

则在开区间内至少存在一点 $\xi \in (a,b)$，使
$$f(b) - f(a) = f'(\xi)(b - a) \tag{3.1.1}$$
成立。

这个定理可以从几何图形解释如下。

如有函数 $y = f(x)$ 符合定理所设条件，在 $y = f(x)$ 的图形上(图 3-2)，过点 $A[a, f(a)]$ 与 $B[b, f(b)]$ 作一割线 AB，并假定它的倾角是 α，然后向上平行移动割线 AB，则它必定在曲线上某一点 C 处变为曲线的一条切线 CT。此点 C 的横坐标即是定理中所说的 ξ 值。这是因为割线 AB 的斜率是

$$\tan \alpha = \frac{BR}{AR} = \frac{f(b) - f(a)}{b - a}$$

但过点 C 的切线的斜率是 $f'(\xi)$，且切线与 AB 是平行的，所以

$$\frac{f(b) - f(a)}{b - a} = f'(\xi)，\text{即} \quad f(b) - f(a) = f'(\xi)(b - a)$$

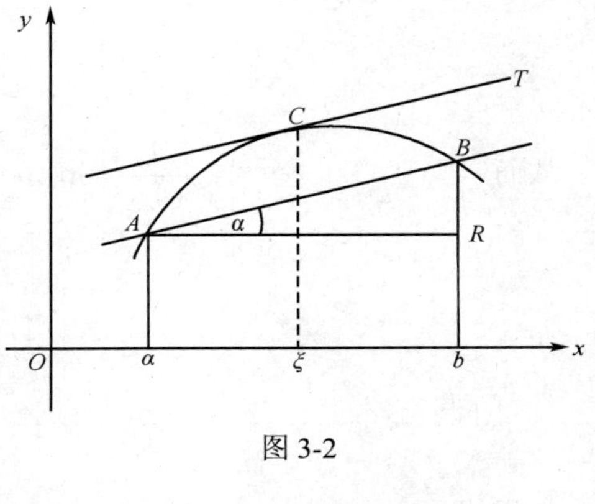

证明 当 $f(a) = f(b)$ 时，拉格朗日中值定理就成为罗尔中值定理，即罗尔中值定理是拉格朗日中值定理的特殊情况。

构造辅助函数

$$F(x) = f(x) - f(a) - \frac{f(b) - f(a)}{b - a}(x - a), \quad x \in [a,b]$$

图 3-2

容易验证 $F(x)$ 满足罗尔中值定理的条件，从而在 (a,b) 内至少存在一点 ξ，使得 $F'(\xi) = 0$，即

$$f'(\xi) - \frac{f(b)-f(a)}{b-a} = 0$$

或
$$f(b) - f(a) = f'(\xi)(b-a), \quad a < \xi < b$$

推论1 如果函数 $y = f(x)$ 在区间 I 上的导数恒为零，则函数 $f(x)$ 在区间 I 上是常数。

证 在区间 I 上任取两点 x_1，x_2（$x_1 < x_2$），在区间 $[x_1, x_2]$ 上应用拉格朗日定理，有
$$f(x_2) - f(x_1) = f'(\xi)(x_2 - x_1), \quad x_1 < \xi < x_2$$

由条件 $f'(\xi) = 0$，于是
$$f(x_1) = f(x_2)$$

再由 x_1，x_2 的任意性，知函数在区间 I 上任意点处的函数值都相等，从而函数 $f(x)$ 在区间 I 上是一个常数函数。

推论2 如果函数 $f(x)$ 与 $g(x)$ 在区间 I 上恒有 $f'(x) = g'(x)$，则在区间 I 上 $f(x) = g(x) + C$，（C 为常数）。

例 3.1.1 证明 $\arcsin x + \arccos x = \dfrac{\pi}{2}$（$-1 \leqslant x \leqslant 1$）。

证明 设函数 $f(x) = \arcsin x + \arccos x$，$-1 \leqslant x \leqslant 1$

由于
$$f'(x) = \frac{1}{\sqrt{1-x^2}} - \frac{1}{\sqrt{1-x^2}} = 0,$$

所以 $f(x) \equiv C$，$-1 \leqslant x \leqslant 1$，又因为
$$f(0) = \arcsin 0 + \arccos 0 = 0 + \frac{\pi}{2} = \frac{\pi}{2}$$

从而 $C = \dfrac{\pi}{2}$，因此， $\arcsin x + \arccos x = \dfrac{\pi}{2}$，$-1 < x < 1$；

而 $f(\pm 1) = \dfrac{\pi}{2}$，故 $\arcsin x + \arccos x = \dfrac{\pi}{2}$，$-1 \leqslant x \leqslant 1$。

例 3.1.2 证明当 $x > 0$ 时，$\dfrac{1}{1+x} < \ln \dfrac{1+x}{x} < \dfrac{1}{x}$。

证明 设函数 $f(x) = \ln x$，显然 $f(x)$ 在区间 $[x, 1+x]$ 上满足拉格朗日中值定理的条件，从而有
$$f(1+x) - f(x) = f'(\xi), \quad x < \xi < 1+x$$

因 $f'(x) = \dfrac{1}{x}$，上式即为
$$\ln(1+x) - \ln x = \frac{1}{\xi}, \quad x < \xi < 1+x$$

由于 $x < \xi < 1+x$，所以
$$\frac{1}{1+x} < \frac{1}{\xi} < \frac{1}{x}$$

从而
$$\frac{1}{1+x} < \ln(1+x) - \ln x < \frac{1}{x}, \quad 即 \quad \frac{1}{1+x} < \ln \frac{1+x}{x} < \frac{1}{x}。$$

3.2 洛必达法则

如果当 $x \to a$（或 $x \to \infty$）时，两个函数 $f(x)$ 与 $g(x)$ 都趋于零或都趋于无穷大，则极限 $\lim\limits_{x \to a} \dfrac{f(x)}{g(x)}$（或

$\lim\limits_{x\to\infty}\dfrac{f(x)}{g(x)}$)可能存在、也可能不存在，通常把这种极限称为未定式，并分别记为$\dfrac{0}{0}$型或$\dfrac{\infty}{\infty}$型。

例如，$\lim\limits_{x\to 0}\dfrac{\tan x}{x}$，$\lim\limits_{x\to 1}\dfrac{2x^2-x-1}{(x-1)^2}$，$\lim\limits_{x\to 0}\dfrac{1-\cos x}{x^2}$，$\lim\limits_{x\to +\infty}\dfrac{x^2}{e^x}$这些都是未定式极限。对于这类不能用商的极限法则来计算的函数极限，洛必达法则提供了一个简便而有效的方法。

3.2.1 $\dfrac{0}{0}$型未定式

定理 3.2.1 设

(1) $\lim\limits_{x\to a}f(x)=0$，$\lim\limits_{x\to a}g(x)=0$；

(2) 在点 a 的某去心邻域内，$f'(x)$ 及 $g'(x)$ 都存在且 $g'(x)\neq 0$；

(3) $\lim\limits_{x\to a}\dfrac{f'(x)}{g'(x)}$ 存在(或为无穷大)，

则
$$\lim_{x\to a}\dfrac{f(x)}{g(x)}=\lim_{x\to a}\dfrac{f'(x)}{g'(x)}$$

关于这个定理的证明从略。另外需指出，定理中的条件 $x\to a$ 改为 $x\to a^+$、$x\to a^-$、$x\to\infty$、$x\to+\infty$、$x\to-\infty$ 定理仍然成立。

例 3.2.1 求 $\lim\limits_{x\to 0}\dfrac{\sin 3x}{x}$。

解 极限为 $\dfrac{0}{0}$ 型未定式
$$\lim_{x\to 0}\dfrac{\sin 3x}{x}=\lim_{x\to 0}\dfrac{3\cos 3x}{1}=\lim_{x\to 0}3\cos 3x=3$$

注意：若新的表达式仍为未定式，且满足定理中的条件，可以继续使用洛必达法则。

例 3.2.2 求 $\lim\limits_{x\to 1}\dfrac{x^3-3x+2}{x^3-x^2-x+1}$。

解 极限为 $\dfrac{0}{0}$ 型未定式，连续应用洛必达法则两次
$$\lim_{x\to 1}\dfrac{x^3-3x+2}{x^3-x^2-x+1}=\lim_{x\to 1}\dfrac{3x^2-3}{3x^2-2x-1}$$
$$=\lim_{x\to 1}\dfrac{6x}{6x-2}=\dfrac{3}{2}$$

注意：上式中的 $\lim\limits_{x\to 1}\dfrac{6x}{6x-21}$ 已经不是未定式，不能再对它应用洛必达法则，否则会导致错误。

3.2.2 $\dfrac{\infty}{\infty}$型未定式

定理 3.2.2 设

(1) $\lim\limits_{x\to a}f(x)=\infty$，$\lim\limits_{x\to a}g(x)=\infty$；

(2) 在点 a 的某去心邻域内，$f'(x)$ 及 $g'(x)$ 都存在且 $g'(x)\neq 0$；

(3) $\lim\limits_{x\to a}\dfrac{f'(x)}{g'(x)}$ 存在(或为无穷大)，

则
$$\lim_{x\to a}\frac{f(x)}{g(x)} = \lim_{x\to a}\frac{f'(x)}{g'(x)}。$$

定理的证明从略。同样定理中的条件 $x \to a$ 改为 $x \to a^+$、$x \to a^-$、$x \to \infty$、$x \to +\infty$、$x \to -\infty$ 定理仍然成立。

例 3.2.3 求 $\lim\limits_{x\to+\infty}\dfrac{x}{e^x}$。

解 极限为 $\dfrac{\infty}{\infty}$ 型未定式

$$\lim_{x\to+\infty}\frac{x}{e^x} = \lim_{x\to+\infty}\frac{1}{e^x} = 0$$

3.2.3 其他类型的未定式

除了上述两种大家常见的未定式之外，还有其他类型的未定式，如 $0\cdot\infty$ 型、$\infty - \infty$ 型、0^0 型、1^∞ 型、∞^0 型，这些类型的未定式均可转化为 $\dfrac{0}{0}$ 型或 $\dfrac{\infty}{\infty}$ 型来计算。

对于 $0\cdot\infty$ 型未定式极限，可通过恒等变形将函数的乘积化为商的形式，即 $\dfrac{0}{0}$ 型或 $\dfrac{\infty}{\infty}$ 型。

例 3.2.4 求 $\lim\limits_{x\to+\infty} x^{-2}e^x$。

解 极限为 $0\cdot\infty$ 型未定式

$$\lim_{x\to+\infty} x^{-2}e^x = \lim_{x\to+\infty}\frac{e^x}{x^2} = \lim_{x\to+\infty}\frac{e^x}{2x} = \lim_{x\to+\infty}\frac{e^x}{2} = +\infty$$

对于 $\infty - \infty$ 型极限，可通过代数运算将函数化为商的形式，即 $\dfrac{0}{0}$ 型或 $\dfrac{\infty}{\infty}$ 型。

例 3.2.5 求 $\lim\limits_{x\to\frac{\pi}{2}}(\sec x - \tan x)$。

解 极限为 $\infty - \infty$ 型未定式

$$\lim_{x\to\frac{\pi}{2}}(\sec x - \tan x) = \lim_{x\to\frac{\pi}{2}}\left(\frac{1}{\cos x} - \frac{\sin x}{\cos x}\right)$$
$$= \lim_{x\to\frac{\pi}{2}}\frac{1-\sin x}{\cos x} = \lim_{x\to\frac{\pi}{2}}\frac{-\cos}{-\sin x} = \frac{0}{1} = 0$$

对于 0^0、1^∞、∞^0 型极限，可先将函数化为指数函数，再利用指数函数的连续性，转化为对指数部分直接求极限。

例 3.2.6 求 $\lim\limits_{x\to 0}(1+x^2)^{\frac{1}{x^2}}$。

解 极限为 1^∞ 型未定式

$$\lim_{x\to 0}(1+x^2)^{\frac{1}{\sin^2 x}} = \lim_{x\to 0}e^{\ln(1+x^2)^{\frac{1}{x^2}}} = e^{\lim\limits_{x\to 0}\frac{1}{x^2}\ln(1+x^2)}$$

而 $\lim\limits_{x\to 0}\dfrac{\ln(1+x^2)}{x^2} = \lim\limits_{x\to 0}\dfrac{2x}{2x(1+x^2)} = 1$

所以，$\lim\limits_{x\to 0}(1+x^2)^{\frac{1}{\sin^2 x}} = e$。

例 3.2.7 求 $\lim\limits_{x\to 0^+} x^{\tan x}$。

解 极限为 0^0 型未定式

$$\lim_{x\to 0^+} x^{\tan x} = \lim_{x\to 0} e^{\ln x^{\tan x}} = e^{\lim\limits_{x\to 0} \ln x^{\tan x}} = e^{\lim\limits_{x\to 0} \tan x \ln x}$$

而
$$\lim_{x\to 0} \tan x \ln x = \lim_{x\to 0} \frac{\ln x}{\cot x} = \lim_{x\to 0} \frac{1/x}{-\csc^2 x} = \lim_{x\to 0} -\frac{\sin^2 x}{x}$$
$$= \lim_{x\to 0} -\frac{2\sin x \cos x}{1} = 0$$

所以 $\lim\limits_{x\to 0^+} x^{\tan x} = e^0 = 1$

例 3.2.8 求 $\lim\limits_{x\to +\infty} \dfrac{e^x - e^{-x}}{e^x + e^{-x}}$。

解 极限为 $\dfrac{\infty}{\infty}$ 型未定式

$$\lim_{x\to +\infty} \frac{e^x - e^{-x}}{e^x + e^{-x}} = \lim_{x\to +\infty} \frac{e^x + e^{-x}}{e^x - e^{-x}} = \lim_{x\to +\infty} \frac{e^x - e^{-x}}{e^x + e^{-x}}$$

又回到了题目原来的形式，说明洛必达法则在此例中失效了，需要用其他方法来解决问题。

$$\lim_{x\to +\infty} \frac{e^x - e^{-x}}{e^x + e^{-x}} \lim_{x\to +\infty} \frac{1-e^{-2x}}{1+e^{-2x}} = 1$$

例 3.2.9 求 $\lim\limits_{x\to 0} \dfrac{x^2 \sin\dfrac{1}{x}}{\sin x}$。

解 极限为 $\dfrac{0}{0}$ 型未定式

$$\lim_{x\to 0} \frac{x^2 \sin\dfrac{1}{x}}{\sin x} = \lim_{x\to 0} \frac{2x\sin\dfrac{1}{x} - \cos\dfrac{1}{x}}{\cos x}$$

此极限不存在，所以洛必达法则失效，但是原来极限是存在的，可用以下方法求得：

$$\lim_{x\to 0} \frac{x^2 \sin\dfrac{1}{x}}{\sin x} = \lim_{x\to 0} \left(\frac{x}{\sin x} \cdot x\sin\frac{1}{x}\right) = \lim_{x\to 0} \frac{x}{\sin x} \square \lim_{x\to 0} x\sin\frac{1}{x}$$
$$= 1 \times 0 = 0$$

3.3 函数的单调性与曲线的凹凸性

3.3.1 函数的单调性

在第 1 章中已经介绍了函数在区间上单调的概念。下面利用导数来对函数的单调性进行研究。

如果函数 $y = f(x)$ 的导数存在，则可以根据下面的定理来判定函数在已知区间内是否单调递增或递减。

定理 3.3.1 设函数 $y = f(x)$ 在 $[a,b]$ 上连续，在 (a,b) 内可导，

(1) 如果在 (a,b) 内 $f'(x) > 0$，那么函数在 $[a,b]$ 上单调增加；

(2) 如果在 (a,b) 内 $f'(x) < 0$，那么函数在 $[a,b]$ 上单调减少。

证明:假设对区间 (a,b) 内所的 x 值 $f'(x)>0$,在 $[a,b]$ 上任意取两点 x_1、x_2($x_1<x_2$),在 $[x_1,x_2]$ 上应用拉格朗日中值定理,得到

$$f(x_2)-f(x_1)=f'(\xi)(x_2-x_1) \quad (x_1<\xi<x_2)$$

由于 $f'(\xi)>0$,所以有 $f(x_2)-f(x_1)>0$,即 $f(x_1)<f(x_2)$,由于 x_1、x_2 的任意性,所以函数在 $[a,b]$ 上是单调递增的。

对区间 (a,b) 内 $f'(x)<0$ 的情况证明完全类似。

如果把这定理中的闭区间改成其他各种区间(包括无穷区间),定理结论仍然成立。

注意:函数的单调性是一个区间上的性质,要利用导数在这一区间上的符号来判定,而不能用导数在一点处的符号来判别函数在一个区间上的单调性,区间内个别点导数值为零并不影响函数在该区间的单调性。

确定函数 $y=f(x)$ 的单调区间具体步骤如下:

(1) 确定函数 $y=f(x)$ 的定义域;

(2) 求出定义域中函数一阶导数 $f'(x)$ 等于零及一阶导数不存在的点;

(3) 用这些点按从小到大的顺序,把定义域分为若干个相互不重叠的小区间。再利用一阶导数的符号列表进行讨论。

例 3.3.1 讨论函数 $y=f(x)=x^3-3x+2$ 的单调性。

解 函数的定义域为 $(-\infty,+\infty)$;

$$f'(x)=3x^2-3=3(x+1)(x-1)$$

令 $f'(x)=0$,得函数的驻点为 $x=1,x=-1$。

列表讨论如下表:

x	$(-\infty,-1)$	-1	$(-1,1)$	1	$(1,+\infty)$
$f'(x)$	+	0	−	0	+
$f(x)$	↑递增		↓递减		↑递增

所以函数的单调递增区间为 $(-\infty,-1)$、$(1,+\infty)$;单调递减区间为 $(-1,1)$。

例 3.3.2 在血液循环系统中,血管内影响血液流动的阻力 R 是血管半径 r 的函数:

$$R(r)=\frac{8\eta L}{\pi r^4}$$

其中 η 为血液黏滞系数,为 L 血管长度。讨论当 r 在 $0.1\sim 1\text{mm}$ 范围内变化时,R 相应的变化情况。

解
$$R'(r)=-\frac{32\eta L}{\pi r^5}$$

因为 $\eta>0$,$L>0$ $r>0$,所以 $R'(r)<0$。

这说明 $R(r)$ 是一个单调递减的函数,即较粗的血管内血液流动的阻力较小。

下面计算出 r 在 $0.1\sim 1\text{mm}$ 范围内的一些数据:

$$|R'(0.01)|=\frac{32\eta L}{\pi}\times 10^{10}$$

$$|R'(0.1)|=\frac{32\eta L}{\pi}\times 10^5$$

$$|R'(1)|=\frac{32\eta L}{\pi}$$

显然,对于半径 r 较小的动脉,r 的变化,将引起较大的流动阻力 R 的改变;反之半径 r 较大的动脉,r 的变化,所引起的流动阻力 R 的改变较小。

人体是通过用神经系统来控制和调节微小动脉的半径，改变其流动阻力，从而达到改善或控制某局部血液流动的快慢和血液的供应。

3.3.2 函数的凹凸性

函数的单调性反映在图形上，就是曲线的上升或下降。为了进一步研究函数的特性和正确地作出函数的图像，就要研究曲线在上升或下降过程中的弯曲方向，以及曲线在哪里改变了弯曲的方向。

曲线的弯曲方向是用曲线与其切线的相对位置来确定的。如果在某区间，一段曲线上每一点的切线都位于曲线的下方，就称这段曲线是凹的，见图 3-3；如果曲线上每一点的切线都位于曲线的上方，就称这段曲线是凸的，见图 3-4。

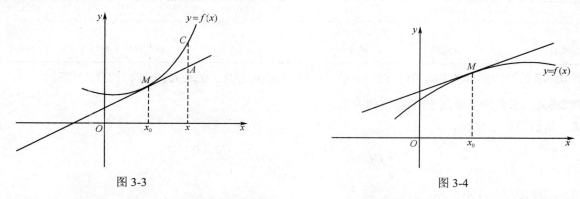

图 3-3　　　　　　　　　　　图 3-4

有时一条曲线在某区间上有凹的部分，也有凸的部分，这两个部分的分界点就称为拐点。在拐点的左右两侧曲线的凹凸情况不同，即曲线与其切线的相对位置不同，图 3-5 中点 M 为其拐点，在点 M 的左侧切线位于曲线的上方，在它的右侧切线位于曲线的下方，在图 3-6 中则刚好相反。在这两种情况下我们都不难理解拐点处的切线是穿过曲线的。

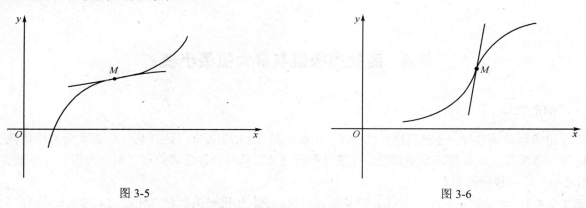

图 3-5　　　　　　　　　　　图 3-6

函数曲线的凹凸性及拐点的判别法则如下述定理所述：

定理 3.3.2　设函数 $y = f(x)$ 在区间 (a,b) 内具有一阶和二阶导数，那么

(1) 在 (a,b) 内，如果 $f''(x) > 0$，则曲线 $y = f(x)$ 在 (a,b) 内是凹的；

(2) 在 (a,b) 内，如果 $f''(x) < 0$，则曲线 $y = f(x)$ 在 (a,b) 内是凸的；

(3) 当 x 经过点 x_0 时，$f''(x)$ 改变符号，则点 $(x_0, f(x_0))$ 是曲线 $y = f(x)$ 的拐点。

证明从略。

确定函数的凹凸性及拐点的步骤如下：

(1) 确定函数 $y = f(x)$ 的定义域；

(2) 求出定义域中函数二阶导数 $f''(x)$ 等于零及二阶导数不存在的点；

(3) 用这些点按从小到大的顺序，把定义域分为若干个相互不重叠的小区间。再利用二阶导数的符号

对各小区间及小区间的分界点列表进行讨论。

例 3.3.3 求曲线 $y=3x^4-4x^3+1$ 的凹凸区间及拐点。

解 函数的定义域为 $(-\infty,+\infty)$；

$$f'(x)=12x^3-12x^2, \quad f''(x)=36x^2-24x=36x\left(x-\frac{2}{3}\right)$$

令 $f''(x)=0$，得 $x=0, x=\frac{2}{3}$。

列表讨论如下：

x	$(-\infty,0)$	0	$(0,2/3)$	$2/3$	$(2/3,+\infty)$
$f''(x)$	+	0	−	0	+
$f(x)$	凹的	拐点 $(0,1)$	凸的	拐点 $(2/3,11/27)$	凹的

所以，函数的凹区间为 $(-\infty,0)$、$(2/3,+\infty)$；凸区间为 $(0,2/3)$，拐点为 $(0,1)$、$(2/3,11/27)$。

例 3.3.4 求曲线 $y=\sqrt[3]{x}$ 的凹凸区间及拐点。

解 函数的定义域为 $(-\infty,+\infty)$；

$$f'(x)=\frac{1}{3\sqrt[3]{x^2}}, \quad f''(x)=-\frac{2}{9x\sqrt[3]{x^2}}$$

当 $x=0$ 时，$f''(x)$ 不存在。

当 $x<0$ 时，$f''(x)>0$，曲线是凹的，当 $x>0$ 时，$f''(x)<0$，曲线是凸的，点 $(0,0)$ 为曲线 $y=\sqrt[3]{x}$ 的拐点。

所以，函数的凹区间为 $(-\infty,0)$，凸区间为 $(0,+\infty)$，拐点为 $(0,0)$。

3.4 函数的极值与最大值最小值

3.4.1 函数的极值

在讨论函数单调性时，会遇到这样的情形，函数先是增加(或减少)，达到某一点后又变为单调减少(或增加)，这一点实际上就是使函数单调性发生变化的分界点。具有这种性质的点在实际应用中有着重要的意义，由此引入函数极值的概念。

定义 3.4.1 设函数 $y=f(x)$ 在点 x_0 的某邻域内有定义，如果对该邻域内任意的 x ($x\neq x_0$) 均有

$$f(x_0)>f(x)$$

成立，则称函数 $y=f(x)$ 在点 x_0 取得极大值 $f(x_0)$，而点 x_0 叫做函数的极大值点。

如果对该邻域内任意的 x ($x\neq x_0$) 均有

$$f(x_0)<f(x)$$

成立，则称函数 $y=f(x)$ 在点 x_0 取得极小值 $f(x_0)$，而点 x_0 叫做函数的极小值点。

函数的极大值和极小值统称为极值，函数的极大值点和极小值点统称为极值点。

在 3.3 节例 2 中的函数 $y=f(x)=x^3-3x+2$ 的极值点为 $x=-1, x=1$，极值是 $f(-1)=4$ 和 $f(1)=0$，其中 $f(-1)=4$ 是极大值，$f(1)=0$ 是极小值。

函数的极值概念是函数的局部特性，它们是根据已知点的函数值与足够接近这点的那些函数值相

比较得来的。

函数在某一区间上可能有若干个极大值和极小值。极大值可能小于极小值。如图 3-7。

从图可以看出，在取得极值处曲线的切线是水平的，也就是说在极值点处导数是等于零的。但反过来，曲线的切线虽是水平的，而在切点处也不一定会取得极值，例如 $f'(x_4)=0$，但 $f(x_4)$ 并不是函数的极值。

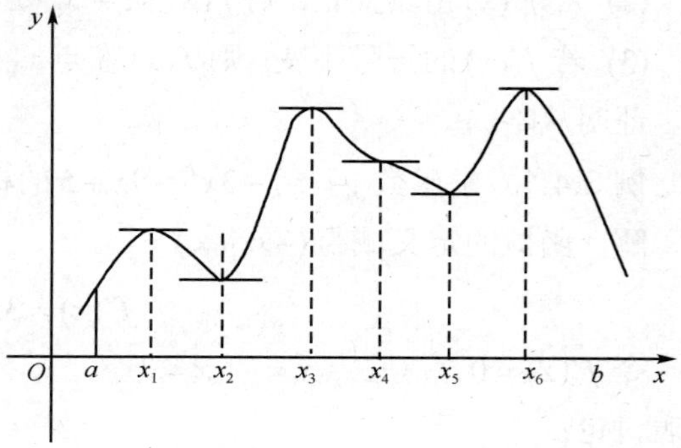

要讨论函数的极值，首先必须先把可能取得极值的点找出来，然后判定是否是极值。下面我们给出可导函数极值存在的必要条件。

定理 3.4.1 设函数 $y=f(x)$ 在点 x_0 处取得极值，且 $f'(x_0)$ 存在，则 $f'(x_0)=0$。

证明 假定函数 $y=f(x)$ 在点 x_0 处取得极大值，则对点 x_0 附近的一切 x 取值有 $f(x_0)>f(x)$。

当 $x<x_0$ 时，$\dfrac{f(x)-f(x_0)}{x-x_0}>0$

图 3-7

于是有
$$f'(x_0)=\lim_{x\to x_0}\frac{f(x)-f(x_0)}{x-x_0}\geqslant 0$$

当 $x>x_0$ 时，$\dfrac{f(x)-f(x_0)}{x-x_0}<0$

于是有
$$f'(x_0)=\lim_{x\to x_0}\frac{f(x)-f(x_0)}{x-x_0}\leqslant 0$$

要以上两个极限同时成立，必须 $f'(x_0)=0$。类似可证，若函数 $y=f(x)$ 在点 x_0 处取得极小值，必有 $f'(x_0)=0$。

我们通常把满足方程 $f'(x)=0$ 的点称为函数的驻点。驻点不一定是极值点。

例如函数 $y=x^3$，$f'(0)=0$，$x=0$ 为它的驻点，但它不是函数 $y=x^3$ 的极值点。如图 3-8。

特别需要注意，一个函数 $y=f(x)$ 如果在 x_0 处的导数 $f'(x_0)$ 不存在，函数 $f(x)$ 在此点也有可能取到极值。

例如函数 $y=|x|$，$f'(0)$ 不存在，但函数 $y=|x|$ 在 $x=0$ 这点取得极小值。如图 3-9。

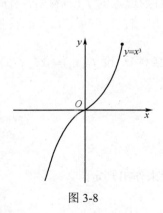

图 3-8

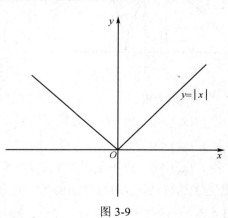

图 3-9

下面我们给出判定极值的定理。

定理 3.4.2(第一充分条件) 设函数 $y=f(x)$ 在点 x_0 连续，且在 x_0 的某去心邻域内可导，$f'(x_0)=0$ 或

$f'(x_0)$ 不存在，当自变量 x 在 x_0 的邻域内由小变大经过 x_0 时，

(1) 若 $f'(x)$ 由正变负，则 $f(x)$ 在点 x_0 处取得极大值 $f(x_0)$；

(2) 若 $f'(x)$ 由负变正，则 $f(x)$ 在点 x_0 处取得极小值 $f(x_0)$；

(3) 若 $f'(x)$ 的符号不变，则 $f(x)$ 在点 x_0 处没有极值。

证明从略。

例 3.4.1 求函数 $y = x^3 - 3x^2 - 9x + 5$ 的极值。

解 函数的定义域为 $(-\infty, +\infty)$

$$f'(x) = 3x^2 - 6x - 9 = 3(x+1)(x-3)$$

令 $f'(x) = 0$，得驻点 $x = -1, x = 3$

列表讨论：

x	$(-\infty, -1)$	-1	$(-1, 3)$	3	$(3, +\infty)$
$f'(x)$	+	0	−	0	+
$f(x)$	↑ 递增	极大值	↓ 递减	极小值	↑ 递增

所以 $x = -1$ 是函数的极大值点，极大值为 $f(-1) = 10$，$x = 3$ 是极小值点，极小值为 $f(3) = -22$。

例 3.4.2 求函数 $y = (x+4)(x-1)^{\frac{2}{3}}$ 的极值。

解 函数的定义域为 $(-\infty, +\infty)$

$$f'(x) = (x-1)^{\frac{2}{3}} + \frac{2}{3}(x+4)(x-1)^{-\frac{1}{3}} = \frac{5(x+1)}{3\sqrt[3]{x-1}}$$

令 $f'(x) = 0$，得驻点 $x = -1$；

$f'(x)$ 不存在的点为 $x = 1$。

列表讨论：

x	$(-\infty, -1)$	-1	$(-1, 1)$	1	$(1, +\infty)$
$f'(x)$	+	0	−	不存在	+
$f(x)$	↑ 递增	极大值	↓ 递减	极小值	↑ 递增

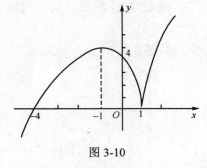

图 3-10

所以 $x = -1$ 是函数的极大值点，极大值为 $f(-1) = 4.76$；$x = 1$ 是极小值点，极小值为 $f(1) = 0$。见图 3-10。

应用上面的定理来判定函数 $f(x)$ 的驻点和不可导点是不是极值点，需要考察在 x_0 的左右附近点的 $f'(x)$ 符号，有时这会有些困难，这时如果 $f''(x)$ 容易求出，往往可用 $f''(x_0)$ 的符号来判定。现给出下面的定理。

定理 3.4.3（第二充分条件） 设 $f'(x_0) = 0$，$f(x)$ 在 x_0 处的二阶导数存在，则

(1) 若 $f''(x_0) > 0$，则 $f(x_0)$ 为极小值；

(2) 若 $f''(x_0) < 0$，则 $f(x_0)$ 为极大值；

(3) 若 $f''(x_0) = 0$，则不能确定 $f(x_0)$ 是否为函数的极值。

当出现(3)这种情况，可根据前面第一充分条件或用极值的定义来作出判定。

例 3.4.3 求函数 $y = x^3 + 3x^2 - 24x - 20$ 的极值。

解 函数的定义域为 $(-\infty, +\infty)$

$$f'(x) = 3x^2 + 6x - 24 = 3(x+4)(x-2)$$

令 $f'(x)=0$，得驻点 $x=-4, x=2$，又
$$f''(x)=6x+6$$
因为 $f''(-4)=-18<0$，$f''(2)=18>0$
所以 $f(-4)=60$ 为极大值，$f(2)=-48$ 为极小值。

确定函数 $y=f(x)$ 极值的步骤如下：

(1) 确定函数 $y=f(x)$ 的定义域；

(2) 求出定义域中一阶导数 $f'(x)=0$ 及 $f'(x)$ 不存在的点；

(3) 利用第一充分条件或第二充分条件来判别这些点是否为极值点。若是，确定其是极大值点还是极小值点；

(4) 求出极大值点和极小值点的函数值，即得函数 $y=f(x)$ 的极大值和极小值。

3.4.2 函数的最大值和最小值

在实际应用中，常常会遇到求最大值和最小值的问题。如用料最省、容量最大、花钱最少、效率最高、利润最大等。这类问题在数学上往往可归结为求某一函数(通常称为目标函数)的最大值或最小值问题。

函数的最大最小值与函数的极值是有区别的。前者是指在整个闭区 $[a,b]$ 上的所有函数值中的最大最小者，因而是全局性的概念。而后者是局部的最大最小者，因而是局部概念。

如果函数 $y=f(x)$ 在闭区间 $[a,b]$ 上连续，则函数在该区间上一定取得最大值和最小值。

如果函数的最大最小值是在 (a,b) 内取得，那么这个最大最小值也就是极值。而最大最小值也可能是在区间的端点处取到。例如单调的连续函数。还有一些特殊情况，如连续函数在某一区间内只有唯一的极值时，那么这个唯一的极值也就是它的最大最小值。

从而要求出函数在某一区间的最大最小值，就得把这个区间内所有可能产生极大极小值的点的函数值，以及区间端点的函数值都算出来，然后进行大小的比较，哪个最大或最小，哪个就是区间上的最大或最小值。

求出连续函数 $y=f(x)$ 在闭区间 $[a,b]$ 上最大值最小值的步骤：

(1) 先求出函数 $y=f(x)$ 在区间 $[a,b]$ 上的所有驻点和不可导点，并算出它们的函数值；

(2) 其次求出函数 $y=f(x)$ 在区间端点的函数值 $f(a)$、$f(b)$；

(3) 最后找出所有求出的函数值中的最大最小者即可。

例 3.4.4 求函数 $y=2x^3+3x^2-12x+14$ 在 $[-3,4]$ 上的最大值与最小值。

解
$$f'(x)=6x^2+6x-12=6(x+2)(x-1)$$
令 $f'(x)=0$，得驻点 $x=-2, x=1$，

而 $f(-2)=34$，$f(1)=7$，$f(-3)=23$，$f(4)=142$

所以，最大值为 $f(4)=142$，最小值为 $f(1)=7$。

在解决工业、医药学等实际问题时，自变量总是大于零，此时往往可根据问题的性质就可以断定可导函数 $f(x)$ 在定义区间内确有最大值或最小值，而且一定是在定义区间内部取得。这时如果 $f(x)$ 在定义区间内部只有唯一的一个驻点 x_0，那么不必讨论就可以断定 $f(x_0)$ 就是最大值或最小值。

例 3.4.5 某药学实验需要做一个体积是常量 V 的有盖圆柱形塑料桶，问底圆半径 r 为多大时，塑料桶的表面积最小(即用料最省)，并求出此塑料桶的最小表面积。

解 设塑料桶的表面积为 S，桶高为 h，由体积公式得
$$V=\pi r^2 h，\text{所以 } h=\frac{V}{\pi r^2}$$

从而塑料桶的表面积 $S = 2\pi r^2 + 2\pi rh = 2\pi r^2 + \dfrac{2V}{r}$，$r > 0$

$$S'(r) = 4\pi r - \dfrac{2V}{r^2}，令 S'(r) = 0，得唯一的驻点 r_0 = \sqrt{\dfrac{V}{2\pi}}$$

所以当 $r = \sqrt{\dfrac{V}{2\pi}}$ 时，塑料桶的表面积 S 最小，其最小表面积为 $S_{\min} = 3\sqrt{2\pi V^2}$。

例 3.4.6 按(1mg/kg)的比率给小鼠注射磺胺药物后，小鼠血液中磺胺药物的浓度可用下面的数学模型表示

$$y = f(t) = -1.06 + 2.59t - 0.77t^2$$

上式中 y 表示小鼠血液中磺胺药物的浓度(g/100L)，t 表示注射后经历的时间($\min$)。问 t 为何值时，小鼠血液中磺胺药物的浓度 y 达到最大值？

解 函数 y 的定义域为 $[0, +\infty)$

$$f'(t) = 2.59 - 1.54t$$

令 $f'(t) = 0$，得驻点 $t_0 = 1.682(\min)$，

即给小鼠注射磺胺药物后，当 $t = 1.682(\min)$ 时，小鼠备注中磺胺药物的浓度达到最大值

$$f(1.682) = 1.118(\text{g/100L})$$

3.5 函数图形的描绘

在各门科学的科研和实验中，解决实际问题时经常需要画出函数的图像。学过用微分法研究函数以后，我们就可借助于一阶导数的符号，确定函数图形在哪个区间上上升，在哪个区间上下降，在什么地方取得极值；借助于二阶导数可以判定函数图形的凹凸情况，确定其拐点，从而也就可以掌握函数的性态，快速准确地画出函数的图像。

3.5.1 渐近线

有些函数的定义域或值域是无穷区间，其图形向无限远处延伸，如双曲线、抛物线等。为了准确作图，把握函数曲线在无限变化中的趋势，我们先介绍曲线渐近线的概念。

渐近线分为水平渐近线、铅直渐近线和斜渐近线。

如果 $\lim\limits_{x \to \infty} f(x) = b$（或 $x \to -\infty$），则称 $y = b$ 是曲线 $y = f(x)$ 的水平渐近线；

如果 $\lim\limits_{x \to a} f(x) = \infty$，则称 $x = a$ 是曲线 $y = f(x)$ 的铅直渐近线；

如果 $\lim\limits_{x \to +\infty} \dfrac{f(x)}{x} = a$（或 $x \to -\infty$）$a \neq 0$，且 $\lim\limits_{x \to +\infty} [f(x) - ax] = b$（或 $x \to -\infty$），则称 $y = ax + b$ 是曲线 $y = f(x)$ 的斜渐近线。

3.5.2 函数图形的描绘

利用导数描绘函数图形的具体步骤如下：
(1) 确定函数 $y = f(x)$ 的定义域，必要时讨论函数的奇偶性、周期性等；
(2) 求出一阶导数 $f'(x)$ 及二阶导数 $f''(x)$，并求出它们在定义域内的全部零点和不存在的点，用这些

点按由小到大的顺序，将定义域分成若干个互不重叠的小区间；

(3) 列表讨论各小区间上 $f'(x)$、$f''(x)$ 的符号，以确定函数图形的增减和凹凸、极值和拐点；

(4) 如果有渐近线，求出渐近线以及其他变化趋势；

(5) 求出极值点、拐点及 $f'(x)$、$f''(x)$ 不存在点的函数值，定出图形上相应的点；为了作图更准确，有时还需要补充一些辅助作图点，如函数的零点，与坐标轴的交点等。

最后根据第(3)、(4)步中得到的结果，用光滑曲线连接而画出函数的图形。

例 3.5.1 描出函数 $y = x^3 - 6x^2 + 9x + 5$ 的图形。

解 函数 y 的定义域为 $(-\infty, +\infty)$

$$f'(x) = 3x^2 - 12x + 9 = 3(x-1)(x-3)$$

令 $f'(x) = 0$，得驻点 $x = 1, x = 3$；

$$f''(x) = 6x - 12 = 6(x-2)$$

令 $f''(x) = 0$，$x = 2$；

列表讨论：

x	$(-\infty, 1)$	1	$(1, 2)$	2	$(2, 3)$	3	$(3, +\infty)$
$f'(x)$	+	0	−	−	−	0	+
$f''(x)$	−	−	−	0	+	+	+
$f(x)$	↑凸的	极大值	↓凸的	拐点	↓凹的	极小值	↑凹的

从表中看出，函数 $f(x)$ 有极大值 $f(1) = 9$，极小值 $f(3) = 5$，有拐点 $(2, 7)$。描绘出的函数图像见图 3-11。

例 3.5.2 描绘口服、肌内注射血药浓度数学模型的图像，其中 A、δ_1、δ_2 为正常数且 $\delta_1 < \delta_2$，

$$C(t) = \frac{A(e^{-\delta_1 t} - e^{-\delta_2 t})}{\delta_2 - \delta_1}$$

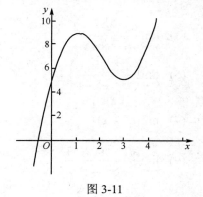

图 3-11

解 函数 $C(t)$ 的定义域为 $[0, +\infty)$；

$$C'(t) = \frac{A(\delta_2 e^{-\delta_2 t} - \delta_1 e^{-\delta_1 t})}{\delta_2 - \delta_1}$$

令 $C'(t) = 0$，得驻点 $t_1 = \frac{1}{\delta_2 - \delta_1} \ln \frac{\delta_2}{\delta_1}$；

$$C''(t) = \frac{A(\delta_1^2 e^{-\delta_1 t} - \delta_2^2 e^{-\delta_2 t})}{\delta_2 - \delta_1}$$

令 $C''(t) = 0$，得 $t_2 = \frac{2}{\delta_2 - \delta_1} \ln \frac{\delta_2}{\delta_1}$；

$\lim\limits_{t \to +\infty} C(t) = 0$，$y = 0$ 是曲线 $C(t)$ 的水平渐近线。

列表讨论：

t	$(0, t_1)$	t_1	(t_1, t_2)	t_2	$(t_2, +\infty)$
$C'(x)$	+	0	−	−	−
$C''(x)$	−	−	−	0	+
$C(x)$	↑凸的	极大值	↓凸的	拐点	↓凹的

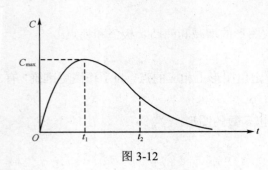

图 3-12

从表中看出，函数 $C(x)$ 有最大值 $C_{\max}(x)=C(t_1)=\dfrac{A}{\delta_1}\left(\dfrac{\delta_2}{\delta_1}\right)^{\frac{\delta_2}{\delta_1-\delta_2}}$，

有拐点，拐点函数值为 $C(t_2)=\dfrac{A(\delta_1+\delta_2)}{\delta_1^2}\left(\dfrac{\delta_2}{\delta_1}\right)^{\frac{2\delta_2}{\delta_1-\delta_2}}$。描绘出的函数图像见图 3-12。

习 题 三

1. 证明对二次多项式 $f(x)=px^2+qx+r$ 应用拉格朗日中值定理所求的 ξ 总是位于区间的正中间。

2. 若 $0<a\leqslant b$，证明 $\dfrac{b-a}{b}\leqslant \ln\dfrac{b}{a}\leqslant \dfrac{b-a}{a}$。

3. 用洛必达法则求下列函数的极限：

   (1) $\lim\limits_{x\to 0}\dfrac{\arctan x-x}{x^2}$
   (2) $\lim\limits_{x\to \frac{\pi}{2}}\dfrac{\tan 3x}{\tan x}$

   (3) $\lim\limits_{x\to 0}\dfrac{e^x+e^{-x}-2}{1-\cos x}$
   (4) $\lim\limits_{x\to 0}x^2\ln x$

   (5) $\lim\limits_{x\to 0}\left(\dfrac{1}{x}-\dfrac{1}{e^x-1}\right)$
   (6) $\lim\limits_{x\to 0^+}x(e^{\frac{1}{x}}-1)$

   (7) $\lim\limits_{x\to 0}(e^x+x)^{\frac{1}{x}}$
   (8) $\lim\limits_{x\to 0}\dfrac{\sin x-x}{\ln(1+x^3)}$

   (9) $\lim\limits_{x\to 0}\dfrac{\sqrt{1+\sin x}-1}{e^{3x}-1}$
   (10) $\lim\limits_{x\to 0}(1-2x)^{-\frac{2}{x}}$

   (11) $\lim\limits_{x\to +\infty}\dfrac{xe^{\frac{x}{2}}}{x+e^x}$
   (12) $\lim\limits_{x\to 0^+}(\tan x)^x$

4. 讨论下列函数的单调性：

   (1) $f(x)=\arctan x-x$
   (2) $f(x)=x-\ln(1+x)$

   (3) $f(x)=2x+\dfrac{8}{x},x>0$
   (4) $f(x)=\ln(x+\sqrt{1+x^2})$

5. 求下列函数的极值：

   (1) $f(x)=-x^4+2x^2$
   (2) $f(x)=x-\ln(1+x)$

   (3) $f(x)=2x^3-6x^2-18x+10$
   (4) $f(x)=x+\tan x$

6. 求下列函数的最大值与最小值：

   (1) $f(x)=2x^3-3x^2+5$，$-1\leqslant x\leqslant 4$
   (2) $f(x)=x+\sqrt{1-x}$，$-5\leqslant x\leqslant 1$

7. 求下列函数的最大、最小值：

   (1) $f(x)=x^2-\dfrac{54}{x}$，$x<0$
   (2) $f(x)=\dfrac{x}{1+x^2}$，$x\geqslant 0$

8. 已知某细胞繁殖的生长率为 $r = 36t - t^2$，问时间 t 为何值时，细胞的生长率最大？最大的生长率为多少？

9. 口服一定剂量的某种药物后，其血药浓度 C 与时间 t 的关系可表示为 $C(t) = 40(e^{-0.2t} - e^{-2.3t})$，问 t 为何值时，血药浓度最高？并求其最高浓度。

10. 一张高 1.4m 的画要挂墙上，它的底边高于观察者的眼睛 1.8m，问观察者应站在距离墙多远处看此画才最清晰(即视角为最大)？

11. 1~9 个月婴儿体重 W(g) 的增长与月龄 t 的关系有经验公式
$$\ln W - \ln(341.5 - W) = k(t - 1.66)$$
问 t 为何值时，婴儿的体重增长率 v 最快？

12. 在某化学反应中，反应速度 $v(x)$ 与反应物的浓度 x 的关系为
$$v(x) = kx(x_0 - x)$$
其中 x_0 是反应开始时反应物的浓度，k 是反应速率常数，问反应物的浓度 x 为何值时，反应速度 $v(x)$ 达到最大值？

13. 已知半径为 R 的圆内接矩形，问它的长和宽为多少时矩形的面积最大？

14. 在研究阈值水平时电容放电对神经的刺激关系中，Hoorweg 发现引起最小的反应(肌肉的收缩)时，电压 U 与电容器的电容量 c 有关，其经验公式为 $U = aR - \dfrac{b}{c}$，其中 R 是电阻(假设为定值)，a, b 为正常数。若电容的单位为微法(μF)，电容器的电压为伏特(V)，由物理知识可知，与负荷相对应的电能为 $E = 5cU^2$(erg)，从而有
$$E = 5c\left(aR + \dfrac{b}{c}\right)^2$$
试问，当电容为多少微法时，电能最小，其最小电能为多少？

15. 判断下列曲线的凹凸性：
    (1) $y = 4x - x^2$
    (2) $y = xe^{-x}$
    (3) $y = x \arctan x$
    (4) $y = x + \dfrac{1}{x}$ ($x > 0$)

16. 求下列函数的凹凸区间与拐点：
    (1) $y = x^3 - 5x^2 + 3x + 5$
    (2) $y = \ln(1 + x^2)$
    (3) $y = (x-5)^{\frac{5}{3}} + 2$
    (4) $y = 3x^4 - 4x^3 + 1$

17. 描绘下列函数的图像：
    (1) $y = \dfrac{1}{\sqrt{2\pi}} e^{-\frac{x^2}{2}}$
    (2) $y = \dfrac{1}{5}(x^4 - 6x^2 + 8x + 7)$

第 4 章

不 定 积 分

经过前面几章的学习,我们讨论了求已知函数的导数、微分等问题,这些统称为微分问题. 这些问题实际上是研究函数 $f(x)$ 的一种运算 $f'(x)$。从本章开始,我们来讨论微分问题的逆问题,即积分问题. 积分是高等数学中一个重要的组成部分。在这一章里将引入不定积分的概念,讨论换元积分法和分部积分法. 最后研究几类初等函数的积分法。

4.1 不定积分的基本概念与性质

4.1.1 原函数与不定积分的概念

定义 4.1.1 设函数 $f(x)$ 与 $F(x)$ 在区间 I 上有定义。若
$$F'(x) = f(x), \quad x \in I$$
则称 $F(x)$ 为 $f(x)$ 在区间 I 上的一个**原函数**。

如:$\frac{1}{3}x^3$ 是 x^2 在 R 上的一个原函数;$-\frac{1}{2}\cos 2x$,$\frac{1}{2}\cos 2x + 1$,$\sin^2 x$,$-\cos^2 x$ 等都有是 $\sin 2x$ 在 R 上的原函数——若函数 $f(x)$ 存在原函数,则其原函数不是唯一的。对此我们有:

定理 4.1.1 设 $F(x)$ 是 $f(x)$ 在区间 I 上的一个原函数,则(1) $F(x) + C$ 也是 $f(x)$ 的原函数,其中 C 为任意常数;(2) $f(x)$ 的任意两个原函数之间相差一个常数。

由定理 4.1.1(2)可知,如果 $F(x)$ 是 $f(x)$ 的一个原函数,则 $F(x) + C$ 就是 $f(x)$ 的所有的原函数。这样,如果我们要求函数 $f(x)$ 的所有的原函数,只要我们求出 $f(x)$ 的一个原函数再加上一个任意常数 C 就可以了。

另外,对于原函数的存在性问题,我们亦有:

定理 4.1.2(原函数存在定理) 如果函数 $f(x)$ 在区间 I 上连续,则 $f(x)$ 在区间 I 上一定有原函数,即存在区间 I 上的可导函数 $F(x)$,使得对任一 $x \in I$,有 $F'(x) = f(x)$。

定义 4.1.2 函数 $f(x)$ 在区间 I 上的全体原函数 $F(x) + C$ 称为函数 $f(x)$ 在区间 I 上的不定积分。记为 $\int f(x)\mathrm{d}x$,即
$$\int f(x)\mathrm{d}x = F(x) + C$$

其中 $\int$ 称为积分号,$f(x)$ 称为被积函数,$f(x)\mathrm{d}x$ 称为被积表达式,x 称为积分变量,C 称为积分常数。

由定义 4.1.2,有 $\int \cos x \mathrm{d}x = \sin x + C$,$\int x^2 \mathrm{d}x = \frac{1}{3}x^3 + C$。

不定积分的几何意义:如果 $F(x)$ 是 $f(x)$ 的一个原函数,则 $f(x)$ 的不定积分 $\int f(x)\mathrm{d}x = F(x) + C$,对于 C 的每一确定的数值,$F(x) + C$ 表示坐标平面上的一条确定的曲线,这条曲线称为 $f(x)$ 的一条积分曲线。

由于 C 可以取任意值，因此不定积分 $\int f(x)\mathrm{d}x$ 表示 $f(x)$ 的一族积分曲线，而其中任意一条积分曲线都可以由曲线 $y=F(x)$ 沿 y 轴方向上、下平移得到．或者说，每一条积分曲线上横坐标相同的点处所作曲线的切线都是互相平行的(图 4-1)，这就是不定积分的几何意义。

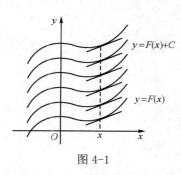

图 4-1

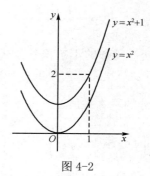

图 4-2

例 4.1.1 设曲线通过点 $(1,2)$，且曲线上任一点处的切线斜率都是 $2x$，求此曲线的方程。

解 设该曲线函数为 $f(x)$，则由导数的几何意义，有 $f'(x)=2x$，故 $f(x)=\int 2x\mathrm{d}x$，由于 $(x^2)'=2x$，所以 $f(x)=\int 2x\mathrm{d}x=x^2+C$，又由于曲线满足 $f(1)=2$，即有 $f(1)=1^2+C$，故 $C=1$，故所求的曲线方程为
$$f(x)=x^2+1$$

例 4.1.2 因为，$x>0$ 时，$(\ln x)'=\dfrac{1}{x}$；$x<0$ 时，$[\ln(-x)]'=\dfrac{1}{-x}(-x)'=\dfrac{1}{x}$，得 $(\ln|x|)'=\dfrac{1}{x}$，因此有
$$\int \frac{1}{x}\mathrm{d}x=\ln|x|+C$$

4.1.2 基本积分表

由于积分运算是求导数(或微分)的逆运算，所以由导数的基本公式对应地可以得到不定积分的基本公式。

导数的基本公式

(1) $(C)'=0$

(2) $(x^\alpha)'=\alpha x^{\alpha-1}$

(3) $(\mathrm{e}^x)'=\mathrm{e}^x$

(4) $(a^x)'=a^x\ln a\ (a>0, a\neq 1)$

(5) $(\ln x)'=\dfrac{1}{x}\ (x\neq 0)$

(6) $(\sin x)'=\cos x$

(7) $(\cos x)'=-\sin x$

(8) $(\tan x)'=\sec^2 x$

(9) $(\cot x)'=-\csc^2 x$

(10) $(\sec x)'=\tan x \sec x$

不定积分的基本公式

(1) $\int 0\mathrm{d}x=C$ (C 为常数)

(2) $\int x^\alpha \mathrm{d}x=\dfrac{1}{\alpha+1}x^{\alpha+1}+C\ (\alpha\neq -1)$

(3) $\int \mathrm{e}^x\mathrm{d}x=\mathrm{e}^x+C$

(4) $\int a^x\mathrm{d}x=\dfrac{1}{\ln a}a^x+C\ (a>0, a\neq 1)$

(5) $\int \dfrac{1}{x}\mathrm{d}x=\ln|x|+C\ (x\neq 0)$

(6) $\int \cos x\mathrm{d}x=\sin x+C$

(7) $\int \sin x\mathrm{d}x=-\cos x+C$

(8) $\int \sec^2 x\mathrm{d}x=\tan x+C$

(9) $\int \csc^2 x\mathrm{d}x=-\cot x+C$

(10) $\int \tan x \sec x\mathrm{d}x=\sec x+C$

(11) $(\csc x)' = -\cot x \csc x$ (11) $\int \cot x \csc x \, dx = -\csc x + C$

(12) $(\arcsin x)' = \dfrac{1}{\sqrt{1-x^2}}$ (12) $\int \dfrac{dx}{\sqrt{1-x^2}} = \arcsin x + C$

(13) $(\arctan x)' = \dfrac{1}{1+x^2}$ (13) $\int \dfrac{1}{1+x^2} dx = \arctan x + C$

以上基本初等函数的不定积分公式是计算不定积分的基础，我们应该牢牢地记住它们。另外，利用此公式，我们也可以解决一些简单的积分问题。

4.1.3 不定积分的基本性质

性质 1 $\left[\int f(x) dx\right]' = f(x)$， $d\left[\int f(x) dx\right] = f(x) dx$。

性质 2 $\int f'(x) dx = f(x) + C$， $\int df(x) = f(x) + C$。

性质 3 函数的和（差）的不定积分等于各个函数不定积分的和（差），即

$$\int [f(x) \pm g(x)] dx = \int f(x) dx \pm \int g(x) dx$$

性质 4 若被积函数中含有常数因子，则这个常数因子可以提到积分符号的外边去，即

$$\int k f(x) dx = k \int f(x) dx \quad (k \text{ 为非零常数})$$

通过对被积函数的适当变形，再利用基本积分公式即可得到积分结果的方法，一般称之为直接积分法或简单积分法，我们看下面的例子。

例 4.1.3 求 $\int (x-1)^3 dx$。

解 $\int (x-1)^3 dx = \int (x^3 - 3x^2 + 3x - 1) dx$

$= \int x^3 dx - 3\int x^2 dx + 3\int x dx - \int 1 dx$

$= \dfrac{1}{4} x^4 - x^3 + \dfrac{3}{2} x^2 - x + C$

每项积分都应有一个积分常数，但由于有限个任意常数的代数和仍是任意常数，所以只需在末尾写一个任意常数 C 即可。

例 4.1.4 求 $\int \dfrac{1+x+x^2}{x(1+x^2)} dx$。

解 $\int \dfrac{1+x+x^2}{x(1+x^2)} dx = \int \dfrac{(1+x^2)+x}{x(1+x^2)} dx = \int \dfrac{1}{x} dx + \int \dfrac{1}{1+x^2} dx$

$= \ln|x| + \arctan x + C$

例 4.1.5 求 $\int \tan^2 x \, dx$。

解 $\int \tan^2 x \, dx = \int (\sec^2 x - 1) dx$

$= \int \sec^2 x \, dx - \int dx = \tan x - x + C$

例 4.1.6 求 $\int \sin^2 \dfrac{x}{2} dx$。

解 $\int \sin^2 \dfrac{x}{2} dx = \int \dfrac{1-\cos x}{2} dx = \int \dfrac{1}{2} dx - \dfrac{1}{2} \int \cos x \, dx$

$$= \frac{1}{2}(x - \sin x) + C$$

4.2 换元积分法

4.2.1 第一类换元积分法

设 $F(u)$ 为 $f(u)$ 的原函数，即 $F'(u) = f(u)$ 或 $\int f(u) du = F(u) + C$，如果 $u = \varphi(x)$，且 $\varphi(x)$ 可微，则

$$\frac{d}{dx} F[\varphi(x)] = F'(u)\varphi'(x) = f(u)\varphi'(x) = f[\varphi(x)]\varphi'(x)$$

即 $F[\varphi(x)]$ 为 $f[\varphi(x)]\varphi'(x)$ 的原函数，或

$$\int f[\varphi(x)]\varphi'(x) dx = F[\varphi(x)] + C = [F(u) + C]_{u=\varphi(x)} = \left[\int f(u) du\right]_{u=\varphi(x)}$$

因此有：

定理 4.2.1 设 $f(u)$ 具有原函数 $F(u)$，$u = \varphi(x)$ 可导，则有换元公式

$$\int f[\varphi(x)]\varphi'(x) dx = \int f[\varphi(x)] d\varphi(x) = \left[\int f(u) du\right]_{u=\varphi(x)} = F(u) + C = F[\varphi(x)] + C$$

定理 4.2.1 给出的公式称为第一类换元公式．此法又叫**凑微分法**。

例 4.2.1 求 $\int \sin 2x dx$。

解 设 $u = 2x$，则 $du = 2dx$，即 $dx = \frac{1}{2} du$，所以

$$\int \sin 2x dx = \frac{1}{2} \int \sin u du = -\frac{1}{2} \cos u + C$$

再将 $u = 2x$ 代入得

$$\int \sin 2x dx = -\frac{1}{2} \cos 2x + C$$

例 4.2.2 求 $\int \frac{1}{\sqrt{3-2x}} dx$。

解 被积函数可以写成 $(3-2x)^{-\frac{1}{2}}$，设 $u = 3 - 2x$，则 $du = -2dx$，所以

$$\int \frac{1}{\sqrt{3-2x}} dx = \int u^{-\frac{1}{2}} \left(-\frac{1}{2}\right) du = -\frac{1}{2} \int u^{-\frac{1}{2}} du = -u^{\frac{1}{2}} + C$$

再将 $u = 3 - 2x$ 代入得

$$\int \frac{1}{\sqrt{3-2x}} dx = -\sqrt{3-2x} + C$$

当运算熟练后，设变量代换 $\varphi(x) = u$ 和代回这两个步骤可省略不写。

例 4.2.3 求 $\int \tan x dx$。

解 $\int \tan x dx = \int \frac{\sin x}{\cos x} dx = \int \frac{\sin x dx}{\cos x} = \int -\frac{d(\cos x)}{\cos x} = -\ln|\cos x| + C$

例 4.2.4 求 $\int \cos^2 x dx$。

解 由三角公式 $\cos^2 x = \dfrac{1+\cos 2x}{2}$,有

$$\int \cos^2 x \mathrm{d}x = \int \left(\dfrac{1+\cos 2x}{2}\right)\mathrm{d}x = \dfrac{1}{2}\int(1+\cos 2x)\mathrm{d}x$$

$$= \dfrac{1}{2}\left(x+\dfrac{1}{2}\sin 2x\right)+C = \dfrac{1}{2}x+\dfrac{1}{4}\sin 2x+C$$

例 4.2.5 求 $\int \dfrac{1}{a^2+x^2}\mathrm{d}x$。

解 $\int \dfrac{1}{a^2+x^2}\mathrm{d}x = \int \dfrac{1}{a^2\left(1+\dfrac{x^2}{a^2}\right)}\mathrm{d}x = \dfrac{1}{a^2}\int \dfrac{1}{1+\dfrac{x^2}{a^2}}\mathrm{d}x$

$$= \dfrac{1}{a}\int \dfrac{1}{1+\dfrac{x^2}{a^2}}\mathrm{d}\left(\dfrac{x}{a}\right) = \dfrac{1}{a}\arctan\left(\dfrac{x}{a}\right)+C$$

例 4.2.6 求 $\int \dfrac{\mathrm{d}x}{1+\mathrm{e}^{-x}}$。

解 $\int \dfrac{\mathrm{d}x}{1+\mathrm{e}^{-x}} = \int \dfrac{\mathrm{e}^x \mathrm{d}x}{1+\mathrm{e}^x} = \int \dfrac{\mathrm{d}(1+\mathrm{e}^x)}{1+\mathrm{e}^x} = \ln(1+\mathrm{e}^x)+C$

例 4.2.7 求 $\int \dfrac{1}{\sqrt{a^2-x^2}}\mathrm{d}x\ (a>0)$。

解 $\int \dfrac{1}{\sqrt{a^2-x^2}}\mathrm{d}x = \int \dfrac{1}{\sqrt{a^2\left(1-\dfrac{x^2}{a^2}\right)}}\mathrm{d}x = \dfrac{1}{a}\int \dfrac{1}{\sqrt{1-\dfrac{x^2}{a^2}}}\mathrm{d}x$

$$= \int \dfrac{1}{\sqrt{1-\dfrac{x^2}{a^2}}}\mathrm{d}\dfrac{x}{a} = \arcsin\dfrac{x}{a}+C$$

例 4.2.8 求 $\int \sec x \mathrm{d}x$。

解 $\int \sec x \mathrm{d}x = \int \dfrac{\sec^2 x + \sec x \tan x}{\sec x + \tan x}\mathrm{d}x = \int \dfrac{\mathrm{d}(\sec x + \tan x)}{\sec x + \tan x}$

$$= \ln|\sec x + \tan x|+C = \ln\left|\dfrac{1+\sin x}{\cos x}\right|+C$$

另外,还有:

$$\int \csc x \mathrm{d}x = -\int \sec\left(\dfrac{\pi}{2}-x\right)\mathrm{d}\left(\dfrac{\pi}{2}-x\right)$$

$$= -\ln\left|\dfrac{1+\sin\left(\dfrac{\pi}{2}-x\right)}{\cos\left(\dfrac{\pi}{2}-x\right)}\right|+C = \ln|\csc x - \cot x|+C$$

熟记以下的结果,对于换元积分是有用的。

(1) $\mathrm{d}x = \dfrac{1}{a}\mathrm{d}(ax+b)$ (2) $x^{n-1}\mathrm{d}x = \dfrac{1}{an}\mathrm{d}(ax^n+b)$ (3) $\dfrac{1}{\sqrt{x}}\mathrm{d}x = 2\mathrm{d}\sqrt{x}$

(4) $\dfrac{1}{x}\mathrm{d}x = \mathrm{d}(\ln|x|)$ (5) $\mathrm{e}^x\mathrm{d}x = \mathrm{d}\mathrm{e}^x$ (6) $\sin x \mathrm{d}x = -\mathrm{d}\cos x$,$\cos x \mathrm{d}x = \mathrm{d}\sin x$

注意:同一积分,由于凑微分的方式不同,所得结果在形式上可能不一样,但实际上它们都只相差一个常数。

例如求 $\int \sin x \cos x \mathrm{d}x$ 的不定积分，我们有：

解 1 $\int \sin x \cos x \mathrm{d}x = \int \sin x \mathrm{d}(\sin x) = \dfrac{1}{2} \sin^2 x + C$ 。

解 2 $\int \sin x \cos x \mathrm{d}x = -\int \cos x \mathrm{d}(\cos x) = -\dfrac{1}{2} \cos^2 x + C$ 。

解 3 $\int \sin x \cos x \mathrm{d}x = \dfrac{1}{2} \int \sin 2x \mathrm{d}x = \dfrac{1}{4} \int \sin 2x \mathrm{d}(2x) = \dfrac{1}{4} \cos 2x + C$ 。

4.2.2 第二类换元积分法

如果积分 $\int f(x)\mathrm{d}x$ 不易计算，可设 $x = \varphi(t)$，则有 $\mathrm{d}x = \varphi'(t)\mathrm{d}t$，由此，上式可以化为

$$\int f[\varphi(t)]\varphi'(t)\mathrm{d}t$$

当这个积分容易算出时，只要将积分结果中变量 t 换回到 x，就得到了原式的积分结果。这个换元法可以用下列定理表示。

定理 4.2.2 如果函数 $f(x)$ 连续，$x = \varphi(t)$ 单调可导，$\varphi'(t) \neq 0$，若

$$\int f[\varphi(t)]\varphi'(t)\mathrm{d}t = F(t) + C$$

则 $\int f(x)\mathrm{d}x = F[\varphi^{-1}(x)] + C$。其中 $t = \varphi^{-1}(x)$ 是 $x = \varphi(t)$ 的反函数。

这种对积分变量作代换 $x = \varphi(t)$，将积分 $\int f(x)\mathrm{d}x$ 化为 $\int f[\varphi(t)]\varphi'(t)\mathrm{d}t$，通过计算 $\int f[\varphi(t)]\varphi'(t)\mathrm{d}t$ 求出 $\int f(x)\mathrm{d}x$ 的方法，称为**第二类换元积分**。

例 4.2.9 求 $\int \dfrac{1}{1+\sqrt{x}} \mathrm{d}x$。

解 令 $\sqrt{x} = t$，即 $x = t^2$，则 $\mathrm{d}x = 2t\mathrm{d}t$，于是

$$\int \dfrac{1}{1+\sqrt{x}} \mathrm{d}x = \int \dfrac{1}{1+t} 2t \mathrm{d}t = 2\int \dfrac{t+1-1}{1+t} \mathrm{d}t$$

$$= 2\int \left(1 - \dfrac{1}{1+t}\right) \mathrm{d}t = 2(t - \ln|1+t|) + C$$

$$= 2(\sqrt{x} - \ln(1+\sqrt{x})) + C$$

例 4.2.10 求 $\int \sqrt{a^2 - x^2} \mathrm{d}x \ (a > 0)$。

解 利用到三角恒等式：$\sin^2 t + \cos^2 t = 1$，我们对变量作如下变换：令 $x = a\sin t, -\dfrac{\pi}{2} < t < \dfrac{\pi}{2}$，那么：

$$\sqrt{a^2 - x^2} = \sqrt{a^2 - a^2 \sin^2 t} = a\cos t, \mathrm{d}x = a\cos t \mathrm{d}t$$

所以有

$$\int \sqrt{a^2 - x^2} \mathrm{d}x = \int a\cos t \cdot a\cos t \mathrm{d}t = \int a^2 \cos^2 t \mathrm{d}t$$

利用例 4.2.4 的结果，有

$$\int \sqrt{a^2 - x^2} \mathrm{d}x = \int a^2 \cot^2 t \mathrm{d}t = a^2 \left(\dfrac{t}{2} + \dfrac{1}{4}\sin 2t\right) + C$$

$$= \frac{a^2}{2}t + \frac{a^2}{2}\sin t \cos t + C$$

由于 $x = a\sin t, -\frac{\pi}{2} < t < \frac{\pi}{2}$，所以 $t = \arcsin\frac{x}{a}$，借助于三角形（图4-3），可得

$$\int \sqrt{a^2 - x^2}\,dx = \frac{a^2}{2}\arcsin\frac{x}{a} + \frac{1}{2}x\sqrt{a^2 - x^2} + C$$

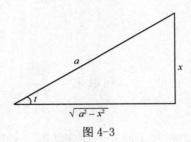

图 4-3

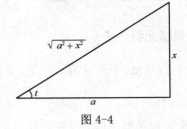

图 4-4

例 4.2.11 求 $\int \frac{1}{\sqrt{a^2 + x^2}}dx \ (a > 0)$。

解 令 $x = a\tan t, dx = a\sec^2 t\,dt$，$\sqrt{a^2 + x^2} = a\sec t$，所以

$$\int \frac{1}{\sqrt{a^2 + x^2}}dx = \int \frac{a\sec^2 t}{a\sec t}dt = \int \sec t\,dt$$

由例 4.2.8 得

$$\int \frac{1}{\sqrt{a^2 + x^2}}dx = \int \sec t\,dt = \ln|\tan t + \sec t| + C$$

为了将 $\sec t$ 及 $\tan t$ 换回到 x 的函数，可以根据 $\tan t = \frac{x}{a}$ 做辅助三角形（图4-4），便得

$$\sec t = \frac{\sqrt{a^2 + x^2}}{a}，\text{且 } \tan x + \sec x > 0,$$

因此

$$\int \frac{1}{\sqrt{a^2 + x^2}}dx = \ln\left(\frac{x}{a} + \frac{\sqrt{a^2 + x^2}}{a}\right) + C$$

$$= \ln|x + \sqrt{x^2 + a^2}| + C_1。其中 C_1 = C - \ln a$$

当被积函数中含有根式 $\sqrt{a^2 \pm x^2}$ 或 $\sqrt{x^2 - a^2}$ 时，可作如下变换：

(1) 含有 $\sqrt{a^2 - x^2}$ 时，令 $x = a\sin t$；

(2) 含有 $\sqrt{a^2 + x^2}$ 时，令 $x = a\tan t$；

(3) 含有 $\sqrt{x^2 - a^2}$ 时，令 $x = a\sec t$。

通过上述变换，可以将被积函数变换为三角函数有理式，从而将积分变换成为三角函数有理式积分。

为了方便应用，我们再列出一些常用积分公式。

(1) $\int \tan x\,dx = -\ln|\cos x| + C$；

(2) $\int \cot x\,dx = \ln|\sin x| + C$；

(3) $\int \sec x\,dx = \ln|\sec x + \tan x| + C$；

(4) $\int \csc x \, dx = \ln|\csc x - \cot x| + C$;

(5) $\int \dfrac{1}{a^2 + x^2} dx = \dfrac{1}{a} \arctan \dfrac{x}{a} + C$;

(6) $\int \dfrac{1}{x^2 - a^2} dx = \dfrac{1}{2a} \ln \left| \dfrac{x-a}{x+a} \right| + C$;

(7) $\int \dfrac{dx}{\sqrt{a^2 - x^2}} dx = \arcsin \dfrac{x}{a} + C$;

(8) $\int \dfrac{dx}{\sqrt{x^2 \pm a^2}} dx = \ln|x + \sqrt{x^2 \pm a^2}| + C$。

4.3 分部积分法

利用前面所介绍的换元积分方法虽然可以解决许多积分的计算，但对于像 $\int xe^x dx$，$\int x\cos x dx$，$\int \arccos x dx$ 等这样一些简单的积分却仍然无能为力，为了解决这个问题，我们可用两个函数乘积的微分法则推得求积分的另外一种方法——分部积分法。

定理 4.3.1 设函数 $u(x)$ 及 $v(x)$ 都具有连续的导数，则有分部积分公式：

$$\int u dv = uv - \int v du \quad (或 \int uv' dx = uv - \int vu' dx)$$

证明 由公式 $d(uv) = udv - vdu$ 得

$$udv = d(uv) - vdu$$

上式两端同时求不定积分即得 $\int u dv = uv - \int v du$ 证毕

这个公式称为不定积分的**分部积分公式**，如果求 $\int u dv$ 有困难，而求 $\int v du$ 比较容易时，利用分部积分公式可变为

$$\int v du = uv - \int u dv$$

即等式右端中的积分可以变为左端较易的积分求出，这种求积分的方法叫**分部积分法**。

选取 u 与 v 的原则是：v 要容易求得，$\int u'v dx$ 要比 $\int uv' dx$ 容易积出。

例 4.3.1 求 $\int x \sin x dx$。

解 设 $u = x$，$dv = \sin x dx$，那么 $du = dx$，易得 $v = -\cos x$，代入分部积分公式得

$$\int x \sin x dx = -x\cos x + \int \cos x dx$$

而上式右端中的积分 $\int \cos x dx$ 容易求出，所以

$$\int x \sin x dx = -x\cos x + \sin x + C$$

求这个积分时，如果设 $u = \sin x$，$dv = x dx$，那么

$$du = \cos x dx, \quad v = \dfrac{x^2}{2}$$

于是 $\int x\sin x dx = \dfrac{x^2}{2}\sin x - \int \dfrac{x^2}{2}\cos x dx$

上式右端的积分比原积分更不易求出。

例 4.3.2 求 $\int \ln x dx$。

解 $\int \ln x dx = x\ln x - \int x d(\ln x) = x\ln x - \int dx = x\ln x - x + C$

例 4.3.3 求 $\int \arcsin x dx$。

解 $\int \arcsin x dx = x\arcsin x - \int x d(\arcsin x)$

$$= x\arcsin x - \int \dfrac{x}{\sqrt{1-x^2}}dx = x\arcsin x + \dfrac{1}{2}\int \dfrac{1}{\sqrt{1-x^2}}d(1-x^2)$$

$$= x\arcsin x + \sqrt{1-x^2} + C$$

例 4.3.4 求 $\int e^x \sin x dx$。

解 取 $u = \sin x$，那么

$\int e^x \sin x dx = \int \sin x d(e^x)$

$\quad = e^x \sin x - \int e^x \cos x dx$ （取 $u = \cos x$，再次运用分部积分公式）

$\quad = e^x \sin x - \int \cos x d(e^x)$

$\quad = e^x \sin x - e^x \cos x + \int e^x d(\cos x)$

$\quad = e^x(\sin x - \cos x) - \int e^x \sin x dx$

由于上式右端的积分正是要求的积分 $\int e^x \sin x dx$（出现"循环"），此时可用解方程的方法，可求得 $\int e^x \sin x dx = \dfrac{1}{2}e^x(\sin x - \cos x) + C$。

但要注意，由于上式右端不含有积分项，因此必须加上任意常数 C。

例 4.3.5 求 $\int \sec^3 x dx$。

解 $\int \sec^3 x dx = \int \sec x d\tan x$

$\quad = \sec x \tan x - \int \sec x \tan^2 x dx$

$\quad = \sec x \tan x - \int \sec x(\sec^2 x - 1)dx$

$\quad = \sec x \tan x - \int \sec^3 x dx + \int \sec x dx$

$\quad = \sec x \tan x + \ln|\sec x + \tan x| - \int \sec^3 x dx$

故，$\int \sec^3 x dx = \dfrac{1}{2}\left(\sec x \tan x + \ln|\sec x + \tan x|\right) + C$。

例 4.3.6 求 $\int e^{\sqrt{x}}dx$。

解 设 $t = \sqrt{x}$，$x = t^2$

$\int e^{\sqrt{x}}dx = \int e^t dt^2 = 2\int t e^t dt = 2\int t de^t$

$\quad = 2te^t - 2\int e^t dt = 2e^t(t-1) + C$

即 $\int e^{\sqrt{x}} dx = 2e^{\sqrt{x}}(\sqrt{x}-1) + C$。

注意：在求不定积分时，换元积分法与分部积分法往往会交替使用，因此在解题过程中千万不要拘泥于一种方法。

4.4 有理函数的积分

4.4.1 有理函数的积分

定义 4.4.1 有理函数是指两个多项式的商所表示的函数，其一般形式是：$R(x) = \dfrac{P(x)}{Q(x)} = \dfrac{a_0 x^n + a_1 x^{n-1} + \cdots + a_n}{b_0 x^m + b_1 x^{m-1} + \cdots + b_m}$，其中 n，m 为正整数或零，a_0，a_1，$\cdots$，a_n 与 b_0，b_1，$\cdots$，b_m 都是常数，且 $a_0 \neq 0$，$b_0 \neq 0$。若 $m \leq n$，则称它为假分式，若 $m > n$，则称它为真分式。

由多项式的除法(或者降阶配方)可知，假分式总能化为一个多项式与一个真分式之和，即：假分式=多项式+真分式。由于多项式的不定积分是容易求得的，因此，对有理函数的积分，只要讨论真分式的积分即可。例如：

$$\frac{x^2 - 7x + 2}{x - 2} = (x - 5) - \frac{8}{x - 2}$$

$$\frac{x^5 + x^4 - 8}{x^3 - x} = (x^2 + x + 1) + \frac{x^2 + x - 8}{x^3 - x}$$

根据代数知识，有理真分式必定可以表示成若干个部分分式之和(称为**部分分式分解**)。因而问题归结为求那些部分分式的不定积分。为此，先把怎样分解部分分式的步骤简述如下。

第一步 对分母 $Q(x)$ 在实数系内作标准分解：

$$Q(x) = (x - a_1)^{\lambda_1} \cdots (x - a_s)^{\lambda_2} (x^2 + p_1 x + q_1)^{\mu_1} \cdots (x_2 + p_t + q_t)^{\mu_t}$$

其中 $b_0 = 1, \lambda_i, \mu_j$ 均为自然数，且 $p_i^2 - 4q_i < 0 \quad \sum_i \lambda_i + \sum_j \mu_j = m$

第二步 根据分母的各个因式分别写出与之相应的部分分式。其中：

$$\frac{1}{(x-a)^k} = \frac{A_1}{x-a} + \frac{A_2}{(x-a)^2} + \cdots + \frac{A_k}{(x-a)^k}$$

$$\frac{1}{(x^2 + px + q)^k} = \frac{B_1 x + C_1}{x^2 + px + q} + \frac{B_2 x + C_2}{(x^2 + px + q)^2} + \cdots + \frac{B_k x + C_k}{(x^2 + px + q)^k}$$

部分分式中的常数系数 A_i, B_i, C_i 尚为待定的。

第三步 确定待定的常数系数：把所有部分分式加起来，使之等于 $R(x)$，即所得分式的分母即为原分母 $Q(x)$，而其分子亦应与原分子 $P(x)$ 恒等。此时可通过比较或赋值等方式来确定的常数系数。

例 4.4.1 将有理分式 $\dfrac{x+3}{x^2 - 5x + 6}$ 化为部分分式之和的形式。

解 1(比较) 因为 $x^2 - 5x + 6 = (x-2)(x-3)$，所以原式可以分解成为

$$\frac{x+3}{x^2-5x+6} = \frac{x+3}{(x-2)(x-3)} = \frac{A}{x-2} + \frac{B}{x-3}$$

其中 A, B 为待定常数。

在等式两端分别乘以 $(x-2)(x-3)$ 去掉分母，得

$$x+3 = A(x-3) + B(x-2)$$

将其展开并比较两端的系数，得 $A = -5, B = 6$，因此 $\dfrac{x+3}{x^2-5x+6} = -\dfrac{5}{x-2} + \dfrac{6}{x-3}$

解 2（赋值） 同上，得 $x+3 = A(x-3) + B(x-2)$，

在上式中，令 $x=2$，得 $A = -5$；令 $x=3$，得 $B=6$，因此亦得

$$\frac{x+3}{x^2-5x+6} = -\frac{5}{x-2} + \frac{6}{x-3}$$

一旦完成了部分分式分解，最后求各个部分分式的不定积分。由以上讨论知道，任何有理真分式的不定积分都将归为求以下几种形式的不定积分：

(1) $\displaystyle\int \frac{dx}{x-a} = \ln|x-a| + C$

(2) $\displaystyle\int \frac{dx}{(x-a)^k} = \frac{1}{(1-k)(x-a)^{k-1}} + C$，$(k>1)$

(3) $\displaystyle\int \frac{Ax+B}{x^2+px+q}dx = \int \frac{Ax+B}{\left(x+\dfrac{p}{2}\right)^2 + \dfrac{4q-p^2}{4}}dx$，令 $t = x + \dfrac{p}{2}$，并记 $r^2 = \dfrac{4q-p^2}{4}$，$N = B - \dfrac{pA}{2}$，则

$$\int \frac{Ax+B}{x^2+px+q}dx = \int \frac{Ax+B}{\left(x+\dfrac{p}{2}\right)^2 + \dfrac{4q-p^2}{4}}dx = A\int \frac{t\,dt}{t^2+r^2} + N\int \frac{dt}{t^2+r^2}$$

$$= \frac{A}{2}\ln(t^2+r^2) + \frac{N}{r}\arctan\frac{t}{r} + C \tag{4.4.1}$$

(4) 同(3)可得 $(k \geq 2)$，

$$\int \frac{Ax+B}{(x^2+px+q)^k} = A\int \frac{t\,dt}{(t^2+r^2)^k} + N\int \frac{dt}{(t^2+r^2)^k}$$

$$= \frac{A}{2(1-k)(t^2+r^2)^{k-1}} + N\int \frac{dt}{(t^2+r^2)^k}$$

记 $I_k = \displaystyle\int \frac{dt}{(t^2+r^2)^k}$，则利用分步积分法有递推公式

$$I_k = \frac{t}{2r^2(k-1)(t^2+r^2)^{k-1}} + \frac{2k-3}{2r^2(k-1)}I_{k-1} \tag{4.4.2}$$

其中 $I_1 = \dfrac{1}{t^2+r^2} = \dfrac{1}{r}\arctan\dfrac{t}{r} + C$。

我们把这种方法叫做部分分式法。利用该法可以求出任何一个真分式的积分，从而也就可以求出任何一个有理函数的积分。示例如下：

例 4.4.2 求 $\displaystyle\int \frac{x-2}{x^2+2x+3}dx$。

解
$$\int \frac{x-2}{x^2+2x+3} dx \qquad \because \left(x^2+2x+3\right)' = 2x+2$$

$$= \int \frac{\frac{1}{2}(2x+2)-3}{x^2+2x+3} dx = \frac{1}{2}\int \frac{2x+2}{x^2+2x+3} dx - \int \frac{3}{x^2+2x+3} dx$$

$$= \frac{1}{2}\int \frac{1}{x^2+2x+3} d\left(x^2+2x+3\right) - 3\int \frac{1}{(x+1)^2+2} dx$$

$$= \frac{1}{2}\ln\left(x^2+2x+3\right) - \frac{3}{\sqrt{2}} \int \frac{1}{\left(\frac{x+1}{\sqrt{2}}\right)^2+1} d\left(\frac{x+1}{\sqrt{2}}\right)$$

$$= \frac{1}{2}\ln\left(x^2+2x+3\right) - \frac{3}{\sqrt{2}} \arctan \frac{x+1}{\sqrt{2}} + C$$

最后需要指出的是，一般而言有理函数积分利用该方法从理论上可以求出，但是计算比较繁琐，故在求有理函数的积分时，应首先考虑有无其他更简便的方法。例如：

例 4.4.3 $\int \frac{x^3}{(x-1)^{10}} dx$。

解 设 $x-1=t$，则 $x=t+1$，$dx=dt$

$$\int \frac{x^3}{(x-1)^{10}} dx = \int \frac{(t+1)^3}{t^{10}} dt = \int \frac{t^3+3t^2+3t+1}{t^{10}} dt$$

$$= \int \left(t^{-7} + 3t^{-8} + 3t^{-9} + t^{-10}\right) dt = -\frac{1}{6t^6} - \frac{3}{7t^7} - \frac{3}{8t^8} - \frac{1}{9t^9} + C$$

$$= -\frac{1}{6(x-1)^6} - \frac{3}{7(x-1)^7} - \frac{3}{8(x-1)^8} - \frac{1}{9(x-1)^9} + C$$

下面再介绍几类被积函数通过变换可以化为有理数的不定积分。

4.4.2 三角函数有理式的不定积分

定义 4.4.2 所谓三角函数有理式是指由三角函数和常数经过有限次的四则运算而得到的函数。

由于各个三角函数都可以用 $\sin x$ 和 $\cos x$ 来表示，所以三角函数有理式实际上就是关于 $\sin x$ 和 $\cos x$ 的有理式，因此我们通常用 $R(\sin x, \cos x)$ 来表示三角函数有理式。

$\int R(\sin x, \cos x) dx$ 是三角函数有理式的不定积分。一般通过变换 $t = \tan \frac{x}{2}$，（万能变换），可把它化为有理函数的不定积分。这是因为

$$\sin x = \frac{2\sin\frac{x}{2}\cos\frac{x}{2}}{\sin^2\frac{x}{2}+\cos^2\frac{x}{2}} = \frac{2\tan\frac{x}{2}}{1+\tan^2\frac{x}{2}} = \frac{2t}{1+t^2} \qquad (4.4.3)$$

$$\cos x = \frac{\cos^2\frac{x}{2}-\sin^2\frac{x}{2}}{\sin^2\frac{x}{2}+\cos^2\frac{x}{2}} = \frac{1-\tan^2\frac{x}{2}}{1+\tan^2\frac{x}{2}} = \frac{1-t^2}{1+t^2} \qquad (4.4.4)$$

$$dx = \frac{2}{1+t^2} dt \qquad (4.4.5)$$

所以 $\int R(\sin x, \cos x)\mathrm{d}x = \int R\left(\dfrac{2t}{1+t^2}, \dfrac{1-t^2}{1+t^2}\right)\dfrac{2}{1+t^2}\mathrm{d}t$。示例如下：

例 4.4.4 $\int \dfrac{1+\sin x}{\sin x(1+\cos x)}\mathrm{d}x$。

解 设 $\tan\dfrac{x}{2} = t$，则 $x = 2\arctan t$，$\mathrm{d}x = \dfrac{2}{1+t^2}\mathrm{d}t$

$\sin x = \dfrac{2t}{1+t^2}$，$\cos x = \dfrac{1-t^2}{1+t^2}$

$$\int \dfrac{1+\sin x}{\sin x(1+\cos x)}\mathrm{d}x = \int \dfrac{1+\dfrac{2t}{1+t^2}}{\dfrac{2t}{1+t^2}\left(1+\dfrac{1-t^2}{1+t^2}\right)} \cdot \dfrac{2}{1+t^2}\mathrm{d}t$$

$$= \int \dfrac{1+t^2+2t}{2t\left(1+\dfrac{1-t^2}{1+t^2}\right)} \cdot \dfrac{2}{1+t^2}\mathrm{d}t = \int \dfrac{1+t^2+2t}{t(1+t^2+1-t^2)}\mathrm{d}t$$

$$= \int \dfrac{1+t^2+2t}{2t}\mathrm{d}t = \dfrac{1}{2}\int\left(2+t+\dfrac{1}{t}\right)\mathrm{d}t = t + \dfrac{t^2}{4} + \dfrac{1}{2}\ln|t| + C$$

$$= \tan\dfrac{x}{2} + \dfrac{1}{4}\tan^2\dfrac{x}{2} + \dfrac{1}{2}\ln\left|\tan\dfrac{x}{2}\right| + C$$

注意：万能变换 $t = \tan\dfrac{x}{2}$ 对三角有理式的不定积分而言虽然总是有效的，但并不一定是最好的变换，实际上，在求有些三角函数有理式的积分时，不作变量代换反而会更简单。

例 4.4.5 求 $\int \dfrac{\mathrm{d}x}{a^2\sin^2 x + b^2\cos^2 x}$ $(ab \neq 0)$。

解 由于

$$\int \dfrac{\mathrm{d}x}{a^2\sin^2 x + b^2\cos^2 x} = \int \dfrac{\sec^2 x}{a^2\tan^2 x + b^2}\mathrm{d}x = \int \dfrac{\mathrm{d}(\tan x)}{a^2\tan^2 x + b^2}$$

故令 $t = \tan x$，就有

$$\int \dfrac{\mathrm{d}x}{a^2\sin^2 x + b^2\cos^2 x} = \int \dfrac{\mathrm{d}t}{a^2 t^2 + b^2} = \dfrac{1}{a}\int \dfrac{\mathrm{d}(at)}{(at)^2 + b^2}$$

$$= \dfrac{1}{ab}\arctan\dfrac{at}{b} + C = \dfrac{1}{ab}\arctan\left(\dfrac{a}{b}\tan x\right) + C$$

4.4.3 简单无理式的不定积分

对于无理函数的积分，由于有上述关于有理函数的积分理论，一般来说采取总的思路就是要通过适当的变换，把它们化为有理函数的积分，再使用有理函数的积分方法进行积分。而所谓的简单无理式主要就是指在被积函数的表达式里含有根式 $\sqrt[n]{ax+b}$，$\sqrt[n]{\dfrac{ax+b}{cx+d}}$，$\sqrt{ax^2+bx+c}$ 等的简单无理函数。示例如下：

例 4.4.6 求 $\int \dfrac{x+1}{x\sqrt{x-2}}\mathrm{d}x$。

解 设 $\sqrt{x-2} = t$，则 $x = t^2 + 2$，$\mathrm{d}x = 2t\mathrm{d}t$

$$\int \frac{x+1}{x\sqrt{x-2}} dx = \int \frac{t^2+3}{(t^2+2)\cdot t} \cdot 2t\, dt = 2\int \frac{t^2+2+1}{t^2+2} dt$$

$$= 2\int dt + 2\int \frac{1}{t^2+2} dt = 2t + \sqrt{2}\int \frac{1}{\left(\frac{t}{\sqrt{2}}\right)^2+1} d\left(\frac{t}{\sqrt{2}}\right)$$

$$= 2t + \sqrt{2}\arctan\frac{t}{\sqrt{2}} + C = 2\sqrt{x-2} + \sqrt{2}\arctan\frac{\sqrt{x-2}}{\sqrt{2}} + C$$

例 4.4.7 求 $\int \frac{dx}{(1+x)\sqrt{2+x-x^2}}$。

解 由于

$$\frac{1}{(1+x)\sqrt{2+x-x^2}} = \frac{1}{(1+x)^2}\sqrt{\frac{1+x}{2-x}}$$

故令 $t = \sqrt{\frac{1+x}{2-x}}$，则有 $x = \frac{2t^2-1}{1+t^2}, dx = \frac{6t}{(1+t^2)^2} dt$，则

$$\int \frac{dx}{(1+x)\sqrt{2+x-x^2}} = \int \frac{1}{(1+x)^2}\sqrt{\frac{1+x}{2-x}} dx$$

$$= \int \frac{(1+t^2)^2}{9t^4} \cdot t \cdot \frac{6t}{(1+t^2)^2} dt = \int \frac{2}{3t^2} dt$$

$$= -\frac{2}{3t} + C = -\frac{2}{3}\sqrt{\frac{2-x}{1+x}} + C$$

说明：用下面的方法计算本题较为简单

$$\int \frac{dx}{(1+x)\sqrt{2+x-x^2}} = \int \frac{dx}{(1+x)\sqrt{3(1+x)-(1+x)^2}} = \int \frac{dx}{(1+x)^2\sqrt{\frac{3}{1+x}-1}}$$

$$= -\frac{1}{3}\int \frac{1}{\sqrt{\frac{3}{1+x}-1}} d\left(\frac{3}{1+x}-1\right) = -\frac{2}{3}\sqrt{\frac{3}{1+x}-1} + C$$

对于有些含有根式 $\sqrt{ax^2+bx+c}$ $a \neq 0$ 的简单无理函数。我们首先利用配方法根式里有

$$ax^2+bx+c = a\left[\left(x+\frac{b}{2a}\right)^2 + \frac{4ac-b^2}{4a^2}\right]$$

若记 $u = x + \frac{b}{2a}, k^2 = \left|\frac{4ac-b^2}{4a^2}\right|$，则此二次三项式必属于以下三种情形之一：

$$|a|(u^2+k^2), |a|(u^2-k^2), |a|(k^2-u^2)$$

然后当分别令 $u = k\tan t, u = k\sec t, u = k\sin t$ 后，它们都化为三角有理式的不定积分。

例 4.4.8 求 $I = \int \frac{dx}{x\sqrt{x^2-2x-3}}$。

解 按上述一般步骤，求得

$$I = \int \frac{dx}{x\sqrt{(x-1)^2-4}} = \int \frac{du}{(u+1)\sqrt{u^2-4}} \quad (x = u+1)$$

$$= \int \frac{2\sec\theta\tan\theta}{(2\sec\theta+1)2\tan\theta}d\theta \quad (u = 2\sec\theta)$$

$$= \int \frac{d\theta}{2+\cos\theta} = \int \frac{\frac{2}{1+t^2}}{2+\frac{1-t^2}{1+t^2}}dt \quad \left(t = \tan\frac{\theta}{2}\right)$$

$$= \int \frac{dt}{t^2+3} = \frac{2}{\sqrt{3}}\arctan\frac{t}{\sqrt{3}} + C$$

$$= \frac{2}{\sqrt{3}}\arctan\left(\frac{1}{\sqrt{3}}\tan\frac{\theta}{\sqrt{3}}\right) + C$$

由于

$$\tan\frac{\theta}{2} = \frac{\sin\theta}{1+\sin\theta} = \frac{\tan\theta}{\sec\theta+1}$$

$$= \frac{\sqrt{\left(\frac{u}{2}\right)^2-1}}{\frac{u}{2}+1} = \frac{\sqrt{x^2-2x-3}}{x+1}$$

因此

$$I = \frac{2}{\sqrt{3}}\arctan\frac{\sqrt{x-2x-3}}{\sqrt{3}(x+1)} + C$$

4.5 积分表的使用

4.5.1 积分表

由于积分计算的重要性，而且某些积分并不是很容易求出的，为了使用方便，人们编制了常用的积分公式表（见附录1）。在积分表中所有的积分公式都是按照被积函数的类型分类编排的，一般而言我们所遇到的大多数积分都可以从积分表中直接查出来；但是也有一部分积分直接从积分表中是查不出来的，使用时根据被积函数的类型需要经过适当的运算后，才能在积分表中查出结果。

例 4.5.1 求 $\int \frac{\sqrt{ax+b}}{x^2}dx$ 可查积分表第(18)条。

例 4.5.2 求 $\int \frac{1-x}{x^2+9x^3}dx$。

解 积分表中没有这种类型的积分公式，因此我们必须先把这个积分进行适当的变形，然后再查积分表：

$$\int \frac{1-x}{x^2+9x^3}dx = \int \frac{1}{x^2(1+9x)}dx - \int \frac{1}{x(1+9x)}dx$$

等式右边第一个积分实际上就是公式6在 $a=1$，$b=9$ 时的情形；第二个积分实际上就是公式5在 $a=1$，$b=9$ 时的情形。

$$\therefore \int \frac{1-x}{x^2+9x^3}dx = \int \frac{1}{x^2(1+9x)}dx - \int \frac{1}{x(1+9x)}dx$$

$$= -\frac{1}{x} + 9\ln\left|\frac{1+9x}{x}\right| - \ln\left|\frac{x}{1+9x}\right| + C$$

$$= -\frac{1}{x} + 10\ln\left|\frac{1+9x}{x}\right| + C$$

例 4.5.3 求 $\int \sin^5 x dx$。

解 利用积分表中公式(95),

$$\int \sin^5 x dx = -\frac{1}{5}\sin^4 x \cos x + \frac{4}{5}\int \sin^3 x dx \quad (继续使用此公式)$$

$$= -\frac{1}{5}\sin^4 x \cos x + \frac{4}{5}\left[-\frac{1}{3}\sin^2 x \cos x + \frac{2}{3}\int \sin x dx\right]$$

$$= -\frac{1}{5}\sin^4 x \cos x - \frac{4}{15}\sin^2 x \cos x - \frac{8}{15}\cos x + C$$

最后,在使用积分表时还应该注意以下几点:
(1) 首先看被积函数是否符合公式条件,如符合,直接查表;
(2) 所求积分与公式不相同时,要想办法把它变成与公式相同的形式,再用公式;
(3) 积分表中有很多递推公式,当 n 很大时要反复使用该公式。

4.5.2 积不出函数

至此我们已经学过了求不定积分的基本方法,以及某些特殊类型不定积分的求法。但是我们需要指出的是,通常所说的"求不定积分",其实是指用初等函数的形式把这个不定积分表示出来。在这个意义下,并不是任何初等函数的不定积分都能"求出"来的。例如

$$\int e^{\pm x^2}dx, \int \frac{dx}{\ln x}, \int \frac{\sin x}{x}dx, \int \sqrt{1-k^2\sin^2 x}dx (0 < k^2 < 1)$$

等等,虽然它们都存在,但却无法用初等函数来表示(这个结论证明起来是非常难的,刘维尔(Liouville)于1835年作出过证明),这些也就是我们所谓的"积不出函数"。即因为初等函数的原函数不一定是初等函数。在下一章将会知道,这类非初等函数可采用定积分形式来表示。由此可以看出:初等函数的导数仍是初等函数,但是初等函数的不定积分却不一定是初等函数。

习 题 四

1. 已知曲线在一点的切线斜率为 $\sqrt{x}+\sqrt[3]{x}$,且过点 (1,4),求该曲线方程。
2. 已知物体以速度 $v(t)=2t^2+1$ (m/s)做直线运动,当 $t=1$ 时,物体经过的路程为 3m,求物体的运动规律。
3. 求下列不定积分。

(1) $\int 2^x e^x dx$

(2) $\int \frac{1}{x\sqrt[3]{x}}dx$

(3) $\int \sqrt{x}(x^2-5)dx$

(4) $\int \frac{(x-1)^3}{x^2}dx$

(5) $\int (e^x - 3\cos x + 2^x e^x)dx$

(6) $\int \dfrac{1+x+x^2}{x(1+x^2)}dx$

(7) $\int \dfrac{\cos 2x}{\cos x - \sin x}dx$

(8) $\int \dfrac{1}{\sin^2 x \cos^2 x}dx$

(9) 设 $\int f(x)dx = \arcsin x + C$，求 $\int \dfrac{\sqrt{1-x^2}}{f(x)}dx$

4. 用换元积分法求下列不定积分。

(1) $\int \csc^2 2x\,dx$

(2) $\int \dfrac{1}{(2-3x)^{2004}}dx$

(3) $\int xe^{-x^2}dx$

(4) $\int \sin^3 x \cos x\,dx$

(5) $\int \dfrac{\arctan x}{1+x^2}dx$

(6) $\int x\sqrt{x^2-1}\,dx$

(7) $\int \dfrac{1+\sin x}{x - \cos x}dx$

(8) $\int \left[\dfrac{1}{x(1+2\ln x)} + \dfrac{1}{\sqrt{x}}e^{3\sqrt{x}}\right]dx$

(9) $\int \dfrac{1}{x^2}e^{\frac{1}{x}}dx$

(10) $\int x^2\sqrt{4-3x^3}\,dx$

(11) $\int \dfrac{dx}{x\ln x}$

(12) $\int \dfrac{x^3}{x^4-2}dx$

(13) $\int \dfrac{\sin x + \cos x}{\sqrt[3]{\sin x - \cos x}}dx$

(14) $\int \dfrac{1}{x(3-2\ln x)}dx$

(15) $\int \dfrac{1}{\sqrt{a^2-x^2}}dx\ (a>0)$

(16) $\int \dfrac{dx}{x^2-a^2}$

(17) $\int \cos^3 x\,dx$

(18) $\int \cos^5 x \sin^2 x\,dx$

(19) $\int \sin^4 x \cos^2 x\,dx$

(20) $\int \cos 3x \cos 2x\,dx$

(21) $\int f'(\cos x)\sin x\,dx$

(22) $\int \dfrac{f'(x)}{f(x)}dx$

(23) $\int \dfrac{\cos\sqrt{x}}{\sqrt{x}}dx$

(24) $\int \dfrac{1}{\sqrt{x}+\sqrt[3]{x}}dx$

(25) $\int \dfrac{dx}{\sqrt{x^2-a^2}}\ (a>0)$

(26) $\int \dfrac{1}{\sqrt{1+e^x}}dx$

(27) $\int \sec^6 x\,dx$

5. 利用分部积分法求下列积分：

(1) $\int x\arctan x\,dx$

(2) $\int \arccos x\,dx$

(3) $\int \ln(x^2+1)dx$

(4) $\int xe^{-2x}dx$

(5) $\int \cos\ln x\,dx$

(6) $\int (\arcsin x)^2 dx$

(7) $\int x(\tan x)^2 dx$

(8) $\int x^5 \sin x^3\,dx$

6. 用适当的方法求下列不定积分：

(1) $\int \dfrac{dx}{x^2 - 5x + 6}$

(2) $\int x \tan^2 x \, dx$

(3) $\int \dfrac{\cos x}{1 + \sin x} \, dx$

(4) $\int \dfrac{\sin x}{e^x} \, dx$

(5) $\int \dfrac{x}{(1+x)^2} \, dx$

(6) $\int \dfrac{dx}{x^2 \sqrt{1 + x^2}}$

(7) $\int \sin 3x \cos 2x \, dx$

(8) $\int \dfrac{6}{x^2 + 2x + 5} \, dx$

第 5 章

定 积 分

本章讨论积分学的另一个基本问题——定积分问题。我们先从几何问题与力学问题引入定积分的定义，然后讨论定积分的性质、计算方法以及定积分在几何、物理、医学中的应用，最后介绍广义积分的概念。

5.1 定积分的概念与性质

5.1.1 定积分问题举例

例 5.1.1 求曲边梯形的面积。

我们说的曲边梯形(curvilinear trapezoid)，是指有三条边是直线，其中两条互相平行且与第三条垂直，第四边是一条曲线所围成的图形。为确定起见，取底为 x 轴，另两条边为 $x=a$ 和 $x=b$，顶部曲线的方程为 $y=f(x)$，见图 5-1。

我们知道，矩形的高是不变的，它的面积可按公式：

$$矩形的面积=底\times 高$$

来计算，因此，为了计算曲边梯形的面积 A，可以先将它分割成若干个小曲边梯形，每个小曲边梯形用相应的小矩形近似代替，把小矩形的面积累加起来，就得到曲边梯形面积 A 的近似值，当分割无限变细时，这个近似值就无限接近于所求的曲边梯形面积值。

具体可按下述步骤求 A 的值(设 $y=f(x)\geqslant 0$，$a<b$，见图 5-2)。

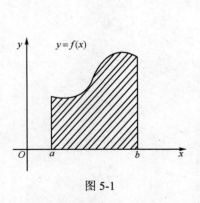

图 5-1

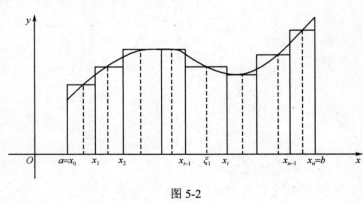

图 5-2

(1) 分割：将曲边梯形分割为 n 个小曲边梯形；

用分点

$$a=x_0<x_1<x_2<\cdots<x_i<\cdots x_{n-1}<x_n=b$$

把区间 $[a,b]$ 任意划分成 n 个小区间 $[x_0,x_1]$，$[x_1,x_2]$，$\cdots$，$[x_{i-1},x_i]$，$\cdots$，$[x_{n-1},x_n]$，每个小区间的长度为

$$\Delta x_1=x_1-x_0,\ \Delta x_2=x_2-x_1,\ \cdots,\ \Delta x_n=x_n-x_{n-1},\ 记\ \lambda=\max\{\Delta x_1,\Delta x_2,\cdots,\Delta x_n\}.$$

过每一个分点作平行于 y 轴的直线,把曲边梯形分成 n 个小曲边梯形,它们的面积分别记为 ΔA_1,$\Delta A_2,\cdots,\Delta A_n$。

(2) 近似计算:用小矩形的面积近似代替小曲边梯形的面积;

在小区间 $[x_{i-1},x_i]$ 上任取一点 $\xi_i(i=1,2,\cdots,n)$,用 $f(\xi_i)$ 为高,Δx_i 为底的的小矩形面积近似代替相应的小曲边梯形面积 ΔA_i,即

$$\Delta A_i \approx f(\xi_i)\Delta x_i$$

(3) 求近似和:把各个小矩形的面积相加即可求得整个曲边梯形面积 A 的近似值

$$A = \sum_{i=1}^{n}\Delta A_i \approx \sum_{i=1}^{n}f(\xi_i)\Delta x_i$$

即

$$A \approx \sum_{i=1}^{n}f(\xi_i)\Delta x_i$$

(4) 取极限:使曲边梯形面积的近似值转化为精确值。

当无限增大(即分点无限增多),每个小区间的长度无限缩小时,即令 $\lambda \to 0$,表示所有小区间长度 Δx_i 中之最大值趋于零,则得到 A 的精确值,即

$$A = \lim_{\lambda \to 0}\sum_{i=1}^{n}f(\xi_i)\Delta x_i$$

例 5.1.2 变速直线运动的路程。

设物体沿直线运动,它的速度 v 是时间 t 的函数 $v(t)$,求物体在 $t=T_1$ 到 $t=T_2$ 这段时间所经过的路程 S。

我们知道,匀速直线运动的路程公式是,路程=速度×时间。现在我们研究的是非匀速直线运动,不能直接运用上面的公式来求路程。但是,当时间间隔很短时,速度变化很小,可以近似地认为速度是不变的,从而在这段很短的时间间隔内,可以近似运用上面的公式。为此,我们采用与求曲边梯形面积相同的思路来解决这个问题。

(1) 用分点

$$T_1=t_0<t_1<t_2<\cdots<t_i<\cdots t_{n-1}<t_n=T_2$$

将时间间隔 $[T_1,T_2]$ 任意分成 n 个小段时间

$$[t_0,t_1],\ [t_1,t_2],\ \cdots,\ [t_{n-1},t_n]$$

各段时间长为 $\Delta t_i=t_i-t_{i-1}(i=1,2,\cdots,n)$,记 $\lambda=\max\{\Delta t_1,\Delta t_2,\cdots,\Delta t_n\}$。相应地,在各段时间内物体走过的路程为 $\Delta S_1,\Delta S_2,\cdots,\Delta S_n$。

(2) 时间间隔 $[t_{i-1},t_i]$ 上任取一个时刻 $\alpha_i(t_{i-1}\leqslant \alpha_i \leqslant t_{i-1})$,以 α_i 时刻的速度 $v(\alpha_i)$ 近似代替 $[t_{i-1},t_i]$ 上各个时刻的速度,得到部分路程 ΔS_i 的近似值,即

$$\Delta S_i \approx v(\alpha_i)\Delta t_i,\ i=1,2,\cdots,n$$

(3) 所求变速直线运动路程 S 的近似值等于 n 段分路程的近似值之和,即

$$S = \sum_{i=1}^{n}\Delta S_i \approx \sum_{i=1}^{n}v(\alpha_i)\Delta t_i$$

即

$$S \approx \sum_{i=1}^{n}v(\alpha_i)\Delta t_i$$

(4) 让 $\lambda \to 0$,求上式右端的极限,便得到变速直线运动的路程,即

$$S = \lim_{\lambda \to 0}\sum_{i=1}^{n}v(\alpha_i)\Delta t_i$$

5.1.2 定积分的定义

从上面两个例子可以看到：所要计算的量，即曲边梯形的面积 A 及变速直线运动的路程 S 的实际意义虽然不同，前者是几何量，后者是物理量，但是它们都决定于一个函数及其自变量的变化区间，如：

曲边梯形的高度函数 $y = f(x)$ 及其底边上的高 x 的变化区间 $[a,b]$，

直线运动的速度 $v(t)$ 及时间 t 的变化区间 $[T_1, T_2]$；

其次，计算这些量的方法与步骤都是相同的，最后都归结为求具有相同结构的一种"和式的极限"。不仅如此，其他许多实际问题也可归结为求这种"和式的极限"。这里，我们撇开这些问题各自的具体内容，从而抽象出定积分的概念。

定义 5.1.1 设函数 $y = f(x)$ 在 $[a,b]$ 上有定义且有界，用分点

$$a = x_0 < x_1 < x_2 < \cdots < x_i < \cdots x_{n-1} < x_n = b$$

把区间 $[a,b]$ 任意划分成 n 个小区间

$$[x_0, x_1], [x_1, x_2], \cdots, [x_{i-1}, x_i] \cdots [x_{n-1}, x_n]$$

每个小区间的长度为

$$\Delta x_1 = x_1 - x_0, \Delta x_2 = x_2 - x_1, \cdots, \Delta x_n = x_n - x_{n-1}, 记 \lambda = \max\{\Delta x_1, \Delta x_2, \cdots, \Delta x_n\}。$$

在每个小区间 $[x_{i-1}, x_i]$ $(i=1,2,\cdots,n)$ 上任取一点 $\xi_i (x_i \leq \xi_i \leq x_i)$，取函数值 $f(\xi_i)$ 与小区间长度 Δx_i 的乘积 $f(\xi_i)\Delta x_i$，并作和式

$$S = \sum_{i=1}^{n} f(\xi_i) \Delta x_i$$

如果不论对 $[a,b]$ 怎样划分，ξ_i 在 $[x_{i-1}, x_i]$ 上怎样取，只要当 $\lambda \to 0$ (即每一个小区间都无限缩小)时，和 S 总有确定的极限值 L，则称 L 为 $f(x)$ 在 $[a,b]$ 上的定积分，记为，

$$\int_a^b f(x) \mathrm{d}x$$

即

$$\int_a^b f(x) \mathrm{d}x = \lim_{\lambda \to 0} \sum_{i=1}^{n} f(\xi_i) \Delta x_i = L$$

其中，x 称为**积分变量**(variable of integration)，$f(x)$ 称为**被积函数**(integrand)，$f(x)\mathrm{d}x$ 称为**被积表达式**(integrated expression)，a 称为**积分下限**(lower limit)，b 称为**积分上限**(upper limit)，区间 $[a,b]$ 称为**积分区间**(interval of integration)，函数 $f(x)$ 在区间 $[a,b]$ 上的定积分存在，也称为 $f(x)$ 在区间 $[a,b]$ 上**可积**(integrable)。

可以证明：若函数 $f(x)$ 在区间 $[a,b]$ 上连续，则 $f(x)$ 在 $[a,b]$ 上一定可积；若 $f(x)$ 在 $[a,b]$ 上只有有限个第一类间断点，则 $f(x)$ 在 $[a,b]$ 上也一定可积。

由定积分的定义可知，定积分本质上是一个求和(sum)的过程，积分记号 $\int$ 就是字母 S 的变形，求和的结果是一个数值，这个值取决于被积函数 $f(x)$ 和积分区间 $[a,b]$。这就是说，如果既不改变被积函数 $f(x)$，也不改变积分区间 $[a,b]$，而只把积分变量 x 改写成其他字母，例如 t 或 u，那么，这时和的极限 L 仍不变，即

$$\int_a^b f(x) \mathrm{d}x = \int_a^b f(t) \mathrm{d}t = \int_a^b f(u) \mathrm{d}u$$

利用定积分的定义，前面所讨论的两个实际问题可以分别表述如下：

曲线 $y = f(x)$ ($f(x) \geq 0$)，x 轴及两条直线 $x=a, x=b$ 所围成的曲边梯形的面积 A 等于函数 $f(x)$ 在区间 $[a,b]$ 上的定积分，即

$$A = \int_a^b f(x) \mathrm{d}x \tag{5.1.1}$$

物体以变速 $v=v(t)$ $v(t)\geqslant 0$) 做直线运动，从时刻 $t=T_1$ 到时刻 $t=T_2$，这物体经过的路程 S 等于函数 $v(t)$ 在区间 $[T_1,T_2]$ 上的定积分，即

$$S=\int_{T_1}^{T_2}v(t)\mathrm{d}t \tag{5.1.2}$$

5.1.3 定积分的几何意义

定积分 $\int_a^b f(x)\mathrm{d}x$ 的几何意义可用曲边梯形的面积来说明。

当 $f(x)\geqslant 0, a<b$ 时，定积分 $\int_a^b f(x)\mathrm{d}x$ 可看作是由曲线 $y=f(x)$、直线 $x=a, x=b$ 及 x 轴所围成的曲边梯形的面积(见图5-3)。

当 $f(x)\leqslant 0, a<b$ 时，由曲线 $y=f(x)$、直线 $x=a, x=b$ 及 x 轴所围成的曲边梯形位于 x 轴的下方，定积分 $\int_a^b f(x)\mathrm{d}x$ 在几何上表示上述曲边梯形面积的负值(见图5-4)。

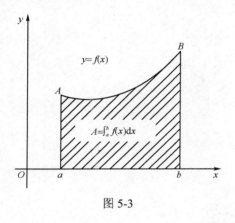

图 5-3

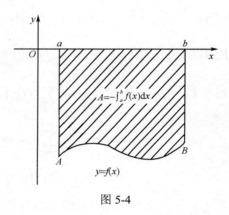

图 5-4

若 $f(x)$ 在 $[a,b]$ 上的图形某些部分在 x 轴上方，另外某些部分在 x 轴下方，那么这时定积分 $\int_a^b f(x)\mathrm{d}x$ 表示 x 轴上方图形面积减去 x 轴下方图形面积所得的差(见图5-5)。

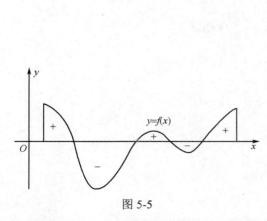

图 5-5

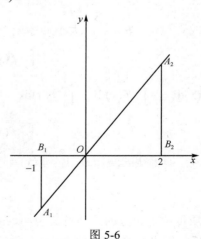

图 5-6

下面举一个按定积分几何意义计算定积分的例子。

例 5.1.3 利用定积分几何意义，计算 $\int_{-1}^{2}2x\mathrm{d}x$。

解 如图 5-6，记 $y=f(x)=2x$，则被积函数 $f(x)$ 与 x 轴、$x=-1$、$x=2$ 围成的图形由两部分组成：

$\triangle A_1B_1O$ 和 $\triangle A_2B_2O$，

$$S_{\triangle A_1B_1O} = \frac{1}{2} \times 1 \times 2 = 1$$

$$S_{\triangle A_2B_2O} = \frac{1}{2} \times 2 \times 4 = 4$$

所以

$$\int_{-1}^{2} 2x\,\mathrm{d}x = -S_{\triangle A_1B_1O} + S_{\triangle A_2B_2O} = -1 + 4 = 3$$

5.1.4 定积分的性质

在下面讨论的各个性质中，如无特别说明，均假设所涉定的积分存在。

为了以后计算及应用方便起见，对定积分作以下两点补充规定：

(1) 当 $a = b$ 时，$\int_a^b f(x)\mathrm{d}x = 0$；

(2) 当 $a > b$ 时，$\int_a^b f(x)\mathrm{d}x = -\int_b^a f(x)\mathrm{d}x$。

性质 1 $\int_a^b [f(x) \pm g(x)]\mathrm{d}x = \int_a^b f(x)\mathrm{d}x \pm \int_a^b g(x)\mathrm{d}x$。

证明
$$\int_a^b \{f(x) \pm g(x)]\mathrm{d}x = \lim_{\lambda \to 0} \sum_{i=1}^n [f(\xi_i) \pm g(\xi_i)]\Delta x_i$$

$$= \lim_{\lambda \to 0} \sum_{i=1}^n f(\xi_i)\Delta x_i \pm \lim_{\lambda \to 0} \sum_{i=1}^n g(\xi_i)\Delta x_i$$

$$= \int_a^b f(x)\mathrm{d}x \pm \int_a^b g(x)\mathrm{d}x$$

性质 1 对于任意有限个函数都是成立的。类似地，可以证明：

性质 2 $\int_a^b kf(x)\mathrm{d}x = k\int_a^b f(x)\mathrm{d}x$（$k$ 是常数）。

性质 3 设 $a < c < b$，则 $\int_a^b f(x)\mathrm{d}x = \int_a^c f(x)\mathrm{d}x + \int_c^b f(x)\mathrm{d}x$。

此性质的成立与 a、b、c 的大小顺序无关，比如，若 $c < b < a$，则有

$$\int_c^a f(x)\mathrm{d}x = \int_c^b f(x)\mathrm{d}x + \int_b^a f(x)\mathrm{d}x$$

由于 $\int_c^a f(x)\mathrm{d}x = -\int_a^c f(x)\mathrm{d}x$，$\int_b^a f(x)\mathrm{d}x = -\int_a^b f(x)\mathrm{d}x$，代入上式移项后亦得

$$\int_a^b f(x)\mathrm{d}x = \int_a^c f(x)\mathrm{d}x + \int_c^b f(x)\mathrm{d}x$$

性质 4 如果在区间 $[a,b]$ 上，$f(x) \equiv 1$，则

$$\int_a^b f(x)\mathrm{d}x = b - a$$

此性质可由定积分的几何意义说明。

性质 5 如果在区间 $[a,b]$ 上，$f(x) \geq 0$，则

$$\int_a^b f(x)\mathrm{d}x \geq 0 \quad (a < b)$$

推论 如果在区间 $[a,b]$ 上，$f(x) \leq g(x)$，则

$$\int_a^b f(x)\mathrm{d}x \leqslant \int_a^b g(x)\mathrm{d}x \quad (a<b)$$

性质 6 设 M 及 m 分别是函数 $f(x)$ 在区间 $[a,b]$ 上的最大值及最小值，则

$$m(b-a) \leqslant \int_a^b f(x)\mathrm{d}x \leqslant M(b-a) \quad (a<b)$$

性质 7(定积分中值定理) 如果函数 $f(x)$ 在闭区间 $[a,b]$ 上连续，则在区间 $[a,b]$ 上至少存在一点 ξ，使

$$\int_a^b f(x)\mathrm{d}x = f(\xi)(b-a) \quad (a \leqslant \xi \leqslant b)$$

或者写成

$$f(\xi) = \frac{1}{b-a}\int_a^b f(x)\mathrm{d}x$$

中值定理的严格证明从略，只作几何解释，见图 5-7。从图中可以看出：若 $f(x)$ 在 $[a,b]$ 上连续，则在 $[a,b]$ 上至少可以找到一点 ξ，使得以它所对应的函数值 $f(\xi)$ 作高，以区间的长度 $b-a$ 作为底的矩形面积 $f(\xi)(b-a)$，恰好等于同一底上以曲线 $y=f(x)$ 为曲边的曲边梯形的面积。

通常称

$$\frac{1}{b-a}\int_a^b f(x)\mathrm{d}x \tag{5.1.3}$$

为函数 $f(x)$ 在 $[a,b]$ 上的平均值。它是有限个数平均值概念的一种推广。在实际问题中通常利用此式来计算连续函数在某一闭区间上的平均值。例如，在药物动力学中计算平均血药浓度，在物理学中计算平均速度、平均功率等。

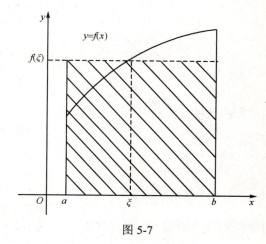

图 5-7

例 5.1.4 求函数 $y=f(x)=2x$ 在区间 $[0,1]$ 上的平均值 $\bar{y}$。

解 可利用定积分的几何意义求得

$$\int_0^1 x\mathrm{d}x = \frac{1}{2}$$

所以，函数 $y=2x$ 在区间 $[0,1]$ 上的平均值为

$$\bar{y} = \frac{1}{1-0}\int_0^1 2x\mathrm{d}x = 2\int_0^1 x\mathrm{d}x = 2\times\frac{1}{2} = 1 。$$

5.2 牛顿-莱布尼茨公式

直接用定积分的定义去计算定积分一般来说是非常困难的，甚至是不可能的，因此有必要寻求一种计算定积分的简便而有效的方法。本节介绍的微积分基本公式指出了定积分的计算可归结为计算原函数的函数值，从而提示了定积分与不定积分之间的关系。

5.2.1 变上限的函数

设函数 $f(x)$ 在 $[a,b]$ 上连续，则对于任意的 $x\in[a,b]$，$f(x)$ 在 $[a,x]$ 上也连续，于是定积分 $\int_a^x f(x)\mathrm{d}x$ 存在，我们称此积分为变上限的定积分。因为给定一个 $x(x\in[a,b])$，就有一个积分值与其对应，所以该积分是上限 x 的函数，记为 $\Phi(x)$，这里积分变量和积分上限都是 x，但它们的含意并不相同，为了区别起见，我

们把积分变量改用字母 t 来表示，即

$$\Phi(x) = \int_a^x f(x)dx = \int_a^x f(t)dt$$

如图 5-8 所示，也把它叫做积分上限函数或者叫**变上限的函数**。

这个变上限函数 $\Phi(x)$ 具有下面定理所指出的重要性质。

定理 5.2.1 若函数 $f(x)$ 在 $[a,b]$ 上连续，则 $\Phi(x) = \int_a^x f(t)dt$ 在 $[a,b]$ 上可导，且有 $\Phi'(x) = f(x)$，即

$$\Phi'(x) = \left[\int_a^x f(t)dt\right]'_x = f(x) \quad (5.2.1)$$

证明 若 $x \in (a,b)$，设 x 获得增量 Δx，其绝对值足够地小，使得 $x + \Delta x \in (a,b)$，则 $x + \Delta x$ 处的函数值为，

$$\Phi(x+\Delta x) = \int_a^{x+\Delta x} f(t)dt$$

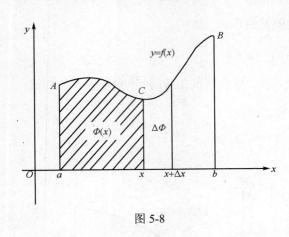

图 5-8

由此得函数的增量

$$\Delta \Phi(x) = \Phi(x+\Delta x) - \Phi(x)$$
$$= \int_a^{x+\Delta x} f(t)dt - \int_a^x f(t)dt$$
$$= \int_x^{x+\Delta x} f(t)dt$$

再应用积分中值定理，即有等式

$$\Delta \Phi = f(\xi)\Delta x$$

这里，ξ 在 x 与 $x + \Delta x$ 之间。

所以

$$\Phi'(x) = \lim_{\Delta x \to 0} \frac{\Delta \Phi(x)}{\Delta x} = \lim_{\Delta x \to 0} \frac{f(\xi)\Delta x}{\Delta x} = \lim_{\xi \to x} f(\xi) = f(x)$$

即

$$\Phi'(x) = \left[\int_a^x f(t)dt\right]'_x = f(x)$$

若 $x = a$ 或 $x = b$，则只取 $\Delta x > 0$ 或 $\Delta x < 0$，作相似的讨论，有相同的结论。

证毕。

这个定理指出了一个重要结论：连续函数 $f(x)$ 取变上限 x 的定积分然后求导，其结果还原为 $f(x)$ 本身。因此，我们引出如下的原函数的存在定理。

定理 5.2.2(原函数存在定理) 如果函数 $f(x)$ 在区间 $[a,b]$ 上连续，则函数，

$$\Phi(x) = \int_a^x f(t)dt$$

就是 $f(x)$ 在 $[a,b]$ 上的一个原函数。

这个定理的重要意义是：一方面肯定了连续函数的原函数是存在的，另一方面初步地揭示了积分学中的定积分与原函数之间的联系。因此，我们就有可能通过原函数来计算定积分。定积分和不定积分有着密切的内在联系，这种联系的基础就是牛顿-莱布尼茨公式。

5.2.2 牛顿-莱布尼茨公式

下面的定理，给出了定积分与不定积分之间的关系，使我们可以借助不定积分来计算定积分值。

定理 5.2.3(牛顿-莱布尼茨公式) 设 $f(x)$ 在 $[a,b]$ 上连续，$F(x)$ 是 $f(x)$ 的任意一个原函数，则

$$\int_a^b f(x)\mathrm{d}x = F(b) - F(a) \tag{5.2.2}$$

证明 因为 $F(x)$ 是 $f(x)$ 的一个原函数，由原函数存在定理可知 $\Phi(x) = \int_a^x f(t)\mathrm{d}t$ 也是 $f(x)$ 的一个原函数，所以它们之间相差一个常数，即有

$$F(x) - \Phi(x) = C$$

所以 $F(x) = \Phi(x) + C = \int_a^x f(t)\mathrm{d}t + C$

令 $x = a$ 得，$F(a) = \Phi(a) + C = \int_a^a f(t)\mathrm{d}t + C$

即 $F(a) = C$，所以 $F(x) = \Phi(x) + F(a)$

又令 $x = b$ 得，$F(b) = \Phi(b) + C = \int_a^b f(t)\mathrm{d}t + F(a)$

故
$$\int_a^b f(x)\mathrm{d}x = F(b) - F(a)$$

证毕。

上式是由著名数学家牛顿、莱布尼茨经过长期的研究后归纳总结出来的，因此我们把上式称为**牛顿-莱布尼茨公式**(Newton-Leibniz's formula)。这个定理给定积分提供了一个有效而简便的计算方法，大大简化了计算过程。它是定积分的主要计算公式。为了方便起见，记

$$F(b) - F(a) = F(x)\Big|_a^b$$

下面举例说明牛顿-莱布尼茨公式的应用。

例 5.2.1 求 $\int_0^\pi \sin x \mathrm{d}x$。

解
$$\int_0^\pi \sin x \mathrm{d}x = -\cos x \Big|_0^\pi$$
$$= -\cos \pi + (\cos 0) = 2$$

例 5.2.2 求 $\int_1^2 (2x + \frac{1}{x})\mathrm{d}x$。

解
$$\int_1^2 (2x + \frac{1}{x})\mathrm{d}x = (x^2 + \ln|x|)\Big|_1^2$$
$$= 4 + \ln 2 - (1 + \ln 1) = 3 + \ln 2$$

例 5.2.3 求 $\int_0^a \frac{1}{a^2 + x^2}\mathrm{d}x$。

解
$$\int_0^a \frac{1}{a^2 + x^2}\mathrm{d}x = \frac{1}{a}\arctan \frac{x}{a}\Big|_0^a$$
$$= \frac{1}{a}\arctan 1 - \frac{1}{a}\arctan 0 = \frac{\pi}{4a}$$

例 5.2.4 求 $\int_0^1 x\sqrt{1+x^2}\mathrm{d}x$。

解 因为
$$\int x\sqrt{1+x^2}\mathrm{d}x = \frac{1}{2}\int (1+x^2)^{\frac{1}{2}}\mathrm{d}(1+x^2)$$
$$= \frac{1}{2} \cdot \frac{2}{3} \cdot (1+x^2)^{\frac{3}{2}} + C$$

$$= \frac{1}{3}(1+x^2)^{\frac{3}{2}} + C$$

故
$$\int_0^1 x\sqrt{1+x^2}\,dx = \frac{1}{3}(1+x^2)^{\frac{3}{2}}\bigg|_0^1$$

$$= \frac{2\sqrt{2}-1}{3}$$

例 5.2.5 设函数 $f(x)$ 为

$$f(x) = \begin{cases} \dfrac{1}{x}, & 1 \leqslant x \leqslant 2, \\ e^x, & 0 \leqslant x < 1。 \end{cases}$$

计算 $\int_0^2 f(x)\,dx$。

解 由定积分的区间可加性有

$$\int_0^2 f(x)\,dx = \int_0^1 f(x)\,dx + \int_1^2 f(x)\,dx$$

$$= \int_0^1 e^x\,dx + \int_1^2 \frac{1}{x}\,dx$$

$$= e^x\bigg|_0^1 + \ln|x|\bigg|_1^2$$

$$= e - 1 + \ln 2$$

例 5.2.6 设快速静脉注射某药后,血药浓度 C 与时间的 t 函数关系为 $C = C_0 e^{-kt}$,其中 C_0 为初始浓度,k 为速率常数,求从 $t=0$ 到 $t=T$ 这段时间内的平均血药浓度 $\overline{C}$。

解 在时间间隔 $t=0$ 到 $t=T$ 内,血药浓度 C 的平均值为

$$\overline{C} = \frac{1}{T-0}\int_0^T C\,dt$$

$$= \frac{1}{T}\int_0^T C_0 e^{-kt}\,dt$$

而

$$\int_0^T C_0 e^{-kt}\,dt = C_0 \int_0^T e^{-kt}\,d$$

$$= -\frac{C_0}{k} e^{-kt}\bigg|_0^T$$

$$= \frac{C_0}{k}(1-e^{-kT})$$

所以
$$\overline{C} = \frac{1}{T} \cdot \frac{C_0}{k}(1-e^{-kT})$$

$$= \frac{C_0}{Tk}(1-e^{-kT})$$

5.3 定积分的计算

牛顿-莱布尼茨公式给出了计算定积分的方法,只要能求出被积函数的任意一个原函数,然后分别代入

上、下限，计算其差就可以了。我们知道用换元法和分部积分法可以求出一些函数的原函数。因此，在一定条件下，可以用换元积分法和分部积分法来计算定积分。下面就来讨论定积分的这两种计算方法。

5.3.1 定积分的换元法

定理 5.3.1 假设函数 $f(x)$ 在区间 $[a,b]$ 上连续，计算定积分时作代换 $x=\varphi(t)$，函数 $x=\varphi(t)$ 满足条件：

(1) $\varphi(\alpha)=a$，$\varphi(\beta)=b$；

(2) $\varphi(t)$ 在 $[\alpha,\beta]$（或 $[\beta,\alpha]$）上具有连续导数，其值域为 $[a,b]$，

则有

$$\int_a^b f(x)\mathrm{d}x = \int_\alpha^\beta f[\varphi(t)]\varphi'(t)\mathrm{d}t \tag{5.3.1}$$

证明略。

应用定积分换元法需注意以下两点：

(1) 用 $x=\varphi(t)$ 把原来变量 x 代换成新变量 t 时，积分限也要换成相应于新变量 t 的积分限即换元换限；

(2) 求出 $f[\varphi(t)]\varphi'(t)$ 的一个原函数 $\Phi(t)$ 后，不必像计算不定积分那样再把 $\Phi(t)$ 变换成原来变量 x 的函数，而只要把新变量 t 的上、下限分别代入 $\Phi(t)$ 中然后相减就行了。

例 5.3.1 计算 $\int_{-1}^{1} \dfrac{x}{\sqrt{5-4x}}\mathrm{d}x$。

解 设 $\sqrt{5-4x}=t$，则

$$x=\frac{5-t^2}{4}, \quad \mathrm{d}x=\left(\frac{5-t^2}{4}\right)'\mathrm{d}t=-\frac{1}{2}t\mathrm{d}t$$

积分变量改变为 t，所以积分限必须作相应改变。

当 $x=-1$ 时，$t=3$，

当 $x=1$ 时，$t=1$，

所以

$$\int_{-1}^{1} \frac{x}{\sqrt{5-4x}}\mathrm{d}x = \int_3^1 \frac{1}{t}\left(\frac{5-t^2}{4}\right)\left(-\frac{t}{2}\right)\mathrm{d}t$$

$$= -\frac{1}{8}\int_3^1 (5-t^2)\mathrm{d}t = -\frac{1}{8}\left(5t-\frac{1}{3}t^2\right)\bigg|_3^1 = \frac{1}{6}$$

不定积分的换元法最后要代回原变量 x，而定积分的换元法由于改变了上下限，积分后就无需再代回了。

例 5.3.2 计算 $\int_1^{\mathrm{e}^2} \dfrac{1}{x\sqrt{1+\ln x}}\mathrm{d}x$。

解

$$\int_1^{\mathrm{e}^2} \frac{1}{x\sqrt{1+\ln x}}\mathrm{d}x = \int_1^{\mathrm{e}^2} \frac{1}{\sqrt{1+\ln x}}\mathrm{d}(1+\ln x)$$

$$= 2\sqrt{1+\ln x}\bigg|_1^{\mathrm{e}^2} = 2(2-1)=2$$

由于没有引入新变量，所以不需改变积分上、下限。

例 5.3.3 计算 $\int_0^{\ln 2} \sqrt{\mathrm{e}^x-1}\mathrm{d}x$。

解 设 $\sqrt{\mathrm{e}^x-1}=t$，则

$$x=\ln(t^2+1), \quad \mathrm{d}x=\frac{2t}{t^2+1}\mathrm{d}t$$

积分变量改变为 t，所以积分限必须作相应改变。

当 $x=0$ 时，$t=0$，

当 $x=\ln 2$ 时，$t=1$，

所以
$$\int_0^{\ln 2}\sqrt{e^x-1}\,dx = \int_0^1 t\cdot\frac{2t}{t^2+1}\,dt$$
$$= 2\int_0^1\frac{t^2}{t^2+1}\,dt = 2\int_0^1\frac{t^2}{t^2+1}\,dt = 2\int_0^1\frac{t^2+1-1}{t^2+1}\,dt$$
$$= 2\int_0^1\left(1-\frac{1}{t^2+1}\right)dt$$
$$= 2(t-\arctan t)\Big|_0^1$$
$$= 2-\frac{\pi}{2}$$

例 5.3.4 计算 $\int_0^{\pi}\sqrt{\sin x-\sin^3 x}\,dx$。

解 因为 $\sqrt{\sin x-\sin^3 x}=\sqrt{\sin x(1-\sin^2 x)}=\sqrt{\sin x\cos^2 x}=\sin^{\frac{1}{2}}x\cdot|\cos x|$，则

当 $x\in\left[0,\dfrac{\pi}{2}\right]$ 时，$|\cos x|=\cos x$，

当 $x\in\left[\dfrac{\pi}{2},\pi\right]$ 时，$|\cos x|=-\cos x$，

所以
$$\int_0^{\pi}\sqrt{\sin x-\sin^3 x}\,dx = \int_0^{\pi}\sin^{\frac{1}{2}}x\cdot|\cos x|\,dx$$
$$= \int_0^{\frac{\pi}{2}}\sin^{\frac{1}{2}}x\cos x\,dx - \int_{\frac{\pi}{2}}^{\pi}\sin^{\frac{1}{2}}x\cos x\,dx$$
$$= \frac{2}{3}\sin^{\frac{3}{2}}x\Big|_0^{\frac{\pi}{2}} - \frac{2}{3}\sin^{\frac{3}{2}}x\Big|_{\frac{\pi}{2}}^{\pi}$$
$$= \frac{2}{3}-\left(-\frac{2}{3}\right)=\frac{4}{3}$$

例 5.3.5 设函数 $f(x)$ 在区间 $[-a,a]$ 上连续，证明：

(1) 若函数 $f(x)$ 为奇函数，则
$$\int_{-a}^a f(x)\,dx=0$$

(2) 若函数 $f(x)$ 为偶函数，则
$$\int_{-a}^a f(x)\,dx=2\int_0^a f(x)\,dx$$

证明 $\int_{-a}^a f(x)\,dx=\int_{-a}^0 f(x)\,dx+\int_0^a f(x)\,dx$，

对等式右边第一个积分作代换，令 $x=-t$，则
$$\int_{-a}^0 f(x)\,dx=\int_a^0 f(-t)(-dt)=\int_0^a f(-t)\,dt=\int_0^a f(-x)\,dx$$

所以
$$\int_{-a}^a f(x)\,dx=\int_0^a f(-x)\,dx+\int_0^a f(x)\,dx=\int_0^a [f(-x)+f(x)]\,dx$$

(1) 当 $f(x)$ 为奇函数时，则 $f(-x) = -f(x)$，

从而
$$\int_{-a}^{a} f(x) \mathrm{d}x = \int_{0}^{a} [f(-x) + f(x)] \mathrm{d}x = 0$$

(2) 当 $f(x)$ 为偶函数时，则 $f(-x) = f(x)$，

于是
$$\int_{-a}^{a} f(x) \mathrm{d}x = \int_{0}^{a} [f(-x) + f(x)] \mathrm{d}x = 2\int_{0}^{a} f(x) \mathrm{d}x$$

故
$$\int_{-a}^{a} f(x) \mathrm{d}x = \begin{cases} 0, & \text{当} f(x) \text{为奇函数时;} \\ 2\int_{0}^{a} f(x) \mathrm{d}x, & \text{当} f(x) \text{为偶函数。} \end{cases}$$

例 5.3.6 计算 $\int_{-\sqrt{3}}^{\sqrt{3}} \dfrac{x^5 \sin^2 x}{1 + x^2 + x^4} \mathrm{d}x$。

解 设 $f(x) = \dfrac{x^5 \sin^2 x}{1 + x^2 + x^4}$，容易验证 $f(x)$ 为奇函数。

因此，$\int_{-\sqrt{3}}^{\sqrt{3}} \dfrac{x^5 \sin^2 x}{1 + x^2 + x^4} \mathrm{d}x = 0$。

例 5.3.7 设 $f(x)$ 连续，求证：

(1) $\int_{0}^{\frac{\pi}{2}} f(\sin x) \mathrm{d}x = \int_{0}^{\frac{\pi}{2}} f(\cos x) \mathrm{d}x$；

(2) $\int_{0}^{\pi} x f(\sin x) \mathrm{d}x = \dfrac{\pi}{2} \int_{0}^{\pi} f(\sin x) \mathrm{d}x$，并计算 $\int_{0}^{\pi} \dfrac{x \sin x}{1 + \cos^2 x} \mathrm{d}x$。

证明 (1) 设 $x = \dfrac{\pi}{2} - t$，则 $\mathrm{d}x = -\mathrm{d}t$，

当 $x = 0$ 时，$t = \dfrac{\pi}{2}$，

当 $x = \dfrac{\pi}{2}$ 时，$t = 0$，

于是 $\int_{0}^{\frac{\pi}{2}} f(\sin x) \mathrm{d}x = -\int_{\frac{\pi}{2}}^{0} f\left[\sin\left(\dfrac{\pi}{2} - t\right)\right] \mathrm{d}t = \int_{0}^{\frac{\pi}{2}} f(\cos t) \mathrm{d}t = \int_{0}^{\frac{\pi}{2}} f(\cos x) \mathrm{d}x$。

(2) 设 $x = \pi - t$，则 $\mathrm{d}x = -\mathrm{d}t$，

当 $x = 0$ 时，$t = \pi$，

当 $x = \pi$ 时，$t = 0$，

于是
$$\int_{0}^{\pi} x f(\sin x) \mathrm{d}x = -\int_{\pi}^{0} (\pi - t) f[\sin(\pi - t)] \mathrm{d}t = \int_{0}^{\pi} (\pi - t) f(\sin t) \mathrm{d}t$$
$$= \pi \int_{0}^{\pi} f(\sin t) \mathrm{d}t - \int_{0}^{\pi} t f(\sin t) \mathrm{d}t = \pi \int_{0}^{\pi} f(\sin x) \mathrm{d}x - \int_{0}^{\pi} x f(\sin x) \mathrm{d}x$$

所以 $\int_{0}^{\pi} x f(\sin x) \mathrm{d}x = \dfrac{\pi}{2} \int_{0}^{\pi} f(\sin x) \mathrm{d}x$。

由此结论，即得
$$\int_{0}^{\pi} \dfrac{x \sin x}{1 + \cos^2 x} \mathrm{d}x = \dfrac{\pi}{2} \int_{0}^{\pi} \dfrac{\sin x}{1 + \cos^2 x} \mathrm{d}x = -\dfrac{\pi}{2} \int_{0}^{\pi} \dfrac{\mathrm{d}(\cos x)}{1 + \cos^2 x}$$
$$= -\dfrac{\pi}{2} [\arctan(\cos x)]\Big|_{0}^{\pi} = \dfrac{\pi^2}{4}$$

5.3.2 定积分的分部积分法

定理 5.3.2 设函数 $u(x)=u$、$v(x)=v$ 在区间 $[a,b]$ 上具有连续导数 $u'(x)$、$v'(x)$，由于
$$d[u(x)v(x)] = u(x)dv(x) + v(x)du(x)$$

则
$$\int_a^b d[u(x)v(x)] = \int_a^b u(x)dv(x) + \int_a^b v(x)du(x)$$

即
$$\int_a^b u(x)dv(x) = [u(x)v(x)]\Big|_a^b - \int_a^b v(x)du(x)$$

简记作
$$\int_a^b u\,dv = (uv)\Big|_a^b - \int_a^b v\,du \tag{5.3.2}$$

这就是**定积分的分部积分公式**。此公式和不定积分的分部积分公式相似，只是每一项都带有积分限，其简便之处在于把积分出来的部分代入积分上、下限，变为具体的数值。

例 5.3.8 计算 $\int_0^{\ln 2} x e^{-x} dx$。

解 设 $u = x, dv = e^{-x}dx$，则
$$du = (x)'dx = dx, \quad v = -e^{-x}$$

于是
$$\int_0^{\ln 2} x e^{-x}dx = (-xe^{-x})\Big|_0^{\ln 2} - \int_0^{\ln 2} -e^{-x}dx$$
$$= -\frac{1}{2}\ln 2 + \int_0^{\ln 2} e^{-x}dx = -\frac{1}{2}\ln 2 + (-e^{-x})\Big|_0^{\ln 2}$$
$$= \frac{1}{2}\ln \frac{e}{2}$$

例 5.3.9 计算 $\int_0^{\frac{1}{2}} \arcsin x\,dx$。

解 设 $u = \arcsin x, dv = dx$，则
$$du = \frac{1}{\sqrt{1-x^2}}dx, \quad v = x$$

于是
$$\int_0^{\frac{1}{2}} \arcsin x\,dx = (x\arcsin x)\Big|_0^{\frac{1}{2}} - \int_0^{\frac{1}{2}} x \cdot \frac{1}{\sqrt{1-x^2}}dx$$
$$= \frac{\pi}{12} - \int_0^{\frac{1}{2}} \frac{x}{\sqrt{1-x^2}}dx = \frac{\pi}{12} + \frac{1}{2}\int_0^{\frac{1}{2}} \frac{1}{\sqrt{1-x^2}}d(1-x^2)$$
$$= \frac{\pi}{12} + \sqrt{1-x^2}\Big|_0^{\frac{1}{2}} = \frac{\pi}{12} + \frac{\sqrt{3}}{2} - 1$$

如果对计算已比较熟悉，也可不必写出 u、v，而直接应用分部积分公式。

例 5.3.10 计算 $\int_0^{\frac{\pi}{2}} x^2 \sin x\,dx$。

解
$$\int_0^{\frac{\pi}{2}} x^2 \sin x\,dx = \int_0^{\frac{\pi}{2}} x^2 d(-\cos x) \ (u\,dv)$$

$$= (-x^2 \cos x)\Big|_0^{\frac{\pi}{2}} - \int_0^{\frac{\pi}{2}} -\cos x \mathrm{d}x^2 = 2\int_0^{\frac{\pi}{2}} x\cos x \mathrm{d}x$$

$$= 2\int_0^{\frac{\pi}{2}} x\cos x \mathrm{d}x = 2\int_0^{\frac{\pi}{2}} x\mathrm{d}(\sin x) \quad (u\mathrm{d}v)$$

$$= 2(x\sin x)\Big|_0^{\frac{\pi}{2}} - 2\int_0^{\frac{\pi}{2}} \sin x x \mathrm{d}x$$

$$= \pi - 2(-\cos x)\Big|_0^{\frac{\pi}{2}} = \pi - 2$$

例 5.3.11 计算 $\int_0^{\frac{\pi}{2}} \mathrm{e}^{2x} \cos x \mathrm{d}x$。

解
$$\int_0^{\frac{\pi}{2}} \mathrm{e}^{2x} \cos x \mathrm{d}x = \int_0^{\frac{\pi}{2}} \mathrm{e}^{2x} \mathrm{d}(\sin x) \quad (u\mathrm{d}v)$$

$$= (\mathrm{e}^{2x} \sin x)\Big|_0^{\frac{\pi}{2}} - \int_0^{\frac{\pi}{2}} \sin x \mathrm{d}\mathrm{e}^{2x} = \mathrm{e}^{\pi} - 2\int_0^{\frac{\pi}{2}} \mathrm{e}^{2x} \sin x \mathrm{d}x$$

$$= \mathrm{e}^{2x} - 2\int_0^{\frac{\pi}{2}} \mathrm{e}^{2x} \mathrm{d}(-\cos x) \quad (u\mathrm{d}v)$$

$$= \mathrm{e}^{\pi} - 2[(-\mathrm{e}^{2x} \cos x)\Big|_0^{\frac{\pi}{2}} - 2\int_0^{\frac{\pi}{2}} -\cos x \cdot \mathrm{e}^{2x} \mathrm{d}x]$$

$$= \mathrm{e}^{\pi} - 2 - 4\int_0^{\frac{\pi}{2}} \mathrm{e}^{2x} \cos x \mathrm{d}x$$

故 $$5\int_0^{\frac{\pi}{2}} \mathrm{e}^{2x} \cos x \mathrm{d}x = \mathrm{e}^{\pi} - 2,$$

即 $$\int_0^{\frac{\pi}{2}} \mathrm{e}^{2x} \cos x \mathrm{d}x = \frac{1}{5}(\mathrm{e}^{\pi} - 2)。$$

例 5.3.12 计算 $I_n = \int_0^{\frac{\pi}{2}} \sin^n x \mathrm{d}x$ （为 n 自然数）。

解 由定积分的分部积分公式，可以证明：

$$I_n = \int_0^{\frac{\pi}{2}} \sin^n x \mathrm{d}x = \begin{cases} \dfrac{n-1}{n} \Box \dfrac{n-3}{n-2} \cdots \dfrac{3}{4} \Box \dfrac{1}{2} \Box \dfrac{\pi}{2} & (n\text{为偶数}) \\ \dfrac{n-1}{n} \Box \dfrac{n-3}{n-2} \cdots \dfrac{4}{5} \Box \dfrac{2}{3} \Box 1 & (n\text{为奇数}) \end{cases}$$

*5.3.3 定积分的近似计算

利用牛顿-莱布尼茨公式可以求部分函数的定积分，但实际应用中，经常遇到下列情况：

①欲求 $\int_a^b f(x)\mathrm{d}x$ 的值，而 $f(x)$ 的原函数根本不能用普通的初等函数表示出来，如 $\int_0^1 \dfrac{\sin x}{x}\mathrm{d}x$、$\int_0^a \mathrm{e}^{-x^2}\mathrm{d}x$。②若被积函数 $f(x)$ 是用表格方式表示的，则无法求出 $f(x)$ 的原函数。③有时从理论上可以证

明被积函数 $f(x)$ 的原函数可以用初等函数表示出来，但计算过程相当复杂，即便能够求出来，得到的积分值也有可能是近似值。

所以定积分的近似计算已经成为应用定积分解决实际问题时不可缺少的方法。

定积分的近似公式的基本思想是，从求面积的近似值着手，导出相应的求定积分的近似公式。这里只介绍几种简单而又比较有效的方法。

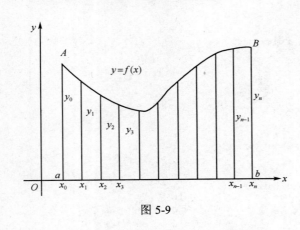

图 5-9

1. **矩形法(rectangular method)**

矩形法的基本思想是将曲边梯形分成若干个小曲边梯形，再用小矩形近似地代替小曲边梯形，然后将各小矩形面积累加，得定积分的近似值。

计算 $\int_a^b f(x)dx$，具体作法如下：

用分点 $a = x_0 < x_1 < x_2 < \cdots < x_i < \cdots x_{n-1} < x_n = b$ 把区间 $[a,b]$ 分成 n 等分，每等分的长度为 $\Delta x = \dfrac{b-a}{n}$，过各分点作平行于 y 轴的直线分别交曲线于 $y = f(x)$，并得到 $y_0, y_1, y_2, \cdots, y_n$，原来的图形被分成 n 个小曲边梯形，如图 5-9。

每个小曲边梯形的面积都用相应的小矩形面积 $y_0\Delta x, y_1\Delta x, \cdots, y_{n-1}\Delta x$ 或 $y_1\Delta x, y_2\Delta x, \cdots, y_n\Delta x$ 来近似代替，把它们加起来，就得到

$$\int_a^b f(x)dx \approx (y_0 + y_1 + \cdots + y_{n-1})\Delta x$$

$$= \frac{b-a}{n}(y_0 + y_1 + \cdots + y_{n-1})$$

或

$$\int_a^b f(x)dx \approx (y_1 + y_2 + \cdots + y_n)\Delta x$$

$$= \frac{b-a}{n}(y_1 + y_2 + \cdots + y_n)$$

这就是用矩形法计算定积分近似值的公式。

2. **梯形法(trapezoidal method)**

用小梯形代替小曲边梯形来近似计算定积分 $\int_a^b f(x)dx$ 的方法为梯形法。

把区间 $[a,b]$ 用分点 $a = x_0 < x_1 < x_2 < \cdots < x_i < \cdots x_{n-1} < x_n = b$ 分成 n 等份，每等份的长度为 $\Delta x = \dfrac{b-a}{n}$，分点对应的函数值为 $y_0, y_1, y_2, \cdots, y_n$，连接曲线 $[y = f(x)$ 上相邻两点，得 n 个小直角梯形，如图 5-10 所示，它们的面积为

$$\frac{1}{2}(y_i + y_{i-1})\Delta x \quad (i = 1, 2, \cdots, n)$$

相加便得定积分的近似值

$$\int_a^b f(x)dx \approx \frac{1}{2}\sum_{i=1}^n (y_i + y_{i-1})\Delta x$$

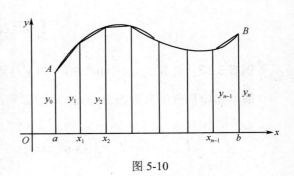

图 5-10

$$= \frac{b-a}{n}\left(\frac{y_0+y_n}{2}+\sum_{i=1}^{n-1}y_i\right)$$

可以证明，若分点不均匀，则

$$\int_a^b f(x)\mathrm{d}x \approx \frac{1}{2}\sum_{i=1}^n (y_i+y_{i-1})(x_i-x_{i-1})$$

例 5.3.13 有 20 名受试者各口服磷霉素 2g，测得血液浓度 C 平均值如下：

t(h)	0.5	1	2	4	6	8	12
C(μg/ml)	1.00	4.54	8.89	6.44	3.69	2.87	2.23

计算 $\int_0^{12} C(t)\mathrm{d}t$ 的近似值。

解
$$\int_0^{12} C(t)\mathrm{d}t \approx \frac{1}{2}[(1.00+4.54)\times(1-0.5)+(4.54+8.89)\times(2-1)+(8.89+6.44)\times(4-2)$$
$$+(6.44+3.69)\times(6-4)+(3.69+2.87)(8-6)+(2.87+2.23)\times(12-8)]$$
$$= 50.32$$

3. 抛物线法(parabolic method)

抛物线法的基本思想是：用以抛物线为顶的小曲边梯形的面积来代替原来的小曲边梯形的面积。

用分点 $a=x_0<x_1<x_2<\cdots<x_{2n}=b$ 把区间 $[a,b]$ 分成 $2n$ 等份，分点的函数值为 $y_0,y_1,y_2,\cdots,y_{2n}$，过各分点作平行于 y 轴的直线与曲线 $y=f(x)$ 相交于 $2n$ 个点，依次过相邻 3 个交点各作一条抛物线，如图 5-11。

将 n 个以抛物线为顶的小曲边梯形的面积相加作为 $\int_a^b f(x)\mathrm{d}x$ 的近似值。

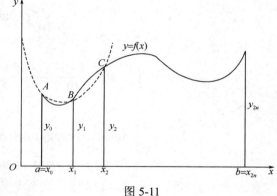

图 5-11

例如，过前 3 点 A、B、C 的抛物线下小曲边梯形的面积为 S_1，

$$S_1 = \int_{x_0}^{x_2}(\alpha x^2+\beta x+\gamma)\mathrm{d}x = \left(\frac{\alpha}{3}x^3+\frac{\beta}{2}x^2+\gamma x\right)\Big|_{x_0}^{x_2}$$
$$= \frac{x_2-x_0}{6}[2\alpha(x_2^2+x_2x_0+x_0^2)+3\beta(x_2+x_0)+6\gamma]$$
$$= \frac{x_2-x_0}{6}[(\alpha x_2^2+\beta x_2+\gamma)+(\alpha x_0^2+\beta x_0+\gamma)$$
$$+\alpha(x_0+x_2)^2+2\beta(x_0+x_2)+4\gamma]$$

由于 x_1 是 x_0 和 x_2 的中点，所以 $x_0+x_2=2x_1$，$x_2-x_0=2\cdot\frac{b-a}{2n}$。

从而
$$S_1 = \frac{b-a}{6n}(y_0+4y_1+y_2)$$

类似地可计算其他以抛物线为顶的小曲边梯形的面积为：
$$S_2 = \frac{b-a}{6n}(y_2+4y_3+y_4)$$
$$S_3 = \frac{b-a}{6n}(y_4+4y_5+y_6)$$
……

$$S_n = \frac{b-a}{6n}(y_{2n-2} + 4y_{2n-1} + y_{2n})$$

将 $S_1, S_2, \cdots, S_n$ 加起来，就得到近似公式

$$\int_a^b f(x)dx \approx \frac{b-a}{6n}[(y_0 + y_{2n}) + 4(y_1 + 4y_3 + \cdots + y_{2n-1}) + 2(y_2 + y_4 + \cdots + y_{2n-2})]$$

这个公式称为**辛普生公式**(Simpson's formula)。

例 5.3.14 分别用矩形法、梯形法和抛物线法计算定积分 $\int_1^2 \frac{1}{x} dx$ 的近似值，并比较它们的精确度。

解
$$\int_1^2 \frac{1}{x} dx = \ln x \Big|_1^2 = \ln 2 \approx 0.693147$$

将积分区间 $[1,2]$ 10 等分，即 $n=10, \Delta x = \frac{2-1}{10} = 0.1$，令 $y = \frac{1}{x}$，算得各个分点的函数值分别为 1.000, 0.9091, 0.8333, 0.7692, 0.7143, 0.6667, 0.625, 0.5882, 0.5556, 0.5263, 0.5000。

矩形法：
$$\int_1^2 \frac{1}{x} dx \approx \frac{2-1}{10}(1.0000 + 0.9091 + \cdots + 0.5000) = 0.76876$$

梯形法：
$$\int_1^2 \frac{1}{x} dx \approx \frac{2-1}{10}\left(\frac{1.0000 + 0.5000}{2} + 0.9091 + \cdots + 0.5263\right) = 0.69376$$

抛物线法：
$$\int_1^2 \frac{1}{x} dx \approx \frac{1}{30}[1.0000 + 0.5000 + 2 \times (0.8333 + 0.7143 + 0.6250 + 0.5556) \\ \times 4 \times (0.9091 + 0.7692 + 0.6667 + 0.5882 + 0.5263)] \approx 0.693146$$

三种求法的近似值与 0.693147 比较，可知矩形法的精确度最低，其次是梯形法，抛物线法最好。

5.4 广 义 积 分

定积分具有这样的特点：积分区间为有限区间；被积函数在积分区间上不存在无穷型间断点。但在实际问题中，常会遇到积分的上、下限为无穷大或被积函数在积分区间上有无穷型间断点的情形。因此，就需要把定积分的定义推广到这两种情况。推广后的积分称为广义积分，以前讲过的定积分叫做常义积分。

5.4.1 无穷区间上的广义积分

定义 5.4.1 设函数 $f(x)$ 在区间 $[a, +\infty)$ 上连续，任取一有限数 $b(a < b < +\infty)$，积分 $\int_a^b f(x)dx$ 存在，我们称极限 $\lim\limits_{b \to +\infty} \int_a^b f(x)dx$ 为函数 $f(x)$ 在区间 $[a, +\infty)$ 上的**广义积分**(improper integral)，记作 $\int_a^{+\infty} f(x)dx$，即

$$\int_a^{+\infty} f(x)dx = \lim_{b \to +\infty} \int_a^b f(x)dx$$

如果极限 $\lim\limits_{b \to +\infty} \int_a^b f(x)dx$ 存在，则称广义积分 $\int_a^{+\infty} f(x)dx$ **存在或收敛**(convergent)；如果极限 $\lim\limits_{b \to +\infty} \int_a^b f(x)dx$ 不存在，则称此广义积分**不存在或发散**(divergent)。

例 5.4.1 计算广义积分 $\int_0^{+\infty} \dfrac{1}{1+x^2} dx$。

解 任取 $b \in (0, +\infty)$，则

$$\int_0^b \dfrac{1}{1+x^2} dx = \arctan x \Big|_0^b = \arctan b$$

从而

$$\int_0^{+\infty} \dfrac{1}{1+x^2} dx = \lim_{b \to +\infty} \int_0^b \dfrac{1}{1+x^2} dx$$

$$= \lim_{b \to +\infty} \arctan b = \dfrac{\pi}{2}$$

因为极限存在，所以积分 $\int_0^{+\infty} \dfrac{1}{1+x^2} dx$ 收敛。

例 5.4.2 计算广义积分 $\int_1^{+\infty} \dfrac{1}{x} dx$。

解 任取 $b \in (1, +\infty)$，则

$$\int_1^b \dfrac{1}{x} dx = \ln|x| \Big|_1^b = \ln b$$

从而

$$\int_1^{+\infty} \dfrac{1}{x} dx = \lim_{b \to +\infty} \int_1^b \dfrac{1}{x} dx$$

$$= \lim_{b \to +\infty} \ln b = +\infty$$

因为极限不存在，所以积分 $\int_1^{+\infty} \dfrac{1}{x} dx$ 发散。

类似地，可以定义区间 $(-\infty, b]$ 上的广义积分

$$\int_{-\infty}^b f(x) dx = \lim_{a \to -\infty} \int_a^b f(x) dx$$

此外，还可以定义区间 $(-\infty, +\infty)$ 上的广义积分

$$\int_{-\infty}^{+\infty} f(x) dx = \int_{-\infty}^0 f(x) dx + \int_0^{+\infty} f(x) dx$$

$$= \lim_{a \to -\infty} \int_a^0 f(x) dx + \lim_{b \to +\infty} \int_0^b f(x) dx$$

当右端两个广义积分都存在时，我们才说广义积分 $\int_{-\infty}^{+\infty} f(x) dx$ 存在，否则认为它发散。

例 5.4.3 计算广义积分 $\int_{-\infty}^0 \dfrac{x}{1+x^2} dx$。

解 任取 $a \in (-\infty, 0)$，则

$$\int_a^0 \dfrac{x}{1+x^2} dx = \dfrac{1}{2} \ln(1+x^2) \Big|_a^0 = -\dfrac{1}{2} \ln(1+a^2)$$

从而

$$\int_{-\infty}^0 \dfrac{x}{1+x^2} dx = \lim_{a \to -\infty} \int_a^0 \dfrac{x}{1+x^2} dx$$

$$= \lim_{a \to -\infty} -\dfrac{1}{2} \ln(1+a^2) = -\infty$$

因为极限不存在，所以积分 $\int_{-\infty}^{0} \frac{x}{1+x^2} dx$ 发散。

例 5.4.4 计算广义积分 $\int_{-\infty}^{+\infty} \frac{1}{1+x^2} dx$。

解

$$\int_{-\infty}^{+\infty} \frac{1}{1+x^2} dx = \int_{-\infty}^{0} \frac{1}{1+x^2} dx + \int_{0}^{+\infty} \frac{1}{1+x^2} dx$$

$$= \lim_{a \to -\infty} \int_{a}^{0} \frac{1}{1+x^2} dx + \lim_{b \to +\infty} \int_{0}^{b} \frac{1}{1+x^2} dx$$

$$= \lim_{a \to -\infty} \arctan x \Big|_{a}^{0} + \lim_{b \to +\infty} \arctan x \Big|_{0}^{b}$$

$$= -\lim_{a \to -\infty} \arctan a + \lim_{b \to +\infty} \arctan b$$

$$= \frac{\pi}{2} + \frac{\pi}{2} = \pi$$

所以广义积分 $\int_{-\infty}^{+\infty} \frac{1}{1+x^2} dx$ 收敛。

*5.4.2 被积函数有无穷间断点的广义积分

定义 5.4.2 设函数 $f(x)$ 在区间 $(a,b]$ 上连续，点 a 为 $f(x)$ 的无穷间断点，即

$$\lim_{x \to a^+} f(x) = \infty$$

任取 $t > a$，积分 $\int_{t}^{b} f(x)dx$ 存在，我们则称极限 $\lim_{t \to a^+} \int_{t}^{b} f(x)dx$ 为函数 $f(x)$ 在 $(a,b]$ 上的广义积分，记为 $\int_{a}^{b} f(x)dx$，即

$$\int_{a}^{b} f(x)dx = \lim_{t \to a^+} \int_{t}^{b} f(x)dx$$

若极限 $\lim_{t \to a^+} \int_{t}^{b} f(x)dx$ 存在，则称广义积分 $\int_{a}^{b} f(x)dx$ 存在或收敛，否则认为它不存在或发散。

例 5.4.5 计算广义积分 $\int_{-1}^{0} \frac{1}{\sqrt{1-x^2}} dx$。

解 函数 $f(x) = \frac{1}{\sqrt{1-x^2}}$ 在 $(-1,0]$ 上连续，且 $x = -1$ 为 $f(x)$ 的无穷型间断点，即时

$$\lim_{x \to -1^+} \frac{1}{\sqrt{1-x^2}} = \infty$$

任取 $t > -1$，则

$$\int_{t}^{0} \frac{1}{\sqrt{1-x^2}} dx = \arcsin x \Big|_{t}^{0} = -\arcsin t$$

所以

$$\int_{-1}^{0} \frac{1}{\sqrt{1-x^2}} dx = \lim_{t \to -1^+} \int_{t}^{0} \frac{1}{\sqrt{1-x^2}} dx$$

$$= \lim_{t \to -1^+} -\arcsin t = \frac{\pi}{2}$$

类似地，若 $f(x)$ 在区间 $[a,b)$ 上连续，点 b 为 $f(x)$ 的无穷间断点，即 $\lim_{x \to b^-} f(x) = \infty$，

则定义广义积分
$$\int_a^b f(x)\mathrm{d}x = \lim_{t \to b^-} \int_a^t f(x)\mathrm{d}x$$

若 $f(x)$ 在区间 $[a,b]$ 上除 c 点外均连续，其中 $x = c$ 是 $f(x)$ 的无穷型间断点，即 $\lim_{x \to c} f(x) = \infty$，则定义广义积分

$$\int_a^b f(x)\mathrm{d}x = \int_a^c f(x)\mathrm{d}x + \int_c^b f(x)\mathrm{d}x$$
$$= \lim_{t \to c^-} \int_a^t f(x)\mathrm{d}x + \lim_{t \to c^+} \int_t^b f(x)\mathrm{d}x$$

同样的，当右端二个广义积分都存在时，我们才说广义积分 $\int_a^b f(x)\mathrm{d}x$ 收敛，否则认为它发散。

例 5.4.6 计算广义积分 $\int_{-1}^{1} \frac{1}{x^2}\mathrm{d}x$。

解 函数 $f(x) = \frac{1}{x^2}$ 在 $[-1,1]$ 上除点 $x = 0$ 外都连续，且 $x = 0$ 为 $f(x)$ 的无穷型间断点

即
$$\lim_{x \to 0} \frac{1}{x^2} = \infty$$

由于
$$\int_0^1 \frac{1}{x^2}\mathrm{d}x = \lim_{t \to 0^+} \int_t^1 \frac{1}{x^2}\mathrm{d}x = \lim_{t \to 0^+} \left(-\frac{1}{x}\bigg|_t^1\right)$$
$$= \lim_{t \to 0^+} \left(\frac{1}{t} - 1\right) = +\infty$$

即广义积分 $\int_0^1 \frac{1}{x^2}\mathrm{d}x$，所以广义积分 $\int_{-1}^{1} \frac{1}{x^2}\mathrm{d}x$ 发散。

注意，如果疏忽了 $x = 0$ 是被积函数的间断点，就会得到下面的错误结果：
$$\int_{-1}^{1} \frac{1}{x^2}\mathrm{d}x = \left(-\frac{1}{x}\right)\bigg|_{-1}^{1} = -1 - 1 = -2$$

可见，对于形如 $\int_a^b f(x)\mathrm{d}x$ 的表达式是是普通积分，还是广义积分，要特别慎重，关健取决于 $f(x)$ 在 $[a,b]$ 上是否有无穷型间断点，这也是能否得出正确结论的决定因素。

*5.4.3　Γ 函数

在许多自然科学理论和实际应用中，经常用到一个很重要的函数——Γ 函数(gamma function)。

定义 5.4.3 当 $x > 0$ 时，称函数
$$\Gamma(x) = \int_0^{+\infty} t^{x-1} \mathrm{e}^{-t} \mathrm{d}t$$

为 Γ 函数。

要以证明 $x > 0$ 时，此广义积分收敛，$x \leq 0$ 时发散。因此，Γ 函数在 $x > 0$ 时才有定义。

当 $x \geq 1$ 时，积分 $\int_0^{+\infty} t^{x-1} \mathrm{e}^{-t} \mathrm{d}t$ 为无穷区间上的广义积分。

当 $0 < x < 1$ 时，点 $x = 0$ 为被积函数的无穷型间断点，这时积分可分成
$$\int_0^{+\infty} t^{x-1} \mathrm{e}^{-t} \mathrm{d}t = \int_0^1 t^{x-1} \mathrm{e}^{-t} \mathrm{d}t + \int_1^{+\infty} t^{x-1} \mathrm{e}^{-t} \mathrm{d}t$$

Γ 函数有许多良好的性质，这里只介绍几条简单常用的性质。

(1)　$\Gamma(1) = 1$。

证明
$$\Gamma(1) = \int_0^{+\infty} e^{-t} dt = \lim_{b \to +\infty} \int_0^b e^{-t} dt$$
$$= \lim_{b \to +\infty} (-e^{-t}) \Big|_0^b$$
$$= \lim_{b \to +\infty} (1 - e^{-t})$$
$$= 1$$

(2) $\Gamma(x+1) = x\Gamma(x) \ (x > 0)$。
$$\Gamma(x) = \int_0^{+\infty} t^x e^{-t} dt = \lim_{b \to +\infty} \int_0^b e^{-t} dt$$

特别地，当 x 取为正整数 n 时，有
$$\Gamma(n+1) = n\Gamma(n) = n(n-1)\Gamma(n-2) = \cdots = n! \cdot \Gamma(1) = n!$$

(3) $\Gamma(x)\Gamma(1-x) = \dfrac{\pi}{\sin \pi x} \ (0 < x < 1)$。

当 $x = \dfrac{1}{2}$ 时，$\Gamma\left(\dfrac{1}{2}\right)\Gamma\left(1-\dfrac{1}{2}\right) = \dfrac{\pi}{\sin \dfrac{\pi}{2}} = \pi$，所以
$$\Gamma\left(\dfrac{1}{2}\right) = \sqrt{\pi}$$

例 5.4.7 求广义积分 $\int_0^{+\infty} e^{-x^n} dx, (n > 0)$ 的值。

解 令 $x^n = t$，则 $dx = \dfrac{1}{n} t^{\frac{1}{n}-1} dt$，所以
$$\int_0^{+\infty} e^{-x^n} dx = \int_0^{+\infty} \dfrac{1}{n} t^{\frac{1}{n}-1} e^{-t} dt$$
$$= \dfrac{1}{n} \int_0^{+\infty} t^{\frac{1}{n}-1} e^{-t} dt$$
$$= \dfrac{1}{n} \Gamma\left(\dfrac{1}{n}\right)$$

例 5.4.8 计算 $\Gamma(4.5)$。

解
$$\Gamma(4.5) = \Gamma(3.5 + 1) = 3.5\Gamma(3.5)$$
$$= 3.5 \times 2.5 \times 1.5 \times 0.5 \times \Gamma(0.5)$$
$$= 6.5625\sqrt{\pi} \approx 11.6317$$

5.5 定积分的应用

定积分的应用极其广泛。本节只提出几种简单应用，以阐明运用定积分解决实际问题的方法。

5.5.1 平面图形的面积

计算由曲线所围成的平面图形面积，可归结为计算曲边梯形的面积。如果平面图形是由连续曲线 $y = f(x), y = g(x)$，以及直线 $x = a, x = b \ (a < b)$ 所围成，并且在 $[a,b]$ 上 $f(x) \geqslant g(x)$（见图 5-12）则面积为

$$A = \int_a^b [f(x) - g(x)]dx \tag{5.5.1}$$

不论 $f(x)$ 与 $g(x)$ 在坐标系中的位置如何，只要曲线 $f(x)$ 与曲线 $g(x)$ 分别为图形的上边界与下边界曲线，上面的式子都是成立的。

类似地，如果平面图形由连续曲线 $x = \varphi(y), x = \psi(y)$，以及直线 $y = c, y = d$ 所围成，并且在 $[c, d]$ 上 $\varphi(y) \geq \psi(y)$（见图 5-13），则面积为

$$A = \int_c^d [\varphi(y) - \psi(y)]dy \tag{5.5.2}$$

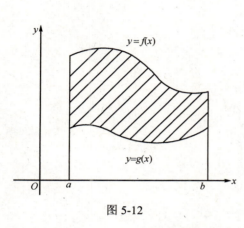

图 5-12　　　　　　　　　　　图 5-13

例 5.5.1　求 $y^2 = x$ 与 $y = x^2$ 围成图形的面积。

解　如图 5-14，曲线 $y^2 = x$ 与 $y = x^2$ 在第一象限的交点为 $(1,1)$。

所以，两曲线围成的面积

$$\begin{aligned} A &= \int_0^1 (\sqrt{x} - x^2)dx \\ &= \left(\frac{2}{3} x^{\frac{3}{2}} - \frac{1}{3} x^3 \right) \Big|_0^1 \\ &= \frac{1}{3} \end{aligned}$$

例 5.5.2　求由抛物线 $y = x^2 + 1$ 与直线 $y = 3 - x$ 所围成图形的面积。

解　如图 5-15。

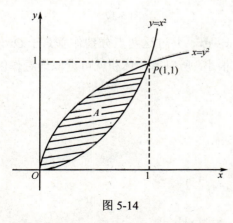 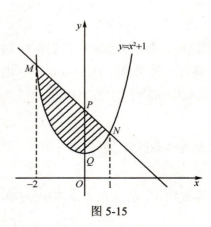

图 5-14　　　　　　　　　　　图 5-15

由所给的抛物线与直线的方程作方程组，可以解得它们的交点 M 与 N 的横坐标是

$x=-2$ 与 $x=1$，因此，得

$$A = \int_{-2}^{1}(3-x)dx - \int_{-2}^{1}(x^2+1)dx$$
$$= \left(3x - \frac{x^2}{2}\right)\bigg|_{-2}^{1} - \left(\frac{1}{3}x^3 + x\right)\bigg|_{-2}^{1}$$
$$= 10\frac{1}{2} - 6 = 4\frac{1}{2}$$

例 5.5.3 求由曲线 $y^2=2x$ 及直线 $y=x-4$ 所围成图形的面积。

解 如图 5-16。

解方程组 $\begin{cases} y^2 = 2x \\ y = x - 4 \end{cases}$

求得曲线与直线的交点为 $A(8,4)$，$B(2,-2)$ 则所求面积为

$$A = \int_{-2}^{4}\left(y + 4 - \frac{y^2}{2}\right)dy$$
$$= \left(\frac{y^2}{2} + 4y - \frac{y^3}{6}\right)\bigg|_{-2}^{4}$$
$$= 18$$

5.5.2 旋转体的体积

平面图形绕着平面内一条直线旋转一周而得的几何体为旋转体。为简便起见，我们考虑 $y=f(x)(f(x)>0), x=a, x=b, y=0$ 所围成的曲边梯形绕 x 轴旋转一周形成的旋转体的体积 V，如图 5-17。

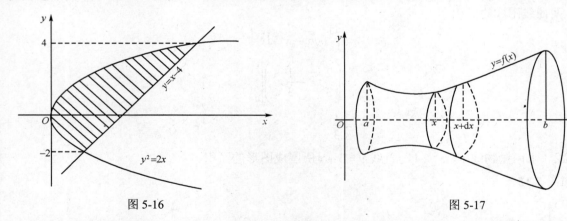

图 5-16　　　　　　图 5-17

为了求这旋转体的体积 V，我们在 $[a,b]$ 内任取两点 x 及 $x+dx$，并过这两点分别作垂直于 Ox 轴的截面，则得一薄片。设这薄片的体积为 ΔV，由于薄片的厚度 dx 很小，所以薄片体积就可近似地看作以 dx 为厚，以 πy^2 为底面积的小圆柱的体积，即

$$\Delta V \approx \pi y^2 dx$$

$\pi y^2 dx$ 称为**体积微元**，记作 dV，即

$$dV = \pi y^2 dx$$

以 dV 为被积式，在 $[a,b]$ 上求定积分，得整个旋转体的体积为

$$V = \int_a^b dV = \int_a^b \pi y^2 dx = \int_a^b \pi f^2(x)dx \tag{5.5.3}$$

一般地，设实际问题可化为计算在区间 $[a,b]$ 上的某个量 Q，首先，在 $[a,b]$ 内任取两点 $x, x+dx$，以小区间 $[x, x+dx]$ 为代表，以"均匀代不均匀"找出这个量 Q 在该区间上分量 ΔQ 的近似值 $f(x)dx$，即

$$\Delta Q \approx f(x)dx$$

把近似值 $f(x)dx$ 称为量 Q 的**微元**，记作 dQ，即

$$dQ = f(x)dx$$

根据定积分的定义，ΔQ 的求和取极限过程，即是以微元 dQ 作为被积式，以 $[a,b]$ 上作定积分，故

$$Q = \int_a^b f(x)dx$$

上述方法称为微元法。此方法的关键是在微小的局部进行数量分析，找出正确的微元表达式。

例 5.5.4 已知 $y = x^2$，且 $x \in [0,2]$。求以 x 轴为旋转轴的旋转体的体积。

解

$$V = \int_0^2 \pi y^2 dx$$
$$= \int_0^2 \pi (x^2)^2 dx$$
$$= \int_0^2 \pi x^4 dx = \frac{32}{5}\pi$$

5.5.3 变力所做的功

设质点 M 受力 F 的作用沿直线 OS 运动，力 F 的方向与质点运动的方向一致，如果 F 是一常量，则质点 M 在 F 作用下从 a 运动到 b 时，F 所做的功 W 是

$$W = F(b-a)$$

如果力 F 不是常量，而是在 OS 上不同点处取不同的值，即力 F 是位移 s 的函数 $F = F(s)$，则不能直接应用上面公式来求变力所做的功。

如图 5-18 所示，设在 a, b 两点之间，任取一点 s，并给以微小增量 ds，把 $[s, s+ds]$ 这一小段上的力视为常量，此时在这一小段上力 F 所做的功为

$$dW = F(s)ds$$

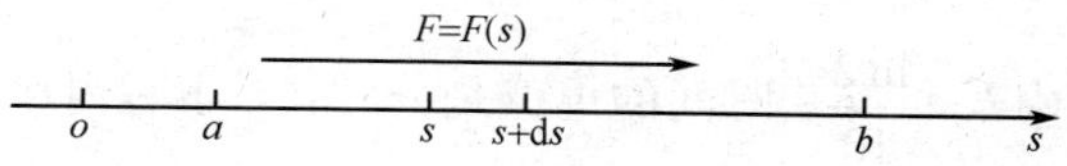

图 5-18

这就是功的微元。

因此，变力 F 由 a 到 b 这一段上所做的功为

$$W = \int_a^b dW = \int_a^b F(s)ds \tag{5.5.4}$$

例 5.5.5 设一根弹簧的弹性系数为 k，将弹簧由原长在弹性限度内拉长 s，求拉力所做的功。

解 据虎克定律知，拉力 $F = kx$，所以

$$W = \int_0^s F(x)dx$$
$$= \int_0^s kxdx = \frac{1}{2}ks^2$$

例 5.5.6 把一个带 $+q$ 电量的点电荷放在 x 轴上坐标原点 O 处，它产生一个电场。该电场对周围的电荷有作用力，作用力的大小为

$$F = k\frac{q}{x^2}$$

其中 x 为另外一个正电荷到原点 O 的距离。求当单位正电荷在电场中从 $x = a$ 处沿 x 轴移至 $x = b(a < b)$ 处时，

电场力 F 对它所做的功。

解
$$W = \int_a^b F(x)dx$$
$$= \int_a^b k\frac{q}{x^2}dx = kq\left(-\frac{1}{x}\right)\Big|_a^b$$
$$= kq\left(\frac{1}{a} - \frac{1}{b}\right)$$

5.5.4 定积分在医学上的应用

定积分在医药卫生中有着广泛的应用。

例 5.5.7 医药学的一级速率过程中，速率的绝对值为 $v = kC_0 e^{-kt}$，其中 C_0 为 $t=0$ 时某种物质的量或浓度，k 为一级速率常数，求开始至 T 时刻这段时间的平均速率。

解
$$\bar{v} = \frac{1}{T-0}\int_0^T v(t)dt,$$
$$= \frac{1}{T}\int_0^T kC_0 e^{-kt}dt = \frac{C_0}{T}\int_0^T ke^{-kt}dt$$
$$= -\frac{C_0}{T}e^{-kt}\Big|_0^T$$
$$= \frac{C_0}{T}(1-e^{-kt})$$

例 5.5.8 在某测定胰岛素的实验中，让病人禁食(用以降低体内血糖水平)，通过注射给以大量的糖，假定由实验测得血液中胰岛素浓度 $C(t)$(单位/ml)是下列分段函数

$$C(t) = \begin{cases} t(10-t), & 0 \leqslant t \leqslant 5 \\ 25e^{-k(t-5)}, & t > 5 \end{cases}$$

其中 $k = \frac{\ln 2}{20}$，时间的单位是分，求一小时内血液中平均胰岛素浓度。

解
$$\bar{C}(t) = \frac{1}{60-0}\int_0^{60} C(t)dt$$
$$= \frac{1}{60}\left[\int_0^5 t(10-t)dt + \int_5^{60} 25e^{-k(t-5)}dt\right]$$
$$= \frac{1}{60}\left(5t^2 - \frac{1}{3}t^3\right)\Big|_0^5 + \frac{5}{12}\left(-\frac{1}{k}e^{-k(t-5)}\right)\Big|_5^{60}$$
$$= \frac{1}{60}\left(125 - \frac{125}{3}\right) - \frac{5}{12k}(e^{-55k} - 1)$$
$$= \frac{25}{18} - \frac{25}{2.079}(0.1487 - 1)$$
$$\approx 11.63 \text{(单位/ml)}$$

例 5.5.9 有一段长为 L，半径为 R 的血管，一端血压为 P_1，另一端血压为 P_2 ($P_1 > P_2$)，已知血管截面上距离血管中心为 r 处的血液流速为

$$V(r) = \frac{P_1 - P_2}{4\eta L}(R^2 - r^2)$$

式中 η 为血液黏滞系数，求在单位时间内流过该截面的血流量 Q。

解 由于血液有黏性,在血管壁处受到摩擦阻力,血管中心流速比血管壁附近流速大,为此,将血管截面分成许多圆环,在 $[r, r+\mathrm{d}r]$ 上的这一小圆环面上,由于 $\mathrm{d}r$ 很小,环面上各点的流速变化不大,可以认为近似不变,于是可以用圆周处的流速 $V(r)$ 来代替,圆环面积近似为 $2\pi r \mathrm{d}r$,通过小圆环的血液量 ΔQ 的近似值为

$$\Delta Q \approx V(r) \cdot 2\pi r \mathrm{d}r$$

于是流量微元为

$$\mathrm{d}Q = V(r) \cdot 2\pi r \mathrm{d}r$$

故

$$\begin{aligned}
Q &= \int_0^R \mathrm{d}Q \\
&= \int_0^R V(r) \cdot 2\pi r \mathrm{d}r \\
&= \int_0^R \frac{P_1 - P_2}{4\eta L}(R^2 - r^2) \cdot 2\pi r \mathrm{d}r \\
&= \frac{\pi(P_1 - P_2)}{4\eta L} \int_0^R (R^2 r - r^3) \mathrm{d}r \\
&= \frac{\pi(P_1 - P_2)}{2\eta L} \left(\frac{R^2}{2}r^2 - \frac{r^4}{4} \right) \Big|_0^R \\
&= \frac{\pi(P_1 - P_2)R^4}{8\eta L}
\end{aligned}$$

习 题 五

1. 利用定积分的几何意义计算下列定积分:

   (1) $\int_0^2 \sqrt{4-x^2} \mathrm{d}x$

   (2) $\int_0^1 (1-x) \mathrm{d}x$

   (3) $\int_0^{2\pi} \sin x \mathrm{d}x$

   (4) $\int_{-1}^0 2x \mathrm{d}x$

2. 计算下列定积分:

   (1) $\int_{-1}^2 \mathrm{e}^{-x} \mathrm{d}x$

   (2) $\int_0^{\sqrt{3}} \frac{1}{1+x^2} \mathrm{d}x$

   (3) $\int_0^{\frac{\pi}{4}} \tan^2 x \mathrm{d}x$

   (4) $\int_0^1 \frac{1}{\sqrt{4-x^2}} \mathrm{d}x$

   (5) $\int_0^2 \frac{1}{1+x} \mathrm{d}x$

   (6) $\int_{-\pi}^{\pi} x^4 \sin x \mathrm{d}x$

   (7) $\int_{-1}^1 (x+|x|)^2 \mathrm{d}x$

   (8) $\int_0^{\frac{\pi}{2}} \sin\theta \cos^2\theta \mathrm{d}\theta$

   (9) $\int_3^8 \frac{y-1}{\sqrt{y+1}} \mathrm{d}y$

   (10) $\int_1^4 \frac{\mathrm{d}x}{1+\sqrt{x}}$

   (11) $\int_0^3 |2-x| \mathrm{d}x$

   (12) $\int_1^{\mathrm{e}} \frac{1+\ln x}{x} \mathrm{d}x$

(13) $\int_0^{\frac{\pi}{6}} \frac{1}{\cos^2 2\theta} d\theta$

(14) $\int_{-\frac{1}{2}}^{\frac{1}{2}} \frac{(\arcsin x)^2}{\sqrt{1-x^2}} dx$

(15) $\int_1^e x \ln x dx$

(16) $\int_{-1}^0 e^{\sqrt{1+x}} dx$

(17) $\int_0^{\sqrt{3}} x \arctan x dx$

(18) $\int_0^1 e^x \cos x dx$

(19) $\int_0^1 \sqrt{4-x^2} dx$

(20) $\int_1^3 \frac{1}{x(x+1)} dx$

3. 设 $f(x) = \begin{cases} 6x^2 + 1, & -2 \leq x \leq 0 \\ x^2, & 0 < x \leq 2 \end{cases}$，计算 $\int_{-2}^2 f(x) dx$。

4. 求函数 $y = \int_0^x (t-2)(t-1) dt$ 的极值。

5. 已知函数 $\Phi(x) = \int_{-1}^{2x} e^t dt$，求 $\Phi'(1)$。

6. 求函数 $y = 2x + 3$ 在区间 $[0, 4]$ 的平均值。

7. 一长为3cm的细棒，细棒的一端与原点重合，棒上任一点 x 的密度 $\rho = 6 - \frac{x^2}{4}$ g/cm，求棒的平均密度。

8. 对于积分 $\int_0^3 x\sqrt[3]{1-x^2} dx$ 作变换 $x = \sin t$ 是否可行，为什么？

9. 由牛顿-莱布尼茨公式，有

$$\int_{-1}^1 \frac{1}{1+x^2} dx = \arctan x \Big|_{-1}^1 = \frac{\pi}{2}$$

但若作 $x = \frac{1}{u}$ 的变换，则

$$\int_{-1}^1 \frac{1}{1+x^2} dx = \int_{-1}^1 \frac{-1}{1+u^2} du = -\int_{-1}^1 \frac{1}{1+x^2} dx$$

从而，有 $\int_{-1}^1 \frac{1}{1+x^2} dx = 0$，两个结果哪一个是错误的？为什么？

10. 计算下列广义积分：

(1) $\int_{\frac{\pi}{2}}^{+\infty} \cos x dx$

(2) $\int_0^{+\infty} e^{-2x} dx$

(3) $\int_{-\infty}^0 x \cos x dx$

(4) $\int_{-\infty}^{+\infty} \frac{2x}{x^2+1} dx$

(5) $\int_0^1 \frac{1}{\sqrt{1-x^2}} dx$

(6) $\int_0^1 \ln x dx$

(7) $\int_{-1}^1 \frac{1}{x(x-2)} dx$

(8) $\int_1^e \frac{1}{x\sqrt{1-(\ln x)^2}} dx$

11. 计算下列曲线所围成图形的面积

(1) $y = \ln x, y = 0, x = 2$

(2) $y = 2x + 3, y = x^2$

(3) $y = \frac{1}{x}, y = x, y = 3$

(4) $x^2 + y^2 = 8, y^2 = 2x$,(两部分都要计算)

12. 求椭圆 $\dfrac{x^2}{a^2}+\dfrac{y^2}{b^2}=1$ 绕 x 轴旋转的旋转体体积。

13. 计算由 $y=e^x$，$x=1$，$x=0$ 围成的图形绕 x 轴旋转的旋转体体积。

14. 计算由 $y=x^2$，$y=1$，$x=0$ 围成的图形绕 y 轴旋转的旋转体体积。

15. 某质点运动的速度为

$$v=v_0+at$$

其中 a 为加速度，v_0 为初始速度，求在 $[0,T]$ 这段时间内经过的路程。

16. 某种类型的阿司匹林药物进入血液系统的量称为有效药量，其进入速率可表示为函数

$$f(t)=0.15t(t-3)^2 \quad (0\leqslant t\leqslant 3)$$

试求(1)何时速率最大？最大速率是多少？(2)有效药量是多少？

17. 测得药物从尿中排泄的速率为

$$v=te^{-kt},\ k>0$$

求从时间 $t=0$ 到 $t=T$ 排泄的总药量 Q，及 $T\to+\infty$ 时 Q 的极限。

18. 由物理定律知道，质量为 m 的物体在距离地面高为 r 处所受地球引力的大小 $F=mg\dfrac{R^2}{(R+r)^2}$，其中 R 是地球半径，g 为地面上重力加速度。求：

(1) 现将质量为 m 的火箭从地面送到离地高度为 h 的位置，克服地球引力所做的功；

(2) 使火箭上升后不复返所做的功。

第6章

多元函数微积分

前面我们讨论的函数都只涉及一个自变量,这种函数叫做**一元函数**,但在很多实际问题中,研究的问题往往牵涉多方面的因素,反映到数学上,就是一个变量依赖于多个变量的情形,这就提出了多元函数以及多元函数的微积分问题。多元函数微积分学是一元函数微积分学的推广。两者在概念、理论与研究方法上有类似之处,但也存在着很大的差别。本章讨论中以二元函数为主,相应的一些结果,可以毫无本质区别地推广到二元以上的函数上去。

6.1 多元函数的基本概念

6.1.1 空间直角坐标系

在空间任选一点 O,过 O 点作3条两两垂直的数轴 Ox、Oy 和 Oz,3条数轴的指向习惯上按右手系确定,这样就构成了**空间直角坐标系**(space rectangular coordinate system)(图 6-1)。其中 O 称为坐标**原点**(origin),Ox、Oy 和 Oz 分别简称为 x 轴、y 轴、z 轴,并统称为**坐标轴**(coordinate axis)。

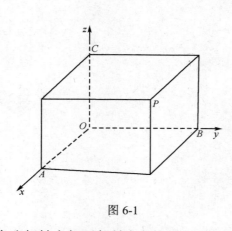

图 6-1

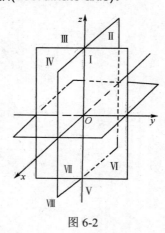

图 6-2

三条坐标轴中每两条所决定的平面 xOy、yOz 和 zOx 称为**坐标面**(coordinate plane)。三个坐标面把整个空间分成个8个部分,每个部分称为一个**卦限**(octant)。我们把 xOy 坐标面的第一、二、三、四象限的上部分空间依次叫做第 Ⅰ、Ⅱ、Ⅲ、Ⅳ 卦限,四个象限的下部分依次叫做 Ⅴ、Ⅵ、Ⅶ、Ⅷ 卦限,如图 6-2 所示。

设 P 为空间任一点,过 P 点作三个平面分别与三条坐标轴垂直且交于点 A,B 和 C。设点 A,B,C 在 x,y,z 轴的坐标分别为 x,y 和 z,则空间点 P 必对应这样一个有顺序的数组 (x,y,z);反之,对于一个有顺序的数组 (x,y,z)。我们在 x,y,z 轴上分别取坐标为 x,y,z 的三点 A,B,C,然后过这些点分别作 x,y,z 轴的垂直平面,由三个平面就可确定空中唯一的交点 P。这样,就建立起了空间一点 P 和有序数组 (x,y,z) 之间的一一对应关系。我们称这个有序数组为点 P 的**坐标**(coordinate),记作 $P(x,y,z)$,x 叫做

点 P 的**横坐标**，y 叫做点 P 的**纵坐标**，z 叫做点 P 的**竖坐标**，显然，原点 O 的坐标为 $(0,0,0)$。

设 $P_1(x_1,y_1,z_1)$ 和 $P_2(x_2,y_2,z_2)$ 为空间两点，过 P_1 和 P_2 各作 3 个平面分别垂直于坐标轴，这 6 个平面围成一个以 P_1P_2 为对角线的长方体。容易看出它的 3 个棱的长度分别为 $|x_2-x_1|$，$|y_2-y_1|$，$|z_2-z_1|$。如图 6-3，因此，

$$|P_1P_2|=\sqrt{(x_2-x_1)^2+(y_2-y_1)^2+(z_2-z_1)^2} \tag{6.1.1}$$

这就是空间直角坐标系中**两点间距离公式**。

特别地，点 $P(x,y,z)$ 与原点 $O(0,0,0)$ 之间的距离为

$$|OP|=\sqrt{x^2+y^2+z^2}$$

例 6.1.1 求点 $P_1(2,-1,4)$ 和点 $P_2(1,0,0)$ 之间的距离。

解 $|P_1P_2|=\sqrt{(2-1)^2+(-1-0)^2+(4-0)^2}$
$=3\sqrt{2}$

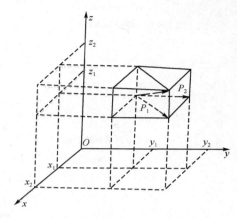

图 6-3

6.1.2 空间平面与二次曲面

我们知道，空间中任一点是用一组实数 (x,y,z) 来表示的，同样，空间中的任一曲面(包括平面)就可用含 x，y，z 的一个方程来表示，即 $F(x,y,z)=0$，凡在这曲面上的点的坐标都满足这个方程，不在曲面上的点的坐标都不满足方程，这个方程叫做**曲面方程**。

空间曲线可以看成两个曲面的交线。设 $F(x,y,z)=0$ 和 $G(x,y,z)=0$ 是两张曲面的方程，它们的交线为 C。因为曲线 C 上的任何点的坐标应同时满足这两张曲面的方程，所以应满足方程组

$$\begin{cases} F(x,y,z)=0 \\ G(x,y,z)=0 \end{cases}$$

反过来，如果一个点不在曲线上，那么它不可能同时在两张曲面上，所以它的坐标不满足上述方程组。因此曲线 C 可以用上述方程组来表示。此方程组叫做**空间曲线 C 的一般方程**。

1. 空间平面

一般说来，空间中一个平面可用一个三元一次方程

$$Ax+By+Cz+D=0$$

来表示，其中 A，B，C 不全为零。

特别地，

$Ax+By+Cz=0$　　　表示通过原点的平面。

$Ax+By+D=0$　　　表示与 z 轴平行的平面。

$Ax+D=0$　　　　　表示与 yOz 平面平行的平面。

$x=0$　　　　　　　表示 yOz 平面。

方程 $Ax+By+Cz+D=0$ 中缺哪一个坐标，则该平面平行于相应的那条坐标轴；若此时常数项又为零，则该平面经过那条坐标轴；若方程缺两个坐标，则平面就平行于相应那两条坐标轴所确定的坐标平面；若此时常数项又为零，则平面与该坐标平面重合。

2. 二次曲面

三元二次方程所表示的曲面为**二次曲面**(quadratic surface)。

在空间直角坐标系中，二次方程 $F(x,y,z)=0$ 所表示的曲面(二次曲面)的形状，一般采用"平行截口法"来研究。即用平行于各坐标面的平面去截曲面，得到一些截口图形，而掌握了各截口的图形就可以大致想象出该曲面的空间形状。

下面是一些常见二次曲面(表 6-1)。

表 6-1

名称	方程	图形	在坐标面上的截痕
球面	$(x-a)^2+(y-b)^2+(z-c)^2=R^2$ 球心 (a,b,c)		圆
椭球面	$\dfrac{x^2}{a^2}+\dfrac{y^2}{b^2}+\dfrac{z^2}{c^2}=1$ a,b,c 为椭球的半轴		椭圆
圆柱面	$x^2+y^2=R^2$		在 xOy 面上为圆
椭圆柱面	$\dfrac{x^2}{a^2}+\dfrac{y^2}{b^2}=1$		在 xOy 面上为椭圆
双曲柱面	$\dfrac{x^2}{a^2}-\dfrac{y^2}{b^2}=1$		在 xOy 面上为双曲线
抛物柱面	$x^2-2py=0$		在 xOy 面上为抛物线

续表

名称	方程	图形	在坐标面上的截痕
单叶双曲面	$\dfrac{x^2}{a^2}+\dfrac{y^2}{b^2}-\dfrac{z^2}{c^2}=1$		在 xOy 面上为椭圆，在 xOz 面和 yOz 面上为双曲线
双叶双曲面	$\dfrac{x^2}{a^2}-\dfrac{y^2}{b^2}-\dfrac{z^2}{c^2}=1$		在 xOz 面上无截痕，在 xOy 面和 yOz 面上截痕均是双曲线
椭圆抛物面	$z=\dfrac{x^2}{a^2}+\dfrac{y^2}{b^2}$ a,b 同号，$a=b$ 时为旋转抛物面		在 xOy 面上为一点，在 xOz 面和 yOz 面上均为开口向上的抛物线
双曲线抛物面「马鞍面」	$z=\dfrac{y^2}{a^2}-\dfrac{x^2}{b^2}$		在 xOy 面上截痕为两条相交直线，在 xOz 面上为开口向下的抛物线，在 yOz 面上为开口向上的抛物线
锥面	$\dfrac{x^2}{a^2}+\dfrac{y^2}{b^2}-\dfrac{z^2}{c^2}=0$ $a=b$ 时为圆锥面		在 xOy 面上为一点，在 xOz 面和 yOz 面上各为两条相交直线

6.1.3 平面点集与区域

为了便于研究，与一元函数一样，我们先给出点集、邻域、内点、开区域等概念。

平面上具有某种共同性质的点的全体称为平面上的一个**点集**(point set)。

全平面记作 $\{(x_1,x_2)|x_1,x_2\in R\}=R^2$ 叫做二维空间，三维空间记作 $\{(x_1,x_2,x_3)|x_1,x_2,x_3\in R\}=R^3$，$R$ 为实数集。相应地，可推广到 n 维空间，记作 $\{(x_1,x_2,\cdots,x_n)|x_1,x_2,\cdots,x_n\in R\}=R^n$。

以点 $P_0(x_0,y_0)$ 为心，$\delta>0$ 为半径的圆内的一切点 $P(x,y)$ 所组成的点集称为点 P_0 的邻域，显然邻域内的点均满足 $\sqrt{(x-x_0)^2+(y-y_0)^2}<\delta$。

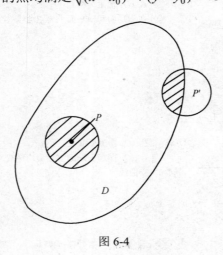

图 6-4

如果点 P 的某个邻域内的点都属于点集，则称点为点集的**内点**(interior point)。若点 P 的任何邻域中既有属于 D 的点，也有不属于 D 的点，则称 P 为 D 的**边界点**(boundary point)(图 6-4)。由全部内点和以闭曲线为边界的全部边界点组成的点集称为**闭区域**(closed domain)；仅由内点组成的区域称为**开区域**(open domain)。一般说区域是指开区域。这些概念不难推广到三维空间。

6.1.4 多元函数的概念

在很多自然现象以及实际问题中，经常会遇到多个变量之间的依赖关系，举例如下：

例 6.1.2 圆柱体的体积 V 和它的底面半径 r，高 h 之间具有关系

$$V=\pi r^2 h$$

这里，V 是随着 r,h 的变化而变化的，当 r,h 在一定范围 $(r>0,h>0)$ 内取定一对值时，V 的对应值就随之确定。

例 6.1.3 一定质量的理想气体，它的压强 P 和体积 V 与绝对温度 T 之间的关系是

$$P=R\frac{T}{V}\quad(R\text{ 是常数})$$

这里，当 V 和 T 在某一范围 $(T>0,V>0)$ 内每取定一组值时，就可以得到一个确定的 P 值。

这样的例子还可以举出很多。这些例子的具体意义虽各不相同，但它们却有一个共同的性质，抽出这些共性就可得出二元函数的定义。

定义 6.1.1 设在一个变化过程中，有 3 个变量 x,y 和 z，D 是平面的一个点集。如果在 D 中任意取定一点 (x,y) 时，变量 z 按照一定的规律，总有确定的数值和这一对值对应，则 z 叫做 x,y 的**二元函数**(bivariate function)，记作

$$z=f(x,y)\text{ 或 }z=z(x,y),(x,y)\in D$$

其中变量 x,y 叫做**自变量**，而 z 叫**因变量**，使 z 有意义的自变量取值区域称为函数的**定义域**。若点 $(x_0,y_0)\in D$，则对应值 $z_0=f(x_0,y_0)$ 称为**函数值**。

例如：函数 $z=f(x,y)=\dfrac{10x}{x^2+y^2}$，$x=1,y=2$ 时的函数值为

$$f(1,2)=\frac{10\cdot 1}{1^2+2^2}=2$$

函数值的全体称为**值域**。

类似可定义三元函数、四元函数等等。我们把具有两个和两个以上的自变量的函数称为**多元函数**(multivariate function)。本章的重点在于研究二元函数。

二元函数 $z=f(x,y)$ 的几何意义，在三维空间内一般表示一张曲面(平面是曲面的特例)。三元函数 $u=f(x,y,z)$ 在三维空间不能直观地表示出来，但它的定义域可用一个空间区域来表示。四元和四元以上的

函数，连定义域也难以用几何图形表示了。

例 6.1.4 求函数 $z=\sqrt{x+y}$ 的定义域。

解 函数要求 $x+y\geq 0$。故此函数的定义域 $D=\{(x,y)|x+y\geq 0\}$ 为直线 $x+y=0$ 及其上方(图 6-5 中阴影部分)的点。所以这个函数的定义域是半个平面。

例 6.1.5 求函数 $z=f(x,y)=\sqrt{y-x}\arcsin\left(\dfrac{x^2+y^2}{4}\right)$ 的定义域。

解 根据根式和反正弦的定义要求，函数的定义域为

$$\begin{cases} y-x\geq 0 \\ \left|\dfrac{x^2+y^2}{4}\right|\leq 1 \end{cases}$$

显然，这个定义域是由直线和左上半圆围成的一个闭区域(图 6-6)。

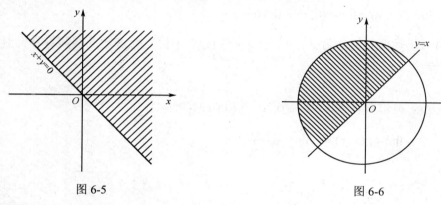

图 6-5　　　　　　　　　　　　图 6-6

6.1.5 多元函数的极限

先讨论二元函数 $z=f(x,y)$ 当 $(x,y)\to(x_0,y_0)$ 时的极限，也就是讨论当自变量 $x\to x_0,y\to y_0$，即点 $P(x,y)\to P_0(x_0,y_0)$ 的过程中，对应的函数值 $f(x,y)$ 的变化趋势。

这里 $P\to P_0$ 里表示点 P 以任何方式趋于点 P_0，也就是点 P 与 P_0 间的距离趋于零，即

$$\rho=\sqrt{(x-x_0)^2+(y-y_0)^2}\to 0$$

定义 6.1.2 设函数 $z=f(x,y)$ 在 $P_0(x_0,y_0)$ 的附近有定义(点 P_0 可以除外)，若点 P 以任何方式无限趋近于点 P_0 时，函数的对应值 $f(x,y)$ 无限接近于一个常数 A，则称 A 是函数 $f(x,y)$ 当 $x\to x_0,y\to y_0$ 或 $\rho\to 0$ 时的**极限**，记为

$$\lim_{\substack{x\to x_0\\y\to y_0}} f(x,y)=A \quad 或 \quad \rho\to 0\text{ 时},\ f(x,y)\to A$$

例 6.1.6 求 $\lim\limits_{(x,y)\to(-1,2)}\dfrac{2x-y}{x+2y}$。

解
$$\lim_{(x,y)\to(-1,2)}\dfrac{2x-y}{x+2y}=\lim_{\substack{x\to -1\\y\to 2}}\dfrac{2x-y}{x+2y}$$
$$=\dfrac{\lim\limits_{\substack{x\to -1\\y\to 2}}(2x-y)}{\lim\limits_{\substack{x\to -1\\y\to 2}}(x+2y)}=-\dfrac{4}{3}$$

应该注意,对于二元函数,极限是指 $P(x,y)$ 以任何方式趋近于 $P_0(x_0,y_0)$ 时,函数都无限接近于 A。因此,如果 $P(x,y)$ 仅以某一特殊方式,例如沿着一条直线或某一曲线趋近于 $P_0(x_0,y_0)$ 时,即使函数无限接近于某一确定值,还不能由此断定函数的极限存在。但是,如果当 $P(x,y)$ 以不同方式趋近于 $P_0(x_0,y_0)$ 时,函数趋近于不同的值,那么就可以断定这函数的极限不存在。下面用例子来说明这种情形。

例 6.1.7 讨论函数

$$f(x,y)=\begin{cases} \dfrac{xy}{x^2+y^2}, & x^2+y^2\neq 0 \\ 0, & x^2+y^2=0 \end{cases} \quad \text{当}(x,y)\to(0,0)\text{时的极限}。$$

解 当点 $P(x,y)$ 沿 x 轴($y=0$)趋近于点 $(0,0)$ 时,

$$\lim_{x\to 0}f(x,y)=\lim_{x\to 0}f(x,0)=\lim_{x\to 0}0=0$$

又当点 $P(x,y)$ 沿 y 轴($x=0$)趋近于点 $(0,0)$ 时,

$$\lim_{y\to 0}f(x,y)=\lim_{x\to 0}f(0,y)=\lim_{y\to 0}0=0$$

虽然点 $P(x,y)$ 以上述两种特殊方式(沿 x 轴或 y 轴)趋近于原点时函数的极限存在并且相等,但是极限 $\lim\limits_{\substack{x\to 0\\ y\to 0}}f(x,y)$ 并不存在。

这是因为当点 $P(x,y)$ 沿着直线 $y=kx$ 趋近于点 $(0,0)$ 时,有

$$\lim_{\substack{x\to 0\\ y=kx\to 0}}f(x,y)=\lim_{\substack{x\to 0\\ y=kx\to 0}}\frac{xy}{x^2+y^2}$$

$$=\lim_{x\to 0}\frac{kx^2}{x^2+k^2x^2}$$

$$=\frac{k}{1+k^2}$$

显然它是随着 k 的不同而改变的。

对于 $f(x,y)$,先将 y 固定,视 $f(x,y)$ 为 x 的函数,再求 $x\to x_0$ 的极限,得极限函数 $F(y)$,然后再令 $y\to y_0$,若有极限 A,则这个极限就称为二次极限,记作 $\lim\limits_{y\to y_0}\lim\limits_{x\to x_0}f(x,y)=A$。类似地,可定义另一个二次极限 $\lim\limits_{x\to x_0}\lim\limits_{y\to y_0}f(x,y)=B$。

以上关于二元函数的极限概念,可相应地推广到 n 元函数 $u=f(P)$,即 $u=f(x_1,x_2,\cdots,x_n)$ 上去。

关于多元函数的极限运算,有与一元函数类似的运算法则。

6.1.6 二元函数的连续性

有了二元函数的极限概念,类似一元函数连续的定义,可给出二元函数的连续定义。

定义 6.1.3 设二元函数 $z=f(x,y)$ 在点 $P_0(x_0,y_0)$ 的某一邻域内(包括点 P_0)有定义,并且有

$$\lim_{\substack{x\to x_0\\ y\to y_0}}f(x,y)=f(x_0,y_0)$$

成立,则称函数 $z=f(x,y)$ 在点 $P_0(x_0,y_0)$ 处**连续**。

如果二元函数在区域 D 内各点都连续,那么就称函数在 D 内连续,二元连续函数的图形是一张无空隙、无裂缝的曲面。

例如连续函数 $z=\sqrt{1-x^2-y^2}$ ($x^2+y^2\leqslant 1$)的图形是球心在原点、半径等于1的上半球面。

二元连续函数也具有一元连续函数的相同性质。如连续函数的和、积、商、复合仍是连续函数，多元初等函数在其定义域内连续等等，这里不一一详述。

函数的不连续点称为**间断点**。

上面已讨论过的函数

$$f(x,y) = \begin{cases} \dfrac{xy}{x^2+y^2}, & x^2+y^2 \neq 0 \\ 0, & x^2+y^2 = 0 \end{cases}$$

当 $x \to 0, y \to 0$ 时的极限不存在，所以点 $(0,0)$ 是函数的一个间断点。

上面的概念可以推广到二元以上的函数。

6.2 偏 导 数

6.2.1 一阶偏导数

在研究一元函数时，从研究函数的变化率出发引入了导数的概念。对于多元函数同样需要讨论它的变化率。但多元函数的自变量不止一个，因变量与自变量的关系要比一元函数复杂得多。在这一节里，首先考虑多元函数关于其中一个自变量的变化率。

以二元函数 $z = f(x,y)$ 为例，如果只有自变量 x 变化，而自变量 y 固定(即看成常量)，这时它就是 x 的一元函数。函数对 x 的导数，就称为二元函数 z 对于 x 的偏导数，即有如下定义：

定义 6.2.1 设函数 $z = f(x,y)$ 在点 (x_0, y_0) 的某一邻域内有定义，将 y 固定在 y_0，而 x 在 x_0 处有增量 Δx，若极限

$$\lim_{\Delta x \to 0} \frac{f(x_0 + \Delta x, y_0) - f(x_0, y_0)}{\Delta x}$$

存在，则称极限值为函数 $z = f(x,y)$ 在点 (x_0, y_0) 处对自变量 x 的**偏导数**。记作

$$\left.\frac{\partial z}{\partial x}\right|_{\substack{x=x_0 \\ y=y_0}} \quad \text{或} \quad \left.\frac{\partial f}{\partial x}\right|_{\substack{x=x_0 \\ y=y_0}} \quad \text{或} \quad f_x(x_0, y_0)$$

其中 $\Delta z_x = f(x_0 + \Delta x, y_0) - f(x_0, y_0)$ 称为函数在该点**对 x 的偏增量**(partial increment)。

若将 x 固定在 x_0，而 y 在 y_0 处有增量 Δy 时，有极限

$$\lim_{\Delta y \to 0} \frac{f(x_0, y_0 + \Delta y) - f(x_0, y_0)}{\Delta y}$$

存在，则称极限值为函数 $z = f(x,y)$ 在点 (x_0, y_0) 处对自变量 y 的偏导数。记作

$$\left.\frac{\partial z}{\partial y}\right|_{\substack{x=x_0 \\ y=y_0}} \quad \text{或} \quad \left.\frac{\partial f}{\partial y}\right|_{\substack{x=x_0 \\ y=y_0}} \quad \text{或} \quad f_y(x_0, y_0)$$

其中 $\Delta z_y = f(x_0, y_0 + \Delta y) - f(x_0, y_0)$ 称为函数在该点**对 y 的偏增量**。

如果函数 $z = f(x,y)$ 在区域 D 内每一点 (x,y) 处对 x 的偏导数都存在，那么这个偏导数就是 x, y 的函数，它就称为函数 $z = f(x,y)$ **对自变量 x 的偏导函数**，记作

$$\frac{\partial z}{\partial x}, \quad \frac{\partial f}{\partial x}, \quad z_x, \quad \text{或} \quad f_x(x,y)$$

类似地，可定义函数 $z = f(x,y)$ **对自变量 y 的偏导函数**，记作

$$\frac{\partial z}{\partial y}, \quad \frac{\partial f}{\partial y}, \quad z_y, \quad 或 \quad f_y(x,y)$$

由偏导数的概念可知，$f(x,y)$ 在点 (x_0,y_0) 处对 x 的偏导数 $f_x(x_0,y_0)$，显然就是偏导函数 $f_x(x,y)$ 在点 (x_0,y_0) 处的函数值；$f_y(x_0,y_0)$ 就是偏导函数 $f_y(x,y)$ 在点 (x_0,y_0) 处的函数值。就像一元函数的导函数一样，在不致误解的情况下，仍简称**偏导数**(partial derivative)。

根据偏导数定义，求多元函数的偏导数的方法与一元函数求导数的方法完全一样。所有一元函数的求导公式和求导法则对多元函数都是适用的。只要记住对某一自变量求导时，把其余的自变量都看作常量就行了。二元函数有两个偏导数。

二元以上的多元函数的偏导数与二元函数的情形相似。

例 6.2.1 求 $z = f(x,y) = \ln(x+y^2)$ 在点 $(1,0)$ 的偏导数。

解 因为

$$f_x(x,y) = \frac{1}{x+y^2}$$

故

$$f_x(1,0) = \frac{1}{1+0^2} = 1$$

又因为

$$f_y(x,y) = \frac{2y}{x+y^2}$$

故

$$f_y(1,0) = 0$$

例 6.2.2 理想气体状态方程 $PV = RT$，其中 R 是常量，求证

$$\frac{\partial P}{\partial V} \cdot \frac{\partial V}{\partial T} \cdot \frac{\partial T}{\partial P} = -1$$

证明 理想气体状态方程中任何一个变量都可作为其他两个变量的函数；

$$P = \frac{RT}{V}, \quad V = \frac{RT}{P}, \quad T = \frac{PV}{R}$$

因而，得

$$\frac{\partial P}{\partial V} = -\frac{RT}{V^2}, \quad \frac{\partial V}{\partial T} = \frac{R}{P}, \quad \frac{\partial T}{\partial P} = \frac{V}{R}$$

于是

$$\frac{\partial P}{\partial V} \cdot \frac{\partial V}{\partial T} \cdot \frac{\partial T}{\partial P} = -\frac{RT}{V^2} \cdot \frac{R}{P} \cdot \frac{V}{R} = -1$$

函数 $z = f(x,y)$ 表示空间一曲面，如果将 y 固定为 y_0，那么，曲面与平面 $y = y_0$ 的交线 C_x 就是一条平面曲线，它的的方程是

$$\begin{cases} z = f(x,y) \\ y = y_0 \end{cases}$$

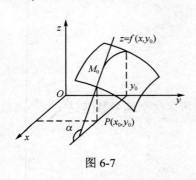

图 6-7

由于函数 $z = f(x,y)$ 在点 (x_0, y_0) 的偏导数 $f_x(x_0, y_0)$ 就是一元函数 $f(x, y_0)$ 在 x_0 处的导数。因此，由一元函数导数的几何意义知，$f_x(x_0, y_0)$ 是曲线 C_x 在点 M 的切线对 x 轴的斜率(如图 6-7)，即

$$f_x(x_0, y_0) = \tan\alpha$$

对 $f_y(x_0, y_0)$ 也有类似的几何意义。

一元函数导数存在必定连续，而二元函数即使偏导数存在也不一定连续。

例 6.2.3 求二元函数讨论函数

$$f(x,y) = \begin{cases} \dfrac{xy}{x^2+y^2}, & x^2+y^2 \neq 0 \\ 0, & x^2+y^2 = 0 \end{cases}$$

在点 $(0,0)$ 的偏导数。

解
$$f_x(0,0) = \lim_{\Delta x \to 0} \frac{f(0+\Delta x, 0) - f(0,0)}{\Delta x} = 0$$

同样
$$f_y(0,0) = \lim_{\Delta x \to 0} \frac{f(0, 0+\Delta y) - f(0,0)}{\Delta y} = 0$$

但在第二节中已经知道函数在点 $(0,0)$ 并不连续。

6.2.2 高阶偏导数

设函数 $z = f(x,y)$ 在区域 D 内具有偏导数

$$\frac{\partial z}{\partial x} = f_x(x,y), \quad \frac{\partial z}{\partial y} = f_y(x,y)$$

一般来说,在 D 内 $f_x(x,y)$,$f_y(x,y)$ 均是 x,y 的函数。如果这两个函数的偏导数也存在,则称它们是函数 $z = f(x,y)$ 的**二阶偏导数**。依照对变量求导的次序不同而有 4 个二阶偏导数:

$$\frac{\partial}{\partial x}\left(\frac{\partial z}{\partial x}\right) = \frac{\partial^2 z}{\partial x^2} = f_{xx}(x,y) = z_{xx}$$

$$\frac{\partial}{\partial y}\left(\frac{\partial z}{\partial x}\right) = \frac{\partial^2 z}{\partial x \partial y} = f_{xy}(x,y) = z_{xy}$$

$$\frac{\partial}{\partial x}\left(\frac{\partial z}{\partial y}\right) = \frac{\partial^2 z}{\partial y \partial x} = f_{yx}(x,y) = z_{yx}$$

$$\frac{\partial}{\partial y}\left(\frac{\partial z}{\partial y}\right) = \frac{\partial^2 z}{\partial y \partial y} = f_{yy}(x,y) = z_{yy}$$

其中 $\dfrac{\partial^2 z}{\partial x \partial y}, \dfrac{\partial^2 z}{\partial y \partial x}$ 称为 $z = f(x,y)$ 的**二阶混合偏导数**。

同样可定义更高阶的偏导数,二阶及二阶以上的偏导数统称为**高阶偏导数**(higher partial derivatives)。

例 6.2.4 求函数 $z = x^2 y - xy^2 - xy$ 的二阶偏导数。

解 因为
$$\frac{\partial z}{\partial x} = 2xy - y^2 - y, \quad \frac{\partial z}{\partial y} = x^2 - 2xy - x,$$

故
$$\frac{\partial^2 z}{\partial x^2} = 2y, \quad \frac{\partial^2 z}{\partial x \partial y} = 2x - 2y - 1,$$

$$\frac{\partial^2 z}{\partial y \partial x} = 2x - 2y - 1, \quad \frac{\partial^2 z}{\partial y^2} = -2x$$

在例 6.2.4 中,两个混合偏导数虽然求导次序不同,但其结果却相等。那么,一般什么样的二元函数才具有这样的特性呢?

定理 6.2.1 如果函数 $z = f(x,y)$ 的两个二阶混合偏导数 $\dfrac{\partial^2 z}{\partial x \partial y}$ 及 $\dfrac{\partial^2 z}{\partial y \partial x}$ 在区域 D 内连续,那么在 D 内一定有

$$\frac{\partial^2 z}{\partial x \partial y} = \frac{\partial^2 z}{\partial y \partial x}$$

证明从略。

换句话说，二阶混合偏导数在连续的条件下与求导的次序无关。

对于二元以上的导数，也可以类似地定义高阶偏导数。而且高阶混合偏导数在偏导数连续的条件下也与求导的次序无关。

例 6.2.5 求 $z = x^3 y - 3x^2 y^3$ 的二阶偏导数。

解 因为 $\quad \dfrac{\partial z}{\partial x} = 3x^2 y - 6xy^3, \qquad \dfrac{\partial z}{\partial y} = x^3 - 9x^2 y^2$

故 $\quad \dfrac{\partial^2 z}{\partial x^2} = 6xy - 6y^3, \qquad \dfrac{\partial^2 z}{\partial x \partial y} = 3x^2 - 18xy^2$

$\quad \dfrac{\partial^2 z}{\partial y \partial x} = 3x^2 - 18xy^2, \qquad \dfrac{\partial^2 z}{\partial y^2} = -18x^2 y$

例 6.2.6 证明函数 $u = \dfrac{1}{\sqrt{x^2 + y^2 + z^2}}$ 满足方程 $\dfrac{\partial^2 u}{\partial x^2} + \dfrac{\partial^2 u}{\partial y^2} + \dfrac{\partial^2 u}{\partial z^2} = 0$。

证明 因为 $\quad \dfrac{\partial u}{\partial x} = -x(x^2 + y^2 + z^2)^{-\frac{3}{2}}$

$$\frac{\partial^2 u}{\partial x^2} = -(x^2 + y^2 + z^2)^{-\frac{3}{2}} + 3x^2(x^2 + y^2 + z^2)^{-\frac{3}{2}}$$

因为函数 u 中变量所处地位相同，可得

$$\frac{\partial^2 u}{\partial x^2} = -(x^2 + y^2 + z^2)^{-\frac{3}{2}} + 3y^2(x^2 + y^2 + z^2)^{-\frac{3}{2}}$$

$$\frac{\partial^2 u}{\partial x^2} = -(x^2 + y^2 + z^2)^{-\frac{3}{2}} + 3z^2(x^2 + y^2 + z^2)^{-\frac{3}{2}}$$

所以 $\quad \dfrac{\partial^2 u}{\partial x^2} + \dfrac{\partial^2 u}{\partial y^2} + \dfrac{\partial^2 u}{\partial z^2} = -3(x^2 + y^2 + z^2)^{-\frac{3}{2}} + 3(x^2 + y^2 + z^2)(x^2 + y^2 + z^2)^{-\frac{5}{2}} = 0$

这个偏微分方程 $\dfrac{\partial^2 u}{\partial x^2} + \dfrac{\partial^2 u}{\partial y^2} + \dfrac{\partial^2 u}{\partial z^2} = 0$ 叫做拉普拉斯方程(Laplace equation)，是数学，物理中一个极其重要的方程。

6.3 全微分及其应用

偏导数给出的是一个自变量变化，另外的自变量作为常数的函数变化率。更一般地，当所有自变量都变化时，函数的变化如何？这就是全微分要考虑的问题。

6.3.1 全增量和全微分的概念

前面已讲，对二元函数 $z = f(x, y)$，如果在点 (x, y) 只对 x 给以增量 Δx，或只对 y 给以增量 Δy，则分别得偏增量 $\Delta z_x = f(x + \Delta x, y) - f(x, y)$ 或 $\Delta z_y = f(x, y + \Delta y) - f(x, y)$。现在，对二元函数 $z = f(x, y)$，在点

(x,y) 给 x 以增量 Δx，同时也给 y 以增量 Δy，则差
$$\Delta z = f(x+\Delta x, y+\Delta y) - f(x,y)$$
叫做函数在点 (x,y) 的**全增量**(total increment)。

一般说来，计算全增量 Δz 比较复杂，与一元函数的情形一样，希望用自变量的增量 $\Delta x, \Delta y$ 的线性函数来近似地代替函数的全增量 Δz，从而给出如下定义。

定义 6.3.1 设二元函数 $z=f(x,y)$ 在点 $P(x,y)$ 及其某一邻域内有定义。若 z 在点 $P(x,y)$ 的全增量
$$\Delta z = f(x+\Delta x, y+\Delta y) - f(x,y)$$
可以表示成
$$\Delta z = A\Delta x + B\Delta y + O(\rho)$$
其中，A, B 与 $\Delta x, \Delta y$ 无关，$\rho = \sqrt{\Delta x^2 + \Delta y^2}$，在 $\Delta x \to 0, \Delta y \to 0$ 时，$o(\rho)$ 是比 ρ 高阶的无穷小。则称函数 $z = f(x,y)$ 在点 $P(x,y)$ 处可微，Δz 关于 $\Delta x, \Delta y$ 的主要线性部分 $A\Delta x + B\Delta y$ 被称为 $z = f(x,y)$ 在点 $P(x,y)$ 处的**全微分**(total differential)，记作 $\mathrm{d}z$，即
$$\mathrm{d}z = A\Delta x + B\Delta y$$
现在假设已知函数 $z = f(x,y)$ 在点 $P(x,y)$ 可微，我们来看如何确定 A, B。

因为 $\Delta z = A\Delta x + B\Delta y + o(\rho)$ ($\lim\limits_{\substack{\Delta x \to 0 \\ \Delta y \to 0}} \dfrac{o(\rho)}{\rho} = 0$) 对一切的 $\Delta x, \Delta y$ 都成立，特别对 $\Delta y = 0$ 自然也成立。

因此令 $\Delta y = 0$，则 $\rho = |\Delta x|$。这样
$$\begin{aligned}\Delta z &= A\Delta x + o(\rho) = A\Delta x + o(|\Delta x|) \\ &= f(x+\Delta x, y+\Delta y) - f(x,y) \\ &= f(x+\Delta x, y) - f(x,y) \\ &= \Delta z_x\end{aligned}$$

从而
$$\begin{aligned}\frac{\Delta z_x}{\Delta x} &= \frac{f(x+\Delta x, y) - f(x,y)}{\Delta x} \\ &= \frac{A\Delta x + o(|\Delta x|)}{\Delta x} \\ &= A + \frac{o(|\Delta x|)}{\Delta x}\end{aligned}$$

由于 A 与 Δx 无关，所以
$$\frac{\partial z}{\partial x} = \lim_{\Delta x \to 0} \frac{\Delta z_x}{\Delta x} = \lim_{\Delta x \to 0}(A + \frac{o(|\Delta x|)}{\Delta x}) = A$$

这就证明了 $\dfrac{\partial z}{\partial x}$ 存在且 $\dfrac{\partial z}{\partial x} = A$。

同理可证 $\dfrac{\partial z}{\partial y}$ 存在且 $\dfrac{\partial z}{\partial y} = B$。

从而就可得出结论：如果函数 $z = f(x,y)$ 在点 $P(x,y)$ 可微，则 $f_x(x,y), f_y(x,y)$ 都存在，
$$\mathrm{d}z = f_x(x,y)\Delta x + f_y(x,y)\Delta y$$
且
$$= \frac{\partial z}{\partial x}\Delta x + \frac{\partial z}{\partial y}\Delta y$$

特别当 $z = f(x,y) = x$ 时，可得出 $\mathrm{d}x = \Delta x$，同理 $\mathrm{d}y = \Delta y$，于是全微分公式又可写作

$$dz = \frac{\partial z}{\partial x}dx + \frac{\partial z}{\partial y}dy$$

其中 $\frac{\partial z}{\partial x}dx, \frac{\partial z}{\partial y}dy$ 分别称为函数 z 关于 x, y 的**偏微分**(partial differential)。

例 6.3.1 求函数 $z = y^2 \sin 3x$ 的全微分。

解 因为
$$\frac{\partial z}{\partial x} = 3y^2 \cos 3x, \quad \frac{\partial z}{\partial y} = 2y \sin 3x$$

所以
$$dz = \frac{\partial z}{\partial x}dx + \frac{\partial z}{\partial y}dy$$
$$= 3y^2 \cos 3x dx + 2y \sin 3x dy$$

例 6.3.2 求函数 $z = e^{xy}$ 在点 $(2,1)$ 处的全微分。

解 因为
$$\frac{\partial z}{\partial x} = ye^{xy}, \quad \frac{\partial z}{\partial y} = xe^{xy},$$

从而
$$\left.\frac{\partial z}{\partial x}\right|_{\substack{x=2\\y=1}} = e^2, \quad \left.\frac{\partial z}{\partial y}\right|_{\substack{x=2\\y=1}} = 2e^2.$$

所以在点 $(2,1)$ 处，$dz = e^2 dx + 2e^2 dy$。

我们知道，一元函数在某点的导数存在则微分也存在，反之也成立。但对于二元函数来说，情形就不同了。换句话说，二元函数的各个偏导数存在但不一定能推出全微分存在。

但是，如果再假定函数的各偏导数连续，则可保证全微分存在，即有下面定理。

定理 6.3.1 如果函数 $z = f(x, y)$ 在点 (x, y) 处偏导数 $\frac{\partial z}{\partial x}, \frac{\partial z}{\partial y}$ 存在且连续，则函数在该点可微。

证明从略。

在实际问题中遇到的函数绝大多数的偏导数是连续的，因而函数常常是可微的。

可以类似地定义多于两个自变量的多元函数的全微分。例如若三元函数 $u = f(x, y, z)$ 在点 (x, y, z) 的 3 个偏导数存在且连续，则有全微分 $du = \frac{\partial u}{\partial x}dx + \frac{\partial u}{\partial y}dy + \frac{\partial u}{\partial z}dz$。

例 6.3.3 求函数 $W = \sin(x + 2y + 3z)$ 的全微分。

解 因为
$$\frac{\partial W}{\partial x} = \cos(x + 2y + 3z), \quad \frac{\partial W}{\partial y} = 2\cos(x + 2y + 3z)$$
$$\frac{\partial W}{\partial z} = 3\cos(x + 2y + 3z)$$

所以
$$dW = \frac{\partial W}{\partial x}dx + \frac{\partial W}{\partial y}dy + \frac{\partial W}{\partial z}dz$$
$$= \cos(x + 2y + 3z)dx + 2\cos(x + 2y + 3z)dy + 3\cos(x + 2y + 3z)dz$$

6.3.2 全微分在近似计算中的应用

据前面的讨论知道，若函数在点 $P(x, y)$ 可微，则
$$dz = \frac{\partial z}{\partial x}\Delta x + \frac{\partial z}{\partial y}\Delta y, \quad \Delta z = dz + o(\rho)$$

$$\left(\lim_{\substack{\Delta x\to 0\\ \Delta y\to 0}}\frac{o(\rho)}{\rho}\right)=0$$

虽然，它同一元函数一样具备这样两个特点：① $\mathrm{d}z$ 是关于 $\Delta x, \Delta y$ 的线性函数；②当 $\Delta x \to 0, \Delta y \to 0$ 时，$\mathrm{d}z$ 与 Δz 只相差一个比 ρ 更高阶的无穷小。

从而当 $|\Delta x|, |\Delta y|$ 都较小时，函数的全增量可用全微分近似代替，即

$$\Delta z \approx \mathrm{d}z = f_x(x,y)\Delta x + f_y(x,y)\Delta y \tag{6.3.1}$$

上式也可以写成

$$f(x+\Delta x, y+\Delta y) \approx f(x,y) + f_x(x,y)\Delta x + f_y(x,y)\Delta y \tag{6.3.2}$$

与一元函数的情形相类似，可利用上面两个公式做近似计算。

例 6.3.4 计算 $(1.04)^{2.02}$ 的近似值。

解 设函数 $f(x,y) = x^y$。显然，要计算的值就是函数 $x=1.04, y=2.02$ 时的函数值 $f(1.04, 2.02)$。

取 $x=1, y=2, \Delta x=0.04, \Delta y=0.02$。

由于 $f(1,2)=1$

$$f_x(x,y) = yx^{y-1}, \quad f_y(x,y) = x^y \ln x$$

$$f_x(1,2) = 2, \quad f_y(1,2) = 0$$

所以，应用公式(6.3)便有

$$(1.04)^{2.02} \approx 1 + 2\times 0.04 + 0\times 0.02 = 1.08$$

例 6.3.5 有一圆柱体受压后发生变形，它的半径由 20cm 增大到 20.05cm，高度由 100cm 减少到 99cm，求此圆柱体体积变化的近似值。

解 圆柱体的体积

$$V = \pi r^2 h$$

其中 r, h 分别为底半径及高，由题意 $r=20, h=100$，

$$\Delta r = 20.05 - 20 = 0.05, \quad \Delta h = 99 - 100 = -1$$

$$\Delta V \approx \mathrm{d}V = V_r \mathrm{d}r + V_h \mathrm{d}h$$

$$= 2\pi rh \mathrm{d}r + \pi r^2 \mathrm{d}h$$

将数值代入，得

$$\Delta V \approx 2\pi \times 100 \times 0.05 + \pi 20^2 \times (-1) = -200\pi$$

故圆柱体受压后体积减小了约 $200\pi \mathrm{cm}^3$。

6.4 多元复合函数的求导方法

一元函数微分学中讨论了复合函数求导问题。对于多元函数有类似的情形。

设函数 $z = f(u,v)$ 通过中间变量 $u = \varphi(x,y)$ 及 $v = \psi(x,y)$ 而成为的复合函数

$$z = f[\varphi(x,y), \psi(x,y)]$$

如何求 $\dfrac{\partial z}{\partial x}, \dfrac{\partial z}{\partial y}$ 呢？有下面的定理。

定理 6.4.1 设函数 $u = \varphi(x,y), v = \psi(x,y)$ 在 (x,y) 处有偏导数，$z = f(u,v)$ 在相应的点 (u,v) 有连续偏导

数，则复合函数 $z=f[\varphi(x,y),\psi(x,y)]$ 在点 (x,y) 处有偏导数 $\dfrac{\partial z}{\partial x}$ 和 $\dfrac{\partial z}{\partial y}$，且

$$\frac{\partial z}{\partial x}=\frac{\partial z}{\partial u}\cdot\frac{\partial u}{\partial x}+\frac{\partial z}{\partial v}\cdot\frac{\partial v}{\partial x}$$

$$\frac{\partial z}{\partial y}=\frac{\partial z}{\partial u}\cdot\frac{\partial u}{\partial y}+\frac{\partial z}{\partial v}\cdot\frac{\partial v}{\partial y}$$

证明略。

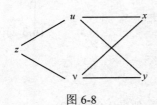

图 6-8

在计算复合函数的偏导数时，应当特别注意各变量间的复合关系(图 6-8)。求 $\dfrac{\partial z}{\partial x}$ 时，虽然 y 不变，但是由于 x 的改变会引起 u 和 v 的改变，相应的 z 的变化就有两部分，一部分来自 u，另一部分来自 v。同样，求 $\dfrac{\partial z}{\partial y}$ 时，z 的变化也来自 u 和 v 两部分。

定理 2 可推广到两个以上的自变量或中间变量的情形。

特殊地，只有一个自变量的情形。

设 $z=f(u,v)$，而 $u=\varphi(t),v=\psi(t)$，则

$$\frac{\mathrm{d}z}{\mathrm{d}t}=\frac{\partial z}{\partial u}\cdot\frac{\mathrm{d}u}{\mathrm{d}t}+\frac{\partial z}{\partial v}\cdot\frac{\mathrm{d}v}{\mathrm{d}t}$$

这里，复合函数 $z=f[\varphi(t),\psi(t)]$ 只是一个自变量 t 的函数。由于 t 的变化引起 $\varphi(t),\psi(t)$ 的变化，因而函数对 t 的导数叫做**全导数**。

例 6.4.1 求 $z=(x^2+y^2)^{xy}$ 的一阶偏导数 $\dfrac{\partial z}{\partial x},\dfrac{\partial z}{\partial y}$。

解 令 $u=x^2+y^2$，$v=xy$，则 $z=u^v$。

$$\frac{\partial u}{\partial x}=2x,\quad \frac{\partial u}{\partial y}=2y,\quad \frac{\partial v}{\partial x}=y,\quad \frac{\partial v}{\partial y}=x$$

$$\frac{\partial z}{\partial u}=vu^{v-1},\quad \frac{\partial z}{\partial v}=u^v\ln u$$

$$\frac{\partial z}{\partial x}=\frac{\partial z}{\partial u}\cdot\frac{\partial u}{\partial x}+\frac{\partial z}{\partial v}\cdot\frac{\partial v}{\partial x}$$

$$=vu^{v-1}\cdot 2x+u^v\ln u\cdot y$$

$$=(x^2+y^2)^{xy}\left[\frac{2xy^2}{x^2+y^2}+y\ln(x^2+y^2)\right]$$

$$\frac{\partial z}{\partial y}=\frac{\partial z}{\partial u}\cdot\frac{\partial u}{\partial y}+\frac{\partial z}{\partial v}\cdot\frac{\partial v}{\partial y}$$

$$=(x^2+y^2)^{xy}\left[\frac{2xy^2}{x^2+y^2}+x\ln(x^2+y^2)\right]$$

例 6.4.2 设函数 $z=uv+\sin t$，而 $u=\mathrm{e}^t,v=\cos t$，求全导数 $\dfrac{\mathrm{d}z}{\mathrm{d}t}$。

解
$$\frac{\mathrm{d}z}{\mathrm{d}t}=\frac{\partial z}{\partial u}\cdot\frac{\mathrm{d}u}{\mathrm{d}t}+\frac{\partial z}{\partial v}\cdot\frac{\mathrm{d}v}{\mathrm{d}t}+\frac{\partial z}{\partial t}$$

$$=v\mathrm{e}^t-u\sin t+\cos t$$

$$= e^t \cos t - e^t \sin t + \cos t$$
$$= e^t (\cos t - \sin t) + \cos t$$

例 6.4.3 直圆锥的高以每秒 10cm 的速度减少，底面半径以每秒 2cm 的速度增加，求高为 100cm，底面半径为 50cm 时，圆锥体积的变化率。

解 设在 t 时刻，圆锥底半径为 x，高为 y，单位为 cm，则圆锥的体积为

$$V = \frac{1}{3}\pi x^2 y$$

圆锥体积变化率为 V 对 t 的全导数

$$\frac{dV}{dt} = \frac{\partial V}{\partial x} \cdot \frac{dx}{dt} + \frac{\partial V}{\partial y} \cdot \frac{dy}{dt}$$
$$= \frac{2}{3}\pi xy \frac{dx}{dt} + \frac{1}{3}\pi x^2 \frac{dy}{dt}$$

而 $\frac{dx}{dt} = 2$，$\frac{dy}{dt} = -10$，$x = 50$，$y = 100$，所以

$$\frac{dV}{dt} = \frac{1}{3}\pi(2 \times 50 \times 100 \times 2 - 50^2 \times 10)$$
$$= -\frac{1}{3} \times 5000\pi$$
$$\approx -5233 \text{cm}^3$$

所以，此时圆锥体积每秒减少 5.233L。

6.5 二元函数的极值

以前我们应用导数求过一元函数的极大值、极小值。现在讨论怎样用偏导数来求二元函数的极大值、极小值。

定义 6.5.1 设二元函数 $z = f(x,y)$ 在点 (x_0, y_0) 的某一邻域内有定义，对在该邻域内的其他任意点 (x,y)，如果均有 $f(x,y) < f(x_0, y_0)$ (或 $f(x,y) > f(x_0, y_0)$)成立，则称函数在点 (x_0, y_0) 处有**极大值**(或**极小值**) $f(x_0, y_0)$，而称点 (x_0, y_0) 为**极值点**。

极大值、极小值统称为**极值**。

例如，容易验证，表示上半球面的函数 $z = \sqrt{1 - x^2 - y^2}$ 在点 $(0,0)$ 处达到极大值。点 $(0,0,1)$ 就是球面的顶点(图 6-9)。

怎样寻找多元函数的极值点？同一元函数的极值一样，先给出函数取极值的必要条件。

定理 6.5.1 若函数 $z = f(x,y)$ 在点 (x_0, y_0) 处有极值(极大值或极小值)，且函数在该点的一阶偏导数存在，则它们的一阶偏导数必等于零，即

$$f_x(x_0, y_0) = 0, \quad f_y(x_0, y_0) = 0,$$

证明 设函数 $z = f(x,y)$ 在 (x_0, y_0) 处有极大值。根据定义在附近的点 (x,y) 满足不等式

$$f(x,y) < f(x_0, y_0)$$

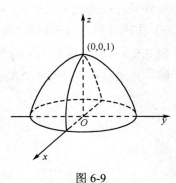

图 6-9

那么固定 $y = y_0$，让 x 在 x_0 附近变化，函数也满足不等式
$$f(x, y_0) < f(x_0, y_0)$$
这就是说一元函数 $f(x, y_0)$ 在点 $x = x_0$ 处取得极大值。于是根据一元函数的极值定理，即有
$$f_x(x_0, y_0) = 0$$
同样，固定 $x = x_0$，一元函数 $f(x_0, y)$ 在点 $y = y_0$ 处取得极大值，于是有
$$f_y(x_0, y_0) = 0$$
至于函数 $z = f(x, y)$ 在 (x_0, y_0) 点取极小值的情形，证明方法完全相同。

对于二元以上的函数取极值的必要条件，有类似结果。

与一元函数类似，我们把使两个一阶偏导数都等于零的点叫做函数的**驻点**或**稳定点**。

极值点不一定是驻点。例如函数 $z = \sqrt{x^2 + y^2}$ 在 $(0,0)$ 点显然取极小值，但 z 在该点偏导数不存在(图 6-10)。但对于可微函数来说，极值点一定是驻点，而驻点却不一定是极值点。例如 $(0,0)$ 是函数 $z = xy$ 的驻点，但不是极值点。因此，求函数的极值点就可以从函数的驻点和偏导数不存在的点中去找。

怎样判定一个驻点是否是极值点呢？下面的定理回答了这个问题。

定理 6.5.2 设函数 $z = f(x, y)$ 在点 (x_0, y_0) 的某邻域内连续，且有一阶、二阶连续偏导数，又 $f_x(x_0, y_0) = 0$，$f_y(x_0, y_0) = 0$。若令 $A = f_{xx}(x_0, y_0)$，$B = f_{xy}(x_0, y_0)$ $C = f_{yy}(x_0, y_0)$，则

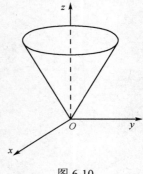

图 6-10

(1) 当 $B^2 - AC < 0$ 时，函数在点 (x_0, y_0) 处有极值。且当 $A < 0$ 时，有极大值 $f(x_0, y_0)$；当 $A > 0$ 时，有极小值 $f(x_0, y_0)$。

(2) 当 $B^2 - AC > 0$ 时，函数在点 (x_0, y_0) 处无极值。

(3) 当 $B^2 - AC = 0$ 时，函数在点 (x_0, y_0) 处不能确定是否有极值。

证明略。

求二元函数 $z = f(x, y)$ 的极值方法归纳为：

(a) 求 $z = f(x, y)$ 的一、二阶偏导数；

(b) 解方程组 $\begin{cases} f_x(x, y) = 0 \\ f_y(x, y) = 0 \end{cases}$，求得各驻点；

(c) 求出函数 $z = f(x, y)$ 偏导数不存在的点；

(d) 对每一驻点 (x_0, y_0)，求出 $A = f_{xx}(x_0, y_0)$，$B = f_{xy}(x_0, y_0)$，$C = f_{yy}(x_0, y_0)$，应用定理 5，由 $B^2 - AC$ 的符号判断驻点是否为极值点；对偏导数不存在的点用极值的定义判别；

(e) 求出极值点处的函数值。

例 6.5.1 求函数 $z = x^3 + y^3 - 3xy + 6$ 的极值。

解 先求驻点，即求一阶偏导数
$$\frac{\partial z}{\partial x} = 3x^2 - 3y, \quad \frac{\partial z}{\partial y} = 3y^2 - 3x$$
令
$$\frac{\partial z}{\partial x} = 0, \quad \frac{\partial z}{\partial y} = 0$$

得
$$\begin{cases} x^2 - y = 0 \\ y^2 - x = 0 \end{cases}$$

解此方程得驻点 $(0,0)$，$(1,1)$。

其次判别驻点的性质，求二阶偏导数

$$\frac{\partial^2 z}{\partial x^2} = 6x, \quad \frac{\partial^2 z}{\partial x \partial y} = -3, \quad \frac{\partial^2 z}{\partial y^2} = 6y$$

当 $x=0, y=0$ 时，$B^2 - AC = 9 > 0$，

故 $(0,0)$ 不是极值点。

当 $x=1, y=1$ 时，$B^2 - AC = -27 < 0$，而 $\frac{\partial^2 z}{\partial x^2} = 6 > 0$，

故 $(1,1)$ 为极小值点，$z\Big|_{\substack{x=1\\y=1}} = 5$ 为极小值。

在实际问题中，通常都是寻求函数在某一区域 D 上的最大值或最小值。这就要求把函数在区域 D 内的所有极值同边界上的最大值和最小值比较，取其中最大的为函数的最大值，最小的为最小值，然而计算函数在边界上的最大值、最小值很麻烦。所以，在解决实际问题时，常常根据问题的性质，判定函数在区域 D 上是取最大值或最小值。这时，如果计算出的驻点只有一个，那么这个点便一定是函数的最大值点或最小值点。

例 6.5.2 用铁皮做成一个体积为 $2m^3$ 的有盖长方体水箱。问应该选择怎样的长、宽、高才能使材料最省？

解 设水箱的长为 xm，宽为 ym，则其高为 $\frac{2}{xy}$，此水箱所用材料的面积为

$$S = 2\left(xy + y \cdot \frac{2}{xy} + x \cdot \frac{2}{xy}\right)$$
$$= 2\left(xy + \frac{2}{x} + \frac{2}{y}\right) \quad (x > 0, y > 0)$$

可见材料面积 S 是 x, y 的二元函数。

$$S_x = 2\left(y - \frac{2}{x^2}\right), \quad S_y = 2\left(x - \frac{2}{y^2}\right)$$

解方程组
$$\begin{cases} S_x = 0 \\ S_y = 0 \end{cases},$$

得
$$x = \sqrt[3]{2}, \quad y = \sqrt[3]{2}。$$

根据题意，水箱所用材料面积的最小值一定存在，并在区域 $D: x>0, y>0$ 内取得。又函数在 D 内只有一个驻点 $(\sqrt[3]{2}, \sqrt[3]{2})$，因此，可以断定当 $x = \sqrt[3]{2}$，$y = \sqrt[3]{2}$，时，S 取得最小值，即当水箱长 $\sqrt[3]{2}$m，宽 $\sqrt[3]{2}$m，高 $\sqrt[3]{2}$m 时，水箱所用的材料最省。

*6.6 最小二乘法

在实际工作或科学研究中，常常需要根据两个变量的几组实测数值——实验数据，来确定出这两个变量之间的函数关系，找出函数关系的近似表达式。通常把这样得到的函数关系的近似表达式叫做**经验公式**。

现在我们介绍一种常用的精确度较高的求经验公式的方法,即**最小二乘法**(least square method)。

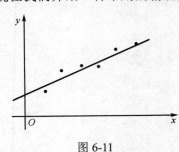

图 6-11

设经过 n 次独立试验得到变量 x 与 y 的 n 对实测值 (x_1,y_1),(x_2,y_2),(x_3,y_3),…,(x_n,y_n),并把这 n 个点标在直角坐标纸上(如图 6-11),以便从中观察变化规律,然后与我们掌握的函数的变化规律进行对比,看它接近于什么函数。

从图上如果看到这些点大致在一条直线上,我们就可以用一个一次函数 $y=bx+a$ 来近似表示变量 y 与 x 之间的关系。于是问题的关键在于如何恰当地选择待定常数 a 和 b。

如果点 (x_1,y_1) 在直线 $y=bx+a$ 上,那么应该有 $y_1=bx_1+a$,即 $y_1-(bx_1+a)=0$,这时函数准确地反映了 x_1 与 y_1 之间的关系。如果点 (x_1,y_1) 不在直线 $y=bx+a$ 上,那么 $y_1-(bx_1+a)=\varepsilon_1$,而 $\varepsilon_1\neq 0$,ε_1 表示用函数 $y=bx+a$ 来反映 x_1 与 y_1 关系时所产生的偏差。我们希望选择恰当的 a 和 b,使这个偏差越小越好。

所谓**最小二乘法**就是:寻找最好的符合实测点的直线 $y=bx+a$,使实测点与直线的偏差的平方和达到最小。

设实测点 $(x_i,y_i)(i=1,2,\cdots,n)$ 与直线 $y=bx+a$ 按纵轴方向的偏差为 $\varepsilon_i(i=1,2,\cdots,n)$,于是
$$\varepsilon_i=y_i-(bx_i+a)$$

偏差有正的,也有负的。为了避免各项偏差求代数和时因正负号而互相抵消,按最小二乘法的意义,只有使偏差的平方和尽量地小就行了,即使和式

$$\sum_{i=1}^{n}\varepsilon_i^2 \quad 或 \quad \sum_{i=1}^{n}[y_i-(bx_i+a)]^2$$

最小。

现在的问题是如何选择参数 a,b,使上式为最小,这就归结为如何求二元函数的极值。

令
$$M(a,b)=\sum_{i=1}^{n}[y_i-(bx_i+a)]^2$$

这里 $M(a,b)$ 表示为两个自变量 a 与 b 的函数。现要求 $M(a,b)$ 的极小值,根据二元函数的极值必要条件,求二元函数的极值必须满足

$$\frac{\partial M(a,b)}{\partial a}=0, \quad \frac{\partial M(a,b)}{\partial b}=0$$

从而有

$$\sum_{i=1}^{n}[y_i-(bx_i+a)]=0, \quad \sum_{i=1}^{n}[y_i-(bx_i+a)]x_i=0$$

或写成

$$\begin{cases}\sum_{i=1}^{n}y_i=\sum_{i=1}^{n}bx_i+na \\ \sum_{i=1}^{n}x_iy_i=\sum_{i=1}^{n}x_i^2 b+\sum_{i=1}^{n}x_i a\end{cases}$$

得关于未知数 a、b 的联立方程。解联立方程得 a、b 的值

$$a=\frac{\sum_{i=1}^{n}y_i}{n}-b\frac{\sum_{i=1}^{n}x_i}{n} \tag{6.6.1}$$

所以
$$a = \bar{y} - b\bar{x}$$
其中
$$\bar{x} = \frac{1}{n}\sum_{i=1}^{n} x_i, \quad \bar{y} = \frac{1}{n}\sum_{i=1}^{n} y_i$$
分别是 $\{x_i\}$ 和 $\{y_i\}$ 的平均数,
$$b = \frac{\sum_{i=1}^{n} x_i y_i - \frac{1}{n}\left(\sum_{i=1}^{n} x_i\right)\left(\sum_{i=1}^{n} y_i\right)}{\sum_{i=1}^{n} x_i^2 - \frac{1}{n}\left(\sum_{i=1}^{n} x_i\right)^2} \tag{6.6.2}$$

将 a,b 之值代入方程
$$y = bx + a$$
即为所要求的直线方程, 此直线称为回归直线, 参数 a 和 b 称为 y 对 x 的回归系数。

例6.6.1 某克山病区10名健康儿童头发与血中的硒含量见表如下, 求发硒与血硒之间的函数关系式。

发硒 x	74	66	88	69	91	73	66	96	58	73
血硒 y	13	10	13	11	16	9	7	14	5	10

解 设以 x 轴代表发硒含量, y 轴代表血硒含量, 把表中数据标在坐标纸上, 可以看出这些点基本上呈一直线趋势(图6-12), 从而设经验公式为
$$y = bx + a$$

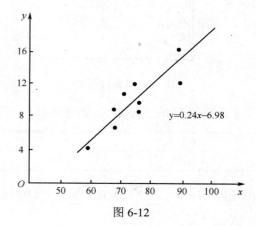

图 6-12

因为
$$\bar{x} = \frac{1}{10}(74 + 66 + \cdots + 73) = 75.4$$
$$\bar{y} = \frac{1}{10}(13 + 10 + \cdots + 10) = 10.8$$
$$\sum_{i=1}^{10} x_i = 754, \quad \sum_{i=1}^{10} x_i^2 = 58212$$
$$\sum_{i=1}^{10} x_i y_i = 8464, \quad \sum_{i=1}^{10} y_i = 108$$

代入(6.4)、(6.5), 得
$$b = 0.2359$$
$$a = \bar{y} - b\bar{x}$$
$$= 10.8 - 0.2359 \times 75.4$$
$$= -6.98$$
故
$$y = 0.24x - 6.98$$
即 y 对 x 的回归直线是 $y = 0.24x - 6.98$, 亦即发硒与血硒间有线性关系
$$y = 0.24x - 6.98$$

在上例中, 按实验数据描出的图形接近于一条直线。在这种情形下, 就可认为函数关系是线性函数类型, 从而问题可化为求解一个二元一次方程组, 计算比较方便。而有一些实际问题, 经验公式的类型不是线性函数, 如是一元二次函数或指数函数或幂函数等等, 对其中的某些类型我们可以设法把它化成线性函数

的类型来讨论。举例说明如下：

例 6.6.2 以不同温度对某种药品加温时，测定其对有效成分的破坏率。结果见下表：

$T(C)$	60	80	100	120
$y(\%)$	5.8	11.5	25.5	50.9

试求 y 与 T 的经验公式。

解 先把表中数据标在普通坐标纸上(见图 6-13)，发现其图形像一条指数曲线。为判定这一观察结果是否正确，再在半对数纸上作图(图 6-14)，结果有明显的直线趋势。故选择表达式 $y = Ae^{BT}$ 为数据所遵循的规律，直线化为

$$Y = a + bT$$

其中 $Y = \lg y, a = \lg A, b = 0.4343B$。

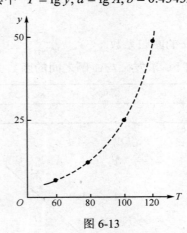

图 6-13

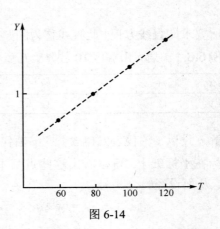

图 6-14

为了确定 A 和 B 的数值，需要对所给 y_i 值取对数得下表：

$T_i(C)$	60	80	100	120
$Y = \lg y_i$	0.7634	1.0607	1.4065	1.7067

由此得 $n = 4$, $\sum_{i=1}^{4} T_i = 360$, $\sum_{i=1}^{4} Y_i = 4.9373$, $\sum_{i=1}^{4} T_i Y_i = 476.114$。

代入(6.4)、(6.5)得

$$b = \frac{476.114 - \frac{1}{4} \times 360 \times 4.9373}{34400 - \frac{1}{4} \times 360^2} = 0.01588$$

$$B = \frac{b}{0.4343} = 0.03656$$

$$a = \frac{1}{4} \times \left(4.9373 - 0.01588 \times \frac{1}{4} \times 360\right) = -0.19474$$

$$A = \lg^{-1} a = 0.63865$$

故破坏率 y 与温度 T 的经验公式为

$$y = 0.63865 e^{0.03656T}$$

6.7 二重积分

6.7.1 二重积分的概念

前面我们讨论过定积分概念，它是一种形式的和的极限，被积函数是确定在 x 轴上一个区间内的单变量函数，即

$$\lim_{\lambda \to 0} \sum_{i=1}^{n} f(\xi_i) \Delta x_i = \int_a^b f(x)\mathrm{d}x$$

它的几何意义是曲线 $y = f(x)$ 及直线 $x = a, x = b$ 和 x 轴所围成的曲边梯形的面积。

类似于一元函数，可以对二元函数在平面区域 D 内定义积分，即二重积分。

定义 6.7.1 设函数 $f(x, y)$ 在闭区域 D 上连续，任意分割区域 D 为 n 个不相重叠的小区域，并用记号 $\Delta \sigma_i (i = 1, 2, \cdots, n)$ 表示各小区域的面积，d_i 为各个小区域的直径，在每个小区域 $\Delta \sigma_i$ 上任取一点 $P_i(x_i, y_i)$，作乘积 $f(x_i, y_i)\Delta \sigma_i$ 的和

$$\sum_{i=1}^{n} f(x_i, y_i)\Delta \sigma_i$$

如果当 n 无限增大，并且所有小区域 $\Delta \sigma_i$ 的直径 d_i 中最大者 λ 趋于零时，不论区域的分法如何，点 $P_i(x_i, y_i)$ 的取法如何，和式的极限存在，则称此极限为函数 $f(x, y)$ 在区域 D 上的**二重积分**(double integral)，记作

$$\iint_D f(x, y)\mathrm{d}\sigma$$

即

$$\iint_D f(x, y)\mathrm{d}\sigma = \lim_{\lambda \to 0} \sum_{i=1}^{n} f(x_i, y_i)\Delta \sigma_i$$

其中 $f(x, y)$ 称为**被积函数**(integrand)，$f(x, y)\mathrm{d}\sigma$ 称为**被积表达式**，$\mathrm{d}\sigma$ 为**面积元素**(element)，x 和 y 称为**积分变量**(variable of integration)，D 称为**积分区域**(domain of integration)。

在直角坐标系中，可用平行于坐标轴的直线来分割区域 D，这时面积元素 $\mathrm{d}\sigma$ 可以写成 $\mathrm{d}x\mathrm{d}y$，二重积分也就记作

$$\iint_D f(x, y)\mathrm{d}x\mathrm{d}y$$

可以证明，若函数 $f(x, y)$ 在闭区域 D 上连续，那么 $f(x, y)$ 在 D 上的二重积分一定存在。

当 $f(x, y) > 0$ 时，二重积分 $\iint_D f(x, y)\mathrm{d}x\mathrm{d}y$ 表示以 xOy 平面上的区域 D 为底，以 D 上的二元函数 $z = f(x, y)$ 的图形为顶，四周由柱面所围成的曲顶柱体的体积(图 6-15)，这就是**二重积分的几何意义**。

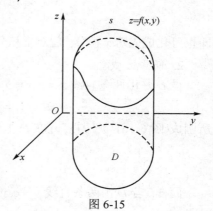

图 6-15

6.7.2 二重积分的性质

二重积分具有定积分完全类似的性质。

(1) 常数可提到积分号外。

$$\iint\limits_D kf(x,y)\mathrm{d}\sigma = k\iint\limits_D f(x,y)\mathrm{d}\sigma$$

(2) 有限个函数代数各的积分等于各个函数积分的代数和。

$$\iint\limits_D [f(x,y) \pm g(x,y)]\mathrm{d}\sigma$$

$$= \iint\limits_D f(x,y)\mathrm{d}\sigma \pm \iint\limits_D g(x,y)\mathrm{d}\sigma$$

(3) 当区域 D 分为两个不相重叠的闭区域 D_1 与 D_2 时,D 上的积分等于部分区域上积分的和。

$$\iint\limits_D f(x,y)\mathrm{d}\sigma = \iint\limits_{D_1} f(x,y)\mathrm{d}\sigma + \iint\limits_{D_2} f(x,y)\mathrm{d}\sigma$$

该性质可推广到有限个区域,说明二重积分对于区域具有可加性。

(4) 如果在 D 上,$f(x,y) \equiv 1$,σ 为区域 D 的面积,则

$$\sigma = \iint\limits_D 1\mathrm{d}\sigma = \iint\limits_D \mathrm{d}\sigma$$

此性质的几何意义很明显,因为高为 1 的平顶柱体的体积在数值上就等于柱体的底面积。

6.7.3 二重积分的计算

上面已给出二重积分的定义,但是如何计算二重积分的值呢?如果直接用二重积分的定义去计算是困难的。根据二重积分可以解释为曲顶柱体的体积这个观点,容易导出二重积分的计算法则,其关键在于把二重积分化为连续计算两次定积分,即二次积分。

现分两种情形陈述如下:

1. 矩形区域

设函数 $f(x,y)$ 在矩形区域 $D: a \leq x \leq b, c \leq y \leq d$ 上连续,则 $f(x,y)$ 在 D 上的二重积分可以表示为二次积分

$$\iint\limits_D f(x,y)\mathrm{d}x\mathrm{d}y = \int_a^b \mathrm{d}x \int_c^d f(x,y)\mathrm{d}y$$

即先把 $f(x,y)$ 中的 x 看作常数,y 看作变量,在 y 的变化区间 $[c,d]$ 上对 y 积分,这样积分的结果显然是 x 的函数,然后将这函数在 x 的变化区间 $[a,b]$ 上对 x 积分。

同样,有

$$\iint\limits_D f(x,y)\mathrm{d}x\mathrm{d}y = \int_c^d \mathrm{d}y \int_a^b f(x,y)\mathrm{d}x$$

即也可化成先对 x 积分,后对 y 积分的二次积分。

2. 任意区域

设 D 是由两条直线 $x = a, x = b$ 及两条曲线

$$y_1 = \varphi_1(x), y_2 = \varphi_2(x) \ [\varphi_1(x) \leq \varphi_2(x), a \leq x \leq b]$$

所围成(图 6-16),则 $f(x,y)$ 在 D 上的二重积分可以表示为二次积分

$$\iint\limits_D f(x,y)\mathrm{d}x\mathrm{d}y = \int_a^b \mathrm{d}x \int_{\varphi_1(x)}^{\varphi_2(x)} f(x,y)\mathrm{d}y$$

同样,若 D 由两条直线 $y = c, y = d$ 及两条曲线

$$x_1 = \psi_1(y), x_2 = \psi_2(y) \ [\psi_1(y) \leq \psi_2(y), c \leq y \leq d]$$

所围成(图 6-17),则 $f(x,y)$ 在 D 上的二重积分可表示为二次积分

$$\iint\limits_D f(x,y)\mathrm{d}x\mathrm{d}y = \int_c^d \mathrm{d}y \int_{\psi_1(y)}^{\psi_2(y)} f(x,y)\mathrm{d}x$$

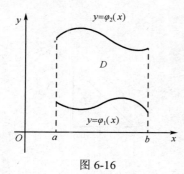

图 6-16

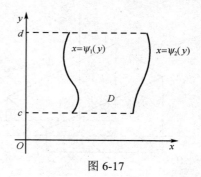

图 6-17

注意：第二次积分的上、下限总是常数。

若积分区域 D 是其他形状，则可将它分成若干部分，而每个部分为上述两种积分区域类型之一，然后再按二重积分的性质(3)计算。

例 6.7.1 求函数 $z=1-\dfrac{x}{3}-\dfrac{y}{4}$ 在矩形域 $D: -1 \leqslant x \leqslant 1, -2 \leqslant y \leqslant 2$ 上的二重积分。

解 先对 x 后对 y 作两次积分，

$$\iint_D \left(1-\frac{x}{3}-\frac{y}{4}\right)dxdy$$
$$=\int_{-2}^2 dy \int_{-1}^1 \left(1-\frac{x}{3}-\frac{y}{4}\right)dx$$
$$=\int_{-2}^2 \left(2-\frac{y}{2}\right)dy$$
$$=8$$

若先对 y 后对 x 积分，也得同样的结果。

$$\iint_D \left(1-\frac{x}{3}-\frac{y}{4}\right)dxdy$$
$$=\int_{-1}^1 dx \int_{-2}^2 \left(1-\frac{x}{3}-\frac{y}{4}\right)dy$$
$$=\int_{-1}^1 \left(4-\frac{4}{3}x\right)dy$$
$$=8$$

从几何上来说，这个二重积分是以矩形 D 为底，顶为平面 $\dfrac{x}{3}-\dfrac{y}{4}+z=1$ 所截的角棱柱体的体积(图 6-18)。

例 6.7.2 计算 $\iint_D xy dxdy$，其中 D 是由直线 $y=1, x=2$ 及 $y=x$ 所围成的区域。

解 1 先对 y 后对 x 积分

首先画出区域 D (图 6-19)，于是

$$\iint_D xy dxdy$$
$$=\int_1^2 dx \int_1^x xy dy$$
$$=\int_1^2 \left(\frac{x^3}{2}-\frac{x}{2}\right)dx$$
$$=1\frac{1}{8}$$

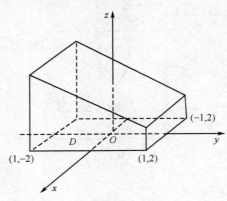

图 6-18

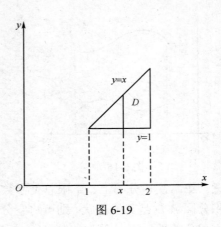

图 6-19

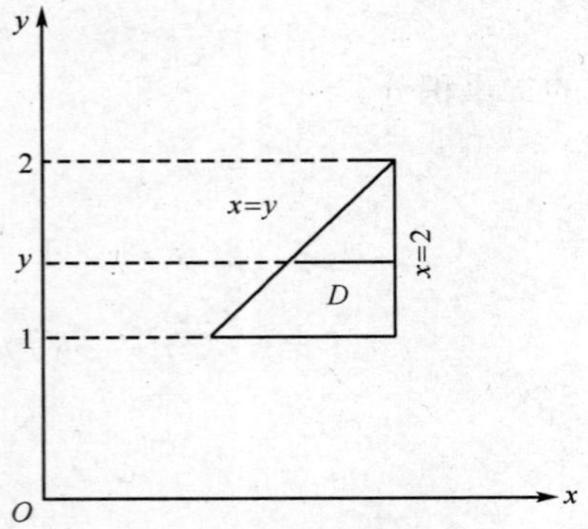

解2 先对 x 后对 y 积分

区域 D 如图 6-20，于是

$$\iint_D xy\,dx\,dy$$
$$= \int_1^2 dy \int_y^2 xy\,dx$$
$$= \int_1^2 \left(2y - \frac{y^3}{2}\right)dy$$
$$= 1\frac{1}{8}$$

图 6-20

积分次序的选择，不仅要看积分区域的特征，而且还要考虑到被积函数的特点。其原则是既要使计算能进行，又要使计算尽可能简便。

例 6.7.3 求椭圆抛物面 $z = 1 - 4x^2 - y^2$ 与平面 xOy 围成的体积（图 6-21）。

解 由于所给的抛物面对称于 xOz 和 yOz 两坐标面，且与 xOy 平面的交线为椭圆 $4x^2 + y^2 = 1$，所以用不等式 $4x^2 + y^2 \leq 1, x \geq 0, y \geq 0$ 所规定的区域上的二重积分便是所求体积的 $\frac{1}{4}$，从而

$$V = 4\iint_D (1 - 4x^2 - y^2)\,dx\,dy,$$

其中 D 为 $4x^2 + y^2 \leq 1, x \geq 0, y \geq 0$，解得

$$V = 4\iint_D (1 - 4x^2 - y^2)\,dx\,dy$$
$$= 4\int_0^{\frac{1}{2}} dx \int_0^{\sqrt{1-4x^2}} (1 - 4x^2 - y^2)\,dy$$
$$= \frac{8}{3} \int_0^{\frac{1}{2}} (1 - 4x^2)^{\frac{3}{2}}\,dx$$

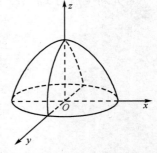

图 6-21

设 $2x = \sin t$，得

$$V = \frac{8}{3} \cdot \frac{1}{2} \int_0^{\frac{\pi}{2}} \cos^4 t\,dt$$
$$= \frac{8}{3} \cdot \frac{1}{2} \cdot \frac{3}{16}\pi$$
$$= \frac{\pi}{4}$$

例 6.7.4 计算 $\iint\limits_{D} xy\mathrm{d}x\mathrm{d}y$，其中 D 由 $y=x^2$，$y=\frac{1}{2}(3-x)$ 与 x 轴正向围成(图 6-22)。

解 因 D 是由二条直线与一条曲线围成，分别先求出它们的交点 $(1,1)$，$(0,3)$，$(0,0)$。

过 $(1,1)$ 点作平行于 y 轴的直线，则 D 被一分为二，从而 $D=D_1+D_2$。则

$$\iint\limits_{D}xy\mathrm{d}x\mathrm{d}y$$

$$=\iint\limits_{D_1}xy\mathrm{d}x\mathrm{d}y+\iint\limits_{D_2}xy\mathrm{d}y$$

$$=\int_0^1\mathrm{d}x\int_0^{x^2}xy\mathrm{d}y+\int_1^3\mathrm{d}x\int_0^{\frac{1}{2}(3-x)}xy\mathrm{d}y$$

$$=\int_0^1\frac{1}{2}x^5\mathrm{d}x+\int_1^3\frac{1}{3}(9x-6x^2+x^3)\mathrm{d}x$$

$$=\frac{1}{12}+\frac{1}{2}$$

$$=\frac{7}{12}$$

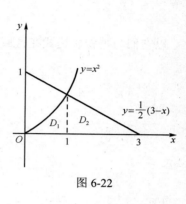

图 6-22

*6.7.4 二重积分的应用

在定积分中学过的微元法也可推广到二重积分中，如果某个量 U 对于区域 D 具有可加性(即当区域 D 分成许多小区域时，量 U 相应地被分成许多部分量，而 U 等于这些部分量之和)，并且在区域 D 内任取一个直径很小的区域 $\mathrm{d}\sigma$ 时，相应的部分量可以近似地表示成 $f(x,y)\mathrm{d}\sigma$ 的形式，点 (x,y) 在 $\mathrm{d}\sigma$ 内，那么 $f(x,y)\mathrm{d}\sigma$ 称为量 U 的微元，记作 $\mathrm{d}U$，以它作被积表达式，在区域 D 上的二重积分 $\iint\limits_{D}f(x,y)\mathrm{d}\sigma$ 就是所求量 U，即

$$U=\iint\limits_{D}f(x,y)\mathrm{d}\sigma$$

1. 质量

如有一块薄板，若其面密度是均匀的，那么它的质量为

$$M=\mu S$$

其中 μ 是常数，M 为质量，S 为面积。

如果此平面薄板的面密度是不均匀，μ 不是常数。它在 xOy 面上占有区域 D，在点 (x,y) 处的密度为 $\mu(x,y)$，假定 $\mu(x,y)$ 在 D 上连续，现求该薄板的质量。

将 D 任意分成 n 个小片，$\mathrm{d}\sigma$ 是其中任一小片，同时也表示该小片的面积，(x,y) 是 $\mathrm{d}\sigma$ 中的一个点，则 $\mathrm{d}\sigma$ 部分的质量微元为

$$\mathrm{d}M=\mu(x,y)\mathrm{d}\sigma。$$

从而在整个区域 D 上，薄板的质量

$$M=\iint\limits_{D}\mathrm{d}M$$
$$=\iint\limits_{D}\mu(x,y)\mathrm{d}\sigma=\iint\limits_{D}\mu(x,y)\mathrm{d}x\mathrm{d}y$$

即是密度函数在区域 D 上的二重积分。

2. 静力矩

力学上规定，质点对于一轴的静力矩等于这点的质量与它到轴的距离的乘积 Md。质点系对于一轴的

静力矩等于该系中各点对同一轴的静力矩之和。现求区域 D 上一平板对 Ox 轴的静力矩 M_x 及对 Oy 轴的静力矩 M_y。

在前面分析的基础上，将质量微元 $\mathrm{d}M$ 看成集中在点 (x,y)，于是得小片 $\mathrm{d}\sigma$ 对 y 轴、x 轴的静力矩微元分别为

$$\mathrm{d}M_y = x\mu(x,y)\mathrm{d}\sigma, \quad \mathrm{d}M_x = y\mu(x,y)\mathrm{d}\sigma$$

以它们为被积表达式在区域 D 上积分，得

$$M_y = \iint\limits_D x\mu(x,y)\mathrm{d}\sigma$$
$$= \iint\limits_D x\mu(x,y)\mathrm{d}x\mathrm{d}y$$
$$M_x = \iint\limits_D y\mu(x,y)\mathrm{d}\sigma$$
$$= \iint\limits_D y\mu(x,y)\mathrm{d}x\mathrm{d}y$$

3. 重心

若 xOy 平面有 n 个质量分别为 m_i，坐标为 $(x_i,y_i)(i=1,2,\cdots,n)$ 的质点，则该质点系的重心坐标为

$$\bar{x} = \frac{\sum\limits_{i=1}^n m_i x_i}{\sum\limits_{i=1}^n m_i}, \qquad \bar{y} = \frac{\sum\limits_{i=1}^n m_i y_i}{\sum\limits_{i=1}^n m_i}$$

设有一平面薄板，在 xOy 面上占有区域 D，面密度为 $\mu = \mu(x,y)$，$(\bar{x},\bar{y})$ 是该薄板的重心坐标，M 是其质量，M_x, M_y 分别是该薄板对 Ox 轴、Oy 轴的静力矩，根据重心定义，有

$$\bar{x}M = M_y, \qquad \bar{y}M = M_x$$

由上面质量和静力矩公式，便得

$$\bar{x} = \frac{\iint\limits_D x\mu(x,y)\mathrm{d}x\mathrm{d}y}{\iint\limits_D \mu(x,y)\mathrm{d}x\mathrm{d}y}$$

$$\bar{y} = \frac{\iint\limits_D y\mu(x,y)\mathrm{d}x\mathrm{d}y}{\iint\limits_D \mu(x,y)\mathrm{d}x\mathrm{d}y}$$

若薄板是均匀的，μ 是常数，公式则可写成

$$\bar{x} = \frac{\iint\limits_D x\mathrm{d}\sigma}{\iint\limits_D \mathrm{d}\sigma} = \frac{\iint\limits_D x\mathrm{d}x\mathrm{d}y}{\iint\limits_D \mathrm{d}x\mathrm{d}y}, \qquad \bar{y} = \frac{\iint\limits_D y\mathrm{d}\sigma}{\iint\limits_D \mathrm{d}\sigma} = \frac{\iint\limits_D y\mathrm{d}x\mathrm{d}y}{\iint\limits_D \mathrm{d}x\mathrm{d}y}$$

4. 转动惯量

由力学知道，质量为 m 的位于点 (x,y) 处的质点，对于 x 轴、y 轴和通过原点 O 而垂直于 xOy 平面的轴的转动惯量分别为

$$I_x = \iint\limits_D y^2 \mu(x,y)\mathrm{d}x\mathrm{d}y$$

$$I_y = \iint_D x^2 \mu(x,y) \mathrm{d}x\mathrm{d}y$$

$$I_O = \iint_D (x^2+y^2)\mu(x,y)\mathrm{d}x\mathrm{d}y$$

例 6.7.5 设平面薄板的面密度为 $\mu(x,y) = x^2 + y^2$，求直线 $x+y=1, x=0, y=0$ 围成的平面薄板的质量。

解 作薄板在平面占有的区域 D 的图形(图 6-23)。

积分区域 D 可表示为

$$D: \begin{cases} 0 \leqslant y \leqslant 1-x \\ 0 \leqslant x \leqslant 1 \end{cases}$$

因而平面薄板的质量为

$$\begin{aligned} M &= \iint_D (x^2+y^2)\mathrm{d}x\mathrm{d}y \\ &= \int_0^1 \mathrm{d}x \int_0^{1-x}(x^2+y^2)\mathrm{d}y \\ &= \int_0^1 \left[x^2 - x^3 - \frac{(1-x)^3}{3}\right]\mathrm{d}x \\ &= \frac{1}{6} \end{aligned}$$

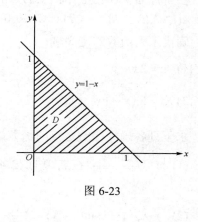

图 6-23

例 6.7.6 求由抛物线 $y^2 = 4ax$，直线 $y=2a$ 及 Oy 轴所围成图形(图 6-24)的重心 $G(\bar{x}, \bar{y})$ 和对原点的转动惯量 I_0，假定质量是均匀的。

解 应用重心公式，得

$$\bar{x} = \frac{\int_0^{2a}\mathrm{d}y\int_0^{\frac{y^2}{4a}} x\mathrm{d}x}{\int_0^{2a}\mathrm{d}y\int_0^{\frac{y^2}{4a}} \mathrm{d}x} = \frac{\int_0^{2a}\frac{1}{32a^2}y^4\mathrm{d}y}{\int_0^{2a}\frac{1}{4a}y^2\mathrm{d}y} = \frac{3}{10}a$$

$$\bar{y} = \frac{\int_0^{2a}\mathrm{d}y\int_0^{\frac{y^2}{4a}} y\mathrm{d}x}{\int_0^{2a}\mathrm{d}y\int_0^{\frac{y^2}{4a}} \mathrm{d}x} = \frac{\int_0^{2a}\frac{1}{4a}y^3\mathrm{d}y}{\frac{2a^2}{3}} = \frac{3}{2}a$$

所以重心坐标为 $G\left(\frac{3}{10}a, \frac{3}{2}a\right)$。

应用转动惯量公式，得

$$\begin{aligned} I_0 &= \int_0^{2a}\mathrm{d}y\int_0^{\frac{y^2}{4a}}(x^2+y^2)\mu\mathrm{d}x \\ &= \mu \cdot \int_0^{2a}\left(\frac{y^6}{192a^3} + \frac{y^4}{4a}\right)\mathrm{d}y \\ &= \frac{178}{105}a^4\mu \end{aligned}$$

习 题 六

1. 求点 $P(4,-3,5)$ 到各坐标轴的距离。
2. 在坐标面上和在坐标轴上的点的坐标各有什么特征？指出下列各点的位置：
   $A(1,-3,0)$；$B(0,-3,2)$；$C(1,0,0)$；$D(0,-1,0)$
3. 确定下列函数的定义域：

   (1) $z = 2x - y$

   (2) $z = \sqrt{1-x^2} + \sqrt{1-y^2}$

   (3) $z = \ln(x+y)$

   (4) $z = \dfrac{1}{\sqrt{x-y}}$

4. 求下列各函数在给定点的函数值：

   (1) $z = \dfrac{x+y}{\sqrt{x^2+y^2}}$ 在点 $(0,1),(2,4)$

   (2) $f(x,y) = 2\sin(x+y) + \dfrac{\sqrt{y}}{x} - 1$ 在点 $\left(\dfrac{\pi}{2},0\right)$

   (3) $f(x,y) = e^{x+y} - xy + 1$ 在点 $(0,0),(0,1),(\ln a,0)$

5. 证明 $\lim\limits_{\substack{x \to 0 \\ y \to 0}} \dfrac{x+y}{x^2+y^2}$ 不存在。

6. 求 $\lim\limits_{\substack{x \to 0 \\ y \to 0}} \dfrac{\sin(x^2+y^2)}{x^2+y^2}$。

7. 求函数 $z = \dfrac{1}{x-y}$ 的间断点。

8. 如果函数 $z = x^2 + xy - 3x + 2y + 5$，当点 $P(x,y)$ 由 $(1,1)$ 变到 $(2,-1)$ 时，它的偏增量与全增量各为多少？全增量是否为偏增量之和？

9. 求下列函数的偏导数：

   (1) $z = \ln\sin(x-2y)$

   (2) $z = e^{xy}$

   (3) $z = \sin(xy) + \cos^2(xy)$

   (4) $z = \arctan\dfrac{y}{x}$

   (5) $\mu = x^2 + y^2 + z^2 + 2xy + 2yz$

   (6) $z = x^2 \ln(x^2 + y^2)$

   (7) $f(x,y) = xe^y$ 在 $(2,0)$ 点

   (8) $f(x,y) = x^2 y^2 - 2y$ 在 $(2,3)$ 点

10. 求分段函数的偏导数应注意什么？
11. 求下列函数的二阶偏导数：

    (1) $z = e^{xy} + ye^x + xe^y$

    (2) $z = \dfrac{1}{2}\ln(x^2 + y^2)$

    (3) $\mu = \dfrac{xy}{z^2}$

    (4) $z = x\sin(x+y) + y\cos(x+y)$

12. 验证函数 $z = \ln(\sqrt{x} + \sqrt{y})$ 满足方程

$$x\frac{\partial z}{\partial x} + y\frac{\partial z}{\partial y} = \frac{1}{2}$$

13. 求函数 $z = \frac{y}{x}$，当 $x = 2, y = 1, \Delta x = 0.1, \Delta y = -0.2$ 时的全增量和全微分。

14. 求下列函数的全微分：

   (1) $z = x^2 + 3xy - 2y^2$
   (2) $z = e^{x-2y}$
   (3) $z = x^2 \ln(xy)$
   (4) $u = \sin(x^2 + y^2 + z^2)$
   (5) $z = \left(\frac{x}{y}\right)^2$
   (6) $z = \arctan\frac{x+y}{1-xy}$

15. 函数 $z = f(x,y)$ 在点 (x,y) 处偏导数存在，是否在该点函数可微？

16. 函数 $z = f(x,y)$ 在点 (x,y) 处偏导数存在且连续，则函数 $f(x,y)$ 在点 (x,y) 一定可微，反过来成立吗？

17. 求下列复合函数的偏导数或全导数：

   (1) 设 $z = \arctan\frac{u}{v}$，而 $u = x + y, v = x - y$
   (2) 设 $z = e^{uv}$，而 $u = x + y, v = xy$
   (3) 设 $z = \frac{y}{x}$，而 $x = e^t, y = 1 - e^{2t}$

18. 设 $z = f(u) + g(v)$，而 $u = x - y, v = x + y$，验证

$$\frac{\partial^2 z}{\partial x^2} = \frac{\partial^2 z}{\partial y^2}$$

19. 求下列函数的极值：

   (1) $f(x,y) = 4(x-y) - x^2 - y^2$
   (2) $f(x,y) = e^{2x}(x + y^2 + 2y)$

20. 将直径为 200mm，长为 600mm 的圆钢放在加热炉里加热，直径增大的速度 0.08mm/min 为，长度增大的速度为 0.25mm/min，问圆钢体积增大的速度是多少？

*21. 有一下部为圆柱形，上部为圆锥形的帐篷，它的容积 V 为一常数 k，今要使所用的布量少，试证帐篷尺寸间应有关系式 $R = \sqrt{5}H, h = 2H$（R, H 各为圆柱的底面半径及高，h 为圆锥形的高）。

22. 经研究，肺泡气体内氧分压与外界气压有着密切的关系，据测量数据如下表：

外界气压(10mmHg)x	5	6	8	11	13
肺泡气体内氧分压(mmHg)y	5	7	10	16	22

试用最小二乘法求出 y 与 x 的经验公式。

23. 在研究单分子化学反应速度时，得到下列数据：

反应时间 t	3	6	9	12	15	18	21	24
t 时刻反应物的量 y	57.6	41.9	31.0	22.7	16.6	12.2	7.9	6.5
$Y = \lg y$	1.760	1.622	1.491	1.356	1.220	1.086	0.898	0.813

t 表示从实验开始算起的时间，y 为在时刻 t 反应混合物的量。由化学反应速度的理论知道，y 与 t 应是指数函数关系，试用最小二乘法求出经验公式 $y = f(t)$。

24. 对二重积分 $\iint_D f(x,y)\mathrm{d}x\mathrm{d}y$ 按下列指定的积分区域 D 确定二次积分的积分限：

(1) D：$(0,0),(1,0),(1,1)$ 为顶点的三角形；

(2) D：$(0,0),(1,0),(1,2),(0,1)$ 为顶点的梯形；

(3) D：圆 $x^2+y^2 \leqslant 1$。

25. 画出积分区域，并计算二重积分：

(1) $\iint_D (x^2+y^2)\mathrm{d}x\mathrm{d}y$，$D$：$|x| \leqslant 1, |y| \leqslant 1$

(2) $\iint_D (x\sqrt{y}\,\mathrm{d}x\mathrm{d}y$，$D$：$y=x^2, y=\sqrt{x}$ 所围成的区域

(3) $\iint_D \dfrac{y}{x}\mathrm{d}x\mathrm{d}y$，$D$：$y=x, y=2x, x=4, x=2$ 所围成的区域

(4) $\iint_D \mathrm{e}^{-y^2}\mathrm{d}x\mathrm{d}y$，$D$：$y=x, y=1$ 与 y 轴所围成的区域

(5) $\iint_D \sin(x+y)\mathrm{d}x\mathrm{d}y$，$D$：$0 \leqslant x \leqslant \dfrac{\pi}{4}, 0 \leqslant y \leqslant \dfrac{\pi}{2}$

(6) $\iint_D \mathrm{e}^{x+y}\mathrm{d}x\mathrm{d}y$，$D$：$x=0, y=0, x=1, y=1$ 所围成的区域

(7) $\iint_D (2x-3y)\mathrm{d}x\mathrm{d}y$，$D$：$x^2+y^2 \leqslant 9$

第 7 章

微 分 方 程

微分方程(differential equation)是 17~18 世纪为解决一系列物理问题, 经惠更斯、牛顿及莱布尼兹等的研究, 逐渐产生的一个数学分支。它为寻求变量之间的函数关系找到了新的方法。

在医学研究和其他科学技术研究的一些实际问题中, 我们经常需要寻找各个变量之间的函数关系式。一般情况下, 这类数学问题都统归于数学模型的建立与求解的范畴。在前面学习过程中, 我们了解微分学与积分学都是从已知函数出发, 来研究它们的变化率(导数)和原函数。但是, 我们通过实验或观察所得到的结果通常都不能直接地确定变量之间的函数关系。我们可以通过建立含有未知函数的导数、未知函数和自变量的关系式: 微分方程, 来求出未知函数。

微分方程主要面向的实际问题都是涉及变化率的问题。诸如药物的动力学过程、肿瘤生长、化学反应过程、流行病的传播、细菌繁殖、人口预测、神经刺激理论等问题。

这些问题都可借助微分方程的理论来解决。这充分显示了微分方程这门数学分支的生命力和应用前景。在涉及变化率的实际问题中, 函数是未知的, 而函数的导数(即变化率)是已知的或可以首先建立起来的。

一般来说, 微分方程理论的三项基本任务是:

(1) 根据实际背景确立方程;
(2) 讨论某些类型方程的解法;
(3) 不具体解出方程而是根据微分方程本身的特点讨论方程解的存在性、唯一性、连续性和稳定性等。

本章主要介绍微分方程的基本概念和常用的几种微分方程的解法及其在生物学和医学等方面的应用, 即上述基本任务中的前两个问题。

7.1 微分方程的基本概念

下面我们通过生物学、几何学和物理学中的三个实例来介绍微分方程的基本概念。

7.1.1 几个实例

例 7.1.1(细胞的生长) 在某个理想环境中, 某细胞的生长速率与当时的体积成正比, 试建立该细胞在时刻 t 的体积所应满足的方程。

解 设在任意时刻 t, 该细胞当时的体积为 $V(t)$, 并从观察中已测出正比例常数为 $k(>0)$, 则可以得到下列方程

$$\frac{dV(t)}{dt} = kV(t) \tag{7.1.1}$$

例 7.1.2 某曲线过点 $(1,2)$, 且在该曲线上任意点 $M(x,y)$ 处的切线斜率为 $2x$, 求该曲线的方程。

解 设所求曲线方程为 $y = f(x)$, 由导数的几何意义, 有

$$\frac{dy}{dx} = 2x, \quad 即 \ dy = 2xdx \tag{7.1.2}$$

方程两端同时积分，得

$$y = \int 2xdx = x^2 + C \tag{7.1.3}$$

其中 C 为任意常数。又因为曲线过点 $(1,2)$，故 (7.1.3) 应满足：

$$x=1 时，\ y=2，\ 或写作 \ y|_{x=1}=2 \tag{7.1.4}$$

将 (7.1.4) 代入 (7.1.3) 式，则有 $C=1$。将 $C=1$ 代入 (7.1.3) 式，即得所求曲线方程

$$y = x^2 + 1 \tag{7.1.5}$$

例 7.1.3 质量为 m 的物体只受重力的作用自由下落 (不计空气阻力)，求物体所经过的路程 S 与时间 t 的函数关系 $S(t)$。

解 取物体的初始位置为坐标原点，下落的方向为正方向，已知自由落体的加速度为 g，由二阶导数的物理意义有

$$\frac{d^2 S}{dt^2} = g \tag{7.1.6}$$

两边同时积分，得

$$\frac{dS}{dt} = gt + C_1 \tag{7.1.7}$$

两边再次同时积分，得

$$S = \frac{1}{2}gt^2 + C_1 T + C_2 \tag{7.1.8}$$

其中 C_1, C_2 均为任意常数。

又因为物体的初始位置为坐标原点，且初速度为零。即

$$当 \ t=0 \ 时，\ S=0 \tag{7.1.9}$$

$$\left.\frac{dS}{dt}\right|_{t=0} = 0 \tag{7.1.10}$$

将 (7.1.10) 代入 (7.1.7) 式，(7.1.9) 代入 (7.1.8) 式，得 $C_1 = 0$，$C_2 = 0$。故所求的函数关系式为

$$S(t) = \frac{1}{2}gt^2 \tag{7.1.11}$$

7.1.2 微分方程

上述三个例子中的方程 (7.1.1)、(7.1.2)、(7.1.6) 都是含有未知函数的导数或微分的方程。一般地，含有自变量，未知函数和未知函数的导数或微分的方程称为**微分方程**。未知函数是一元函数的微分方程称为**常微分方程**(ordinary differential equation)。若未知函数是多元函数，其导数就是偏导数，这种微分方程称为**偏微分方程**(partial differential equation)。方程 (7.1.1)、(7.1.2)、(7.1.6) 都是常微分方程。这里我们仅讨论常微分方程，以后也简称为微分方程或方程。

例 7.1.4 下列方程都是微分方程

(1) $y' + 2y^2 = 1$

(2) $2y'' + y' = e^x$

(3) $(1 + y^2)\sin x \, dx + y \cos x \, dy = 0$

(4) $2\dfrac{d^2y}{dx^2}+\dfrac{dy}{dx}=y$

(5) $2\left(\dfrac{dy}{dx}\right)^2+\dfrac{dy}{dx}=y$

7.1.3 微分方程的阶

微分方程可以由它所含导数或者微分的阶数来分类。微分方程中所含未知函数的导数或微分的最高阶数，叫做**微分方程的阶**(Order)。阶为 n 的微分方程称为 n 阶微分方程。上述例子中(7.1.1)、(7.1.2)为一阶微分方程，(7.1.6)为二阶微分方程(second order differential equation)。

7.1.4 微分方程的解

从微分方程求出未知函数的过程，叫做**解微分方程**。满足微分方程的函数称为**微分方程的解**(Solution)，即该函数及其导数代入方程两边使之成为恒等式。例如在前面的例子中，(7.1.3)、(7.1.5)都是微分方程(7.1.2)的解；同样(7.1.7)、(7.1.8)、(7.1.11)都是微分方程(7.1.6)的解。

若方程的解中所含独立的任意常数的个数与方程的阶数相同，则称该解为**微分方程的通解**(general solution)。在例 7.1.2 和例 7.1.3 中，函数(7.1.3)是微分方程(7.1.2)的通解；同样函数(7.1.8)是微分方程(7.1.6)的通解。函数(7.1.7)亦是微分方程(7.1.6)的解，虽然它也包含无穷多个解，但由于其中只有一个任意常数，故不是二阶微分方程(7.1.6)的通解。

用于确定方程的解中任意常数的附加条件，称为**微分方程的初始条件**(Initial Conditions)，例 7.1.2 中的(7.1.4)为方程(7.1.2)的初始条件，例 7.1.3 中的(7.1.9)、(7.1.10)为方程(7.1.6)的初始条件。

若微分方程是一阶的，通常用以确定任意常数的条件是：$y(x_0)=y_0$；

若微分方程是二阶的，则用以确定任意常数的条件是：$y(x_0)=y_0, y'(x_0)=y_1$；

一般地，对 n 阶微分方程，用以确定任意常数的条件有 n 个，它们是：

$$y(x_0)=y_0, y'(x_0)=y_1,\cdots,y^{(n-1)}(x_0)=y_{n-1}$$

用初始条件将微分方程通解中的任意常数全部确定后所得到不含任意常数的解，叫做**微分方程的特解**(particular solution)。在前面的例子中，(7.1.5)是微分方程(7.2)的特解；(7.1.11)是微分方程(7.1.6)的特解。

几何上，微分方程特解的图形是一条平面曲线，称为微分方程的积分曲线(integral curve)；通解是一个函数簇，对应于平面上的一族曲线，称之为微分方程的积分曲线簇(family of integral curve)。在例 7.1.2 中，方程 $\dfrac{dy}{dx}=2x$ 的通解为 $y=x^2+C$，其表示顶点在 y 轴上的一簇抛物线。而特解 $y=x^2+1$ 的图形是过点 $(0,1)$ 的一条抛物线(图 7-1)。

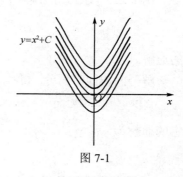

图 7-1

例 7.1.5 验证函数 $y=C_1e^x+C_2e^{-x}$ 是微分方程 $y''-y=0$ 的通解。并求满足初始条件 $y|_{x=0}=3$，$y'|_{x=0}=1$ 的特解。

解 因 $y=C_1e^x+C_2e^{-x}$

则 $y'=C_1e^x-C_2e^{-x}$

$y''=C_1e^x+C_2e^{-x}$

代入微分方程，得

$$C_1e^x+C_2e^{-x}-(C_1e^x+C_2e^{-x})=0$$

且函数 $y = C_1 e^x + C_2 e^{-x}$ 中含有两个独立的任意常数，故为微分方程 $y'' - y = 0$ 的通解。

将初始条件
$$y|_{x=0} = 3, \quad y'|_{x=0} = 1$$

代入通解，得
$$\begin{cases} C_1 + C_2 = 3 \\ C_1 - C_2 = 1 \end{cases}$$

解之，得
$$C_1 = 2, C_2 = 1$$

故所求特解为
$$y = 2e^x + e^{-x}$$

7.2 可分离变量的微分方程

一阶微分方程是含有 x, y 和 y' 的方程，一般形式为
$$\begin{cases} F(x, y, y') = 0 \\ y(x_0) = y_0 \end{cases}$$

本节介绍常见的三种一阶微分方程的解法如下。

7.2.1 特殊的一阶微分方程

形如
$$y' = \varphi(x)$$

这种方程中不含 y 的特殊一阶微分方程，其解法是直接对方程两端同时积分。

例 7.2.1 求微分方程
$$\frac{dy}{dx} = \sin x$$

的通解。

解 两边同时积分，得
$$y = \int \sin x \, dx$$

它的通解为
$$y = -\cos x + C$$

7.2.2 可分离变量的微分方程

如果一阶微分方程可化为形如
$$\frac{dy}{dx} = f(x) \cdot g(y) \tag{7.2.1}$$

的方程，则称这种方程为**可分离变量的微分方程**(variables separable differential equation)。这里，$f(x), g(y)$ 分别是 x, y 的连续函数。它的特点是：方程的一端是未知函数的导数，另一端只含 x(自变量)的函数 $f(x)$ 与只含 y(未知函数)的函数 $g(y)$ 的乘积。

将方程(7.2.1)改写为

$$\frac{dy}{g(y)} = f(x)dx \tag{7.2.2}$$

这叫做**分离变量**(separation variables)，即将未知函数 $g(y)$ 与自变量的函数 $f(x)$ 分离，dy 与 dx 分离。

将(7.2.2)等式两端直接积分，得到方程(7.12)的通解

$$\int \frac{dy}{g(y)} = \int f(x)dx$$

以上运算需注意：分离变量的过程中可能导致方程丢解，应予查验补足。例如积分 $\int \frac{dy}{g(y)}$ 显然会丢掉使 $g(y)=0$ 的解 $y=y_0$，如下例：

例 7.2.2 (细胞的生长)在理想的环境中，细胞的生长速率与当时的体积成正比，若 $t=0$ 时刻体积为 V_0，求细胞在任意时刻 t 时的体积。

解 由上节例 7.1.1，对(7.1.1)式分离变量，

$$\frac{dV(t)}{V(t)} = kdt \tag{7.2.3}$$

两边各自积分

$$\int \frac{dV(t)}{V(t)} = \int kdt$$

从而得

$$\ln|V(t)| = kt + C'$$

其中，C' 为任意常数。即

$$V(t) = \pm e^{kt+C'} = \pm e^{C'}e^{kt}$$

令 $C = \pm e^{C'}$，即 $C \neq 0$ 有

$$V(t) = Ce^{kt} \tag{7.2.4}$$

显然 $V(t)=0$ 也是微分方程(7.1.1)的解，即当 $C=0$ 时，$V(t)=Ce^{kt}$ 仍是方程(7.1.1)的解，故 C 可为任意常数。

由问题给出的初始条件 $t=0$ 时刻体积为 V_0，即 $V(0)=V_0$，代入(7.15)式，得 $C=V_0$，故而细胞在任意时刻 t 时的体积为 $V(t)=V_0e^{kt}$。这一函数关系表明，在理想环境下，细胞是随时间按指数规律生长的。

在求解微分方程的时候，每一步并不一定都是同解变形，如上例中从(7.1.1)式到(7.2.3)式，丢掉了 $V(t)=0$ 的情况，因而最终通解可能出现增、减解的情况。

例 7.2.3 求方程 $(1+y^2)dx + xydy = 0$ 的通解。

解 将方程分离变量，

$$\frac{y}{1+y^2}dy = -\frac{1}{x}dx$$

上式两边同时积分

$$\frac{1}{2}\ln(1+y^2) = -\ln|x| + C_1$$

为简化解的形式，将 C_1 改写为 $\frac{1}{2}\ln C(C>0)$，则有

$$\ln(1+y^2) + 2\ln|x| = \ln C$$

即

$$\ln\left(x^2(1+y^2)\right) = \ln C$$

故所求微分方程的通解为

$$x^2(1+y^2) = C$$

在求解微分方程的过程中，要注意适当选取 C 的形式，使微分方程解的表达能够简易通用，比如上例将 C_1 改写为 $\frac{1}{2}\ln C(C>0)$。

例 7.2.4(肿瘤生长模型) 设 $V(t)$ 是肿瘤体积，免疫系统非常脆弱时，V 呈指数式增长。但 V 长大到一定程度后，因获取的营养不足，使其增长受限。描述 V 的一种数学模型是

$$\frac{dV}{dt} = aV\ln\frac{\overline{V}}{V}, \quad V(0) = V_0 \tag{7.2.5}$$

其中 $a > 0$ 为常数，$\overline{V} = V_0 e^{\frac{k}{a}}$ 为肿瘤可能长到的最大体积。确定肿瘤的生长规律。

解 将方程分离变量，

$$\frac{dV}{V(\ln\overline{V} - \ln V)} = adt$$

上式两边同时积分

$$\int\frac{dV}{V(\ln\overline{V} - \ln V)} = \int adt$$

$$\ln(\ln\overline{V} - \ln V) = -at + \ln C$$

由初始条件 $V(0) = V_0$，可确定 $C = \ln\frac{\overline{V}}{V_0} = \frac{k}{a}$，故特解为

$$V = \frac{\overline{V}}{e^{\frac{k}{a}e^{-at}}}$$

即

$$V = V_0 e^{k(1-e^{-at})/a}$$

例 7.2.5 求 $\begin{cases} x(y^2+1)dx + y(1+x^2)dy = 0 \\ y(0) = 1 \end{cases}$ 的通解和特解。

解 将方程分离变量，

$$\frac{x}{1+x^2}dx = -\frac{y}{1+y^2}dy$$

两边积分，得

$$\frac{1}{2}\ln(1+x^2) + \frac{1}{2}\ln(1+y^2) = C_1$$

即

$$\frac{1}{2}\ln(1+x^2) + \frac{1}{2}\ln(1+y^2) = \frac{1}{2}\ln C \quad (C>0)$$

则方程的通解为

$$(x^2+1)(y^2+1) = C$$

将初始条件 $x = 0, y = 1$ 代入通解中，得 $C = 2$，故方程的特解为

$$(x^2+1)(y^2+1) = 2$$

7.2.3 可化为变量分离的某些微分方程

有些微分方程，看上去并不是可分离变量的，但是通过适当的变量代换，就可以化成变量分离的方程。

1. 齐次微分方程

$$\frac{dy}{dx} = \varphi\left(\frac{y}{x}\right) \tag{7.2.6}$$

称为齐次微分方程(homogeneous differential equation)。它的特点是：方程的一端是关于 $\frac{y}{x}$ 的函数。

对于这类函数，作变量代换 $\frac{y}{x} = u$，即 $y = ux$，显然 u 仍然是 x 的函数，根据多元函数全导数的求法，故

$$\frac{dy}{dx} = u + x\frac{du}{dx}$$

将上式代入原方程，就可把齐次微分方程(7.2.6)化为如下关于 u 为未知数的可分离变量的微分方程：

$$\frac{du}{dx} = \frac{\varphi(u) - u}{x}$$

求此微分方程的通解，然后再将此通解中的 u 换回 $\frac{y}{x}$ 就得齐次微分方程(7.2.6)的通解。

例 7.2.6 求解方程 $\frac{dy}{dx} = \frac{y}{x} + \cos\frac{y}{x}$。

解 该方程显然是齐次微分方程，令 $\frac{y}{x} = u$，则原方程化为

$$u + x\frac{du}{dx} = u + \cos u$$

即

$$x\frac{du}{dx} = \cos u$$

此方程为可分离变量型，分离变量，然后两边同时积分

$$\int \frac{du}{\cos u} = \int \frac{1}{x}dx$$

$$\ln\left|\tan\left(\frac{u}{2} + \frac{\pi}{4}\right)\right| = \ln|x| + \ln C$$

则

$$\tan\left(\frac{u}{2} + \frac{\pi}{4}\right) = Cx, \quad u = 2\arctan(Cx) - \frac{\pi}{2}$$

即原方程的通解为

$$y = xu = x\left[2\arctan(Cx) - \frac{\pi}{2}\right]$$

例 7.2.7 求解方程

$$\frac{dy}{dx} = \frac{x - y}{x + y}$$

的通解。

解 将原方程右端函数的分子、分母同时除以自变量 x，于是原方程变形为如下等价方程

$$\frac{dy}{dx} = \frac{1 - \frac{y}{x}}{1 + \frac{y}{x}}$$

显然这是个齐次微分方程。令 $\frac{y}{x} = u$，于是此方程化为如下方程

$$u + x\frac{du}{dx} = \frac{1-u}{1+u}$$

即

$$x\frac{du}{dx} = \frac{1 - 2u - u^2}{1 + u}$$

分离变量，然后两边积分

$$\int \frac{1+u}{1-2u-u^2} du = \int \frac{1}{x} dx$$

$$-\frac{1}{2}\ln(1-2u-u^2) = \ln x - \ln C$$

即

$$1 - 2u - u^2 = \frac{1}{C^2 x^2}$$

将 u 用 $\frac{y}{x}$ 代回，得

$$1 - \frac{2y}{x} - \frac{y^2}{x^2} = \frac{1}{C^2 x^2}$$

所求通解为

$$C^2(x^2 - 2xy - y^2) = 1$$

2. $\frac{dy}{dx} = f(ax + bx + c)$ 型微分方程

形如

$$\frac{dy}{dx} = f(ax + by + c) \tag{7.2.7}$$

的微分方程，其中 a，b 和 c 均为常数，用变量代换的方法，也可将之化为变量分离的方程求解。

令 $z = ax + by + c$，根据多元函数全导数的求法，故

$$\frac{dz}{dx} = a + b\frac{dy}{dx}$$

将(7.2.7)式代入，有

$$\frac{dz}{dx} = a + bf(z)$$

分离变量后积分，得

$$\int \frac{dz}{a + bf(z)} = x + C$$

算出积分，再用 $ax + by + c$ 换回 z，即得(7.2.7)的通解。

例 7.2.8 求方程

$$\frac{dy}{dx} = (x+y)^2 \tag{7.2.8}$$

的通解。

解 令 $z = x + y$，故

$$\frac{dz}{dx} = 1 + \frac{dy}{dx}$$

将(7.2.8)式代入，有

$$\frac{dz}{dx} = 1 + z^2$$

即

$$\frac{dz}{1+z^2} = dx$$

两边同时积分得

$$\arctan z = x + C$$
$$z = \tan(x + C)$$

故原方程的通解为

$$y = z - x = \tan(x + C) - x$$

7.3 一阶线性微分方程

7.3.1 一阶线性微分方程

如果一阶微分方程可以化成

$$y' + P(x)y = Q(x) \tag{7.3.1}$$

的形式，其中 $P(x), Q(x)$ 为已知的连续函数，称该一阶微分方程为关于 y 的**一阶线性微分方程**(first-order linear differential equation)。所谓"线性"是指方程中的未知函数及其(各阶)导数都是一次幂的。例如 $y' + 3x = y$ 是关于 y 的一阶线性方程，而 $y \ln y dx + x dy = 0$ 就不是关于 y 的一阶线性方程。

当 $Q(x) = 0$ 时，方程(7.3.1)为**线性齐次方程**(homogeneous linear equation)，当 $Q(x) \neq 0$ 时，方程(7.3.1)为**线性非齐次方程**(nonhomogeneous linear equation)，显然对齐次方程

$$y' + P(x)y = 0 \tag{7.3.2}$$

可用分离变量法求解

$$\frac{dy}{y} = -P(x)dx$$

$$\ln y = -\int P(x)dx + \ln C$$

于是齐次方程(7.3.2)有通解

$$y = Ce^{-\int P(x)dx}$$

其中 $\int P(x)dx$ 是 $P(x)$ 的一个原函数。

对于一阶线性非齐次方程(7.3.1)，可以利用上面的齐次方程(7.3.2)的通解，把其中的任意常数 C 以 x 的

待定函数 $C(x)$ 代换，考虑函数 $y = C(x)\mathrm{e}^{-\int P(x)\mathrm{d}x}$ 有可能是非齐次方程(7.3.1)的解，而试着让其满足该方程，一旦确定出函数 $C(x)$，即求得非齐次方程(7.3.1)的通解。这里用到的将常数变换为待定函数的方法通常称为**常数变易法**(method of variation of constants)。

用常数变易法求解非齐次方程(7.3.1)，首先设其解为

$$y = C(x)\mathrm{e}^{-\int P(x)\mathrm{d}x}$$

求出上式关于 x 的导数

$$\frac{\mathrm{d}y}{\mathrm{d}x} = \frac{\mathrm{d}C(x)}{\mathrm{d}x}\mathrm{e}^{-\int P(x)\mathrm{d}x} + C(x)\mathrm{e}^{-\int P(x)\mathrm{d}x}[-P(x)]$$

代入到方程(7.3.1)有

$$\frac{\mathrm{d}C(x)}{\mathrm{d}x}\mathrm{e}^{-\int P(x)\mathrm{d}x} + C(x)\mathrm{e}^{-\int P(x)\mathrm{d}x}[-P(x)] + P(x)C(x)\mathrm{e}^{-\int P(x)\mathrm{d}x} = Q(x)$$

上式化简得

$$\frac{\mathrm{d}C(x)}{\mathrm{d}x}\mathrm{e}^{-\int P(x)\mathrm{d}x} = Q(x)$$

整理，有

$$\mathrm{d}C(x) = Q(x)\mathrm{e}^{\int P(x)\mathrm{d}x}\mathrm{d}x$$

两边积分得

$$C(x) = \int Q(x)\mathrm{e}^{\int P(x)\mathrm{d}x}\mathrm{d}x + C$$

将 $C(x)$ 代入 y 中

$$y = C(x)\mathrm{e}^{-\int P(x)\mathrm{d}x}$$
$$= \mathrm{e}^{-\int P(x)\mathrm{d}x}\left[\int Q(x)\mathrm{e}^{\int P(x)\mathrm{d}x}\mathrm{d}x + C\right] \tag{7.3.3}$$

其中 C 为任意常数。公式(7.3.3)称为常数变易公式。不难看出，常数变易法的实质就是通过 $y = C(x)\mathrm{e}^{-\int P(x)\mathrm{d}x}$ 把方程(7.3.1)变形后再用分离变量法求解的。

显然(7.3.3)式右端第二项是与方程(7.3.1)对应的齐次方程的通解，第一项是非齐次方程(7.3.1)的一个特解。这就是说，非齐次微分方程(7.3.1)的通解的结构是对应的齐次微分方程(即方程(7.3.2))的通解与方程(7.3.1)本身的一个特解的和。

今后，解一阶线性微分方程时，可以直接利用通解公式(7.3.3)，但事实上，我们不必记忆公式(7.3.3)，只要熟练掌握常数变易法以及其推导过程即可。用常数变易法求解一阶线性微分方程的步骤是

(1) 求对应齐次方程的通解；
(2) 将上述通解中任意常数变易为待定函数；
(3) 代回原方程，确定待定函数，写出通解。

例 7.3.1 求方程 $y' + \dfrac{y}{x} = 2\ln x + 1$ 的通解。

解 先解对应的齐次方程

$$y' + \frac{y}{x} = 0$$

即

$$\frac{\mathrm{d}y}{y} = -\frac{\mathrm{d}x}{x}$$

两边积分，得
$$y = \frac{C}{x}$$

由变易常数法，设原方程的通解为
$$y = \frac{C(x)}{x}$$

求导后代入原方程，得
$$\frac{\mathrm{d}C(x)}{\mathrm{d}x} \cdot \frac{1}{x} + C(x)\left(-\frac{1}{x^2}\right) + \frac{C(x)}{x^2} = 2\ln x + 1$$

整理得
$$\mathrm{d}C(x) = \left(x(2\ln x + 1)\right)\mathrm{d}x$$

上式两边同时积分得
$$C(x) = \int (2x\ln x + x)\mathrm{d}x = \left(x^2\ln x - \frac{1}{2}x^2\right) + \frac{1}{2}x^2 + C = x^2\ln x + C$$

故原方程的通解为
$$y = \frac{C(x)}{x} = \frac{1}{x}(x^2\ln x + C) = \frac{C}{x} + x\ln x$$

例 7.3.2 求一阶非齐次线性方程 $(x+1)y' - 2y = (x+1)^4$ 的通解。

解 原方程对应的齐次方程为
$$y' - \frac{2}{x+1}y = 0 \tag{7.3.4}$$

分离变量
$$\frac{\mathrm{d}y}{y} = \frac{2}{x+1}\mathrm{d}x$$

积分得
$$\ln y = \ln(x+1)^2 + \ln C$$

于是，(7.3.4)的通解为
$$y = C(x+1)^2$$

由常数变易法，设原方程的通解为
$$y = C(x)(x+1)^2$$

上式求导后代入原方程，得
$$(x+1)\left(2(x+1)C(x) + \frac{\mathrm{d}C(x)}{\mathrm{d}x}(x+1)^2\right) - 2C(x)(x+1)^2 = (x+1)^4$$

整理，即
$$\frac{\mathrm{d}C(x)}{\mathrm{d}x} = x+1$$

解得
$$C(x) = \frac{1}{2}(x+1)^2 + C$$

故原方程的通解为

$$y(x) = (x+1)^2\left[\frac{1}{2}(x+1)^2 + C\right]$$

例 7.3.3 利用通解公式求一阶线性方程 $\dfrac{dy}{dx} - \dfrac{1}{x}y = x^2$ 的通解。

解 这里 $P(x) = -\dfrac{1}{x}$，$Q(x) = x^2$，故由(7.3.3)得：

$$y = e^{\int \frac{1}{x}dx}\left(\int x^2 e^{-\int \frac{1}{x}dx}dx + C\right) = e^{\ln x}\left(\int x^2 e^{-\ln x}dx + C\right)$$

$$= x\left(\int x\,dx + C\right) = x\left(\frac{1}{2}x^2 + C\right) \tag{7.3.5}$$

严格地说，上式的写法仅当 $x > 0$ 时才成立。因为当 $x < 0$ 是应写成

$$\int \frac{1}{x}dx = \ln|x| = \ln(-x)$$

从而有 $e^{\int \frac{1}{x}dx} = -x$。此时(7.3.4)右边为：

$$y = -x\left(\int x^2 \cdot \frac{1}{-x}dx + C\right) = x\left(\int x\,dx - C\right) = x\left(\frac{1}{2}x^2 - C\right) \tag{7.3.6}$$

由于 C 是任意常数，故(7.3.6)式右边实际与(7.3.5)式右边完全一样。

正是上述例子的原因，以后凡是公式(7.3.3)解方程，而 $\int P(x)dx$ 是对数函数时，可不必在该对数函数内部取绝对值。

例 7.3.4(饮食与体重的关系) 某人每天从食物中获取 10 500J 的热量，其中 5040J 用于基础代谢，他每天的活动强度，相当于每千克体重消耗 67.2J。此外，余下的热量均以脂肪的形式存储起来，每 42 000J 可转化为 1kg 脂肪。问：这个人的体重是怎样随时间变化的，会达到平衡吗？

解 解决本问题的关键，就是要建立起适当的微分方程。体重 W 应是时间 t 的连续函数，题中没有直接提到它的变化率，所涉及的时间也仅仅是"每天"，因此，只能先从 $\Delta t = 1$ 天的意义上着手分析体重的变化量 ΔW，依题意：他每天进食的食量相当于获得 10 500/42 000=0.25kg 的体重，基础代谢用去 5040/42 000=0.12kg，其活动消耗为每千克体重 6732/42 000=0.0016kg，所以 $\Delta W = (0.25 - 0.12 - 0.0016W)\Delta t$，在长为 Δt 的时间间隔内，W 的平均变化率为 $\dfrac{\Delta W}{\Delta t} = 0.13 - 0.0016W$，因其对任意长的 Δt 皆成立，故令 $\Delta t \to 0$，从而得到

$$\frac{dW}{dt} + 0.0016W = 0.13 \tag{7.3.7}$$

这为一个一阶线性方程，解之得

$$W = e^{-\int 0.0016dt}\left(\int 0.13 e^{\int 0.0016dt}dt + C\right) = e^{-0.0016t}\left(\frac{0.13}{0.0016}e^{0.0016t} + C\right)$$

$$= 81.25 + Ce^{-0.0016t}$$

假定在 $t = 0$ 时，这个人的体重为 W_0，代入上式可确定 $C = W_0 - 81.25$。因此，他的体重随时间变化的函数为

$$W = 81.25 + (W_0 - 81.25)e^{-0.0016t}$$

因为当 $t \to +\infty$ 时，$W \to 81.25$，故他的体重会在 81.25 kg 处达到平衡。如果我们只想知道这个平衡值，可以直接在方程(7.3.7)中令 $\dfrac{dW}{dt} = 0$，因为在平衡状态下，W 不再发生变化。

7.3.2 Bernoulli(贝努里)微分方程

形如

$$\frac{dy}{dx} + P(x)y = Q(x)y^{\alpha} \tag{7.3.8}$$

的方程，称为**贝努里方程**，其中 α 是常数：

当 $\alpha = 0$ 时，上式是一阶线性非齐次方程；

当 $\alpha = 1$ 时，上式是可分离变量的微分方程(一阶线性齐次方程)；

当 $\alpha \neq 0, 1$ 时，上式可通过变量代换化为线性方程，为此将上式两端同除以 y^{α}，得

$$y^{-\alpha}\frac{dy}{dx} + P(x)y^{1-\alpha} = Q(x)$$

写成

$$\frac{1}{1-\alpha}\frac{dy^{1-\alpha}}{dx} + P(x)y^{1-\alpha} = Q(x)$$

令 $z = y^{1-\alpha}$，从而得到一阶线性方程

$$\frac{dz}{dx} + (1-\alpha)P(x)z = (1-\alpha)Q(x)$$

上式解出 z，再由变换 $z = y^{1-\alpha}$ 回到 y，便可得到方程(7.3.8)的解。

例 7.3.5 求方程 $\frac{dy}{dx} + xy = x^3 y^3$ 的通解。

解 这是一个 $\alpha = 3$ 的贝努里方程，将原方程两端同除以 y^3，得

$$\frac{1}{y^3}\frac{dy}{dx} + xy^{-2} = x^3$$

或写为

$$-\frac{1}{2}\frac{d(y^{-2})}{dx} + xy^{-2} = x^3$$

令 $z = y^{-2}$，代入，且上式两端同除以 -2，得

$$\frac{dz}{dx} - 2xz = -2x^3$$

解上述一阶线性方程，有

$$z = e^{-\int -2x\,dx}\left(\int\left(-2x^3 e^{\int -2x\,dx}\right)dx + C\right)$$

$$= e^{x^2}\left(e^{-x^2}(1+x^2) + C\right) = (1+x^2) + Ce^{x^2}$$

将 $z = y^{-2}$ 代入上式，得到原方程的通解为

$$y^2 = \frac{1}{Ce^{x^2} + 1 + x^2}$$

其中 C 为任意常数。

7.4 几种可降阶的微分方程

二阶及二阶以上的微分方程称为高阶微分方程。这里，我们讨论几种特殊类型的高阶微分方程，它们的通解可以通过降低微分方程的阶数来获得。

7.4.1 $y^{(n)} = f(x)$ 型微分方程

此类方程的特点是其右边只是自变量 x 的函数。这样的方程可以通过逐次积分，逐次降阶的方法求解，如积分一次得

$$y^{(n-1)} = \int f(x)\mathrm{d}x + C_1$$

再次积分得

$$y^{(n-2)} = \int \left[\int f(x)\mathrm{d}x\right]\mathrm{d}x + C_1 x + C_2$$

依次类推，直到积分 n 次，即可求出原方程的含有 n 个任意常数的通解。

例 7.4.1 求方程 $y''' = e^{2x} + 1$ 的通解。

解 对所给的方程积分三次。积分一次得

$$y'' = \frac{1}{2}e^{2x} + x + C_1$$

再次积分得

$$y' = \frac{1}{4}e^{2x} + \frac{1}{2}x^2 + C_1 x + C_2$$

最后积分得

$$y = \frac{1}{8}e^{2x} + \frac{1}{6}x^3 + \frac{C_1}{2}x^2 + C_2 x + C_3$$

这就是所求的通解。

7.4.2 $F(x, y', y'') = 0$ 型微分方程

此类方程的特点是方程中**不显含未知函数** y。显然 y' 也是 x 的未知函数，又由于 $y'' = (y')'$，所以此类方程可以看作是关于 y' 的一阶方程。为求它的通解，可以作变量代换 $p(x) = y'$，这样 $p'(x) = y''$，代入原方程，于是原方程可降阶为：

$$f(x, p, p') = 0$$

若上式是可解的，按一阶微分方程的解法，上式的通解为

$$p = \varphi(x, C_1)$$

即

$$\frac{\mathrm{d}y}{\mathrm{d}x} = \varphi(x, C_1)$$

再积分便可得

$$y = \int \varphi(x, C_1)\mathrm{d}x + C_2$$

例 7.4.2 求方程 $(1+x^2)y'' = 2xy'$ 满足初始条件 $y(0) = 1, y'(0) = 3$ 的特解。

解 令 $y' = p(x)$，则 $y'' = \dfrac{\mathrm{d}p}{\mathrm{d}x}$。从而原方程化为

$$(1+x^2)\frac{\mathrm{d}p}{\mathrm{d}x}=2xp$$

即

$$\frac{\mathrm{d}p}{p}=\frac{2x}{1+x^2}\mathrm{d}x$$

两边积分得

$$\ln|p|=\ln(1+x^2)+\ln C_1$$
$$p=C_1(1+x^2)$$

即

$$\frac{\mathrm{d}y}{\mathrm{d}x}=C_1(1+x^2)$$

再次积分得原方程的通解为

$$y=\frac{C_1}{3}x^3+C_1x+C_2$$

将初始条件 $y(0)=1, y'(0)=3$ 代入上式

$$C_1=3,\quad C_2=1$$

故所求原方程的特解为

$$y=x^3+3x+1$$

例 7.4.3 求方程 $(1+\mathrm{e}^x)y''+y'=0$ 的通解。

解 令 $y'=p(x)$，原方程变为

$$(1+\mathrm{e}^x)p'+p=0$$
$$\frac{\mathrm{d}p}{\mathrm{d}x}=-\frac{p}{1+\mathrm{e}^x}$$

分离变量

$$\frac{\mathrm{d}p}{p}=-\frac{1}{1+\mathrm{e}^x}\mathrm{d}x=\frac{-\mathrm{e}^{-x}}{\mathrm{e}^{-x}+1}\mathrm{d}x$$

两边积分，得 $\ln|p|=\ln|\mathrm{e}^{-x}+1|+\ln C_1$，即

$$p=C_1(\mathrm{e}^{-x}+1)$$

将 $y'=p(x)$ 代回

$$\frac{\mathrm{d}y}{\mathrm{d}x}=C_1(\mathrm{e}^{-x}+1)$$

故

$$y=C_1(x-\mathrm{e}^{-x})+C_2$$

7.4.3 $F(y,y',y'')=0$ 型微分方程

此类方程的特点是方程中**不显含自变量** x。可将 y' 看成是 y 的函数，令 $y'=p(y)$，由于 y 是 x 的函数，$y'=p(y)$ 可以看成是 x 的复合函数 $y'=p[y(x)]$，并利用复合函数的求导法则，把 y'' 化为对 y 的导数，即

$$y''=\frac{\mathrm{d}y'}{\mathrm{d}x}=\frac{\mathrm{d}p(y)}{\mathrm{d}x}=\frac{\mathrm{d}p}{\mathrm{d}y}\cdot\frac{\mathrm{d}y}{\mathrm{d}x}=p\frac{\mathrm{d}p}{\mathrm{d}y}$$

代入原方程, 得

$$f\left(y, p, p\frac{\mathrm{d}p}{\mathrm{d}y}\right) = 0$$

这是以 y 为自变量, p 为未知函数的一阶微分方程, 若求得它的通解为

$$p = \varphi(y, C_1)$$

则由 $p = \dfrac{\mathrm{d}y}{\mathrm{d}x}$ 可得微分方程

$$\frac{\mathrm{d}y}{\mathrm{d}x} = \varphi(y, C_1)$$

这是一个可分离变量的微分方程, 解之便得原方程的通解:

$$\int \frac{\mathrm{d}y}{\varphi(y, C_1)} = x + C_2$$

例 7.4.4 求方程 $(y-1)y'' = 2(y')^2$ 的通解。

解 令 $y' = p(y)$, 则 $y'' = \dfrac{\mathrm{d}y'}{\mathrm{d}x} = \dfrac{\mathrm{d}p}{\mathrm{d}y} \cdot \dfrac{\mathrm{d}y}{\mathrm{d}x} = p\dfrac{\mathrm{d}p}{\mathrm{d}y}$

原方程变为

$$(y-1)p\frac{\mathrm{d}p}{\mathrm{d}y} = 2p^2$$

当 $p \neq 0$ 时, 有

$$\frac{\mathrm{d}p}{p} = \frac{2}{y-1}\mathrm{d}y \tag{7.4.1}$$

两边积分, 得

$$\ln|p| = 2\ln|y-1| + \ln C_1'$$

于是得 (7.4.1) 的通解为

$$p = C_1(y-1)^2, \quad (C_1 = \pm C_1')$$

即

$$\frac{\mathrm{d}y}{\mathrm{d}x} = C_1(y-1)^2$$

分离变量, 得

$$\frac{\mathrm{d}y}{(y-1)^2} = C_1\mathrm{d}x$$

$$-\frac{1}{y-1} = C_1 x + C_2$$

得原微分方程的通解为

$$y = \frac{1}{C_1 x + C_2} + 1 \tag{7.4.2}$$

当 $p \equiv 0$ 时, $\dfrac{\mathrm{d}y}{\mathrm{d}x} = 0$, 得 $y = C$

这个解是通解 (7.4.2) 中 $C_1 = 0$ 时的特殊情况。

例 7.4.5 求方程 $yy'' + (y')^2 = y'$ 的通解。

解 令 $y' = p(y)$，则 $y'' = \dfrac{dy'}{dx} = \dfrac{dp}{dy} \cdot \dfrac{dy}{dx} = p\dfrac{dp}{dy}$

原方程变

$$yp\dfrac{dp}{dy} + p^2 = p$$

当 $p \neq 0$ 时，有

$$y\dfrac{dp}{dy} = -(p-1)$$

分离变量，即

$$\dfrac{dp}{p-1} = -\dfrac{dy}{y}$$

两边积分，得

$$\ln(p-1) = -\ln y + \ln C_1$$

即

$$p - 1 = \dfrac{C_1}{y}$$

将 $y' = p(y)$ 代回，则

$$\dfrac{dy}{dx} = \dfrac{C_1}{y} + 1 = \dfrac{C_1 + y}{y}$$

$$\dfrac{y + C_1 - C_1}{C_1 + y} dy = dx$$

故原方程的通解为

$$y - C_1 \ln(y + C_1) = x + C_2 \tag{7.4.3}$$

当 $p \equiv 0$ 时，$\dfrac{dy}{dx} = 0$，得 $y = C$。

7.5 二阶常系数线性齐次微分方程

上节介绍了几种可降阶的特殊类型的高阶微分方程的解法，本节再介绍另一种常用的二阶方程——二阶常系数线性微分方程的解法。

如果方程中未知函数的导数的最高阶数是二阶的，且未知函数及其各阶导数都是一次幂的，则称这种方程为**二阶线性微分方程**(second order linear differential equation)。它的一般形式为

$$A(x)y'' + B(x)y' + C(x)y = f(x) \tag{7.5.1}$$

其中 $A(x), B(x), C(x), f(x)$ 均为已知函数，且 $A(x) \neq 0$。

在方程(7.5.1)中，若 $f(x) \equiv 0$，则

$$A(x)y'' + B(x)y' + C(x)y = 0 \tag{7.5.2}$$

称之为**二阶线性齐次微分方程**(homogeneous second order linear differential equation)；若 $f(x) \neq 0$，则称 (7.5.2)为**二阶线性非齐次微分方程**，$f(x)$ 称为非齐次项。若 $A(x), B(x)$ 以及 $C(x)$ 均为常数，则称(7.31)为二

阶常系数线性微分方程。它的一般形式为

$$ay'' + by' + cy = f(x) \tag{7.5.3}$$

其中 a, b, c 均为常数，$a \neq 0$。

本节主要讨论二阶常系数线性微分方程的解法。为了讨论方便，先介绍二阶线性微分方程解的结构。

7.5.1 二阶线性齐次微分方程解的结构

定理 7.5.1(齐次线性方程解的叠加性) 若函数 $y_1(x), y_2(x)$ 是二阶线性齐次方程(7.5.2)的两个解，则其线性组合 $y = C_1 y_1(x) + C_2 y_2(x)$ 也是方程(7.5.2)的解。其中 C_1, C_2 是两任意常数。

证明 将 $y = C_1 y_1(x) + C_2 y_2(x)$ 代入(7.5.2)式左边，得

$$A(x)(C_1 y_1 + C_2 y_2)'' + B(x)(C_1 y_1 + C_2 y_2)' + C(x)(C_1 y_1 + C_2 y_2)$$
$$= A(x)(C_1 y_1'' + C_2 y_2'') + B(x)(C_1 y_1' + C_2 y_2') + C(x)(C_1 y_1 + C_2 y_2)$$
$$= C_1 \left[A(x) y_1'' + B(x) y_1' + C(x) y_1 \right] + C_2 \left[A(x) y_2'' + B(x) y_2' + C(x) y_2 \right]$$

由于 $y_1(x), y_2(x)$ 都是方程(7.5.2)的解，故上式括号中的表达式都等于 0，因而右边等于 0，故 $y = C_1 y_1(x) + C_2 y_2(x)$ 是方程(7.5.2)的解。

由上述定理所给的叠加解含有两个任意常数 C_1, C_2，那么它是否就是方程(7.5.2)的通解呢？不一定。例如，容易验证 $y_1(x) = e^x$ 和 $y_2(x) = 3e^x$ 均是方程 $y'' - y' = 0$ 的解。由定理 7.5.1 可知 $y = C_1 e^x + 3C_2 e^x$ 也是此方程的解。但容易判断它不是此方程的通解。事实上，$y = C_1 e^x + 3C_2 e^x = C_3 e^x$，这里 $C_3 = C_1 + 3C_2$，即 C_1, C_2 可合并起来，这是因为 $y_1/y_2 \equiv$ 常数。可想而知，若 $y_1/y_2 \not\equiv$ 常数，则 C_1, C_2 就是两个独立的任意常数。我们给出下列定义。

定义 7.5.1 若函数 $y_1(x), y_2(x)$ 的比值 $\dfrac{y_1(x)}{y_2(x)}$ 恒为常数，则称 $y_1(x), y_2(x)$ **线性相关**，否则称为**线性无关**。

例如 e^x, x 线性无关，$\cos x, \sin x$ 线性无关，$x, 2x$ 线性相关。利用上述线性无关概念，可得到下面的结论：

定理 7.5.2(解的结构定理) 若函数 $y_1(x), y_2(x)$ 是二阶线性齐次方程(7.5.2)的两个线性无关的特解，则

$$y = C_1 y_1(x) + C_2 y_2(x)$$

是该方程的通解，其中 C_1, C_2 是两任意常数。

只要把 $y = C_1 y_1(x) + C_2 y_2(x)$ 代入方程(7.5.2)即可验证上述定理，详细证明略。

定理 7.5.2 不仅给出了方程(7.5.2)的通解形式，同时还说明：要求(7.5.2)的通解，只需求得(7.5.2)的两个线性无关的特解。

定理 7.5.3 设 y^* 是非齐次方程(7.5.1)的一个特解，$\overline{y}$ 是其对应的齐次方程(7.5.2)的通解，则 $y = y^* + \overline{y}$ 是方程(7.5.1)的通解。

证明 因为 $y^*, \overline{y}$ 分别是(7.5.1)的特解，(7.5.2)的通解，所以

$$A(x) y^{*''} + B(x) y^{*'} + C(x) y^* = f(x), \quad A(x) \overline{y}'' + B(x) \overline{y}' + C(x) \overline{y} = 0$$

把 $y = y^* + \overline{y}$ 代入方程(7.5.1)的左边，得

$$A(x)\left(y^* + \overline{y}\right)'' + B(x)\left(y^* + \overline{y}\right)' + C(x)\left(y^* + \overline{y}\right)$$
$$= \left(A(x) y^{*''} + B(x) y^{*'} + C(x) y^*\right) + \left(A(x) \overline{y}'' + B(x) \overline{y}' + C(x) \overline{y}\right)$$
$$= f(x) + 0 = f(x)$$

因此 $y = y^* + \bar{y}$ 是方程(7.5.1)的解，又因为 $\bar{y}$ 是二阶方程(7.5.2)的通解，故它一定含有两个独立的任意常数，从而，$y = y^* + \bar{y}$ 是方程(7.5.1)的通解。

例如，
$$y'' + y = x^2$$
是一个二阶线性非齐次微分方程，已知
$$y = C_1 \cos x + C_2 \sin x$$
其中 C_1, C_2 是相互独立常数，是对应齐次方程
$$y'' + y = 0$$
的通解，易知
$$y^* = x^2 - 2$$
是所给方程的一个特解，因此
$$y = C_1 \cos x + C_2 \sin x + x^2 - 2$$
是所讨论方程的通解。

7.5.2 二阶常系数线性齐次微分方程的解法

二阶常系数线性齐次微分方程的一般形式为
$$ay'' + by' + cy = 0 \tag{7.5.4}$$
其中 a, b, c 均为常数，且 $a \neq 0$。

根据定理 7.5.2，求出方程(7.5.4)的通解的关键是先要求出它的两个线性无关的特解。由于方程(7.5.4)具有线性常系数的特点，而指数函数的导数依然为指数函数，故可假设方程(7.5.4)具有形如 $y = e^{\lambda x}$ 形式的特解。

考虑选择适当的 λ 值，使 $y = e^{\lambda x}$ 满足方程(7.5.4)。为此，我们求出 $y' = \lambda e^{\lambda x}$，$y'' = \lambda^2 e^{\lambda x}$ 将之代入(7.5.4)，得
$$a\lambda^2 e^{\lambda x} + b\lambda e^{\lambda x} + ce^{\lambda x} = 0$$
即
$$e^{\lambda x}\left(a\lambda^2 + b\lambda + c\right) = 0$$
由于 $e^{\lambda x} \neq 0$，因此必有
$$a\lambda^2 + b\lambda + c = 0 \tag{7.5.5}$$

由此可见，若 λ 是二次代数方程(7.5.5)的一个根，则 $y = e^{\lambda x}$ 就是方程(7.5.4)的一个特解。我们把代数方程(7.5.5)称为微分方程(7.5.4)的**特征方程**(characteristic equation)。其根为**特征根**(characteristic root)。

由初等代数得知，方程(7.5.4)的两个特征根为
$$\lambda_1 = \frac{-b + \sqrt{b^2 - 4ac}}{2a}$$
$$\lambda_2 = \frac{-b - \sqrt{b^2 - 4ac}}{2a}$$

根据判别式 $b^2 - 4ac$ 的符号不同，可分下面三种情况讨论：

(1) 当 $b^2 - 4ac > 0$ 时，特征方程(7.5.5)有两相异实数根 λ_1, λ_2。$y_1 = e^{\lambda_1 x}$ 和 $y_2 = e^{\lambda_2 x}$ 则是方程(7.5.4)的两

个特解。又因为 $\dfrac{y_1}{y_2} = e^{(\lambda_1 - \lambda_2)} \neq$ 常数，即 y_1, y_2 线性无关。于是方程(7.5.4)的通解为

$$y = C_1 e^{\lambda_1 x} + C_2 e^{\lambda_2 x}$$

例 7.5.1 求方程 $y'' + 3y' + 2y = 0$ 的通解.

解 特征方程为

$$\lambda^2 + 3\lambda + 2 = 0$$

解得

$$\lambda_1 = -1, \quad \lambda_2 = -2$$

故原方程的特解为

$$y = C_1 e^{-x} + C_2 e^{-2x}$$

(2) 当 $b^2 - 4ac = 0$ 时，特征方程(7.5.5)有二重实数根 $\lambda_1 = \lambda_2 = -\dfrac{b}{2a}$，故根据特征方程，只能得到方程(7.5.4)的一个特解

$$y_1 = e^{-\frac{b}{2a}x}$$

为了求得方程(7.5.4)的通解，还必须找到一个与 $y_1 = e^{-\frac{b}{2a}x}$ 线性无关的特解 y_2。

不妨设 $\dfrac{y_2}{y_1} = u(x) \neq$ 常数，这里 $u(x)$ 是一个待定的函数，则有

$$y_2 = u(x) y_1, \quad y_2' = u'(x) e^{\lambda_1 x} + \lambda_1 u(x) e^{\lambda_1 x}, \quad y_2'' = u''(x) e^{\lambda_1 x} + 2\lambda_1 u'(x) e^{\lambda_1 x} + \lambda_1^2 u(x) e^{\lambda_1 x}$$

这里，若 $y_2(x)$ 是原方程(7.5.4)的解，则应有

$$a y_2'' + b y_2' + c y_2 = 0$$

即

$$a(u'' + 2\lambda_1 u' + \lambda_1^2 u) e^{\lambda_1 x} + b(u' + \lambda_1 u) e^{\lambda_1 x} + c u e^{\lambda_1 x} = 0$$

显然 $e^{\lambda_1 x} \neq 0$，由上式，故有

$$a u'' + (2a\lambda_1 + b) u' + (a\lambda_1^2 + b\lambda_1 + c) u = 0$$

又因 λ_1 是特征方程的根，故

$$a\lambda_1^2 + b\lambda_1 + c = 0$$

同时，$b^2 - 4ac = 0$，λ_1 是重根，故 $\lambda_1 = -\dfrac{b}{2a}$ 或 $2a\lambda_1 + b = 0$。

于是得

$$a u'' = 0$$

但 $a \neq 0$，因此

$$u''(x) = 0$$

将以上方程积分两次，得

$$u(x) = C_1 x + C_2$$

由于只需取一个不等于常数的解，故可取

$$u(x) = x$$

这样就得到了原方程的另一个特解

$$y_2 = x e^{\lambda_1 x}$$

且 y_2 与 y_1 线性无关。从而得到原方程的通解为
$$y = C_1 e^{\lambda_1 x} + C_2 x e^{\lambda_1 x}$$

例 7.5.2 求方程 $4y'' - 4y' + y = 0$ 满足初始条件 $x = 0$ 时，$y = 2, y' = 5$ 的特解。

解 特征方程为
$$4\lambda^2 - 4\lambda + 1 = 0$$
解得
$$\lambda_1 = \lambda_2 = \frac{1}{2}$$
故通解为
$$y = (C_1 + C_2 x) e^{\frac{x}{2}}$$
因为
$$y' = \frac{1}{2} C_1 e^{\frac{x}{2}} + C_2 e^{\frac{x}{2}} + \frac{1}{2} C_2 x e^{\frac{x}{2}}$$
代入初始条件，得
$$\begin{cases} C_1 = 2 \\ \frac{1}{2} C_1 + C_2 = 5 \end{cases}$$
故
$$C_1 = 2, \quad C_2 = 4$$
方程的特解为
$$y = (2 + 4x) e^{\frac{x}{2}}$$

(3) 当 $b^2 - 4ac < 0$ 时，特征方程(7.5.5)有一对共轭复数根：
$$\lambda_1 = \frac{-b + i\sqrt{4ac - b^2}}{2a} = \alpha + i\beta$$
$$\lambda_2 = \frac{-b - i\sqrt{4ac - b^2}}{2a} = \alpha - i\beta$$
因此得方程(7.5.4)的两个特解
$$y_1 = e^{(\alpha + i\beta)x}, \quad y_2 = e^{(\alpha - i\beta)x}$$
且 $\frac{y_1}{y_2} = e^{2\beta i x} \neq$ 常数，所以 y_1 与 y_2 是线性无关的。但这两个解含有复数，不便于应用。我们利用欧拉公式 $e^{i\theta} = \cos\theta + i\sin\theta$，可将 y_1，y_2 改写成如下形式
$$y_1 = e^{(\alpha + i\beta)x} = e^{\alpha x} \cdot e^{i\beta x} = e^{\alpha x}(\cos\beta x + i\sin\beta x)$$
$$y_2 = e^{(\alpha - i\beta)x} = e^{\alpha x} \cdot e^{-i\beta x} = e^{\alpha x}(\cos\beta x - i\sin\beta x)$$
由定理 7.5.1 可知，y_1 和 y_2 的线性组合依然是方程(7.5.4)的解，所以
$$y_1^* = \frac{1}{2} y_1 + \frac{1}{2} y_2 = e^{\alpha x} \cos\beta x,$$
$$y_2^* = \frac{1}{i}\left(\frac{1}{2} y_1 - \frac{1}{2} y_2\right) = e^{\alpha x} \sin\beta x$$

也是方程(7.5.4)的解，且不难看出 y_1^* 与 y_2^* 是线性无关的。因此方程(7.5.4)有通解

$$y = e^{\alpha x}(C_1 \cos \beta x + C_2 \sin \beta x)。$$

例 7.5.3 求方程 $y'' - 6y' + 10y = 0$ 的通解.

解 特征方程为

$$\lambda^2 - 6\lambda + 10 = 0$$

解得

$$\lambda_1 = 3 + i, \quad \lambda_2 = 3 - i$$

故通解为

$$y = e^{3x}(C_1 \cos x + C \sin x)$$

7.6 微分方程在医药学中的应用

20 世纪中叶以来，医药科学数学化的发展日趋明显，数学方法越来越普遍地用来解决医药学的各类问题，以揭示其中的数量规律性。在整个数学化的过程中，数学模型起了关键性作用。

7.6.1 数学模型、数学建模及其过程

(1) **数学模型**(mathematical model)：对于现实中的原型，为了某个特定目的，作出一些必要的简化和假设，运用适当的数学工具得到一个数学结构。也可以说，数学建模是利用数学语言(符号、式子与图像)模拟现实的模型。把现实模型抽象、简化为某种数学结构是数学模型的基本特征。它或者能解释特定现象的现实状态，或者能预测到对象的未来状况，或者能提供处理对象的最优决策或控制。

把现实世界中的实际问题加以提炼，抽象为数学模型，求出模型的解，验证模型的合理性，并用该数学模型所提供的解答来解释现实问题，我们把数学知识的这一应用过程称为**数学建模**(mathematical modeling)。

建立数学模型的过程，实际就是收集数据并将数据进行处理的过程。有了数学模型，便可以用数学计算或数学推理的方法，对客观过程从定性分析发展为定量研究，从而深入地了解事物变化的特征、趋势和内在规律。下面介绍数学建模的几个过程：

(2) **实际问题**：了解实际问题的背景，明确其实际意义，掌握对象的各种信息。用数学语言来描述问题。

(3) **简化假设**：根据实际对象的特征和建模的目的，对问题进行必要的简化，并用精确的语言提出一些恰当的假设。

(4) **建立模型**：在假设的基础上，确定主要因素及其相互关系，利用适当的数学工具来刻画各变量之间的数学关系，建立相应的数学结构。

(5) **求解模型**：利用获取的数据资料，对模型的所有参数做出计算(估计)。

(6) **分析检验模型**：对所得的结果进行数学上的分析。将模型分析结果与实际情形进行比较，以此来验证模型的准确性、合理性和适用性。如果模型与实际较吻合，则要对计算结果给出其实际含义，并进行解释。如果模型与实际吻合较差，则应该修改假设，再次重复建模过程。

(7) **模型应用**：应用方式因问题的性质和建模的目的而异。

数学模型的具体的步骤大致如图 7-2 所示。

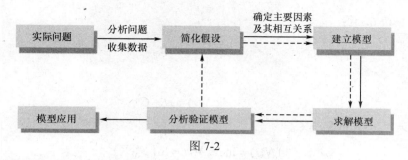

图 7-2

数学模型的分类有很多种，可按不同方式进行分类：
1) 按应用领域：生物模型，医学模型，地质模型，数量经济学模型，数学社会学模型等。
2) 按是否考虑随机因素：确定性模型，随机性模型等。
3) 按是否考虑模型的变化：静态模型，动态模型等。
4) 按应用离散或连续方法：离散模型，连续模型等。
5) 按建模的数学方法：几何模型，微分方程模型，图论模型，规划论模型，马氏链模型等。

我们学习数学建模的目的是为了体会数学的应用价值，培养自身的数学应用意识；增强数学学习兴趣，学会团结合作，提高分析和解决问题的能力，从而进一步了解数学知识的发生过程，培养自己的数学创造能力。本节仅举数例加以讨论。

7.6.2 人口预测模型

人口的增长是当前世界上引起普遍关注的重大问题，我们经常在报刊上看见关于人口增长的预报，说到 21 世纪中叶或 21 世纪末，全世界(或某地区)的人口将达到多少亿。你可能注意到不同报刊对同一时间人口的预报在数字上常有较大的差别，这显然是由于用了不同的人口模型计算的结果。

建立人口增长的数学模型，用以定量描述人口增长的过程，并对未来的人口增长进行预测，从而制定相应的人口增长政策，控制人口增长。

影响人口增长的因素很多：人口基数、出生率和死亡率、男女比例、年龄结构、生存条件，以及自然灾害战争人口迁移等，对人口增减都有很大影响。

在此先简化假设，只考虑主要因素：增长率及人口基数，建立一个较为粗略的人口模型。再以此为基础逐步考虑次要因素来完善模型，进而建立与实际情况更加吻合的人口模型。

1. 指数增长模型(Malthus 模型)

早在 1798 年，英国著名人口统计学家 Malthus 就建立了指数增长人口模型。

(1) 模型假设：人口的增长率是常数；增长率——单位时间人口增长量与当时人口之比，故假设等价于：单位时间人口增长量与当时人口成正比，设 r 表示增长率(常数)，时刻 t 的人口为 $N(t)$，并设 $N(t)$ 可微；当 $t=0$ 时，$N(t)=N_0$。

(2) 建立模型：由假设，对任意 $\Delta t > 0$

$$\frac{N(t+\Delta t)-N(t)}{\Delta t}=rN(t)$$

即：单位时间人口增长量 = r × 当时人口数。

令 $\Delta t \to 0$ 得微分方程的初值问题：

$$\begin{cases} \dfrac{\mathrm{d}N(t)}{\mathrm{d}t}=rN(t) \\ N(0)=N_0 \end{cases} \tag{7.6.1}$$

(3) 模型求解：由(7.6.1)得

$$\frac{dN(t)}{N(t)} = r dt,$$

两边求不定积分：

$$\ln N(t) = rt + C$$

又因为 $t=0$ 时 $N(t) = N_0$，故 $\ln N_0 = C$

$$\ln N(t) = \ln N_0 + rt = \ln(N_0 e^{rt})$$

$$\therefore N(t) = N_0 e^{rt} \tag{7.6.2}$$

以上模型指出：当 $r>0$ 时，人口总数将按指数增长；当 $t \to \infty$ 时，人口总数 $N \to \infty$，即随着时间的推移人口总数将无限增长。

这个结论显然不符合人口增长的长期预测，因此模型需要修改。Malthus 模型只符合人口的过去而不能预测未来，原因在于：人口总数不太大时，人口的增长率 r 是常数，因而人口增长的 Malthus 模型是正确的；但人口总数非常大时，地球的生存环境对人口增长的限制作用会越来越显著，从而 r 将随人口的增加而减小。因此，需对 Malthus 模型中"人口的增长率 r 是常数"这一假设作出修改，并由此得出以下著名的 Logistic 模型。

2. 阻滞增长模型(Logistic 模型)

随着人口的增长，自然资源、环境条件等因素对人口开始起阻滞作用，因而人口增长率会逐渐下降，许多国家的实际情况都是如此。

(1) 模型假设：假设人口增长率是当时人口数 N 的线性递减函数 $r(N)$；$N_{\max}$ 表示按自然资源和环境条件的最大人口容量，r 表示固有增长率，即人口很少时的增长率，则

$$N \to 0 \text{ 时}, r(N) \to r; \quad N \to N_{\max} \text{ 时}, r(N) \to 0$$

(2) 建立模型：由假设，令 $r(N) = r - aN$，a 为一常数，显然 $N \to 0$ 时，$r(N) \to r$
又由假设，当 $N \to N_{\max}$ 时，应有 $r(N) \to 0$，即 $0 = r - aN_{\max}$。

$$\therefore a = \frac{r}{N_{\max}}, \quad \therefore r(N) = r - \frac{r}{N_{\max}} N = r\left(1 - \frac{N}{N_{\max}}\right)$$

用 $r(N)$ 代替(7.6.1)中的 r，得到阻滞增长模型：

$$\begin{cases} \dfrac{dN(t)}{dt} = r\left(1 - \dfrac{N}{N_{\max}}\right) N(t) \\ N(0) = N_0 \end{cases} \tag{7.6.3}$$

(3) 模型求解：

从(7.6.3)得：

$$\frac{dN(t)}{\left(1 - \dfrac{N}{N_{\max}}\right) N(t)} = r dt$$

$$\text{左边} = \frac{N_{\max} dN(t)}{(N_{\max} - N) N(t)} = \frac{(N_{\max} - N) + N}{(N_{\max} - N) N(t)} dN(t) = \left(\frac{1}{N} + \frac{1}{N_{\max} - N}\right) dN(t)$$

$$\therefore \left(\frac{1}{N} + \frac{1}{N_{\max} - N}\right) dN(t) = r dt$$

两边求不定积分得

$$\ln N - \ln(N_{\max} - N) = rt + C_1, \quad \ln\frac{N}{N_{\max} - N} = rt + C_1$$

$$\frac{N}{N_{\max} - N} = C_2 e^{rt} \quad (C_2 = e^{C_1})$$

$$\therefore N = \frac{N_{\max}}{1 + C_3 e^{-rt}}$$

$\because t = 0$ 时，$N(t) = N_0$，故

$$N_0 = \frac{N_{\max}}{1 + C_3} \quad 即 \quad C_3 = \frac{N_{\max}}{N_0} - 1 \,(这里 \ C_3 = \frac{1}{C_2})$$

于是有

$$N(t) = \frac{N_{\max}}{1 + \left(\dfrac{N_{\max}}{N_0} - 1\right) e^{-rt}} \tag{7.6.4}$$

式(7.6.3)和(7.6.4)称为 Logistic 模型。

(4) 模型分析：

(a) 当 $t \to +\infty$ 时，$N \to N_{\max}$，称 $N_{\max}$ 为生物总数的极限。

(b) 由于 $\dfrac{dN(t)}{dt} = \dfrac{rN(t)}{N_{\max}}(N_{\max} - N(t)) = rN(t) - \dfrac{rN^2(t)}{N_{\max}}$，故

$$\frac{d^2 N(t)}{dt^2} = \left[rN(t) - \frac{rN^2(t)}{N_{\max}}\right]'_t = rN'(t) - \frac{2rN(t)}{N_{\max}}N'(t)$$

当 $\dfrac{d^2 N(t)}{dt^2} = 0$ 时，有

$$rN'(t) - \frac{2rN(t)}{N_{\max}}N'(t) = 0, \quad N = \frac{N_{\max}}{2}$$

因此，当 $N < \dfrac{N_{\max}}{2}$ 时，$\dfrac{d^2 N(t)}{dt^2} > 0$，$\dfrac{dN(t)}{dt}$ 是递增的；

当 $N > \dfrac{N_{\max}}{2}$ 时，$\dfrac{d^2 N(t)}{dt^2} < 0$，$\dfrac{dN(t)}{dt}$ 是递减的。

$$\lim_{t \to \infty} \frac{dN(t)}{dt} = \lim_{N \to N_{\max}} \left(rN(t) - \frac{rN^2(t)}{N_{\max}}\right) = 0$$

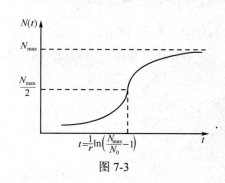

图 7-3

这表明生物总数达到其极限值的一半以前的时期是加速生长时期，过了极限值一半后的时期是减速生长时期，最后生长速度趋于零。

(c) $N(t)$ 的特性如图 7-3 所示，我们称此 S 形曲线为 Logistic 曲线：

(5) 模型应用：利用指数增长模型或阻滞增长模型作人口预报，必须先估计模型参数 r 或 r，$N_{\max}$。例如利用统计数据进行最小二乘法作拟合得出模型参数。

例：美国人口数据

年份	1860	1870	1880	……	1960	1970	1980	1990
人口(百万)	31.4	38.6	50.2	……	179.3	204.0	226.5	251.4

我们利用最小二乘法作拟合,得到 $r = 0.2557$,$N_{max} = 392.1$。

用模型计算2000年美国人口,与实际数据比较

$$N(2000) = N(1990) + \Delta N = N(1990) + rN(1990)\left[1 - \frac{N(1990)}{N_{max}}\right]$$

得 $N(2000) = 274.5$。

以上结果表明,由模型预测2000年美国人口为274.5(百万),实际当时美国人口为281.4(百万)。理论值和实际值相对误差仅为2.5%。说明该模型基本是成功的。若我们加入2000年人口数据后,可以重新估计模型参数,得到 $r = 0.2490$,$N_{max} = 434.0$,同样,我们可以预测2010年美国人口总数为306.0(百万)。

7.6.3 简单的流行病模型

已知的传染病及新出现的疫病严重危害人类健康与社会经济发展。对传染病发病机制、传播规律和防治策略研究的重要性日益突出。将传染病的统计数据进行处理和分析后,人们发现在某一民族或地区,某种疾病在传播时,每次所涉及的人数大体上是一常数。如何解释这一现象?关于这一问题,医学工作者试图从医学的各种角度进行解释,却一直没有得到令人满意的结果。直到后来由于数学工作者的参与,建立了关于疾病转播的数学模型,在理论上对上述结论进行了严格的证明。疾病传播数学模型的分析结果与实际过程有较好的吻合,上述现象才得到了比较满意的解释。

影响疾病传播的因素很多,如传染病人的多少,易感染人数的大小,排除率,人口的出生和死亡等,如果还要考虑人员的迁出和迁入,疾病的潜伏期等因素。疾病的传播无疑是个非常复杂的问题,根据建模的主因素原则,先简化假设使问题理想化,从简单的问题入手,再逐步修正完善模型。

1. 无移除的简单流行病学模型

(1) 模型假设:当人口流动不大时,可以忽略人口流动因素,假设人口总数为常数 N,在时间 t 的易感染人数(未曾得病的人数)为 $S(t)$,已感染人数为 $I(t)$,最初有1个传染病人,即 $I(0) = 1$;该人群中各成员之间的接触是均匀的,疾病具有高度传染力,且感染后不会痊愈,但尚未严重到发生死亡或者需要隔离的程度。同时假设易感染者转化为感染者的变化率 $\frac{dS}{dt}$ 与当时的易感染人数 $S(t)$ 和感染人数 $I(t)$ 的乘积成正比($\beta > 0$,为比例系数)。

(2) 建立模型:由假设,建立如下微分方程

$$\begin{cases} \dfrac{dS(t)}{dt} = -\beta S(t)I(t) \\ I(0) = 1 \\ S(t) + I(t) = N \end{cases}$$

即

$$\begin{cases} \dfrac{dS(t)}{dt} = -\beta S(t)(N - S(t)) \\ I(0) = 1 \end{cases} \quad (7.6.5)$$

(3) 模型求解:由(7.6.5)得

$$\frac{dS(t)}{S(t)(N - S(t))} = -\beta dt$$

变形得

$$\frac{1}{N}\left(\frac{1}{N - S(t)} + \frac{1}{S(t)}\right)dS(t) = -\beta dt$$

两边同时积分,得

$$\frac{1}{N}\ln\frac{S(t)}{N-S(t)}=-\beta t+C$$

$$\frac{S(t)}{N-S(t)}=Ce^{-\beta Nt}$$

由初始条件 $I(0)=1$,即 $S(0)=N-1$,故

$$\frac{S(t)}{N-S(t)}=(N-1)e^{-\beta Nt}$$

$$\frac{(N-S(t))(N-1)}{S(t)}=e^{\beta Nt}$$

$$S(t)=\frac{N(N-1)}{N-1+e^{\beta Nt}} \tag{7.6.6}$$

(4) 模型分析:模型(7.6.6)可用来预测传播较快的疾病前期传染高峰到来的时间。而实践中,人们对**传染病流行曲线**(即 $\frac{dI}{dt}-t$ 曲线)更感兴趣,它显示了传染病人增加率 $\frac{dI}{dt}$ 与时间 t 的关系:

$$\frac{dI}{dt}=\frac{d(N-S)}{dt}=-\frac{dS}{dt}=-\frac{\beta(N-1)N^2 e^{\beta Nt}}{[(N-1)+e^{\beta Nt}]^2} \tag{7.6.7}$$

显然,$\frac{dI}{dt}$ 的极大值即为**高峰发病率**,为此,再求 $\frac{d^2 I}{dt^2}$:

$$\frac{d^2 I}{dt^2}=\frac{\left[(N-1)-e^{\beta Nt}\right]\beta^2(N-1)N^2 e^{\beta Nt}}{\left[(N-1)+e^{\beta Nt}\right]^3}$$

并令 $\frac{d^2 I}{dt^2}=0$,可求得 $\frac{dI}{dt}$ 的极大点:

$$N-1=e^{\beta Nt}$$

$$t_m=\frac{\ln(N-1)}{\beta N}$$

将 t_m 代入(7.6.7)即得最高发病率为:

$$\left(\frac{dI}{dt}\right)_{max}=\frac{\beta N^2}{4}$$

如图7-4所示,当传染病强度或人群总数增加时,t_m 将变小,即传染病高峰来得快,这与实际情况是相吻合的。同时,如果传染病强度已知(可由统计数据得出),则可预报传染病高峰到来的时间,这对传染病的预防是有益处的。

由(7.6.6)知,当 $t\to\infty$ 时,易感人数 $S\to 0$,即最后人人都会被传染。这显然与实际情况不相符。其原因在于"感染后不会痊愈"的假设是不合理的,这样就必须修改我们的模型假设条件。

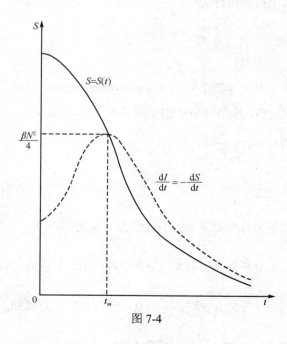

图 7-4

2. 流行病学阈值模型

在传染病动力学中,主要沿用的由 Kermack 与 McKendrick 在 1927 年用动力学的方法建立了 SIR 传染病模型。直到现在 SIR 模型仍被广泛地使用和不断发展。SIR 模型将总人口分为以下三

类：易感者(susceptibles)，其数量记为 $S(t)$，表示 t 时刻未染病但有可能被该类疾病传染的人数；染病者(infectives)，其数量记为 $I(t)$，表示 t 时刻已被感染成为病人而且具有传染力的人数；恢复者(recovered)，其数量记为 $R(t)$，表示 t 时刻已从染病者中移出的人数。设总人口为 $N(t)$，则有 $N(t) = S(t) + I(t) + R(t)$。

(1) 模型假设：这种模型的假设条件和前一种无移除的简单流行病学模型的假设条件不同，即考虑易感染者从感染者类 S 转入感染类 I，然后进入移除类 R，即患过此病的人或病死，或痊愈而获得永久性免疫，或被隔离。

(2) 建立模型：

由假设，$N = S + I + R$，即 $I = N - S - R$，

故

$$\frac{dI}{dt} = -\frac{dS}{dt} - \frac{dR}{dt}$$

其中，

$$\frac{dS}{dt} = -\beta SI$$

$$\frac{dR}{dt} = \gamma I \ (\text{移除速率常数} \gamma > 0)$$

由此建立微分方程：

$$\begin{cases} \dfrac{dS}{dt} = -\beta SI & (1) \\ \dfrac{dI}{dt} = \beta SI - \gamma I & (2) \\ \dfrac{dR}{dt} = \gamma I & (3) \end{cases}$$

其中初始条件为

$$\begin{cases} S(0) = S_0 \\ I(0) = I_0 \\ R(0) = 0 \end{cases}$$

以上方程组称为 **Kermac-Mekendrick 方程**，其中 β 为感染率，γ 为移除率，$\rho = \gamma / \beta$ 称为相对移除率。

(3) 模型分析：由上面方程组的(2)式知，

当 $S_0 < \rho = \dfrac{\gamma}{\beta}$ 时，

$$\left.\frac{dI}{dt}\right|_{t=0} = \beta S_0 I_0 - \gamma I_0 = I_0(\beta S_0 - \gamma) < I_0(\beta \rho - \gamma) = I_0(\gamma - \gamma) = 0$$

由于 $S(t)$ 为减函数，$S(t) \leq S_0$，从而 $\dfrac{dI}{dt} < 0$。

以上分析表明，当 $S_0 < \rho$ 时，$\dfrac{dI}{dt} < 0$，即感染人数不断减少，疾病不会发生流行。

同理，当 $S_0 > \rho$ 时，$\dfrac{dI}{dt} > 0$，感染人数不断增加，疾病发生流行。

当 $S_0 = \rho$ 时，$\dfrac{dI}{dt} = 0$ 感染人数 I 达到峰值。

综上可见，ρ是一个临界值，只有当初始易感染人数超过它时疾病才发生流行。这是一种阈值现象。生物数学家 Kermack 和 Mekendrick 于 1927 年首先证明了传染病学中的阈值定理，该定理表明，最初的易感者人数比阈值高多少，则最终患病的人数就会比阈值低多少。因此可以由起初的易感人数来估计最终患病的人数，从而从理论上解释了"在某一民族或地区，某种疾病在传播时，每次所涉及的人数大体上是一常数"这一长期困惑人们的现象。

7.6.4 肿瘤生长的数学模型

在研究肿瘤的生长规律时，不同类型的肿瘤在不同的环境中，其生长速率不同。

(1) 模型假设：设V是时刻t肿瘤的大小(体积，重量，细胞数等)，由实际经验知道，肿瘤的生长速率与当时的大小V成正比，比例系数为k，但k不是常数，它随时间t减小，其减小速率与当时的k值成正比，比例系数$\alpha \geqslant 0$是常数。

(2) 建立模型：根据以上假设，建立如下微分方程

$$\begin{cases} \dfrac{dV}{dt} = kV & \quad (1) \\ \dfrac{dk}{dt} = -\alpha k & \quad (2) \end{cases}$$

(3) 模型求解：分两种情况讨论上述模型的解：

1) 若$\alpha = 0$，则k为常数，记为A，那么上述模型变为：

$$\frac{dV}{dt} = AV$$

设$t = 0$时，$V = V_0$，则由上式解得

$$V = V_0 e^{At}$$

这种情况下，肿瘤完全呈指数生长，生长速率常数为A。

2) 若$\alpha > 0$，由以上微分方程组的(2)式得

$$k = A e^{-\alpha t}$$

其中A为$t = 0$时k的值。

将上式代入以上微分方程组的(1)式，得

$$\frac{dV}{dt} = A e^{-\alpha t} V$$

再利用初始条件$t = 0$时，$V = V_0$，有

$$C = \ln V_0 + \frac{A}{\alpha}$$

故

$$V = V_0 e^{\frac{A}{\alpha}(1 - e^{-\alpha t})} \quad (7.6.8)$$

这就是描述肿瘤生长的数学关系式，它称为**高姆帕茨函数**，其图形称为**高姆帕茨曲线**(图 7-5)。

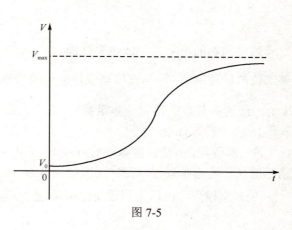

图 7-5

(4) 模型分析：

1) 当$\alpha t \to 0$时，由于$e^{-\alpha t} \approx 1 - \alpha t$，于是(7.6.8)式可以变为

$$V = V_0 e^{At}$$

可见，当α为不等于零的有限数时，只要t足够小，即肿瘤生长的初级阶段，肿瘤是呈指数增长的。

2) 当 $t \to +\infty$ 时，$e^{-\alpha t} \to 0$，由(7.6.8)式得到 V 的最大渐近值是

$$V_{\max} = V_0 e^{\frac{A}{\alpha}}$$

这就是肿瘤生长的理论上限。

3) 通常把肿瘤大小增加一倍所需的时间称为倍增时间，记为 t_d，由(7.6.8)式可求出

$$t_d = \frac{1}{\alpha} \ln\left(\frac{A}{A - \alpha e^{\alpha t} \ln 2}\right)$$

7.6.5 药物动力学中的房室模型

在分析药物浓度时，主要考虑三方面的因素：

(1) 药物的吸收速度。

(2) 药物在体内的分布：为了便于研究，通常将肌体设想成若干个房室(compartment)。药物在体内的吸收、分布、代谢及消除的过程在房室之间进行，并假定药物在房室内的分布是均匀的。药物可按其在血浆消除的速率分成一室模型或二室模型的药物：

1) 一室模型：是假定药物进入体循环后在体内的分布是瞬即均衡的。

2) 二室模型：是假定身体由一个中央室和一个周边室相连接的模型，药物进入体循环后，向中央室的分布是瞬即均衡的，但进入周边室则有一个分布过程，须经一定时间才能同中央室保持均衡。

(3) 药物的消除速度：在此仅介绍药物浓度的一室模型和简单二室模型。

血药浓度一室模型

将肌体看作一个动力学上的同质单元，就得到一室模型，如图 7-6 所示：

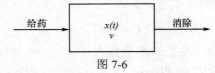

图 7-6

其中 $x(t)$ 为 t 时刻体内药量；V 为药物分布容积。

室内药物的变化率由两方面引起：给药率和消除率。可建立如下关系式：

$$\frac{dx}{dt} = 给药的速率 - 消除的速率 \tag{7.6.9}$$

假设药物的消除为一级速率过程(即一级动力学过程(first-order Kinetic process)，是指药物在某房室或某部位的转运速率 $\frac{dC}{dt}$ 与该房室或该部位的药量或浓度的一次方成正比。即 $\frac{dC}{dt} = -kC$，其中 C 为药物浓度，k 为一级速率常数)，消除速率常数 $k > 0$。下面根据不同的给药方式建立不同的数学模型。

1. 快速静脉注射

(1) 模型假设：快速静脉注射方式下，药物在一瞬间进入房室，不存在吸收过程。此时，吸收率为 0，而消除服从一级速率过程。设一次性剂量为 D，即 $x(0) = D$。

(2) 建立模型：由以上假设及(7.6.9)，建立模型：

$$\begin{cases} \dfrac{dx}{dt} = -kx \\ x(0) = D \end{cases}$$

(3) 模型求解：求解以上微分方程得

$$x = De^{-kt}$$

转化为浓度，可建立血药浓度 C 的一室模型：
$$C = C_0 e^{-kt}$$
这里 $C_0 = D/V$，为药物的初始浓度。

(4) 模型分析：由于血药浓度随时间的增加而下降，故临床上为达到一定的治疗效果，需要求出药物的半衰期 $t_{1/2}$，由
$$\frac{C_0}{2} = C_0 e^{-kt}$$
解得
$$e^{-kt} = \frac{1}{2}$$
$$-kt = \ln \frac{1}{2}$$
$$t = -\frac{1}{k} \ln \frac{1}{2} = \frac{1}{k} \ln 2$$
即
$$t_{\frac{1}{2}} = \frac{0.693}{k}$$
可见，半衰期 $t_{\frac{1}{2}}$ 与消除速率常数 k 成反比。

在经历了半衰期以后，如果再次注射药量 D，药物浓度又会增加。多次注射，浓度曲线呈波形变化。

2. 恒速静脉注射

(1) 模型假设：设单位时间内药物滴入量为 I，则药物的吸收率为 I，消除仍然服从一级速率过程。

(2) 建立模型：由以上假设及(7.6.9)，建立模型：
$$\begin{cases} \dfrac{\mathrm{d}x}{\mathrm{d}t} = I - kx \\ x(0) = 0 \end{cases}$$

(3) 模型求解：求解以上微分方程得
$$x = \frac{I}{k}(1 - e^{-kt})$$
转化为浓度，可建立血药浓度 C 的一室模型：
$$C(t) = \frac{I}{Vk}(1 - e^{-kt})$$

(4) 模型分析：药物浓度起始时为 0，随时间 t 的增加而逐渐增大，当 $t \to \infty$ 时，$C \to I/Vk$，即药物浓度稳定在 I/Vk 这个水平，此浓度称为稳态浓度。

临床上，根据药物的性能，选择不同的 I，使得血药浓度达到最佳治疗效果，又无毒性反应。由于静脉滴注能使药物在体内的浓度保持一定，而静脉注射的血药浓度有一定的波动，由此便可理解，为什么有时用同样的药物治疗，静脉滴注效果好且毒副作用小。

血药浓度二室模型

血管外给药包括口服或肌内注射等多种方式。它们的共同之处在于，药物在进入房室前有一个吸收过程。为便于分析，仍以肌体为一个房室，并增加一个代表吸收部位的吸收室。如图 7-7 所示。

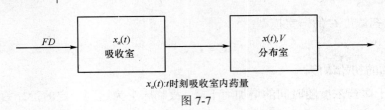

图 7-7

若初始药量为 D，由于进入吸收部位的药物不能被完全吸收，因此，吸收室的初始药量为 FD（常数 F 表示吸收分数或生物利用度，$0 < F \leqslant 1$）。图 7-7 中 $x_a(t)$ 为 t 时刻吸收室内药量。

1. 口服或肌内注射

(1) 模型假设：设吸收部位的药物变化同样服从一级速率过程，于是有图 7-8。

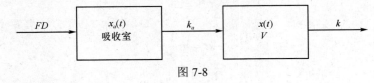

图 7-8

其中 k_a, k 均为一级速率常数。

(2) 建立模型：由以上叙述及假设，对吸收室 x_a 建立方程为

$$\begin{cases} \dfrac{dx_a}{dt} = -k_a x_a \\ x_a(0) = FD \end{cases} \tag{7.6.10}$$

再分析分布室内药量 x 的变化过程。由于体内药量不断增加，其增加的速率与吸收部位药物减少的速率相同；同时，x 又按一级消除过程在减少，故可对 x 建立如下方程：

$$\begin{cases} \dfrac{dx}{dt} = k_a x_a - kx \\ x(0) = 0 \end{cases} \tag{7.6.11}$$

(3) 模型求解：解微分方程(7.6.10)得

$$x_a = FD e^{-k_a t}$$

代入到(7.6.11)得线性微分方程

$$\begin{cases} \dfrac{dx}{dt} = k_a FD e^{-k_a t} - kx \\ x(0) = 0 \end{cases} \tag{7.6.12}$$

解微分方程(7.6.12)得

$$x(t) = \dfrac{FD k_a}{k_a - k}(e^{-kt} - e^{-k_a t})$$

转化为浓度，可建立血药浓度 C 的二室模型：

$$C(t) = \dfrac{FD k_a}{V(k_a - k)}(e^{-kt} - e^{-k_a t}) \tag{7.6.13}$$

(4) 模型分析：由于

$$\dfrac{dC}{dt} = \dfrac{FD k_a}{V(k_a - k)}(k_a e^{-k_a t} - k e^{-kt})$$

令 $\dfrac{dC}{dt} = 0$，得使浓度达到最大的时间 t_m 为

$$t_m = \dfrac{1}{k_a - k} \ln \dfrac{k_a}{k}$$

代入到(7.6.13)，得血药浓度的最大值 $C_{\max}$ 为

$$C_{\max} = \frac{FDk_a}{V(k_a - k)}(e^{-kt_m} - e^{-k_a t_m})$$

整理得：

$$C_{\max} = \frac{FD}{V}e^{-kt_m}$$

医学中，称 $C_{\max}$ 为峰浓度，t_m 为达峰时间。

函数(7.6.13)的图像如图 7-9 所示。

在药物动力学中，称上图所示的曲线为 C-t 曲线(即药物浓度——时间曲线)。C-t 曲线下的总面积 AUC 反映了药物最终被完全吸收的程度：

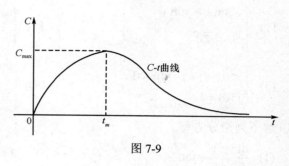

图 7-9

$$\text{AUC} = \int_0^{+\infty} C(t)dt$$

$$= \int_0^{+\infty} \frac{FDk_a}{V(k_a - k)}(e^{-kt} - e^{-k_a t})dt$$

$$= \frac{FDk_a}{V(k_a - k)}\left(\frac{1}{k} - \frac{1}{k_a}\right) = \frac{FD}{Vk}$$

在血管外给药方式下，AUC 与吸收分数 F 成正比，与消除速率常数 k 成反比。对于静脉注射和静脉滴注可用同样的方法作出 C-t 曲线，计算 AUC。

习 题 七

1. 什么叫做微分方程的阶？指出下列微分方程的阶数：

    (1) $y'' + 3y' + 2y = \sin x$ (2) $x(y'')^2 - 2y' = 0$

    (3) $xy'' + 2y''' - x^2 y = 0$ (4) $\dfrac{dx}{dt} + tx^2 = \cos t$

2. 试验证下列函数均为方程 $\dfrac{d^2 y}{dx^2} + \omega^2 y = 0$ 的解($\omega > 0$，常数)。且指出哪些是通解，哪些是特解；哪些既非通解，又非特解：

    (1) $y = \cos \omega x$

    (2) $y = C_1 \cos \omega x$ (C_1 是任意常数)

    (3) $y = \sin \omega x$

    (4) $y = C_2 \sin \omega x$ (C_2 是任意常数)

    (5) $y = C_1 \cos \omega x + C_2 \sin \omega x$ (C_1，C_2 是相互独立的任意常数)

    (6) $y = A\sin(\omega x + B)$ （A，B 是相互独立的任意常数)

3. 求下列微分方程的通解

    (1) $xy' - y \ln y = 0$ (2) $x\sec y dx + (x+1)dy = 0$

    (3) $(xy^2 + x)dx + (y - x^2 y)dy = 0$ (4) $\dfrac{dy}{dx} = \dfrac{1 + y^2}{xy + x^3 y}$

(5) $\dfrac{x}{1+y}dx - \dfrac{y}{1+x}dy = 0$ 　　(6) $\sec^2 x \tan y dx + \sec^2 y \tan x dy = 0$

4. 求下列微分方程满足所给初始条件的特解。

(1) $\begin{cases} y'\sin x = y\ln y \\ y|_{x=\frac{\pi}{2}} = e \end{cases}$ 　　(2) $\begin{cases} y' = e^{2x-y} \\ y|_{x=0} = 0 \end{cases}$

(3) $\begin{cases} y^2 dx + (x+1)dy = 0 \\ y(0) = 1 \end{cases}$ 　　(4) $\begin{cases} \cot x dy = \cot y dx \\ y(0) = \dfrac{\pi}{4} \end{cases}$

5. 解下列微分方程。

(1) $\dfrac{dy}{dx} = \dfrac{y}{x} + \tan\dfrac{y}{x}$ 　　(2) $xy' + y = 2\sqrt{xy}$ 　　(3) $y^2 + x^2 \dfrac{dy}{dx} = xy\dfrac{dy}{dx}$

(4) $\dfrac{dy}{dx} = \dfrac{1}{x-y} + 1$ 　　(5) $\dfrac{dy}{dx} = \dfrac{1}{2x+y+1} - 1$ 　　(6) $y' = (2x+y+1)^2$

6. 解下列一阶线性微分方程。

(1) $y' + y\cos x = e^{-\sin x}$ 　　(2) $xy' + y - e^x = 0$，$y(1) = 0$

(3) $xy' + y = x^2 + 3x + 2$ 　　(4) $xy' + (1-x)y = e^{2x}$

(5) $\dfrac{ds}{dt} = -s\cos t + \dfrac{1}{2}\sin 2t$ 　　(6) $y' - y\tan x = \sec x$，$y(0) = 0$

(7) $\dfrac{dy}{dx} - \dfrac{n}{x}y = e^x x^n$ （n 为常数） 　　(8) $\dfrac{dy}{dx} + xy = x^3 y^3$

(9) $\dfrac{dy}{dx} = \dfrac{x^4 + y^3}{xy^2}$ 　　(10) $(y\ln x - 2)ydx = xdy$

7. 解下列高阶微分方程。

(1) $y'' + x = 0$ 　　(2) $y''' - e^x - \sin x = 0$

(3) $(1+x^2)y'' - 2xy' = 0$ 　　(4) $\dfrac{d^2 x}{dt^2} = \dfrac{1}{\sin t}\dfrac{dx}{dt}$

(5) $\begin{cases} y'' + \dfrac{1}{x}y' = 0 \\ y(1) = 2, y'(1) = 1 \end{cases}$ 　　(6) $y'' = y' + x$

(7) $y^3 y'' = a$ （$a > 0$） 　　(8) $y'' \tan y = 2(y')^2$

(9) $y'' = 1 + (y')^2$ 　　(10) $\begin{cases} y'' = (y')^2 \\ y(0) = 0 \\ y'(0) = 1 \end{cases}$

(11) $\begin{cases} y''/y' = 2yy'/(1+y^2) \\ y(0) = 0 \\ y'(0) = 1 \end{cases}$

8. 解下列二阶常系数齐次线性微分方程。

(1) $y'' - 2y' = 0$ 　　(2) $y'' + 6y' + 13y = 0$

(3) $9y'' - 6y' + y = 0$

(4) $\begin{cases} y'' + y = 0 \\ y(0) = 2 \\ y'(0) = 1 \end{cases}$

(5) $\begin{cases} y'' + 4y' + 3y = 0 \\ y(0) = 6, y'(0) = 10 \end{cases}$

9. 一曲线通过点 $(1,0)$，该曲线上任意点 $M(x,y)$ 处切线斜率为 x^2，求曲线的方程。

10. 放射性元素镭的衰变速度与镭的存在量 R 成正比，经测定镭的半衰期为 1600 年，设原始量为 R_0，试求镭所存在的量 R 与时间 t 的函数关系。

11. 已知在一定条件下可以认为，伞兵降落过程中所受阻力与当时下降的速率成正比，一个伞兵于 $t = 0$ 时从飞机上降落，求降落速率 V 和时间 t 之间的函数关系。

12. 有一药物溶液，在制成时，每毫升含有主药 500 单位，经 40 天后分析，减为 300 单位。假如该药的分解服从一级速率过程，问分解到原有浓度一半需要经过多少天？假如分解了 30% 即为无效，那么它的有效期为多少天？

13. 某药做静脉注射后，血药浓度的下降是一级速率过程，第一剂注射后 1 小时，测得血药浓度为初始浓度的 $1/\sqrt{2}$，要使血药浓度不低于初始浓度的一半，需隔多少时间做第二次注射？

14. 研究血液总的血红细胞对 K^{42} 的摄取时，设 Q 为红细胞中 K^{42} 的含量，则有数学模型

$$\frac{dQ}{dt} = k_1 - k_2 Q$$

其中 k_1, k_2 为正常数，若开始时红细胞中的 K^{42} 为零，求此模型的特解。

15. 某些疾病的传播或生物种群的生长有明显的周期性，下列方程可看作描述周期性现象的简单数学模型：

$$\frac{dx}{dt} = rx\cos t \quad (r \text{ 为正常数})$$

假定 $t = 0$ 时 $x = x_0$，求 x 随时间 t 的变化规律，并作出在区间 $[0, \pi]$ 上的一段曲线。

16. 医学上持续性颅内压 P 与容积 V 的关系表现为如下微分方程

$$\frac{dP}{dV} = aP(b - P) \quad (a, b \text{ 为常数})$$

试求 P 与 V 的变化关系式。(提示：令 $z = P^{-1}$，则 $\frac{dP}{dV} = -\frac{1}{z^2}\frac{dz}{dV}$)

17. 下列微分方程描述了两个竞争性生物种群对其生长速率的影响

$$\begin{cases} \frac{dx}{dt} = 2x - y \\ \frac{dy}{dt} = 2y - x \end{cases}$$

设 $t = 0$ 时，$x = 100, y = 200$，求两个种群数量 x 和 y 的量变规律。

18. n 级化学反应方程为

$$\frac{dC}{dt} = -kC^n \quad (n = 0, 1, 2)$$

$C(t)$ 表示反应物浓度，k 是反应速率常数，求 $C(t)$ 与时间 t 的关系式(设 $t = 0$ 时浓度为 C_0)。

19. 有的传染病流行过程是可逆的，一方面感染指征阴性者以速率常数 k_1 转变为感染指征阳性者；另一方面，阳性者又以速率常数 k_2 转为阴性者(k_1, k_2 为一级速率常数)，如果用 y 表示在时间 t 所观察的人群中阳性者的比率，则阴性者比率为 $1 - y$，于是可建立微分方程

$$\frac{dy}{dt} = -k_2 y + k_1(1-y)$$

设 $t=0$ 时，$y=0$。试求 y 的变化规律。

20. 设某药物静脉滴注的速度为常数，即每分钟为 I g，同时又以与血液中该药物含量成比例的速度离开血液(速度常数为 k)，求血液中所含的该药物的总量 $G(t)$ 的变化规律，并研究随着时间的增加，$G(t)$ 的变化趋势。

第 8 章

级 数 理 论

级数理论是研究无穷个数的和(数项级数)或无穷个函数的和(函数项级数)的理论,主要建立这样无穷个和在什么条件下有意义和具有什么样的性质。

级数理论是高等数学的一个重要的组成部分,他从离散的角度研究函数关系,在其他各分支、特别是在现代数学各领域中有着极为重要的作用,特别是由此发展起来的 Fourier 级数理论和进一步的小波分析理论在工程技术领域如信号识别、图像处理等领域中是一个有力而又有效的快速计算和数值模拟工具。

8.1 数 项 级 数

8.1.1 数项级数及其敛散性

定义 8.1.1 给定一个数列 $\{u_n\}$,对它的各项依次用"+"号连接起来的表达式

$$u_1 + u_2 + \cdots + u_n + \cdots \tag{8.1.1}$$

称为**数项级数**或**无穷级数**,简称**级数**,记为 $\sum_{n=1}^{\infty} u_n$,其中 u_n 称为数项(8.1.1)的通项。

要研究级数,首先要解决上述形式上的合理性即收敛性问题。那么,如何定义级数的收敛性?从形式上看,数项级数是无穷多个数的和,这是有限个数的和的定义的推广,由此便关于级数的定义和性质。因此,解决问题的关键思想是如何将"有限"过渡到"无限",而正是极限的思想,通过有限和的极限引入无限和即收敛的级数,利用极限的性质研究收敛级数的性质。下面,将按上述思想引入本节的概念和性质。为此先引入一个有限和——级数的部分和。

数项级数(8.1.1)的前 n 项之和,记为 $S_n = \sum_{k=1}^{n} u_k$,称之为(8.1.1)的前 n 项部分和,简称为**部分和**。称 $r_n = u_{u+1} + u_{u+2} + \cdots$ 为级数 $\sum_{n=1}^{\infty} u_n$ 的**余和**。

定义 8.1.2 若级数(8.1.1)的部分和数列 $\{S_n\}$ 收敛于 S (即 $\lim_{n \to \infty} S_n = S$),则称级数(8.1.1)收敛,并称 S 为(8.1.1)的**和**,记为 $S = \sum_{n=1}^{\infty} u_n$. 若 $\{S_n\}$ 是发散数列,则称级数(8.1.1)发散。

例 8.1.1 讨论等比级数(几何级数)

$$\sum_{n=0}^{\infty} aq^n = a + aq + aq^2 + \cdots + aq^n + \cdots$$

的敛散性,其中 $a \neq 0$, q 叫做级数的公比。

解 如果 $q \neq 1$,则部分和

$$s_n = a + aq + aq^2 + \cdots + aq^{n-1} = \frac{a - aq^n}{1-q} = \frac{a}{1-q} - \frac{aq^n}{1-q}$$

当 $|q| < 1$ 时，因为 $\lim_{n \to \infty} s_n = \frac{a}{1-q}$，所以此时级数 $\sum_{n=0}^{\infty} aq^n$ 收敛，其和为 $\frac{a}{1-q}$。

当 $|q| > 1$ 时，因为 $\lim_{n \to \infty} s_n = \infty$，所以此时级数 $\sum_{n=0}^{\infty} aq^n$ 发散。

如果 $|q| = 1$，则当 $q = 1$ 时，$s_n = na \to \infty$ 因此级数 $\sum_{n=0}^{\infty} aq^n$ 发散；

当 $q = -1$ 时，级数 $\sum_{n=0}^{\infty} aq^n$ 成为：$a - a + a - a + a - a + \cdots$

此时，因为 s_n 随着 n 为奇数或偶数而等于 a 或零，所以 s_n 的极限不存在，从而这时级数 $\sum_{n=0}^{\infty} aq^n$ 也发散。

综上所述，如果 $|q| < 1$，则级数 $\sum_{n=0}^{\infty} aq^n$ 收敛，其和为 $\frac{a}{1-q}$；如果 $|q| \geq 1$，则级数 $\sum_{n=0}^{\infty} aq^n$ 发散。

仅当 $|q| < 1$ 时，几何级数 $\sum_{n=0}^{\infty} aq^n$ $(a \neq 0)$ 收敛，其和为 $\frac{a}{1-q}$。

8.1.2 收敛级数的性质

利用定义和极限的性质，很容易得到收敛级数的性质。

性质1(线性性质) 设 $\sum_{n=1}^{\infty} u_n$、$\sum_{n=1}^{\infty} v_n$ 是两个收敛的数项级数，则对任意的实数 a、b，级数 $\sum_{n=1}^{\infty} (au_n + bv_n)$ 也收敛且 $\sum_{n=1}^{\infty} (au_n + bv_n) = a \sum_{n=1}^{\infty} u_n + b \sum_{n=1}^{\infty} v_n$。

性质2(结合律) 设 $\sum_{n=1}^{\infty} u_n$ 收敛，则对 $\sum_{n=1}^{\infty} u_n$ 任意加括号后所成的级数

$$(u_1 + u_2 + \cdots + u_{i_1}) + (u_{i_1+1} + \cdots + u_{i_2}) + \cdots$$

也收敛且其和不变。

性质3(收敛级数的柯西收敛准则) 级数(1)收敛的充要条件是：$\forall \varepsilon > 0$，$\exists N > 0$，$\forall n > N$，$\forall p \in Z^+$，有 $|u_{n+1} + u_{n+2} + \cdots + u_{n+p}| = |s_{n+p} - s_n| < \varepsilon$。

性质4(级数收敛的必要条件) 若级数 $\sum_{n=1}^{\infty} a_n$ 收敛，则 $\lim_{n \to \infty} a_n = 0$

性质5(不变性) 去掉、增加或改变级数的有限项并不改变级数的敛散性。

例 8.1.2 判断级数 $\sum_{n=1}^{\infty} \frac{(-1)^{n+1}}{n}$ 的敛散性。

证明 由柯西收敛准则

$$|u_{n+1} + u_{n+2} + \cdots + u_{n+p}| = |s_{n+p} - s_n| = \left| \frac{1}{n+1} - \frac{1}{n+2} + \cdots + \frac{(-1)^{p-1}}{n+p} \right|$$

p 为奇数时，

$$|s_{n+p}-s_n|=\left|\frac{1}{n+1}-\left(\frac{1}{n+2}-\frac{1}{n+3}\right)-\cdots-\left(\frac{1}{n+p-1}-\frac{1}{n+p}\right)\right|<\frac{1}{n+1}$$

p 为偶数时

$$|s_{n+p}-s_n|=\left|\left(\frac{1}{n+1}-\left(\frac{1}{n+2}-\frac{1}{n+3}\right)-\cdots-\left(\frac{1}{n+p-2}-\frac{1}{n+p-1}\right)\right)-\frac{1}{n+p}\right|<\frac{1}{n+1}$$

故，总有 $|S_{n+p}-S_n|<\frac{1}{n+1}$，因而，类似可以证明：$\sum_{n=1}^{\infty}\frac{(-1)^{n+1}}{n}$ 收敛。

例 8.1.3 判断级数 $\sum_{n=1}^{\infty}\frac{1}{n}$ 的敛散性。

证明 由柯西收敛准则

$$|S_{n+p}-S_n|=\frac{1}{n+1}+\cdots+\frac{1}{n+p}>\frac{p}{n+p}$$

显然，取 $p=n$，则 $|S_{n=p}-S_n|>\frac{1}{2}$，故级数 $\sum_{n=1}^{\infty}\frac{1}{n}$ 发散。

8.1.3 正项级数收敛性判别法

定义 8.1.3 若数项级数 $\sum_{n=1}^{\infty}u_n$ 的通项满足 $u_n\geq 0$，则称数项级数 $\sum_{n=1}^{\infty}u_n$ 为正项级数。

定理 8.1.1(基本定理) 正项级数 $\sum_{n=1}^{\infty}u_n$ 收敛的充要条件是部分和数列 $\{S_n\}$ 有界。

由于需要对部分和的上界进行估计，用基本定理判断正项级数的敛散性，这通常是很困难的，我们需要更好的判别法则。下面我们向大家介绍在判断级数敛散性的几个主要的判别法，同时以下判别方法只需利用基本定理比较其部分和关系即可证明结论，略去具体的证明。

1. 比较判别法

定理 8.1.2 设 $\sum_{n=1}^{\infty}u_n$ 与 $\sum_{n=1}^{\infty}v_n$ 是两个正项级数，若存在正整数 N，当 $n>N$ 时，都有 $u_n\leq v_n$，则

(1) 若 $\sum_{n=1}^{\infty}v_n$ 收敛，则 $\sum_{n=1}^{\infty}u_n$ 收敛；

(2) 若 $\sum_{n=1}^{\infty}u_n$ 发散，则 $\sum_{n=1}^{\infty}v_n$ 发散。

简单地说，大的收敛，小的也收敛；小的发散，大的也发散。

比较判别法的极限形式

定理 8.1.2′ 设 $\sum_{n=1}^{\infty}u_n$ 和 $\sum_{n=1}^{\infty}v_n$ 是两个正项级数，且 $\lim_{n\to\infty}\frac{u_n}{v_n}=l$，则

(1) 当 $0<l<+\infty$ 时，$\sum_{n=1}^{\infty}u_n$ 和 $\sum_{n=1}^{\infty}v_n$ 具有相同的敛散性；

(2) 当 $l=0$ 时，若 $\sum_{n=1}^{\infty}v_n$ 收敛，则 $\sum_{n=1}^{\infty}u_n$ 收敛；

(3) 当 $l=+\infty$ 时，若 $\sum_{n=1}^{\infty}v_n$ 发散，则 $\sum_{n=1}^{\infty}u_n$ 发散。

利用比较判别法，结合数列极限中已经掌握的关系，就可以利用已知的简单的收敛和发散级数，判断更为复杂的级数的敛散性。

例 8.1.4 讨论以下 p 级数的收敛性，其中常数 $p>0$。

$$\sum_{n=1}^{\infty} \frac{1}{n^p} = 1 + \frac{1}{2^p} + \frac{1}{3^p} + \frac{1}{4^p} + \cdots + \frac{1}{n^p} + \cdots$$

解 设 $p \leqslant 1$。这时 $\frac{1}{n^p} \geqslant \frac{1}{n}$，而调和级数 $\sum_{n=1}^{\infty} \frac{1}{n}$ 发散，由比较审敛法知，当 $p \leqslant 1$ 时级数 $\sum_{n=1}^{\infty} \frac{1}{n^p}$ 发散。

设 $p>1$。此时有

$$\frac{1}{n^p} = \int_{n-1}^{n} \frac{1}{n^p} \mathrm{d}x \leqslant \int_{n-1}^{n} \frac{1}{x^p} \mathrm{d}x = \frac{1}{p-1}\left[\frac{1}{(n-1)^{p-1}} - \frac{1}{n^{p-1}}\right] (n=2, 3, \cdots)$$

对于级数 $\sum_{n=2}^{\infty}\left[\frac{1}{(n-1)^{p-1}} - \frac{1}{n^{p-1}}\right]$，其部分和

$$s_n = \left[1 - \frac{1}{2^{p-1}}\right] + \left[\frac{1}{2^{p-1}} - \frac{1}{3^{p-1}}\right] + \cdots + \left[\frac{1}{n^{p-1}} - \frac{1}{(n+1)^{p-1}}\right] = 1 - \frac{1}{(n+1)^{p-1}}$$

因为 $\lim_{n \to \infty} s_n = \lim_{n \to \infty}\left[1 - \frac{1}{(n+1)^{p-1}}\right] = 1$。

所以级数 $\sum_{n=2}^{\infty}\left[\frac{1}{(n-1)^{p-1}} - \frac{1}{n^{p-1}}\right]$ 收敛．从而根据比较判别法可知，级数 $\sum_{n=1}^{\infty} \frac{1}{n^p}$ 当 $p>1$ 时收敛。

综上所述，p 级数 $\sum_{n=1}^{\infty} \frac{1}{n^p}$ 当 $p>1$ 时收敛，当 $p \leqslant 1$ 时发散。

例 8.1.5 判别级数 $\sum_{n=1}^{\infty} \frac{1}{(2n-1)(2n+1)}$ 的收敛性。

解 因为 $\lim_{n \to \infty} \dfrac{\dfrac{1}{(2n-1)(2n+1)}}{\dfrac{1}{n^2}} = \dfrac{1}{4}$，而级数 $\sum_{n=1}^{\infty} \dfrac{1}{n^2}$ 收敛，

根据比较判别法的极限形式，级数 $\sum_{n=1}^{\infty} \frac{1}{(2n-1)(2n+1)}$ 收敛。

由级数的性质，级数的敛散性和其通项收敛于的速度有关系，因此，将待判敛散性的级数通项与各种已知敛散性的级数通项作比较，就可以获得各种不同的判别法。

2. 比式判别法(达朗贝尔判别法)

定理 8.1.3 设 $\sum_{n=1}^{\infty} u_n$ 是正项级数，若 $\exists N_0 > 0$ 及常数 $q>0$，有

(1) 当 $n>N_0$ 时，$\dfrac{a_{n+1}}{a_n} \leqslant q < 1$，则级数 $\sum_{n=1}^{\infty} u_n$ 收敛；

(2) 当 $n>N_0$ 时，$\dfrac{a_{n+1}}{a_n} \geqslant 1$，则 $\sum_{n=1}^{\infty} u_n$ 发散。

该判别法也称作达朗贝尔(Dalembert)判别法，其极限形式为

定理 8.1.3′ 设 $\sum_{n=1}^{\infty} u_n$ 为正项级数，且 $\lim_{n\to\infty} \frac{u_{n+1}}{u_n} = q$，则

(1) 当 $q < 1$ 时，$\sum_{n=1}^{\infty} u_n$ 收敛；

(2) 当 $q > 1$ 若 $q = +\infty$ 时，$\sum_{n=1}^{\infty} u_n$ 发散；

(3) 当 $q = 1$ 时失效。

例 8.1.6 判断级数 $\sum_{n=1}^{\infty} \frac{n^n}{3^n n!}$ 的敛散性。

解 记 $u_n = \frac{n^n}{3^n n!}$，则 $r = \lim_{n\to\infty} \frac{u_{n+1}}{u_n} = \frac{e}{3}$，

故，由达朗贝尔判别法，级数收敛。

例 8.1.7 判别级数 $\frac{1}{10} + \frac{1 \cdot 2}{10^2} + \frac{1 \cdot 2 \cdot 3}{10^3} + \cdots + \frac{n!}{10^n} + \cdots$ 的收敛性。

解 因为 $\lim_{n\to\infty} \frac{u_{n+1}}{u_n} = \lim_{n\to\infty} \frac{(n+1)!}{10^{n+1}} \cdot \frac{10^n}{n!} = \lim_{n\to\infty} \frac{n+1}{10} = \infty$，

根据比值审敛法可知所给级数发散。

例 8.1.8 判别级数 $\sum_{n=1}^{\infty} \frac{1}{2n(2n+1)}$ 的收敛性。

解 因为 $\rho = \lim_{n\to\infty} \frac{u_{n+1}}{u_n} = \lim_{n\to\infty} \frac{2n(2n+1)}{(2n+1)(2n+2)} = 1$

这时 $\rho = 1$，比值审敛法失效，必须用其他方法来判别级数的收敛性。

因为 $\frac{1}{2n(2n+1)} < \frac{1}{n^2}$，而级数 $\sum_{n=1}^{\infty} \frac{1}{n^2}$ 收敛，因此由比较审敛法可知所给级数收敛。

3. 根值审敛法(柯西判别法)

定理 8.1.4 设 $\sum_{n=1}^{\infty} u_n$ 为正项级数，且存在某正整数 N_0 及正常数 l，

(1) 若对一切 $n > N_0$，成立不等式 $\sqrt[n]{u_n} \leqslant l < 1$，则级数 $\sum_{n=1}^{\infty} u_n$ 收敛；

(2) 若对一切 $n > N_0$，成立不等式 $\sqrt[n]{u_n} \geqslant 1$，则级数 $\sum_{n=1}^{\infty} u_n$ 发散。

根式判别法也称为柯西(Cauchy)判别法，其极限形式为

定理 8.1.4′ 设 $\sum_{n=1}^{\infty} u_n$ 为正项级数，且 $\lim_{n\to\infty} \sqrt[n]{u_n} = l$，则

(1) 当 $l < 1$ 时级数收敛；
(2) 当 $l > 1$ 时级数发散。

例 8.1.9 证明级数 $1 + \frac{1}{2^2} + \frac{1}{3^3} + \cdots + \frac{1}{n^n} + \cdots$ 是收敛的。并估计以级数的部分和 s_n 近似代替和 s 所产生的误差。

解 因为 $\lim\limits_{n\to\infty}\sqrt[n]{u_n} = \lim\limits_{n\to\infty}\sqrt[n]{\dfrac{1}{n^n}} = \lim\limits_{n\to\infty}\dfrac{1}{n} = 0$,所以根据根值审敛法可知所给级数收敛。

以这级数的部分和 s_n 近似代替和 s 所产生的误差为

$$|r_n| = \dfrac{1}{(n+1)^{n+1}} + \dfrac{1}{(n+2)^{n+2}} + \dfrac{1}{(n+3)^{n+3}} + \cdots$$

$$< \dfrac{1}{(n+1)^{n+1}} + \dfrac{1}{(n+1)^{n+2}} + \dfrac{1}{(n+1)^{n+3}} + \cdots = \dfrac{1}{n(n+1)^n}$$

例 8.1.10 判定级数 $\sum\limits_{n=1}^{\infty}\dfrac{2+(-1)^n}{2^n}$ 的收敛性。

解 因为 $\lim\limits_{n\to\infty}\sqrt[n]{u_n} = \lim\limits_{n\to\infty}\dfrac{1}{2}\sqrt[n]{2+(-1)^n} = \dfrac{1}{2}$,

所以,根据根值审敛法知所给级数收敛。

8.1.4 任意项级数

定义 8.1.4 如果一个级数中既有无限个正项,又有无限个负项,这样的级数称为任意项级数。

1. 交错级数

定义 8.1.5 正负相间的级数,即形如

$$\sum_{n=1}^{\infty}(-1)^{n+1}u_n = u_1 - u_2 + u_3 - u_4 + \cdots + (-1)^{n+1}u_n + \cdots$$

(其中 $u_n > 0$)的级数,称为交错级数。

注意:在定义中,交错级数的首项为正项,这是交错级数的一般形式,对首项为负项的交错级数,可以转化为首项为正项的交错级数。

交错级数的一般形式为 $\sum\limits_{n=1}^{\infty}(-1)^{n-1}u_n$,或 $\sum\limits_{n=1}^{\infty}(-1)^n u_n$ 其中 $u_n > 0$。

例如,$\sum\limits_{n=1}^{\infty}(-1)^{n-1}\dfrac{1}{n}$ 是交错级数,但 $\sum\limits_{n=1}^{\infty}(-1)^{n-1}\dfrac{1-\cos n\pi}{n}$ 不是交错级数。

定理 8.1.5(莱布尼茨定理) 如果交错级数 $\sum\limits_{n=1}^{\infty}(-1)^{n-1}u_n$ 满足条件:

(1) $u_n \geqslant u_{n+1}$ ($n=1, 2, 3, \cdots$); (2) $\lim\limits_{n\to\infty}u_n = 0$,

则级数收敛,其和 $s \leqslant u_1$,且其余和 r_n 的符号与余和的第一项的符号相同且 $|r_n| \leqslant u_{n+1}$。

例 8.1.11 证明级数 $\sum\limits_{n=1}^{\infty}(-1)^{n-1}\dfrac{1}{n}$ 收敛,并估计和及余项。

证明 这是一个交错级数。因为此级数满足

(1) $u_n = \dfrac{1}{n} > \dfrac{1}{n+1} = u_{n+1}$ ($n=1, 2, \cdots$), (2) $\lim\limits_{n\to\infty}u_n = \lim\limits_{n\to\infty}\dfrac{1}{n} = 0$,

由莱布尼茨定理,级数是收敛的,且其和 $s \leqslant u_1 = 1$,余项 $|r_n| \leqslant u_{n+1} = \dfrac{1}{n+1}$。

2. 绝对收敛和条件收敛

为了充分利用已经建立的正项级数的判别法来判断任意项级数的收敛性,我们引入级数的绝对收敛性和条件收敛性。

定义 8.1.6 设 $\sum_{n=1}^{\infty} u_n$ 是任意项级数，若正项级数 $\sum_{n=1}^{\infty} |u_n|$ 收敛，称任意项级数 $\sum_{n=1}^{\infty} u_n$ 绝对收敛。若正项级数 $\sum_{n=1}^{\infty} |u_n|$ 发散而任意项级数 $\sum_{n=1}^{\infty} u_n$ 收敛，称级数 $\sum_{n=1}^{\infty} u_n$ 条件收敛。

为方便，称 $\sum_{n=1}^{\infty} |u_n|$ 为 $\sum_{n=1}^{\infty} u_n$ 的绝对级数。利用此定义和 Cauchy 收敛准则可以得到：

定理 8.1.6 如果级数 $\sum_{n=1}^{\infty} u_n$ 绝对收敛，则级数 $\sum_{n=1}^{\infty} u_n$ 必定收敛。

例 8.1.12 判别级数 $\sum_{n=1}^{\infty} \dfrac{\sin na}{n^4}$ 的收敛性。

解 因为 $\left|\dfrac{\sin na}{n^4}\right| \leqslant \dfrac{1}{n^4}$，而级数 $\sum_{n=1}^{\infty} \dfrac{1}{n^4}$ 是收敛的，

所以级数 $\sum_{n=1}^{\infty} \left|\dfrac{\sin na}{n^4}\right|$ 也收敛，从而级数 $\sum_{n=1}^{\infty} \dfrac{\sin na}{n^4}$ 绝对收敛。

例 8.1.13 判别级数 $\sum_{n=1}^{\infty} (-1)^n \dfrac{1}{2^n} \left(1+\dfrac{1}{n}\right)^{n^2}$ 的收敛性。

解 由 $|u_n| = \dfrac{1}{2^n}\left(1+\dfrac{1}{n}\right)^{n^2}$，有 $\lim_{n\to\infty} \sqrt[n]{|u_n|} = \dfrac{1}{2}\lim_{n\to\infty}\left(1+\dfrac{1}{n}\right)^n = \dfrac{1}{2}\mathrm{e} > 1$，

可知 $\lim_{n\to\infty} u_n \neq 0$，因此级数 $\sum_{n=1}^{\infty} (-1)^n \dfrac{1}{2^n}\left(1+\dfrac{1}{n}\right)^{n^2}$ 发散。

3. 任意项级数收敛判别法

任意项数除应用前面正项级数方法判定其绝对收敛以外，莱布尼兹判别法和下面的狄利克雷判别法和阿贝尔判别法则是判定其可能条件收敛的主要方法。

(1) 狄利克雷(Dirichlet)判别法：若数列 $\{a_n\}$ 单减收敛于零，$\sum_{n=1}^{\infty} b_n$ 的部分和数列有界，则级数 $\sum_{n=1}^{\infty} a_n b_n$ 收敛。

注意：莱布尼茨(Leibniz)判别法是狄利克雷判别法的特例，阿贝尔(Abel)判别法亦可由狄利克雷判别法推证。

(2) 阿贝尔判别法：若数列 $\{a_n\}$ 单调有界，$\sum_{n=1}^{\infty} b_n$ 收敛，则级数 $\sum_{n=1}^{\infty} a_n b_n$ 收敛。

例 8.1.14 判断下列级数的敛散性。

(1) $\sum_{n=1}^{\infty} \dfrac{\cos nx}{n^p}$ $(0 < x < \pi)$;

(2) $\sqrt{2} + \sqrt{2-\sqrt{2}} + \sqrt{2-\sqrt{2-\sqrt{2}}} + \sqrt{2-\sqrt{2-\sqrt{2-\sqrt{2}}}} + \cdots$

解 (1) 当 $p \leqslant 0$，发散，$p > 1$，绝对收敛，当 $0 < p \leqslant 1$ 时，由狄利克雷判别法知其收敛。事实上，

$$\cos x + \cos 2x + \cos 3x + \cdots + \cos nx = \dfrac{\sin\left(n+\dfrac{1}{2}\right)x}{\sin\dfrac{x}{2}} - \dfrac{1}{2},\ x \in (0,\pi),\text{ 有界}。$$

(2) **解 1**　$a_1 = \sqrt{2} = 2\cos\dfrac{\pi}{4} = 2\sin\dfrac{\pi}{4} = 2\sin\dfrac{\pi}{2^2}$,

$$a_2 = \sqrt{2-\sqrt{2}} = \sqrt{2\left(1-\cos\dfrac{\pi}{4}\right)} = 2\sin\dfrac{\pi}{2^3},$$

$$a_3 = \sqrt{2-\sqrt{2-\sqrt{2}}} = \sqrt{2-\sqrt{2\left(1-\cos\dfrac{\pi}{4}\right)}} = \sqrt{2-2\cos\dfrac{\pi}{2^3}} = 2\sin\dfrac{\pi}{2^4},$$

……

$$a_n = 2\sin\dfrac{\pi}{2^{n+1}},$$

……

于是原级数可表为 $2\left(\sin\dfrac{\pi}{2^2} + \sin\dfrac{\pi}{2^3} + \cdots + \sin\dfrac{\pi}{2^{n+1}} + \cdots\right) = 2\sum\limits_{n=2}^{\infty}\sin\dfrac{\pi}{2^n}$, 收敛。

解 2　记 $A_1 = \sqrt{2}$, $A_2 = \sqrt{2+\sqrt{2}}$, $A_3 = \sqrt{2+\sqrt{2+\sqrt{2}}}$, ……则 $A_n \to 2$, 于是

$$\lim_{n\to\infty}\dfrac{a_{n+1}}{a_n} = \lim_{n\to\infty}\dfrac{\sqrt{2-\sqrt{2+A_{n-1}}}}{\sqrt{2-A_{n-1}}} = \lim_{x\to 2}\dfrac{\sqrt{2-\sqrt{2+x}}}{\sqrt{2-x}} = \sqrt{\lim_{x\to 2}\dfrac{2-\sqrt{2+x}}{2-x}} = \dfrac{1}{2} < 1,$$

收敛。

8.2　幂级数

本节我们学习简单的函数项级数——幂级数，由于幂级数结构简单，具有良好的性质，如数值模拟和计算，在工程技术领域应用非常广泛。在本节，我们首先需要定义函数项级数，以及相关的概念。

8.2.1　函数项级数

定义 8.2.1　给定实数集合 I，设 $u_n(x)$ $(n=1,2,3,\cdots)$ 是定义在 I 上的函数，我们称无穷个函数的和

$$u_1(x) + u_2(x) + \cdots + u_n(x) + \cdots$$

为函数项级数，记为 $\sum\limits_{n=1}^{\infty}u_n(x)$ 其中：$u_n(x)$ 称为通项，$S_n(x) = \sum\limits_{k=1}^{n}u_k(x)$ 为部分和, 也称 $\{S_n(x)\}$ 为 $\sum\limits_{n=1}^{\infty}u_n(x)$ 的部分和函数列。

与数项级数类似，我们有：

定义 8.2.2　设 $x_0 \in I$，若数项级数 $\sum\limits_{n=1}^{\infty}u_n(x_0)$ 收敛，称 $\sum\limits_{n=1}^{\infty}u_n(x)$ 在 x_0 点收敛。否则，称 $\sum\limits_{n=1}^{\infty}u_n(x)$ 在 x_0 点发散。

定义 8.2.3　若 $\forall x \in I$，$\sum\limits_{n=1}^{\infty}u_n(x)$ 收敛，则称 $\sum\limits_{n=1}^{\infty}u_n(x)$ 在 I 上收敛。此时，$\forall x \in I$，$\sum\limits_{n=1}^{\infty}u_n(x)$ 都有意义，记 $S(x) = \sum\limits_{n=1}^{\infty}u_n(x)$，称 $S(x)$ 为 $\sum\limits_{n=1}^{\infty}u_n(x)$ 的和函数。

例 8.2.1　讨论函数项级数 $\sum\limits_{n=1}^{\infty}x^n$ 在实数集 $(-1,1)$ 上的收敛性，并在收敛的条件下求其和函数。

解 任取 $x_0 \in (-1,1)$，考查数项级数 $\sum_{n=1}^{\infty} x_0^n$，有：

由根式判别法可知：$\sqrt[n]{|x_0|^n} = |x_0| < 1$，可知 $\sum_{n=1}^{\infty} x_0^n$ 绝对收敛，因而 $\sum_{n=1}^{\infty} x_0^n$ 收敛，由 $x_0 \in (-1,1)$ 的任意性，则，$\sum_{n=1}^{\infty} x^n$ 在 $(-1,1)$ 收敛。

利用等比数列的求和公式，则

$$S_n(x) = \sum_{k=1}^{n} u_n(x) = \sum_{k=1}^{n} x^k = \frac{x(1-x^n)}{1-x}, \quad -1 < x < 1$$

因而，

$$S(x) = \lim_{n \to \infty} S_n(x) = \lim_{n \to \infty} \frac{x(1-x^n)}{1-x} = \frac{x}{1-x}, \quad -1 < x < 1 。$$

8.2.2 幂级数

定义 8.2.4 设 $\{a_n\}$ 为给定的数列，称函数项级数 $\sum_{n=0}^{\infty} a_n(x-x_0)^n$ 为幂级数。

若取 $x_0 = 0$，我们得到更简单的幂级数 $\sum_{n=0}^{\infty} a_n x^n$，由于对一般的幂级数 $\sum_{n=0}^{\infty} a_n(x-x_0)^n$ 作变换 $u = x - x_0$，就可以将其转化为幂级数 $\sum_{n=0}^{\infty} a_n u^n$。

因此，在此我们主要以幂级数 $\sum_{n=0}^{\infty} a_n x^n$ 为例引入相关内容。

例如幂级数

$$1 + x + x^2 + x^3 + \cdots + x^n + \cdots$$

可以看成是公比为 x 的几何级数。当 $|x| < 1$ 时它是收敛的；当 $|x| \geq 1$ 时，它是发散的。

因此它的收敛域为 $(-1, 1)$，在收敛域内有

$$\frac{1}{1-x} = 1 + x + x^2 + x^3 + \cdots + x^n + \cdots$$

由此例可得：

定理 8.2.1（阿贝尔定理）

(1) 设 $\sum_{n=0}^{\infty} a_n x^n$ 在 x_0 点收敛，则对任意 x 有当 $|x| < |x_0|$ 有 $\sum_{n=0}^{\infty} a_n x^n$ 必绝对收敛；

(2) 设 $\sum_{n=0}^{\infty} a_n x^n$ 在 x_0 点发散，则对任意 x 有当 $|x| > |x_0|$ 有 $\sum_{n=0}^{\infty} a_n x^n$ 必发散。

对阿贝尔(Abel)定理分析可知：阿贝尔定理反映了幂级数的收敛结构性质——收敛点的分布特性，收敛点关于原点对称分布。

推论 如果级数 $\sum_{n=0}^{\infty} a_n x^n$ 不是仅在点 $x = 0$ 一点收敛，也不是在整个数轴上都收敛，则必有一个完全确定的正数 R 存在，使得当 $|x| < R$ 时，幂级数绝对收敛；当 $|x| > R$ 时，幂级数发散。

为方便，我们称 R 为 $\sum_{n=0}^{\infty} a_n x^n$ 的收敛半径，相应的 $(-R, R)$ 称为收敛区间。当 $x = R$ 与 $x = -R$ 时，幂级数

可能收敛也可能发散。

规定：若幂级数 $\sum_{n=0}^{\infty} a_n x^n$ 只在 $x=0$ 收敛，则规定收敛半径 $R=0$，若幂级数 $\sum_{n=0}^{\infty} a_n x^n$ 对一切 x 都收敛，则规定收敛半径 $R=+\infty$，这时收敛域为 $(-\infty, +\infty)$。

关于幂级数的收敛半径求法，有下列定理：

定理 8.2.2 若存在极限 $r = \lim\limits_{n \to +\infty} \left| \dfrac{a_{n+1}}{a_n} \right|$，则 $R = \dfrac{1}{r}$ 为收敛半径。

注 如果 $r=0$，则幂级数总是收敛的，故 $R=+\infty$；如果 $r=+\infty$，则只当 $x=0$ 时幂级数收敛，故 $R=0$。

例 8.2.2 求幂级数 $\sum_{n=0}^{\infty} n! x^n$ 的收敛半径。

解 因为

$$\rho = \lim_{n \to \infty} \left| \frac{a_{n+1}}{a_n} \right| = \lim_{n \to \infty} \frac{(n+1)!}{n!} = +\infty$$

所以收敛半径为 $R=0$，即级数仅在 $x=0$ 处收敛。

例 8.2.3 求幂级数 $\sum_{n=1}^{\infty} \dfrac{(x-1)^n}{2^n n}$ 的收敛域。

解 令 $u = x-1$，上述级数变为 $\sum_{n=1}^{\infty} \dfrac{u^n}{2^n n}$，因为 $\rho = \lim\limits_{n \to \infty} \left| \dfrac{a_{n+1}}{a_n} \right| = \dfrac{2^n \cdot n}{2^{n+1} \cdot (n+1)} = \dfrac{1}{2}$，所以收敛半径 $R=2$。

当 $u=2$ 时，级数成为 $\sum_{n=1}^{\infty} \dfrac{1}{n}$，此级数发散；当 $u=-2$ 时，级数成为 $\sum_{n=1}^{\infty} \dfrac{(-1)}{n}$，此级数收敛。

因此级数 $\sum_{n=1}^{\infty} \dfrac{u^n}{2^n n}$ 的收敛域为 $-2 \leqslant u < 2$，此是 $-1 \leqslant x < 3$，即 $-2 \leqslant x-1 < 2$

所以原级数的收敛域为 $[-1, 3]$。

关于幂级数，有以下的重要性质。

性质 1 幂级数 $\sum_{n=0}^{\infty} a_n x^n$ 的和函数 $S(x)$ 在其收敛域 I 上连续。

性质 2 幂级数 $\sum_{n=0}^{\infty} a_n x^n$ 的和函数 $S(x)$ 在其收敛域 I 上可积，并且有逐项积分公式：

$$\int_0^x S(x)dx = \int_0^x \left(\sum_{n=0}^{\infty} a_n x^n \right) dx = \sum_{n=0}^{\infty} \int_0^x a_n x^n dx = \sum_{n=0}^{\infty} \frac{a_n}{n+1} x^{n+1} \quad (x \in I)$$

性质 3 幂级数 $\sum_{n=0}^{\infty} a_n x^n$ 的和函数 $S(x)$ 在其收敛区间 $(-R, R)$ 内可导，并且有逐项求导公式：

$$S'(x) = \left(\sum_{n=0}^{\infty} a_n x^n \right)' = \sum_{n=0}^{\infty} (a_n x^n)' = \sum_{n=0}^{\infty} n a_n x^{n-1} \quad (|x| < R)$$

注 上述性质表明，幂级数逐项求导和求积后仍是幂级数且收敛半径不变，但在 $x = \pm R$ 处，收敛性可能会改变。

例 8.2.4 证明：$1 - \dfrac{1}{2} + \dfrac{1}{3} - \dfrac{1}{4} + \cdots + (-1)^{n+1} \dfrac{1}{n} \cdots = \ln 2$

证明 易知有

$$\sum_{n=0}^{\infty}(-1)^{n+1}x^n = 1-x+x^2-x^3+\cdots+(-1)^{n+1}x^n+\cdots = \frac{1}{1+x}, \quad -1<x<1$$

利用逐项求积的性质 2，则

$$x-\frac{1}{2}x^2+\frac{1}{3}x^3+\cdots+(-1)^n\frac{1}{n+1}x^{n+1}+\cdots = \ln(1+x), \quad -1<x<1$$

考虑幂级数 $\sum_{n=0}^{\infty}(-1)^n\frac{1}{n+1}x^{n+1}$，易知收敛半径 $R=1$，收敛域为 $-1<x\leqslant 1$，取 $x=1$ 即得结论。

例 8.2.5 求幂级数 $\sum_{n=0}^{\infty}\frac{1}{n+1}x^n$ 的和函数。

解 求得幂级数的收敛域为 $[-1, 1)$。

设和函数为 $S(x)$，即 $S(x) = \sum_{n=0}^{\infty}\frac{1}{n+1}x^n$，$x\in[-1,1)$. 显然 $S(0)=1$。

在 $xS(x) = \sum_{n=0}^{\infty}\frac{1}{n+1}x^{n+1}$ 的两边求导得

$$[xS(x)]' = \sum_{n=0}^{\infty}\left(\frac{1}{n+1}x^{n+1}\right)' = \sum_{n=0}^{\infty}x^n = \frac{1}{1-x}$$

对上式从 0 到 x 积分，得

$$xS(x) = \int_0^x \frac{1}{1-x}\mathrm{d}x = -\ln(1-x)$$

于是，当 $x\neq 0$ 时，有 $S(x) = -\frac{1}{x}\ln(1-x)$。从而 $S(x) = \begin{cases} -\frac{1}{x}\ln(1-x) & 0<|x|<1 \\ 1 & x=0 \end{cases}$，

因为 $xS(x) = \sum_{n=0}^{\infty}\frac{1}{n+1}x^{n+1} = \int_0^x\left[\sum_{n=0}^{\infty}\frac{1}{n+1}x^{n+1}\right]'\mathrm{d}x$

$$= \int_0^x \sum_{n=0}^{\infty}x^n \mathrm{d}x = \int_0^x \frac{1}{1-x}\mathrm{d}x = -\ln(1-x)$$

所以，当 $x\neq 0$ 时，有 $S(x) = -\frac{1}{x}\ln(1-x)$，

从而 $S(x) = \begin{cases} -\frac{1}{x}\ln(1-x) & 0<|x|<1 \\ 1 & x=0 \end{cases}$

提示：应用公式 $\int_0^x F'(x)\mathrm{d}x = F(x) - F(0)$，即 $F(x) = F(0) + \int_0^x F'(x)\mathrm{d}x$ 以及等比级数公式

$$\frac{1}{1-x} = 1+x+x^2+x^3+\cdots+x^n+\cdots$$

8.2.3 函数的幂级数

给定函数 $f(x)$，要考虑它是否能在某个定义区间内"展开成幂级数"，就是说，是否能找到这样一个幂级数，它在某区间内收敛，且其和恰好就是给定的函数 $f(x)$。如果能找到这样的幂级数，我们就说，函数 $f(x)$ 在该区间内能展开成幂级数，或简单地说函数 $f(x)$ 能展开成幂级数，而该级数在收敛区间内就表达了函数 $f(x)$。

定义 8.2.5(泰勒级数) 若 f 在 $U(x_0)$ 存在任意阶导数,则我们把幂级数

$$f(x_0)+f'(x_0)(x-x_0)+\cdots+\frac{f^{(n)}(x_0)}{n!}(x-x_0)^n+\cdots$$

称为函数 $f(x)$ 在 x_0 的泰勒(Taylor)级数。

注意:(1) 泰勒级数未必收敛;

(2) 泰勒级数即使收敛,亦未必收敛于 $f(x)$。如 $f(x)=\begin{cases}e^{-\frac{1}{x^2}},x\neq 0\\0\quad,x=0\end{cases}$ 在 $x=0$ 点。

定理 8.2.3 设 f 在点 x_0 具有任意阶导数,那么 f 在 $U(x_0)$ 内等于它的泰勒级数的和函数的充分必要条件是: $\forall x\in U(x_0)$, $\lim\limits_{n\to\infty}R_n(x)=0$。这里 $R_n(x)$ 是 f 在 x_0 的泰勒公式余项。

定理 8.2.4 若函数 f 在 $U(x_0)$ 存在任意阶导数,且 $\exists M>0$,有

$$\left|f^{(n)}(x)\right|\leqslant M,\ n=1,2,\cdots,\ x\in U(x_0),\ \text{则}\ f(x)=\sum_{n=0}^{\infty}\frac{f^{(n)}(x_0)}{n!}(x-x_0)^n$$

若函数 $f(x)$ 在 x_0 的泰勒级数收敛于 $f(x)$,则称泰勒级数为 f 在 x_0 的泰勒展开式或幂级数展开式,也称 f 在 x_0 可展为幂级数或泰勒级数。当 $x_0=0$ 时的泰勒级数又称为麦克劳林(Maclaurin)级数。

注意:通常取 $x_0=0$ 将 $f(x)$ 展开成麦克劳林级数,即

$$f(x)=f(0)+f'(x_0)x+\cdots+\frac{f^{(n)}(0)}{n!}x^n+\cdots$$

此时须成立条件: $\lim\limits_{n\to\infty}R_n(x)=0$,其中 $R_n(x)$ 有对应的如下形式:

$$R_n(x)=\frac{1}{n!}\int_0^x f^{(n+1)}(t)(x-t)^n\mathrm{d}t$$

$$R_n(x)=\frac{f^{(n+1)}(\xi)}{(n+1)!}x^{n+1},\ 0<\xi<x$$

$$R_n(x)=\frac{f^{(n+1)}(\theta x)}{n!}(1-\theta)^n x^{n+1},\ 0<\theta<1$$

因此,在验证条件时,可根据具体题目选择合适的 $R_n(x)$ 形式。

例 8.2.6 将 $f(x)=\sin x$ 展成麦克劳林级数。

解 由于 $f^{(n)}(x)=\sin\left(\frac{n\pi}{2}+x\right)$,故 $f^{(n)}(0)=\begin{cases}0 & n=4k,n=4k+2\\1 & n=4k+1\\-1 & n=4k+3\end{cases}$,

又 $R_n(x)=\dfrac{\sin\left[\dfrac{(n+1)\pi}{2}+\xi\right]}{(n+1)!}x^{n+1}$,故对任意的 x 成立 $\lim\limits_{n\to\infty}R_n(x)=0$,因而 $f(x)=\sin x=x-\dfrac{1}{3!}x^3+\dfrac{1}{5!}x^5-\dfrac{1}{7!}x^7+\cdots+(-1)^{n+1}\dfrac{1}{(2n+1)!}x^{2n+1}\cdots,\ x\in(-\infty,+\infty)$。

注意:同样有

$$f(x)=\cos x=1-\frac{1}{2!}x^2+\frac{1}{4!}x^4-\frac{1}{6!}x^6+\cdots+(-1)^{n+1}\frac{1}{(2n)!}x^{2n}\cdots,\ x\in(-\infty,+\infty)$$

注意:如果 $f(x)$ 能展开成 x 的幂级数,那么这个幂级数就是 $f(x)$ 的麦克劳林级数。但是,反过来如果

$f(x)$ 的麦克劳林级数在点 $x_0 = 0$ 的某邻域内收敛，它却不一定收敛于 $f(x)$。因此，如果 $f(x)$ 在点 $x_0 = 0$ 处具有各阶导数，则 $f(x)$ 的麦克劳林级数虽然能作出来，但这个级数是否在某个区间内收敛，以及是否收敛于 $f(x)$ 却需要进一步考查。

函数展开成幂级数的展开步骤：

第一步 求出 $f(x)$ 的各阶导数：$f'(x), f''(x), \cdots, f^{(n)}(x), \cdots$

第二步 求函数及其各阶导数在 $x=0$ 处的值：$f(0), f'(0), f''(0), \cdots, f^{(n)}(0), \cdots$

第三步 写出幂级数

$$f(0) + f'(0)x + \frac{f''(0)}{2!}x^2 + \cdots + \frac{f^{(n)}(0)}{n!}x^n + \cdots$$

并求出收敛半径 R。

第四步 考查在区间 $(-R, R)$ 内时是否有 $\lim\limits_{n\to\infty} R_n(x) = 0$，即

$$\lim_{n\to\infty} R_n(x) = \lim_{n\to\infty} \frac{f^{(n+1)}(\xi)}{(n+1)!} x^{n+1}$$

是否为零。如果 $\lim\limits_{n\to\infty} R_n(x) = 0$，则 $f(x)$ 在 $(-R, R)$ 内有展开式

$$f(x) = f(0) + f'(0)x + \frac{f''(0)}{2!}x^2 + \cdots + \frac{f^{(n)}(0)}{n!}x^n + \cdots \quad (-R < x < R)$$

例 8.2.7 将函数 $f(x) = e^x$ 能展开成 x 的幂级数。

解 所给函数的各阶导数为 $f^{(n)}(x) = e^x (n=1,2,\cdots)$，因此 $f^{(n)}(0) = 1 \quad (n=1,2,\cdots)$ 于是得级数

$$1 + x + \frac{1}{2!}x^2 + \cdots + \frac{1}{n!}x^n + \cdots$$

它的收敛半径 $R = +\infty$。

对于任何有限的数 x、ξ（ξ 介于 0 与 x 之间），有

$$|R_n(x)| = \left|\frac{e^\xi}{(n+1)!} x^{n+1}\right| < e^{|x|} \cdot \frac{|x|^{n+1}}{(n+1)!}$$

而 $\lim\limits_{n\to\infty} \frac{|x|^{n+1}}{(n+1)!} = 0$，所以 $\lim\limits_{n\to\infty} |R_n(x)| = 0$，从而有展开式

$$e^x = 1 + x + \frac{1}{2!}x^2 + \cdots + \frac{1}{n!}x^n + \cdots (-\infty < x < +\infty)$$

一般地说，只有少数比较简单的函数，其幂级数展开式能直接从定义出发，并根据定理得。更多的情况是从已知函数的幂级数的展开式出发，通过变量代换、四则运算或逐项求导、逐项求积等方法，间接地求得函数的幂级数展开式。

例 8.2.8 将 $f(x) = \dfrac{1}{(1+x)^2}$ 展开成幂级数。

解 我们已知有如下展开式

$$\sum_{n=1}^\infty (-1)^{n+1} x^n = 1 - x + x^2 - x^3 + \cdots + (-1)^{n+1} x^n + \cdots = \frac{1}{1+x}, \quad -1 < x < 1$$

右端幂级数的收敛半径为 $R = 1$，收敛域为 $(-1, 1)$。

利用逐项求导的性质 3，则对任意的 $-1 < x < 1$，

$$-\frac{1}{(1+x)^2} = \left(\sum_{n=0}^\infty (-1)^{n+1} x^n\right)' = \sum_{n=0}^\infty (-1)^{n+1} \left(x^n\right)'$$

故有,
$$\frac{1}{(1+x)^2} = -\sum_{n=0}^{\infty}(-1)^{n+1}(x^n)' = \sum_{n=1}^{\infty}(-1)^n n(x^{n-1}), \quad -1 < x < 1$$

因此
$$\frac{1}{(1+x)^2} = \sum_{n=1}^{\infty}(-1)^n n(x^{n-1}) \quad x \in (-1,1)$$

类似的一般泰勒展开，各种运算技巧也可以用于函数的幂级数展开。

例 8.2.9 将函数 $f(x) = \sin x$ 展开成 $\left(x - \frac{\pi}{4}\right)$ 的幂级数。

解 因为
$$\sin x = \sin\left[\frac{\pi}{4} + \left(x - \frac{\pi}{4}\right)\right] = \frac{\sqrt{2}}{2}\left[\cos\left(x - \frac{\pi}{4}\right) + \sin\left(x - \frac{\pi}{4}\right)\right]$$

并且有
$$\cos\left(x - \frac{\pi}{4}\right) = 1 - \frac{1}{2!}\left(x - \frac{\pi}{4}\right)^2 + \frac{1}{4!}\left(x - \frac{\pi}{4}\right)^4 - \cdots (-\infty < x < +\infty)$$

$$\sin\left(x - \frac{\pi}{4}\right) = \left(x - \frac{\pi}{4}\right) - \frac{1}{3!}\left(x - \frac{\pi}{4}\right)^3 + \frac{1}{5!}\left(x - \frac{\pi}{4}\right)^5 - \cdots (-\infty < x < +\infty)$$

所以
$$\sin x = \frac{\sqrt{2}}{2}\left[1 + \left(x - \frac{\pi}{4}\right) - \frac{1}{2!}\left(x - \frac{\pi}{4}\right)^2 - \frac{1}{3!}\left(x - \frac{\pi}{4}\right)^3 + \cdots\right] \quad (-\infty < x < +\infty)$$

例 8.2.10 将 $f(x) = \frac{1}{x^2 - x - 1}$ 展开成幂级数。

解 由于
$$f(x) = \frac{1}{3}\left(\frac{1}{x-2} - \frac{1}{x+1}\right) = -\frac{1}{3}\left(\frac{1}{2} \cdot \frac{1}{1-\frac{x}{2}} + \frac{1}{x+1}\right)$$

利用已知的展开式,则
$$\frac{1}{1+x} = \sum_{n=0}^{\infty}(-1)^n x^n, \quad -1 < x < 1$$

$$\frac{1}{1-\frac{x}{2}} = \sum_{n=0}^{\infty}\left(\frac{x}{2}\right)^n, \quad -2 < x < 2$$

因此,
$$f(x) = -\frac{1}{3}\left(\frac{1}{2} \cdot \frac{1}{1-\frac{x}{2}} + \frac{1}{1+x}\right) = -\frac{1}{3}\left(\sum_{n=0}^{\infty}\frac{1}{2^{n+1}}x^n + \sum_{n=0}^{\infty}(-1)^n x^n\right)$$

$$= -\frac{1}{3}\sum_{n=0}^{\infty}\left[\left(\frac{1}{2}\right)^{n+1} + (-1)^n\right]x^n, \quad -1 < x < 1$$

当 $x = \pm 1$ 时，右端级数发散，因而，幂级数的收敛域为 $x \in (-1, 1)$。

例 8.2.11 将函数 $f(x) = \dfrac{1}{x^2 + 4x + 3}$ 展开成 $(x-1)$ 的幂级数。

解 因为

$$f(x) = \frac{1}{x^2 + 4x + 3} = \frac{1}{(x+1)(x+3)} = \frac{1}{2(1+x)} - \frac{1}{2(3+x)}$$

$$= \frac{1}{4\left(1 + \dfrac{x-1}{2}\right)} - \frac{1}{8\left(1 + \dfrac{x-1}{4}\right)}$$

$$= \frac{1}{4} \sum_{n=0}^{\infty} (-1)^n \frac{(x-1)^n}{2^n} - \frac{1}{8} \sum_{n=0}^{\infty} (-1)^n \frac{(x-1)^n}{4^n}$$

$$= \sum_{n=0}^{\infty} (-1)^n \left(\frac{1}{2^{n+2}} - \frac{1}{2^{2n+3}}\right)(x-1)^n \quad (-1 < x < 3)$$

提示 $1 + x = 2 + (x-1) = 2\left(1 + \dfrac{x-1}{2}\right)$，$3 + x = 4 + (x-1) = 4\left(1 + \dfrac{x-1}{4}\right)$。

$$\frac{1}{1 + \dfrac{x-1}{2}} = \sum_{n=0}^{\infty} (-1)^n \frac{(x-1)^n}{2^n} \quad \left(-1 < \frac{x-1}{2} < 1\right)$$

$$\frac{1}{1 + \dfrac{x-1}{4}} = \sum_{n=0}^{\infty} (-1)^n \frac{(x-1)^n}{4^n} \quad \left(-1 < \frac{x-1}{4} < 1\right)$$

收敛域：由 $-1 < \dfrac{x-1}{2} < 1$ 和 $-1 < \dfrac{x-1}{4} < 1$ 得 $-1 < x < 3$。

由此可见，熟悉某些初等函数的展开式，对于一些函数的幂级数展开是极为方便的。特别是上例的结果，间接的求幂级数展开式特别有用。

小结：常用的展开式

$$\frac{1}{1-x} = 1 + x + x^2 + \cdots + x^n + \cdots (-1 < x < 1)$$

$$e^x = 1 + x + \frac{1}{2!}x^2 + \cdots \frac{1}{n!}x^n + \cdots (-\infty < x < +\infty)$$

$$\sin x = x - \frac{x^3}{3!} + \frac{x^5}{5!} - \cdots + (-1)^{n-1} \frac{x^{2n-1}}{(2n-1)!} + \cdots (-\infty < x < +\infty)$$

$$\cos x = 1 - \frac{x^2}{2!} + \frac{x^4}{4!} - \cdots + (-1)^n \frac{x^{2n}}{(2n)!} + \cdots (-\infty < x < +\infty)$$

$$\ln(1+x) = x - \frac{x^2}{2} + \frac{x^3}{3} - \frac{x^4}{4} + \cdots + (-1)^n \frac{x^{n+1}}{n+1} + \cdots (-1 < x \leqslant 1)$$

$$(1+x)^m = 1 + mx + \frac{m(m-1)}{2!}x^2 + \cdots + \frac{m(m-1)\cdots(m-n+1)}{n!}x^n + \cdots (-1 < x < 1)$$

作为本节的结束，最后讨论幂级数的一些应用。在本章开头就已经提到幂级数的这种特有的功能。

1. 幂级数形式表示某些非初等函数

例 8.2.12 求非初等函数

$$F(x) = \int_0^x e^{-t^2} dt$$

的幂级数展开式。

解 以 $-x^2$ 代替例 8.2.7 中 e^x 展开式的 x，得

$$e^{-x^2} = 1 - \frac{x^2}{1!} + \frac{x^4}{2!} - \frac{x^6}{3!} + \cdots + \frac{(-1)^n x^{2n}}{n!} + \cdots, \quad -\infty < x < +\infty$$

再逐项求积就得到 $F(x)$ 在 $(-\infty, +\infty)$ 上的展开式

$$F(x) = \int_0^x e^{-t^2} dt$$

$$= 1 - \frac{1}{1!}\frac{x^3}{3} + \frac{1}{2!}\frac{x^5}{5} - \frac{1}{3!}\frac{x^7}{7} + \cdots + \frac{(-1)^n}{n!}\frac{x^{2n+1}}{2n+1} + \cdots$$

2. 近似计算

例 8.2.13 利用 $\sin x \approx x - \frac{1}{3!}x^3$ 求 $\sin 9°$ 的近似值，并估计误差。

解 首先把角度化成弧度，

$$9° = \frac{\pi}{180} \times 9 \,(\text{弧度}) = \frac{\pi}{20}\,(\text{弧度})$$

从而 $\sin \frac{\pi}{20} \approx \frac{\pi}{20} - \frac{1}{3!}\left(\frac{\pi}{20}\right)^3$，

其次，估计这个近似值的精确度。在 $\sin x$ 的幂级数展开式中令 $x = \frac{\pi}{20}$，得

$$\sin \frac{\pi}{20} = \frac{\pi}{20} - \frac{1}{3!}\left(\frac{\pi}{20}\right)^3 + \frac{1}{5!}\left(\frac{\pi}{20}\right)^5 - \frac{1}{7!}\left(\frac{\pi}{20}\right)^7 + \cdots$$

等式右端是一个收敛的交错级数，且各项的绝对值单调减少. 取它的前两项之和作为 $\sin \frac{\pi}{20}$ 的近似值，其误差为

$$|r_2| \leqslant \frac{1}{5!}\left(\frac{\pi}{20}\right)^5 < \frac{1}{120} \cdot (0.2)^5 < \frac{1}{300000}$$

因此取 $\frac{\pi}{20} \approx 0.157080$，$\left(\frac{\pi}{20}\right)^3 \approx 0.003876$

于是得 $\sin 9° \approx 0.15643$。这时误差不超过 10^{-5}。

3. 欧拉(Euler)公式

$$\cos x + i\sin x = e^{ix}, \text{其中} i^2 = -1$$

证明 因为 $e^x = \sum_{n=0}^{+\infty} \frac{x^n}{n!}$，则有 $e^{ix} = \sum_{n=0}^{+\infty} \frac{(ix)^n}{n!}$，而

$$\cos x = \sum_{n=0}^{+\infty} \frac{(-1)^n x^{2n}}{(2n)!}, \quad \sin x = \sum_{n=1}^{+\infty} \frac{(-1)^{n-1} x^{2n-1}}{(2n-1)!}, \quad (x \in R),$$

所以 $\cos x + i\sin x = \sum_{n=0}^{+\infty} \frac{(-1)^n x^{2n}}{(2n)!} + i\sum_{n=1}^{+\infty} \frac{(-1)^{n-1} x^{2n-1}}{(2n-1)!} = \sum_{n=0}^{+\infty} \frac{(ix)^n}{n!} = e^{ix}$

欧拉公式被誉为是"世界上最杰出的公式"，它将数学里最重要的几个数联系到了一起：自然对数的底 e，圆周率 π，虚数单位 i 和自然数的单位 1，以及数学里常见的 0。

8.3 傅里叶级数

8.3.1 三角级数　三角函数系的正交性

在科学实验与工程技术的某些现象中，常会碰到一种周期运动。最简单的周期运动，可用正弦函数

$$y = A\sin(\omega x + \varphi) \tag{8.3.1}$$

来描写。由(8.3.1)所表达的周期运动也称为**简谐振动**，其中 A 为**振幅**，φ 为**初相角**，ω 为**角频率**。一般而言，较为复杂的周期运动，则常是几个简谐振动的叠加，对无穷多个简谐振动进行叠加就得到函数项级数，

$$A_0 + \sum_{n=1}^{\infty} A_n \sin(n\omega x + \varphi_n) \tag{8.3.2}$$

若级数(8.3.2)收敛，则它所描述的是更为一般的周期运动现象。

由于 $\sin(nx + \varphi_n) = \sin\varphi_n \cos nx + \cos\varphi_n \sin nx$，

所以

$$\begin{aligned}
&A_0 + \sum_{n=1}^{\infty} A_n \sin(n\omega x + \varphi_n) \\
&= A_0 + \sum_{n=1}^{\infty} (A_n \sin\varphi_n \cos nx + A_n \cos\varphi_n \sin nx)
\end{aligned} \tag{8.3.3}$$

记 $A_0 = \dfrac{a_0}{2}$，$A_n \sin\varphi_n = a_n$，$A_n \cos\varphi_n = b_n$，$n=1,2,\cdots$，

则级数(8.3.3)可写成

$$\frac{a_0}{2} + \sum_{n=1}^{\infty}(a_n \cos nx + b_n \sin nx) \tag{8.3.4}$$

它是由**三角函数列**(也称为**三角函数系**)

$$1,\ \cos x,\ \sin x,\ \cos 2x,\ \sin 2x,\ \cdots,\ \cos nx,\ \sin nx,\ \cdots \tag{8.3.5}$$

所产生的一般形式的三角级数。

定义 8.3.1　称形如 $\dfrac{a_0}{2} + \sum_{n=1}^{\infty}(a_n \cos nx + b_n \sin nx)$ 的函数级数为**三角级数**。

定义 8.3.2　设 f，g 在 $[a,b]$ 上有定义，且可积。若 $\int_a^b f(x)g(x)\mathrm{d}x = 0$，则称 $f(x)$，$g(x)$ 在 $[a,b]$ 上**正交**。

性质　三角函数系 $\{1,\cos x,\sin x,\cdots,\cos nx,\sin nx,\cdots\}$ 在 $[-\pi,\pi]$ 或 $[0,2\pi]$ 上具有正交性，称之为 $[-\pi,\pi]$ 上的**正交函数系**。即

$$\int_{-\pi}^{\pi} \cos nx\,\mathrm{d}x = 0 \quad (n=1,2,\cdots)$$

$$\int_{-\pi}^{\pi} \sin nx\,\mathrm{d}x = 0 \quad (n=1,2,\cdots)$$

$$\int_{-\pi}^{\pi} \sin kx \cos nx\,\mathrm{d}x = 0 \quad (k,n=1,2,\cdots)$$

$$\int_{-\pi}^{\pi} \sin kx \sin nx\,\mathrm{d}x = 0 \quad (k,n=1,2,\cdots, k\neq n)$$

$$\int_{-\pi}^{\pi} \cos kx \cos nx \, dx = 0 \quad (k, n=1, 2, \cdots, k \neq n)$$

三角函数系中任何两个相同的函数的乘积在区间 $[-\pi, \pi]$ 上的积分不等于零, 即

$$\int_{-\pi}^{\pi} 1^2 \, dx = 2\pi$$

$$\int_{-\pi}^{\pi} \cos^2 nx \, dx = \pi \quad (n=1, 2, \cdots)$$

$$\int_{-\pi}^{\pi} \sin^2 nx \, dx = \pi \quad (n=1, 2, \cdots)$$

8.3.2 以 2π 为周期的函数的傅里叶级数

定理 8.3.1 若在整个数轴上, 有关系式

$$f(x) = \frac{a_0}{2} + \sum_{n=1}^{\infty} (a_n \cos nx + b_n \sin nx) \tag{8.3.6}$$

且等式右边级数一致收敛, 则有如下关系式:

$$a_n = \frac{1}{\pi} \int_{-\pi}^{\pi} f(x) \cos nx \, dx, \quad n = 0, 1, 2, \cdots \tag{8.3.7a}$$

$$b_n = \frac{1}{\pi} \int_{-\pi}^{\pi} f(x) \sin nx \, dx, \quad n = 1, 2, \cdots \tag{8.3.7b}$$

此定理可用三角函数系的正交性证。证略

一般地说, 若 f 是以 2π 为周期且在 $[-\pi, \pi]$ 上可积的函数, 则可按公式(8.3.7)计算出 a_n 和 b_n, 它们称为函数 f (关于三角函数系)的**傅里叶系数**, 以 f 的傅里叶系数为系数的三角级数(8.3.6)称为 f (关于三角函数系)的**傅里叶级数**。

下面的定理称为傅里叶级数收敛定理。

定理 8.3.2 若以 2π 为周期的函数 f 在 $[-\pi, \pi]$ 上按段光滑, 则在每一点 $x \in [-\pi, \pi]$, f 的傅里叶级数(8.3.6)收敛于 f 在点 x 的左右极限的算术平均值, 即 $\dfrac{f(x+0) - f(x-0)}{2} = \dfrac{a_0}{2} + \sum_{n=1}^{\infty} (a_n \cos nx + b_n \sin nx)$。

注 在区间端点则收敛于 $\dfrac{1}{2}[f(-\pi+0) + f(\pi-0)]$。

注 若 f 的导函数在 $[a,b]$ 上连续, 则称 f 在 $[a,b]$ 上光滑。但若定义在 $[a,b]$ 上除了至多有有限个第一间断点的函数 f 的导函数在 $[a,b]$ 上除了至多有限个点外都存在且连续, 在这有限个点上导函数 f' 的左、右极限存在, 则称 f 在 $[a,b]$ 上按段光滑。

例 8.3.1 设 $f(x)$ 是周期为 2π 的周期函数, 它在 $[-\pi, \pi)$ 上的表达式为

$$f(x) = \begin{cases} x, & 0 \leq x \leq \pi \\ 0, & -\pi < x < 0 \end{cases}$$

求 f 的傅里叶级数展开式。

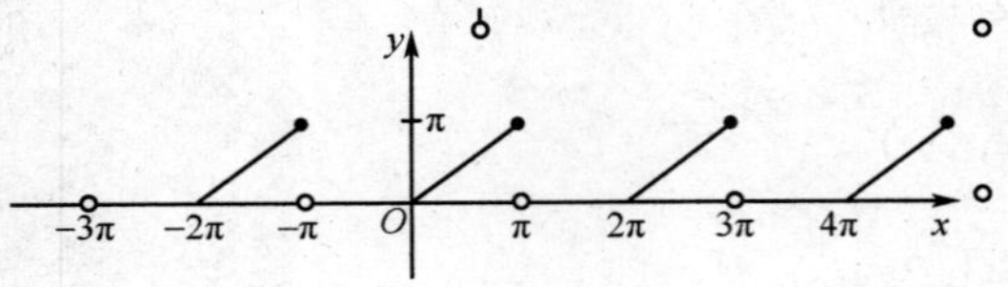

解 函数 f 的图像如图 8-1 所示。显然 f 是按段光滑的, 故由定理 8.3.2(收敛定理), 它可以展开成傅里叶级数。由于

$$a_0 = \frac{1}{\pi} \int_{-\pi}^{\pi} f(x) \, dx = \frac{1}{\pi} \int_0^{\pi} x \, dx = \frac{\pi}{2}$$

当 $n \geq 1$ 时,

图 8-1

$$a_n = \frac{1}{\pi}\int_{-\pi}^{\pi} f(x)\cos nx\,dx = \frac{1}{\pi}\int_0^{\pi} x\cos nx\,dx$$

$$= \frac{1}{n\pi} x\sin nx\Big|_0^{\pi} - \frac{1}{n\pi}\int_0^{\pi}\sin nx\,dx = \frac{1}{n^2\pi}\cos nx\Big|_0^{\pi}$$

$$= \frac{1}{n^2\pi}(\cos n\pi - 1) = \begin{cases} -\dfrac{2}{n^2\pi}, & n = 2k+1 \\ 0, & n = 2k \end{cases}$$

$$b_n = \frac{1}{\pi}\int_{-\pi}^{\pi} f(x)\sin nx\,dx = \frac{1}{\pi}\int_0^{\pi} x\sin nx\,dx$$

$$= -\frac{1}{n\pi} x\cos nx\Big|_0^{\pi} + \frac{1}{n\pi}\int_0^{\pi}\cos nx\,dx$$

$$= \frac{(-1)^{n+1}}{n} + \frac{1}{n^2\pi}\int_0^{\pi}\cos nx\,dx$$

$$= \frac{(-1)^{n+1}}{n}$$

所以在开区间 $(-\pi,\pi)$ 上

$$f(x) = \frac{\pi}{4} - \left(\frac{2}{\pi}\cos x - \sin x\right) - \frac{1}{2}\sin 2x - \left(\frac{2}{9\pi}\cos 3x - \frac{1}{3}\sin 3x\right)\cdots$$

在 $x = \pm\pi$ 时，上式右边收敛于

$$\frac{f(\pi-0)+f(-\pi+0)}{2} = \frac{\pi+0}{2} = \frac{\pi}{2}$$

于是，在 $[-\pi,\pi]$ 上 f 的傅里叶级数的图像如图 8-2 所示（注意它与图 8-1 的差别）。

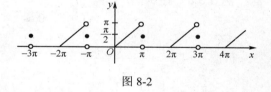

图 8-2

周期延拓 函数 $f(x)$ 只是定义在区间 $[-\pi,\pi]$ 并且满足收敛定理的条件的函数，我们在整个 $(-\infty,+\infty)$ 上补充构造一个周期为 2π 周期函数 $F(x)$，使其定义在 $(-\pi,\pi]$ 上的函数即是 $f(x)$。按这种方式拓广函数定义域的过程称周期延拓。限制在 $(-\pi,\pi]$ 上，有 $F(x) = f(x)$。

例 8.3.2 将函数 $f(x) = \begin{cases} -x & -\pi \leqslant x < 0 \\ x & 0 \leqslant x \leqslant \pi \end{cases}$ 展开成傅里叶级数。

解 所给函数在区间 $[-\pi,\pi]$ 满足收敛定理的条件，并且拓广为周期函数时，它在每一点 x 处都连续，因此拓广的周期函数的傅里叶级数在 $[-\pi,\pi]$ 上收敛于 $f(x)$。

傅里叶系数为：

$$a_0 = \frac{1}{\pi}\int_{-\pi}^{\pi} f(x)dx = \frac{1}{\pi}\int_{-\pi}^0 (-x)dx + \frac{1}{\pi}\int_0^{\pi} x\,dx = \pi$$

$$a_n = \frac{1}{\pi}\int_{-\pi}^{\pi} f(x)\cos nx\,dx = \frac{1}{\pi}\int_{-\pi}^0 (-x)\cos nx\,dx + \frac{1}{\pi}\int_0^{\pi} x\cos nx\,dx$$

$$= \frac{2}{n^2\pi}(\cos n\pi - 1) = \begin{cases} -\dfrac{4}{n^2\pi} & n = 1,3,5,\cdots \\ 0 & n = 2,4,6,\cdots \end{cases}$$

$$b_n = \frac{1}{\pi}\int_{-\pi}^{\pi} f(x)\sin nx\,dx = \frac{1}{\pi}\int_{-\pi}^0 (-x)\sin nx\,dx + \frac{1}{\pi}\int_0^{\pi} x\sin nx\,dx = 0\ (n=1,2,\cdots)$$

于是 $f(x)$ 的傅里叶级数展开式为

$$f(x) = \frac{\pi}{2} - \frac{4}{\pi}(\cos x + \frac{1}{3^2}\cos 3x + \frac{1}{5^2}\cos 5x + \cdots), \quad x \in [-\pi, \pi]$$

8.3.3 正弦级数和余弦级数

对于傅里叶系数公式(8.3.7)当 $f(x)$ 为奇函数时，$f(x)\cos nx$ 是奇函数，$f(x)\sin nx$ 是偶函数，故傅里叶系数

$$a_n = 0 \quad (n=0, 1, 2, \cdots)$$
$$b_n = \frac{2}{\pi}\int_0^\pi f(x)\sin nx\,\mathrm{d}x \quad (n=1, 2, 3, \cdots)$$

因此即奇数函数的傅里叶级数是只含有正弦项的正弦级数

$$f(x) = \frac{a_0}{2} + \sum_{n=1}^{\infty}(a_n\cos nx + b_n\sin nx) = \sum_{n=1}^{\infty} b_n\sin nx$$

当 $f(x)$ 为偶函数时，$f(x)\cos nx$ 是偶函数，$f(x)\sin nx$ 是奇函数，故傅里叶系数为

$$a_n = \frac{2}{\pi}\int_0^\pi f(x)\cos nx\,\mathrm{d}x \quad (n=0, 1, 2, 3, \cdots)$$
$$b_n = 0 \quad (n=1, 2, \cdots)$$

因此偶数函数的傅里叶级数是只含有余弦项的余弦级数

$$f(x) = \frac{a_0}{2} + \sum_{n=1}^{\infty}(a_n\cos nx + b_n\sin nx) = \frac{a_0}{2} + \sum_{n=1}^{\infty} a_n\cos nx$$

例 8.3.3 把函数 $f(x) = \begin{cases} -\dfrac{\pi}{4} & -\pi < x \leqslant 0 \\ \dfrac{\pi}{4} & 0 \leqslant x < \pi \end{cases}$ 展开成傅里叶级数，并由它推出

(1) $\dfrac{\pi}{4} = 1 - \dfrac{1}{3} + \dfrac{1}{5} - \dfrac{1}{7} + \cdots$；

(2) $\dfrac{\pi}{3} = 1 + \dfrac{1}{5} - \dfrac{1}{7} - \dfrac{1}{11} + \dfrac{1}{13} - \dfrac{1}{17} + \cdots$。

解 函数 $f(x)$，$x \in (-\pi, \pi)$ 作周期延拓的图像如下。

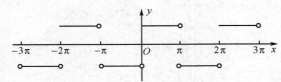

其按段光滑，故可展开为傅里叶级数。

由系数公式得

$$a_0 = \frac{1}{\pi}\left(\int_{-\pi}^0 f(x)\mathrm{d}x + \int_0^\pi f(x)\mathrm{d}x\right) = 0$$

当 $n = 1, 2, 3, \cdots$ 时

$$a_n = \frac{1}{\pi}\left(\int_{-\pi}^0 f(x)\cos nx\,\mathrm{d}x + \int_0^\pi f(x)\cos nx\,\mathrm{d}x\right) = \frac{1}{\pi}\left(\int_{-\pi}^0 -\frac{\pi}{4}\cos nx\,\mathrm{d}x + \int_0^\pi \frac{\pi}{4}\cos nx\,\mathrm{d}x\right) = 0$$

$$b_n = \frac{1}{\pi}\left(\int_{-\pi}^0 f(x)\sin nx\,\mathrm{d}x + \int_0^\pi f(x)\sin nx\,\mathrm{d}x\right) = \frac{1}{\pi}\left(\int_{-\pi}^0 -\frac{\pi}{4}\sin nx\,\mathrm{d}x + \int_0^\pi \frac{\pi}{4}\sin nx\,\mathrm{d}x\right)$$

$$= \left[1-(-1)^{n+1}\right]\frac{1}{2n} = \begin{cases} \dfrac{1}{n} & n=2k+1 \\ 0 & n=2k \end{cases}$$

故 $f(x) = \sum\limits_{n=1}^{\infty} \dfrac{1}{2n-1}\sin(2n-1)x \quad x\in(-\pi,0)\cup(0,\pi)$ 为所求。

(1) 取 $x=\dfrac{\pi}{2}$，则 $\dfrac{\pi}{4} = 1 - \dfrac{1}{3} + \dfrac{1}{5} - \dfrac{1}{7} + \cdots$；

(2) 由 $\dfrac{\pi}{4} = 1 - \dfrac{1}{3} + \dfrac{1}{5} - \dfrac{1}{7} + \cdots$ 得 $\dfrac{\pi}{12} = \dfrac{1}{3} - \dfrac{1}{9} + \dfrac{1}{15} - \dfrac{1}{21} + \cdots$，

于是 $\dfrac{\pi}{3} = \dfrac{\pi}{4} + \dfrac{\pi}{12} = 1 + \dfrac{1}{5} - \dfrac{1}{7} - \dfrac{1}{11} + \dfrac{1}{13} - \dfrac{1}{17} + \cdots$。

例 8.3.4 将周期函数 $u(t) = E\left|\sin\dfrac{1}{2}t\right|$ 展开成傅里叶级数，其中 E 是正的常数。

解 所给函数满足收敛定理的条件，它在整个数轴上连续，因此 $u(t)$ 的傅里叶级数处处收敛于 $u(t)$。因为 $u(t)$ 是周期为 2π 的偶函数，所以 $b_n = 0$ $(n=1,2,\cdots)$，而

$$a_n = \frac{2}{\pi}\int_0^\pi u(t)\cos nt\,\mathrm{d}t = \frac{2}{\pi}\int_0^\pi E\sin\frac{t}{2}\cos nt\,\mathrm{d}t$$

$$= \frac{E}{\pi}\int_0^\pi\left[\sin\left(n+\frac{1}{2}\right)t - \sin\left(n-\frac{1}{2}\right)t\right]\mathrm{d}t$$

$$= \frac{E}{\pi}\left[-\frac{\cos\left(n+\dfrac{1}{2}\right)t}{n+\dfrac{1}{2}} + \frac{\cos\left(n-\dfrac{1}{2}\right)t}{n-\dfrac{1}{2}}\right]_0^\pi$$

$$= -\frac{4E}{(4n^2-1)\pi} \quad (n=0,1,2,\cdots)。$$

所以 $u(t)$ 的傅里叶级数展开式为

$$u(t) = \frac{4E}{\pi}\left(\frac{1}{2} - \sum_{n=1}^{\infty}\frac{1}{4n^2-1}\cos nt\right) \quad t\in(-\infty,+\infty)$$

奇延拓与偶延拓：函数 $f(x)$ 定义在区间 $[0,\pi]$ 上并且满足收敛定理的条件，我们在开区间 $(-\pi,0)$ 内利用 $f(x)$ 补充构造一个定义在 $(-\pi,\pi]$ 上的函数 $F(x)$，使它在 $(-\pi,\pi)$ 上成为奇函数（偶函数）。按这种方式拓广函数定义域的过程称为奇延拓（偶延拓），我们要求保证限制在 $(0,\pi]$ 上，有 $F(x)=f(x)$。

例 8.3.5 将函数 $f(x) = x+1 \quad x\in[0,\pi]$ 分别展开成正弦级数和余弦级数。

解 正弦级数。

为此对函数 $f(x)=x+1$ 进行奇延拓：

$$b_n = \frac{2}{\pi}\int_0^\pi f(x)\sin nx\,\mathrm{d}x = \frac{2}{\pi}\int_0^\pi (x+1)\sin nx\,\mathrm{d}x$$

$$= \frac{2}{\pi}\left[-\frac{x\cos nx}{n} + \frac{\sin nx}{n^2} - \frac{\cos nx}{n}\right]_0^\pi$$

$$= \frac{2}{n\pi}(1-\pi\cos n\pi - \cos n\pi) = \begin{cases} \dfrac{2}{\pi}\cdot\dfrac{\pi+2}{n} & n=1,3,5,\cdots \\ -\dfrac{2}{n} & n=2,4,6,\cdots \end{cases}$$

因此，函数的正弦级数展开式为

$$x+1 = \frac{2}{\pi}\left[(\pi+2)\sin x - \frac{\pi}{2}\sin 2x + \frac{1}{3}(\pi+2)\sin 3x - \frac{\pi}{4}\sin 4x + \cdots\right] \quad (0 < x < \pi)$$

在端点 $x=0$ 及 $x=\pi$ 处，此级数的和显然为零，它并不代表原来函数 $f(x)$ 的值。

余弦级数

为此对 $f(x)$ 进行偶延拓：

$$a_n = \frac{2}{\pi}\int_0^{\pi} f(x)\cos nx \mathrm{d}x = \frac{2}{\pi}\int_0^{\pi}(x+1)\cos nx \mathrm{d}x$$

$$= \frac{2}{\pi}\left[-\frac{x\sin nx}{n} + \frac{\cos nx}{n^2} - \frac{\sin nx}{n}\right]_0^{\pi}$$

$$= \frac{2}{n^2\pi}(\cos n\pi - 1) = \begin{cases} 0 & n = 2, 4, 6, \cdots \\ -\dfrac{4}{n^2\pi} & n = 1, 3, 5, \cdots \end{cases}$$

$$a_0 = \frac{2}{\pi}\int_0^{\pi}(x+1)\mathrm{d}x = \frac{2}{\pi}\left[\frac{x^2}{2} + x\right]_0^{\pi} = \pi + 2$$

因此，函数的余弦级数展开式为

$$x + 1 = \frac{\pi}{2} + 1 - \frac{4}{\pi}\left(\cos x + \frac{1}{3^2}\cos 3x + \frac{1}{5^2}\cos 5x + \cdots\right) \quad x \in [0, \pi]$$

8.3.4 周期为 2l 的周期函数的傅里叶级数

到目前为止，我们讨论的周期函数都是以 2π 为周期的。但是实际问题中我可能会遇到周期不一定是 2π 的周期函数。下面我们就来讨论怎样把周期为 $2l$ 的周期函数 $f(x)$ 展开成三角级数。

为此我们先令 $x = \dfrac{l}{\pi}t$ 及 $f(x) = f\left(\dfrac{l}{\pi}t\right) = F(t)$，

此时有 $F(t+2\pi) = f\left[\dfrac{l}{\pi}(t+2\pi)\right] = f\left(\dfrac{l}{\pi}t + 2l\right) = f\left(\dfrac{l}{\pi}t\right) = F(t)$，即把 $F(t)$ 变换成了周期为 2π 的周期函数。于是当 $F(t)$ 满足收敛定理的条件时，$F(t)$ 可展开成傅里叶级数。

$$F(t) = \frac{a_0}{2} + \sum_{n=1}^{\infty}(a_n\cos nt + b_n\sin nt)$$

其中

$$a_n = \frac{1}{\pi}\int_{-\pi}^{\pi} F(t)\cos nt \mathrm{d}t \quad (n=0, 1, 2, \cdots), \quad b_n = \frac{1}{\pi}\int_{-\pi}^{\pi} F(t)\sin nt \mathrm{d}t \quad (n=1, 2, \cdots)$$

从而有如下定理：

定理 8.3.3 设周期为 $2l$ 的周期函数 $f(x)$ 满足收敛定理的条件，则它的傅里叶级数展开式为

$$f(x) = \frac{a_0}{2} + \sum_{n=1}^{\infty}\left(a_n\cos\frac{n\pi x}{l} + b_n\sin\frac{n\pi x}{l}\right)$$

其中系数 a_n, b_n 为

$$a_n = \frac{1}{l}\int_{-l}^{l} f(x)\cos\frac{n\pi x}{l}\mathrm{d}x \quad (n=0, 1, 2, \cdots)$$

$$b_n = \frac{1}{l}\int_{-l}^{l} f(x)\sin\frac{n\pi x}{l}\mathrm{d}x \quad (n=1, 2, \cdots)$$

当 $f(x)$ 为奇函数时，
$$f(x)=\sum_{n=1}^{\infty}b_n\sin\frac{n\pi x}{l}$$
其中 $b_n=\dfrac{2}{l}\int_0^l f(x)\sin\dfrac{n\pi x}{l}\mathrm{d}x$ $(n=1,2,\cdots)$。

当 $f(x)$ 为偶函数时，
$$f(x)=\frac{a_0}{2}+\sum_{n=1}^{\infty}a_n\cos\frac{n\pi x}{l}$$
其中 $a_n=\dfrac{2}{l}\int_0^l f(x)\cos\dfrac{n\pi x}{l}\mathrm{d}x$ $(n=0,1,2,\cdots)$。

例 8.3.6 设 $f(x)$ 是周期为 6 的周期函数，它在 $[-3,3)$ 上的表达式为
$$f(x)=\begin{cases}2x+1,&-3\leqslant x<0\\ 1,&0\leqslant x<3\end{cases}$$
将 $f(x)$ 展开成傅里叶级数。

解
$$a_0=\frac{1}{3}\int_{-3}^{3}f(x)\mathrm{d}x=\frac{1}{3}\left[\int_{-3}^{0}(2x+1)\mathrm{d}x+\int_{0}^{3}\mathrm{d}x\right]=-1$$

$$a_n=\frac{1}{3}\int_{-3}^{3}f(x)\cos\frac{n\pi x}{3}\mathrm{d}x=\frac{1}{3}\left[\int_{-3}^{0}(2x+1)\cos\frac{n\pi x}{3}\mathrm{d}x+\int_{0}^{3}\cos\frac{n\pi x}{3}\mathrm{d}x\right]$$
$$=\frac{6}{n^2\pi^2}\left[1-(-1)^n\right]\quad(n=1,2,\cdots)$$

$$b_n=\frac{1}{3}\int_{-3}^{3}f(x)\sin\frac{n\pi x}{3}\mathrm{d}x=\frac{1}{3}\left[\int_{-3}^{0}(2x+1)\sin\frac{n\pi x}{3}\mathrm{d}x+\int_{0}^{3}\sin\frac{n\pi x}{3}\mathrm{d}x\right]$$
$$=\frac{6}{n\pi}(-1)^n\quad(n=1,2,\cdots)$$

而在 $(-\infty,+\infty)$ 上，$f(x)$ 的间断点为
$$x=3(2k+1)\quad k=0,\pm1,\pm2,\cdots$$
故
$$f(x)=\frac{a_0}{2}+\sum_{n=1}^{\infty}\left(a_n\cos\frac{n\pi x}{l}+b_n\sin\frac{n\pi x}{l}\right)$$
$$=-\frac{1}{2}+\sum_{n=1}^{\infty}\left\{\frac{6}{n^2\pi^2}[1-(-1)^n]\cos\frac{n\pi x}{3}+(-1)^{n+1}\frac{6}{n\pi}\sin\frac{n\pi x}{3}\right\}$$
其中 $x\neq 3(2k+1)$ $k=0,\pm1,\pm2,\cdots$。

例 8.3.7 将函数 $f(x)=\begin{cases}x,&0\leqslant x<\dfrac{l}{2}\\ l-x,&\dfrac{l}{2}\leqslant x\leqslant l\end{cases}$ 展开成正弦级数和余弦级数。

解 正弦级数：
对 $f(x)$ 进行奇延拓，则函数的傅氏系数为
$a_n=0$ $(n=0,1,2,\cdots)$，
$$b_n=\frac{2}{l}\left[\int_0^{\frac{l}{2}}x\sin\frac{n\pi x}{l}\mathrm{d}x+\int_{\frac{l}{2}}^{l}(l-x)\sin\frac{n\pi x}{l}\mathrm{d}x\right]=\frac{4l}{n^2\pi^2}\sin\frac{n\pi}{2}\quad(n=1,2,\cdots)$$

故

$$f(x) = \frac{4l}{\pi^2} \sum_{n=1}^{\infty} \frac{1}{n^2} \sin\frac{n\pi}{2} \sin\frac{n\pi x}{l}, \quad 0 \leqslant x \leqslant l$$

余弦级数：

对 $f(x)$ 进行偶延拓，则函数的傅氏系数为

$$a_0 = \frac{2}{l}\left[\int_0^{\frac{l}{2}} x\,dx + \int_{\frac{l}{2}}^{l}(l-x)\,dx\right] = \frac{l}{2},$$

$$a_n = \frac{2}{l}\left[\int_0^{\frac{l}{2}} x\cos\frac{n\pi x}{l}\,dx + \int_{\frac{l}{2}}^{l}(l-x)\cos\frac{n\pi x}{l}\,dx\right]$$

$$= \frac{2l}{n^2\pi^2}\left[2\cos\frac{n\pi}{2} - 1 - (-1)^n\right] \quad (n=1, 2, \cdots)$$

$$b_n = 0 \quad (n=1, 2, \cdots)$$

故

$$f(x) = \frac{l}{4} + \frac{2l}{\pi^2}\sum_{n=1}^{\infty}\frac{1}{n^2}\left[2\cos\frac{n\pi}{2} - 1 - (-1)^n\right]\cos\frac{n\pi x}{l}, \quad 0 \leqslant x \leqslant l$$

习 题 八

1. 写出下列级数的前五项：

   (1) $\sum_{n=0}^{\infty} \frac{(\ln 3)^n}{2^n}$　　(2) $\sum_{n=1}^{\infty} \left(\frac{1}{2}\right)^{n-1} n$　　(3) $\sum_{n=1}^{\infty} \frac{1\cdot 3\cdot 5\cdots(2n-1)}{2\cdot 4\cdot 6\cdots(2n)}$

2. 写出下列级数的通项：

   (1) $\frac{1}{1\cdot 3} + \frac{1}{3\cdot 5} + \frac{1}{5\cdot 7} + \cdots$　　(2) $1 + \frac{1+2}{1+2^2} + \frac{1+3}{1+3^2} + \cdots$

   (3) $1 - x + \frac{x^2}{2^2} + \cdots$　　(4) $2 - \frac{3}{2} + \frac{4}{3} - \frac{5}{4} + \frac{6}{5} - \cdots$

3. 判定下列级数的收敛性：

   (1) $\sum_{n=0}^{\infty} \frac{1}{\sqrt{n+1}+\sqrt{n}}$　　(2) $\sum_{n=0}^{\infty} \frac{1}{3^n}$　　(3) $\sum_{n=0}^{\infty} \frac{1}{n+3}$

   (4) $\sum_{n=1}^{\infty} \frac{1}{\sqrt[n]{3}}$　　(5) $\sum_{n=0}^{\infty} \left(\frac{1}{2^n} + \frac{1}{3^n}\right)$　　(6) $\sum_{n=0}^{\infty} \frac{1}{(n+1)(n+2)}$

   (7) $\sum_{n=0}^{\infty} \sin\frac{\pi}{2^n}$　　(8) $\sum_{n=1}^{\infty} \frac{1}{1+a^n} \quad (a>0)$　　(9) $\sum_{n=1}^{\infty} \frac{n^n}{n!}$

   (10) $\sum_{n=1}^{\infty} \frac{1}{\ln^n(1+n)}$　　(11) $\sum_{n=1}^{\infty} 2^n \sin\frac{\pi}{3}$　　(12) $\sum_{n=0}^{\infty} \left(\frac{n}{3n-1}\right)^{2n-1}$

4. 判定下列级数是否收敛，如果是收敛级数，指出其是绝对收敛还是条件收敛：

   (1) $\sum_{n=1}^{\infty} (-1)^n \frac{1}{2n-1}$　　(2) $\sum_{n=1}^{\infty} (-1)^n \frac{1}{\sqrt{n}}$

(3) $\sum_{n=1}^{\infty}(-1)^{n-1}\dfrac{1}{\ln(n+1)}$ (4) $\sum_{n=1}^{\infty}(-1)^{n-1}\dfrac{2^{n^2}}{n!}$

5. 求下列幂级数的收敛域：

(1) $\sum_{n=1}^{\infty}(-1)^{n+1}\dfrac{x^n}{n}$ (2) $\sum_{n=1}^{\infty}n!x^n$ (3) $\sum_{n=1}^{\infty}a^{n^2}x^n$

(4) $\sum_{n=1}^{\infty}\dfrac{x^n}{2\cdot 4\cdot 6\cdots(2n)}$ (5) $\sum_{n=1}^{\infty}(-1)^n\dfrac{x^{2n+1}}{2n+1}$ (6) $\sum_{n=1}^{\infty}\dfrac{(x+2)^n}{2^n\cdot n}$

6. 将下列函数展开成 x 的幂级数：

(1) $(1+x)e^{-x}$ (2) 3^x

(3) $\ln(a+x)$ (4) $\dfrac{x^2}{1+x^2}$

(5) $\ln(1+x-2x^2)$ (6) $\int_0^x e^{t^2}dt$

7. 将下列函数在指定点处展开成幂级数，并求其收敛区间。

(1) $\dfrac{1}{3-x}$，在 $x_0=1$ (2) $\cos x$，在 $x_0=\dfrac{\pi}{3}$

(3) $\dfrac{1}{x^2+4x+3}$，在 $x_0=1$ (4) $\lg x$，在 $x_0=1$

8. 计算 $\int_0^1 \dfrac{\sin x}{x}dx$ 的近似值，精确到 10^{-4}。

9. 将下列函数在其指定区间展开成要求的傅里叶级数。

(1) $f(x)=1-x^2\left(-\dfrac{1}{2}\leqslant x<\dfrac{1}{2}\right)$

(2) $f(x)=\begin{cases}x, & -1\leqslant x<0\\ 1, & 0\leqslant x<\dfrac{1}{2}\\ -1, & \dfrac{1}{2}\leqslant x<1\end{cases}$

(3) $f(x)=\begin{cases}2x+1, & -3\leqslant x<0\\ 1, & 0\leqslant x<3\end{cases}$

(4) $f(x)=x^2(0\leqslant x<2)$ 展开成正弦级数和余弦级数。

(5) 将 $f(x)=x+1(0\leqslant x\leqslant \pi)$ 分别展成正弦级数和余弦级数。

(6) 矩形脉冲的周期为 T，频率 $\omega=\dfrac{2\pi}{T}$，脉冲宽度 $\tau=\dfrac{T}{3}$。在一个周期内的表达式为

$$f(x)=\begin{cases}0, & -\dfrac{T}{2}<x<-\dfrac{\tau}{2}\\ E, & -\dfrac{\tau}{2}\leqslant x\leqslant \dfrac{\tau}{2}\\ 0, & \dfrac{\tau}{2}<x<\dfrac{T}{2}\end{cases}$$

将它展开为傅里叶级数。

第9章

概率论基础

我们在自然界和人的实践活动中经常遇到这样一种现象：即在一定条件下进行试验或观察会出现不同的结果（也就是说，多于一种可能的试验结果），而且在每次试验之前都无法预言会出现哪一个结果(不能肯定试验会出现哪一个结果)。例如：在相同的条件下，向上抛一枚质地均匀的硬币，其结果可能是正面朝上，也可能是反面朝上，这个试验多于一种可能结果，但是在试验之前不能肯定试验会出现哪一个结果。这种现象称为随机现象。

概率论是从数量侧面研究随机现象及其统计规律性的数学学科，它的理论严谨，应用广泛，并且有独特的概念和方法，同时与其他数学分支有着密切的联系，它是近代数学的重要组成部分。

9.1 随机事件与样本空间

在概率论中，我们把有具下列三个特性的试验称为随机试验：
(1) 试验可以在相同的条件下重复地进行；
(2) 每次试验的可能结果不止一个，但事先知道每次试验所有可能的结果；
(3) 每次试验前不能确定哪一个结果会出现。

称这样的试验是一个**随机试验**，为方便起见，也简称为**试验**，今后讨论的试验都是指随机试验。

9.1.1 基本事件与样本空间

对于随机试验来说，以 Ω 表示随机试验的所有可能结果的集合，称为样本空间。例如，掷两枚硬币的试验，则可能出现的结果有（正、正）、（正、反）、（反、正）、（反、反）四种，另外，通常据我们研究的目的，将随机试验的每一个可能的结果，称为基本事件（样本点）。因为随机事件的所有可能结果是明确的，从而所有的基本事件也是明确的，例如：在抛掷硬币的试验中"出现反面""出现正面"是两个基本事件。在具体问题中，给定样本空间是研究随机现象的第一步。

例 9.1.1 在掷硬币的试验中，有两种可能的结果：正面和反面。因此有
$$\Omega = \{正面，反面\}$$
正面与反面为基本事件（样本点）。

例 9.1.2 在研究英文字母使用状况时，通常选用这样的样本空间：
$$\Omega = \{空格，A, B, \cdots, Z\}$$

例 9.1.3 讨论某寻呼台在单位时间内收到的呼叫次数，可能结果一定是非负整数而且很难制定一个数为它的上界，这样，可以把样本空间取为 $\Omega = \{0,1,2,\cdots\}$。

例 9.1.4 在一批灯泡中任意取一只，测试其寿命(小时)，自然把样本空间取为
$$\Omega = (0, +\infty) \text{ 或 } \Omega = (a, b)$$

从这些例子可以看出，随着问题的不同，样本空间可以相当简单，也可以相当复杂，在今后的讨论中，都认为样本空间是预先给出定的，当然对于一个实际问题或一个随机现象，考虑问题的角度不同，样本空间也可能选择的不同。

9.1.2 随机事件

无论基本事件还是由多个基本事件构成的复杂事件，它们在试验中发生与否，都带有随机性，所以叫做**随机事件**或简称为**事件**，习惯上用大写英文字母 A,B,C 等表示，在试验中如果出现 A 中包含了某一个基本事件 ω，则称作 A 发生，并记作 $\omega \in A$。

我们知道，样本空间 Ω 包含了全体基本事件，而随机事件不过是由某些特征的基本事件组成的，从集合论的角度来看，一个随机事件不过是样本空间 Ω 的一个子集而已。

同时，今后用 Ω 表示一个必然事件。相应地空集 ϕ 是不可能事件，实质上必然事件与不可能事件本质上不是随机事件，但为了讨论问题的方便，还是将它看作随机事件。

例 9.1.5 连续 3 次抛一枚硬币，观察正面出现的次数，则

$A=\{$出现0次正面$\}$，$B=\{$出现正面的次数至少2次$\}$ 这些都是随机事件。

而 $\Omega=\{$出现正面的次数至多3次$\}$ 为必然事件，$\phi=\{$出现正面的次有4次$\}$ 为不可能事件。

9.1.3 事件的关系与运算

由于随机事件是样本空间的子集，从而事件的关系与运算和集合的关系与运算完全相类似。若没有特殊说明，认为样本空间 Ω 是给定的，且还定义了 Ω 中的一些事件 A,B，$A_i(i=1,2,\cdots)$ 等。

(1) **包含**：若事件 A 发生，一定导致事件 B 发生，那么，称事件 B 包含事件 A，记作 $A \subset B$（或 $B \supset A$）；

(2) **相等**：若两事件 A 与 B 相互包含，即 $A \supset B$ 且 $B \supset A$，那么，称事件 A 与 B 相等，记作 $A=B$；

(3) **和事件**："事件 A 与事件 B 中至少有一个发生"这一事件称为 A 与 B 的和事件，记作 $A \cup B$；"n 个事件 $A_1,A_2,\cdots,A_n$ 中至少有一事件发生"这一事件称为 $A_1,A_2,\cdots,A_n$ 的和，记作 $A_1 \cup A_2 \cup \cdots \cup A_n$（简记为 $\bigcup\limits_{i=1}^{n} A_i$）；

(4) **积事件**："事件 A 与事件 B 同时发生"这一事件称为 A 与 B 的积事件，记作 $A \cap B$（简记为 AB）；"n 个事件 $A_1,A_2,\cdots,A_n$ 同时发生"这一事件称为 $A_1,A_2,\cdots,A_n$ 的积事件，记作 $A_1 \cap A_2 \cap \cdots \cap A_n$（简记为 $A_1 A_2 \cdots A_n$ 或 $\bigcap\limits_{i=1}^{n} A_i$）；

(5) **互不相容**：若事件 A 和 B 不能同时发生，即 $A \cap B = \phi$，那么称事件 A 与 B 互不相容(或互斥)，若 n 个事件 $A_1,A_2,\cdots,A_n$ 中任意两个事件不能同时发生，即 $A_i \cap A_j = \phi$ $(1 \leq i < j \leq n)$，那么，称事件 $A_1,A_2,\cdots,A_n$ 互不相容；

(6) **对立事件**：若事件 A 和 B 互不相容、且它们中必有一事件发生，即 $AB = \phi$ 且 $A \cup B = \Omega$，那么，称 A 与 B 是对立的。事件 A 的对立事件(或逆事件)记作 $\overline{A}$；

(7) **差事件**：若事件 A 发生且事件 B 不发生，那么，称这个事件为事件 A 与 B 的差事件，记作 $A-B$（或 $A\overline{B}$）；

(8) **交换律**：对任意两个事件 A 和 B 有：$A \cup B = B \cup A$，$AB = BA$；

(9) **结合律**：对任意事件 A,B,C 有

$A \cup (B \cup C) = (A \cup B) \cup C$，$A \cap (B \cap C) = (A \cap B) \cap C$；

(10) 分配律：对任意事件 A,B,C 有

$$A\cup(B\cap C)=(A\cup B)\cap(A\cup C),\quad A\cap(B\cup C)=(A\cap B)\cup(A\cap C);$$

(11) 德·摩根（De Morgan）法则：对任意事件 A 和 B 有

$$\overline{A\cup B}=\overline{A}\cap\overline{B},\quad \overline{A\cap B}=\overline{A}\cup\overline{B}$$

例 9.1.6 化简 $(A\cup B)-(A-B)$

解 原式 $=(A\cup B)-(A\overline{B})=(A\cup B)\overline{A\overline{B}}=(A\cup B)(\overline{A}\cup B)$
$=A\overline{A}\cup AB\cup B\overline{A}\cup B=\Phi\cup AB\cup B\overline{A}\cup B=B(A\cup\overline{A})\cup B$
$=B\Omega\cup B=B$

例 9.1.7 设 A,B,C 为 Ω 中的随机事件，试用 A,B,C 表示下列事件。

1) A 与 B 发生而 C 不发生 $AB-C$ 或 $AB\overline{C}$
2) A 发生，B 与 C 不发生 $A-B-C$ 或 $A\overline{B}\overline{C}$
3) 恰有一个事件发生 $A\overline{B}\overline{C}\cup\overline{A}B\overline{C}\cup\overline{A}\overline{B}C$
4) 恰有两个事件发生 $AB\overline{C}\cup A\overline{B}C\cup\overline{A}BC$
5) 三个事件都发生 ABC
6) 至少有一个事件发生 $A\cup B\cup C$ 或 3) 4) 5) 之并
7) A,B,C 都不发生 $\overline{A}\cdot\overline{B}\cdot\overline{C}$
8) A,B,C 不都发生 $\overline{ABC}$
9) A,B,C 不多于一个发生 $\overline{A}\overline{B}\overline{C}\cup A\overline{B}\overline{C}\cup\overline{A}B\overline{C}\cup\overline{A}\overline{B}C$ 或 $\overline{AB}\cup\overline{BC}\cup\overline{AC}$
10) A,B,C 不多于两个发生 $\overline{ABC}$

9.2 概率与古典概型

对于随机试验中的随机事件，在一次试验中是否发生，虽然不能预先知道，但是它们在一次试验中发生的可能性是有大小之分的。一般地，对于任何一个随机事件都可以找到一个数值与之对应，该数值作为发生的可能性大小的度量。历史上，概率有古典定义，统计定义和公理化定义等定义形式。

9.2.1 概率与频率

1. 概率

定义 9.2.1 随机事件 A 发生的可能性大小的度量（数值），称为 A 发生的**概率**，记为 $P(A)$。

对于一个随机试验来说，它发生可能性大小的度量是自身决定的，并且是客观存在的。概率是随机事件发生可能性大小的度量是自身的属性。

2. 频率

定义 9.2.2 设随机事件 A 在 n 次重复试验中发生了 n_A 次，则比值 n_A/n 称为随机事件 A 发生的频率，记作 $f_n(A)$，即 $f_n(A)=n_A/n$。

3. 概率的统计定义

定义 9.2.3 在进行大量重复试验中，随机事件 A 发生的频率具有稳定性，即当试验次数 n 很大时，频率 $f_n(A)$ 在一个稳定的值 $p(0<p<1)$ 附近摆动，规定事件 A 发生的频率的稳定值 p 为概率，即 $P(A)=p$。

由此定义概率是反映事件发生可能性大小的度量，因此具有以下的基本性质：
1) 非负性：$P(A) \geq 0$；
2) 规范性：$P(\Omega) = 1$。
3) 有限可加性：$A_i (i=1,2,\cdots,n)$ 是 Ω 中的事件且 $A_i A_j = \phi (i \neq j)$，则

$$P\left(\bigcup_{i=1}^{n} A_i\right) = \sum_{i=1}^{n} P(A_i)$$

即有限个互不相容的事件的和事件的概率等于这些事件的概率之和。

因 $A \cup \overline{A} = \Omega$，$A \cdot \overline{A} = \phi$，从而有 $P(A) + P(\overline{A}) = 1$ 或 $P(A) = 1 - P(\overline{A})$。

9.2.2 古典概型

首先我们来讨论一类既简单又重要的随机试验，它具有下述特征：

(1) 样本空间的元素（基本事件）只有有限个，不妨设为 n 个，记为 $\varpi_1, \varpi_2, \cdots, \varpi_n$；

(2) 每个基本事件出现的可能性是相等的，即有 $P(\varpi_1) = P(\varpi_2) = \cdots = P(\varpi_n)$。称这种数学模型为**古典概型**。对此我们有以下的定义：

定义 9.2.4 设古典概型的样本空间 Ω 包含 n 个基本事件，事件 A 包含 k 个基本事件，则规定事件 A 的概率为：

$$P(A) = \frac{k}{n} = \frac{A\text{包含的基本事件数}}{\text{基本事件总数}} = \frac{A\text{包含的有利事件数}}{\text{基本事件总数}}$$

由此确定的概率称为**古典概率**又称为**古典定义**。

利用古典概型的公式计算事件的概率关键是要求基本事件总数 A 的有利事件数，则需要利用数列和组合的有关知识，且有一定的技巧性。解古典概型问题的有两个要点：

1) 首先要判断问题是属于古典概型，即要判断样本空间是否有限和等可能性；
2) 计算古典概型的关键是"记数"，这主要利用排列与组合的知识。

例 9.2.1 在盒子中有五个球（三个白球、二个黑球）从中任取两个。问取出的两个球都是白球的概率？一白、一黑的概率？

分析：说明它属于古典概型，从 5 个球中任取 2 个，共有 C_5^2 种不同取法，可以将每一种取法作为一个样点。则样本点总数 C_5^2 是有限的。由于摸球是随机的，因此样本点出现的可能性是相等的，因此这个问题是古典概型。

解 设 $A = \{$取出的两个球都是白球的概率$\}$，$B = \{$取出的两个球是一白一黑$\}$，则：

基本事件总数为 C_5^2；

A 的有利事件数为 C_3^2，所以有 $P(A) = \dfrac{C_3^2}{C_5^2}$；

B 的有利事件数为 $C_2^1 C_3^1$，所以有 $P(B) = \dfrac{C_3^1 C_2^1}{C_5^2}$。

在古典概型时常利用摸球模型，因为古典概型中的大部分问题都能形象化地用摸球模型来描述，若把黑球作为废品，白球看为正品，则这个模型就可以描述产品的抽样检查问题，假如产品分为更多等级，例如，一等品，二等品，三等品，等外品等，则可以用更多有多种颜色的摸球模型来描述。

例 9.2.2 在盒子中有 10 个球（7 个白球、3 个黑球）从中任取两个。求在下列两种情况下取出的两个球都是白球的概率？

(1) **有放回抽样**：即先取出一球，观察颜色后放回再取第二次；
(2) **无放回抽样**：即连续不放回取出取二球，观察颜色。

解 记 $A=\{$两个球都是白球$\}$，则

(1) 在有放回抽样前提下，根据乘法原理，连续抽取两只的取法有 10×10 种，即基本事件总数 $n=100$，而其中，事件 A 所包含的基本事件数应为 $k=7\times3+3\times7$，所以有

$$P(A)=\frac{k}{n}=\frac{42}{100}=0.42$$

(2) 在无放回抽样前提下，同理可知，基本事件总数 $n=10\times9$，而其中，事件 A 所包含的基本事件数应为 $k=7\times3+3\times7$，所以有

$$P(A)=\frac{k}{n}=\frac{42}{90}=0.47$$

例 9.2.3（分球问题） 将 3 个球随机的放入 3 个盒子中去，问：(1)每盒恰有一球的概率是多少？(2)空一盒的概率是多少？

解 记 $A=\{$每盒恰有一球$\}$，$B=\{$空一盒$\}$，则由已知利用排列组合知识有
即基本事件总数 $n=3\times3\times3$，而其中，事件 A 所包含的基本事件数应为 $k=3\times2\times1$，所以有

$$P(A)=\frac{k}{n}=\frac{6}{27}=\frac{2}{9}$$

而对于事件 B 我们有：

$$P(B)=1-P\{空两盒\}-P\{全有球\}=1-\frac{3}{3^3}-\frac{2}{9}=\frac{2}{3}$$

例 9.2.4（随机取数问题） 在 $0,1,2,\cdots,9$ 这十个数字中无重复地任取 4 个数字，试求取得的 4 个数字能组成四位偶数的概率。

解 1 设 $A=\{$取得的 4 个数字能组成四位偶数$\}$，从 10 个数中任取 4 个数字进行排列，共有 P_{10}^4 种排列方式，所以共有 P_{10}^4 个基本事件。下面考虑 A 包含的基本事件数。

分两种情况考虑：一种是 0 排在个位上，有 P_{10}^3 种选法，另一种是 0 不排在个位上，有 $P_4^1\cdot P_8^2\cdot P_8^2$ 种，所以 A 包含的基本事件数为 $P_{10}^3+P_4^1\cdot P_8^2\cdot P_8^2$，故

$$P(A)=\frac{k}{n}=\frac{P_{10}^3+P_4^1\cdot P_8^2\cdot P_8^2}{P_{10}^4}\approx 0.4556$$

解 2 先从 $0,2,4,6,8$ 这 5 个偶数中任选一个排在个位上，有 P_5^1 种排法，然后从剩下的 9 个数字中任取 3 个排在剩下的 3 个位置上，有 P_9^3 种排法，故个位上是偶数的排法共有 $P_5^1\cdot P_9^3$ 种，但在这种四个数字的排列中包含了"0"排在首位的情形，故应除去这种情况的排列数 $P_1^1\cdot P_4^1\cdot P_8^2$。

故 A 的有利场合数为：$P_5^1\cdot P_9^3-P_1^1\cdot P_4^1\cdot P_8^2$。利用此也可解得。

9.2.3 概率的公理化定义和概率的性质

前面我们介绍的这两种计算随机事件概率的这种方法，只是一些处理随机事迹的方法。实际上由于问题的不同以及处理问题角度的不同，还有许多概率的计算方法。但是，研究表明，不管用什么方法计算概率，概率都具有三个基本性质：非负性、规范性和可列可加性；于是所谓的概率的公理化定义即以此作为"公理"，就是一些不加证明而公认的前提，然后以此为基础，推演出所讨论对象的进一步的内容。即有

概率的公理化定义 9.2.5 设 E 是随机试验，Ω 是它的样本空间，对于 Ω 中的每一个事件 A，赋予一个实数，记为 $P(A)$，称为事件 A 的概率，如果集合函数 $P(A)$ 满足下述三条公理：

公理 1 非负性：$1\geqslant P(A)\geqslant 0$；
公理 2 规范性：$P(\Omega)=1$。

公理 3 可列可加性：若 $A_i(i=1,2,\cdots,)$ 是 Ω 中的事件且 $A_iA_j = \phi(i \neq j)$，则

$$P\left(\sum_{i=1}^{n} A_i\right) = \sum_{i=1}^{n} P(A_i)$$

由此概率的这三条公理，可以得出概率的其他一些性质：

(1) $P(\phi) = 0$；

(2) 对于任意一个事件 A：有

$$P(A) + P(\overline{A}) = 1 \text{ 或 } P(A) = 1 - P(\overline{A});$$

(3) 若事件 A,B 满足 $A \subset B$，则有 $P(B-A) = P(B) - P(A)$ 或 $P(A) \leqslant P(B)$；

(4) 对于任意一个事件 A，有 $P(A) \leqslant 1$；

(5) (加法公式) 对于任意两个事件 A,B，有：$P(B+A) = P(B) + P(A) - P(BA)$。

这些性质是学习概率论的必要基础，务必牢固掌握，并能够灵活运用这些性质来进行一些概率的计算。

例 9.2.5 设事件 A,B 的概率分别为 $1/3$，$1/2$，求下列情况下 $P(\overline{A}B)$ 的值：(1) A,B 互斥；(2) $A \subset B$；(3) $P(AB) = 1/8$。

解 (1) 若 A,B 互斥，有 $AB = \phi$，$\overline{A}B = B$，故有

$$P(\overline{A}B) = P(B) = 1/2$$

(2) 若 $A \subset B$，则

$$P(\overline{A}B) = P(B-A) = P(B) - P(A) = 1/2 - 1/3 = 1/6$$

(3) 若 $P(AB) = 1/8$，则

$$P(\overline{A}B) = P(B - AB) = P(B) - P(AB) = 1/2 - 1/8 = 3/8$$

例 9.2.6 设 $P(A) = P(B) = P(C) = 1/8$，$P(AB) = 1/4$，$P(BC) = P(AC) = 0$，求 A,B,C 至少有一个发生的概率。

解 $P(A \cup B \cup C) = P(A) + P(B) + P(C) - P(AB) - P(BC) - P(AC) + P(ABC)$

因为 $BC \supset ABC$，所以 $0 \leqslant P(ABC) \leqslant P(BC)$

所以 $P(ABC) = 0$

从而有 $P(A \cup B \cup C) = 1/8 + 1/8 + 1/8 - 1/4 = 1/8$

例 9.2.7 产品有一、二等品及废品 3 种，若一、二等品率分别为 0.65 及 0.33，求产品的合格率及废品率。

解 令 $A = \{合格品\}$，$B = \{一等品\}$，$C = \{二等品\}$，显然 B,C 有互不相容，并且 $A = B \cup C$，于是有：

$$P(A) = P(B+C) = +P(B) + P(C) = 0.65 + 0.33 = 0.98$$
$$P(\overline{A}) = 1 - P(A) = 0.2$$

9.3 条件概率

9.3.1 条件概率

对概率的讨论总是在一定条件限制下进行的，以前我们讨论总是假定除此以外再无别的信息可供使用。但是，有时我们会遇到这种情况，即已知某情况已发生，然后再求另一事件发生的概率。例如，考虑有

两个孩子的家庭,假定男女出生率一样,则两个孩子(依大小排列)的性别分别为(男,男),(男,女),(女,男),(女,女)的可能性是一样的。若记 $A=$ "随机抽取一个这样的家庭中有一男一女",则 $P(A)=1/2$ 但如果我们事先知道这个家庭至少有一个女孩,则上述事件的概率为 1/3。

这两种情况下算出的概率不同,这也很容易理解,因为在第二种情况下我们多知道了一个条件。记 $B=$ "这个家庭中至少有一个女孩",因此我们算得的概率是"在已知事件 B 发生的条件下,事件 A 发生"的概率,这个概率称为条件概率,记为 $P(A|B)$。

$$P(A|B) = \frac{2}{3} = \frac{2/4}{3/4} = \frac{P(AB)}{P(B)}$$

这虽然是一个特殊的例子,但是容易验证对一般的古典概型,只要 $P(B)>0$ 上述等式总是成立的,因此有:

定义 9.3.1 设 A,B 是两个事件,且 $P(B)>0$,则称

$$P(A|B) = \frac{P(AB)}{P(B)}$$

为在已知事件 B 发生的条件下事件 A 发生的条件概率。

显然,当 $B=\Omega$ 时,这时的条件概率就变成无条件概率。

例 9.3.1 一批产品 100 件,其中有 70 件正品,30 件次品。70 件正品里有甲厂生产 40 件,乙厂生产 30 件;30 件次品里有甲厂生产 20 件,乙厂生产 10 件。从中任取 1 件,记 $A=$ "取到正品",$B=$ "取到甲厂产品",试计算 $P(A),P(B),P(B|A),P(A|B)$。

解 由已知,显然有

$$P(A)=\frac{70}{100}, \quad P(B)=\frac{40+20}{100}=\frac{60}{100}, \quad P(AB)=\frac{40}{100}$$

$$P(B|A)=\frac{P(AB)}{P(A)}=\frac{40/100}{70/100}=\frac{40}{70}$$

$$P(A|B)=\frac{P(AB)}{P(B)}=\frac{40/100}{60/100}=\frac{40}{60}$$

例 9.3.2 甲、乙两市都位于长江下游,据一百多年来的气象记录,知道在一年中的雨天的比例甲市占 20%,乙市占 18%,两地同时下雨占 12%;记 $A=\{$甲市出现雨天$\}$,$B=\{$乙市出现雨天$\}$,求:1) 两市至少有一市是雨天的概率; 2) 甲市出现雨天的条件下,乙市也出现雨天的概率; 3) 乙市出现雨天的条件下,甲市也出现雨天的概率。

解 由已知,显然有 $P(A)=0.2$,$P(B)=0.18$,$P(AB)=0.12$,因此

1) $P(A\cup B)=P(A)+P(B)-P(AB)=0.2+0.18-0.12=0.26$;

2) $P(B|A)=\frac{P(AB)}{P(A)}=\frac{0.12}{0.2}=0.6$;

3) $P(A|B)=\frac{P(AB)}{P(B)}=\frac{0.12}{0.18}=0.67$。

由此看来,在下雨这件事情上,甲乙市是有联系的。

9.3.2 乘法公式

由条件概率的定义可知,当 $P(A)>0$ 时,有 $P(AB)=P(A)\cdot P(B|A)$;同理,当 $P(B)>0$ 时,有 $P(AB)=P(B)\cdot P(A|B)$,这个公式称为**乘法公式**。

此乘法公式还可以推广到具有更多种事件的情形当中去。

例 9.3.3 设 50 件产品有 5 件是次品,每次抽取 1 件,不放回地抽取 3 件,记 A_i 表示第 i 次抽到次品

($i=1,2,3$),求 $P(A_1), P(A_1A_2), P(A_1\overline{A_2}A_3)$。

解 依题意并且利用乘法公式,有

$$P(A_1) = \frac{5}{50} = 0.1$$

$$P(A_1A_2) = P(A_1)P(A_2|A_1) = \frac{5}{50} \times \frac{4}{49} \approx 0.0082$$

$$P(A_1\overline{A_2}A_3) = P(A_1)P(\overline{A_2}|A_1)P(A_3|A_1\overline{A_2}) = \frac{5}{50} \times \frac{45}{49} \times \frac{4}{48} \approx 0.0077$$

由此看来,在下雨这件事情上,甲乙市是有联系的。

例 9.3.4(抽签问题) 有一张电影票,7 个人抓阄决定谁得到它,问第 i 个人抓到票的概率是多少?($i=1,2,3,\cdots,7$)

解 设 A_i = "第 i 个人抓到票",($i=1,2,3,\cdots,7$),显然 $P(A_1)=1/7, P(\overline{A_1})=6/7$,如果第二个人抓到票的话,必须第一个人没有抓到票。这就是说 $A_2 \subset \overline{A_1}$,所以 $A_2 = A_2\overline{A_1}$。

于是可以利用概率的乘法公式,因为在第一个人没有抓到票的情况下,第二个人有希望在剩下的 6 个阄中抓到电影票,所以

$$P(A_2|\overline{A_1}) = \frac{1}{6}$$

$$P(A_2) = P(\overline{A_1}A_2) = P(\overline{A_1})P(A_2|\overline{A_1}) = \frac{6}{7} \times \frac{1}{6} = \frac{1}{7}$$

类似可得

$$P(A_3) = P(\overline{A_1}\overline{A_2}A_3) = P(\overline{A_1})P(\overline{A_2}|\overline{A_1})P(A_3|\overline{A_1}\overline{A_2}) = \frac{6}{7} \times \frac{5}{6} \times \frac{1}{5} = \frac{1}{7}$$

$$\cdots$$

$$P(A_7) = \frac{1}{7}$$

即无论先后次序是怎样的,能够成功抽得电影票的概率是一样的。

9.3.3 全概率公式

定理 9.3.1 设 $B_1, B_2, \cdots, B_n$ 是一列互不相容的事件,且有 $\bigcup_{i=1}^{n} B_i = \Omega$,对任何事件 A,有 $P(A) = P(A\Omega) = P(AB_1 + AB_2 + \cdots + AB_n) = \sum_{i=1}^{n} P(AB_i) = \sum_{i=1}^{n} P(B_i)P(A|B_i)$;这个公式称为**全概率公式**。

全概率公式理论和实用意义在于:

1) 在较复杂情况下直接计算 $P(A)$ 不易,但 A 总是伴随着某个 B_i 出现,适当地去构造这一组 B_i 往往可以简化计算。

2) B_i 可看作是产生 A 这个结果的所有互不相容的原因,故 A 发生的概率是各原因引起 A 发生概率的总和。

例 9.3.5 某保险公司认为,人可以分为两类,第一类是容易出事故的,另一类,则是比较谨慎,保险公司的统计数字表明,一个容易出事故的人在一年内出一次事故的概率为 0.04,而对于比较谨慎的人这个概率为 0.02,如果第一类人占总人数的 30%,那么一客户在购买保险单后一年内出一次事故的概率为多少?(0.026)已知一客户在购买保险单后一年内出一次事故,那么,他属于哪一类型的人?

解 设 $A=$ "一年内出一次事故", $B=$ "容易出事故的人",则 $\overline{B}=$ "比较谨慎的人",同时有 $P(A|B)=0.04, P(A|\overline{B})=0.02, P(B)=0.30$ 以及 $P(\overline{B})=0.70$,因此有

首先,客户由题意只是容易出事故或者是比较谨慎的,即

$$P(A)=P(A\Omega)=P(AB+A\overline{B})=P(AB)+P(A\overline{B})$$
$$=P(B)P(A|B)+P(\overline{B})P(A|\overline{B})$$
$$=0.3\times0.04+0.7\times0.02=0.026$$

即客户在购买保险单后一年内出一次事故的概率为 0.026。

其次,由于

$$P(B|A)=\frac{P(AB)}{P(A)}=\frac{0.3\times0.04}{0.026}=\frac{6}{13}$$

$$P(\overline{B}|A)=\frac{P(A\overline{B})}{P(A)}=\frac{0.7\times0.02}{0.026}=\frac{7}{13}$$

由于 $P(B|A)<P(\overline{B}|A)$,因此该客户有较大概率是第一类人,即属于容易出事故的人。

9.3.4 贝叶斯公式

利用全概率公式的结论,我们可以得到另外一个重要公式:**贝叶斯公式**。

定理 9.3.2 若 $B_1, B_2, \cdots, B_n$ 是一列互不相容的事件,且有 $\bigcup_{i=1}^{n}B_i=\Omega$,设 $P(B_i)>0$,其中设 $i=1,2,\cdots,n$,则有

$$P(B_i|A)=\frac{P(AB_i)}{P(A)}=\frac{P(B_i)P(A|B_i)}{\sum_{i=1}^{n}P(B_i)P(A|B_i)}$$

此公式称为**贝叶斯公式**。它在理论上和实际应用上都具有重要的意义。

例 9.3.6 用甲胎蛋白法普查肝癌,令 $A=\{$被检验者患肝癌$\}$,$B=\{$甲胎蛋白法检查结果为阳性$\}$,则 $\overline{A}=\{$被检验者未患肝癌$\}$,$\overline{B}=\{$甲胎蛋白法检查结果为阴性$\}$。

由过去资料 $P(B|A)=0.95$ (即被检验者患肝癌而利用甲胎蛋白法检查结果为阳性的概率,也称为**真阳性率**), $P(\overline{B}|\overline{A})=0.90$。

又已知某地居民的肝癌发病率 $P(A)=0.0004$,在普查中查出一批甲胎蛋白检查结果为阳性的人,求这批人中患有肝癌的概率 $P(A|B)$。

解 由贝叶斯公式

$$P(A|B)=\frac{P(AB)}{P(B)}=\frac{P(AB)}{P(\Omega B)}=\frac{P(A)P(B|A)}{P(A)P(B|A)+P(\overline{A})P(B|\overline{A})}$$

$$=\frac{0.0004\times0.95}{0.0004\times0.95+(1-0.0004)(1-0.90)}=0.0038$$

由此例可知道,经甲胎蛋白法检查结果为阳性的人群中,其实真正患肝癌的人还是很少的(只占 0.38%),因此,虽然检验法相当可靠($P(B|A)=0.95$),但是被诊断为肝癌的人确实患肝癌的可能性并不大。

例 9.3.7 由于随机干扰,在无线电通讯中发出信号 "·",收到信号 "·","不清","—"的概率分别为 0.7, 0.2, 0.1;发出信号 "—",收到 "·","不清","—"的概率分别为 0.0, 0.1, 0.9。已知在发出

的信号中，"•"和"—"出现的概率分别为 0.6 和 0.4，试分析，当收到信号"不清"时，原发信号为"•"还是"—"的概率哪个大？

解 设 $A=\{$收到信号"不清"$\}$，$B_1=\{$原发信号为"•"$\}$，$B_2=\{$原发信号为"—"$\}$，则由已知，有：

$$A \subset B_1 + B_2, B_1B_2 = \phi, P(B_1)=0.6, P(B_2)=0.4, P(A|B_1)=0.2, P(A|B_2)=0.1$$

因此有

$$P(A) = P(A) = P(B_1)P(A|B_1) + P(B_2)P(A|B_2) = 0.16$$

$$P(B_1|A) = \frac{P(B_1)P(A|B_1)}{P(A)} = \frac{3}{4}$$

$$P(B_2|A) = \frac{P(B_2)P(A|B_2)}{P(A)} = \frac{1}{4}$$

可见，当收到信号"不清"时，原发信号为"•"的可能性大。

9.4 独立性与贝努里概型

9.4.1 独立性概念

1. 两个事件的独立性

定义 9.4.1 对于事件 A,B，若 $P(AB) = P(A)P(B)$ 则称事件 A,B 是相互独立的，简称为独立的。

实质上，在实际问题中，人们常用直觉来判断事件间的"相互独立"性，事实上，例如，分别掷两枚硬币，硬币甲出现正面与否和硬币乙出现正面与否，相互之间没有影响，因而它们是相互独立的，当然有时直觉并不可靠。

例 9.4.1 一个家庭中有男孩，又有女孩，假定生男孩和生女孩是等可能的，令 $A=\{$一个家庭中有男孩，又有女孩$\}$，$B=\{$一个家庭中最多有一个女孩$\}$，对家庭中有两个小孩的情形，讨论 A 和 B 的独立性。

解 有两个小孩的家庭，这时样本空间为：
$\Omega = \{($男、男$),($男、女$),($女、男$),($女、女$)\}$
$A = \{($男、女$),($女、男$)\}$
$B = \{($男、男$),($男、女$),($女、男$)\}$，$AB = \{($男、女$),($女、男$)\}$
于是 $P(A)=1/2$，$P(B)=3/4$，$P(AB)=1/2$；
由此可知，$P(AB)=1/4 \neq P(A)P(B)=3/8$，所以 A 与 B 不独立。

2. 多个事件的独立性

定义 9.4.2 设三个事件 A,B,C 满足

$$P(AB) = P(A)P(B)$$
$$P(AC) = P(A)P(C)$$
$$P(BC) = P(B)P(C)$$

$P(ABC) = P(A)P(B)P(C)$ 则称 A,B,C 相互独立。由三个事件的独立性可知，若 A、B、C 两两相互独立，反之不一定成立。

例 9.4.2 一个均匀的正四面体，其第一面染成红色，第二面染成白色，第三面染成黑色第四面上同时染上红、黑、白三色，以 A,B,C 分别记投一次四面体，出现红、白、黑颜色的事件，则有

$$P(A) = P(B) = P(C) = \frac{2}{4} = \frac{1}{2}$$

$$P(AB) = P(AC) = P(BC) = \frac{1}{4}$$

$$P(ABC) = \frac{1}{4} \neq P(A)P(B)P(C) = \frac{1}{8}$$

故虽然 A,B,C 两两相互独立，但不能推出 $P(ABC) = P(A)P(B)P(C)$，即 A,B,C 不相互独立。

同样地，由 $P(ABC) = P(A)P(B)P(C)$ 不能推出 A,B,C 两两相互独立。

定义 9.4.3 对 n 个事件 $A_1, A_2, \cdots, A_n$，若对于任意的整数 k，有

$$P(A_{i_1} A_{i_2} \cdots A_{i_k}) = P(A_{i_1})P(A_{i_2})\cdots P(A_{i_k})$$

其中 $i_1, i_2, \cdots, i_k$ 是满足不等式 $1 \leq i_1 < i_2 < \cdots < i_k \leq n$ 的任何 k 个自然数。则称 $A_1, A_2, \cdots, A_n$ 相互独立。即 n 个事件相互独立，则必须满足 $2^n - n - 1$ 个等式。

显然 n 个事件相互独立，则它们中的任意 m（$2 \leq m \leq n$）个事件也相互独立。

9.4.2 独立性的性质

定理 9.4.1 若事件 A,B 相互独立，则 $\overline{A}$ 与 B、A 与 $\overline{B}$、$\overline{A}$ 与 $\overline{B}$ 也相互独立。

定理 9.4.2 设 n 个事件 $A_1, A_2, \cdots, A_n$ 相互独立，则它们中的任意 m（$2 \leq m \leq n$）个事件换成其对立事件，则所得 n 个事件也相互独立。特别地，若 $A_1, A_2, \cdots, A_n$ 相互独立，则 $\overline{A_1}, \overline{A_2}, \cdots, \overline{A_n}$ 也相互独立。

另外，对于相互独立事件至少发生一次的概率，我们有，若 $A_1, A_2, \cdots, A_n$ 相互独立，由于 $\overline{A_1 \cup A_2 \cup \cdots \cup A_n} = \overline{A_1} \cap \overline{A_2} \cap \cdots \cap \overline{A_n}$，则

$$P(A_1 \cup A_2 \cup \cdots \cup A_n) = 1 - P(\overline{A_1 \cup A_2 \cup \cdots \cup A_n}) = 1 - P(\overline{A_1} \cdot \overline{A_2} \cdots \overline{A_n})$$

$$= 1 - P(\overline{A_1}) \cdot P(\overline{A_2}) \cdots P(\overline{A_n})$$

这个公式比起独立的场合，要简便的多，简便的多，我们经常用得到。

例 9.4.3 假若每个人的呼吸道中有感冒病毒的概率为 0.002，求在有 1500 人看电影的剧场中有感冒病毒的概率？

解 设 $A_i = \{$第 i 个人带有感冒病毒$\}$（$i = 1, 2, \cdots, 1500$），对于每个人可以假定每个人是否带有感冒病毒是相互独立的，即 $A_1, A_2, \cdots, A_{1500}$ 相互独立，所求的概率为

$$P(A_1 \cup A_2 \cup \cdots \cup A_{1500}) = 1 - P(\overline{A_1} \cdot \overline{A_2} \cdots \overline{A_{1500}}) = 1 - 0.998^{1500} \approx 0.95$$

从这个例子可见，虽然每个带有感冒病毒的可能性很小，但许多聚集在一起时空气中含有感冒病毒的概率可能会很大，这种现象称为小概率事件的效应。卫生常识中，不让婴儿到人多的公共场所去就是这个道理，在实际工作中，这类效应值得充分重视。

9.4.3 贝努里概型

了解了事件的独立性，就可以进一步理解试验的独立性以及贝努利概型，贝努里概型是概率论中研究的最多的模型之一，它是一种重要的数学模型，具有广泛的应用。

1. 贝努里概型

(1) 贝努里试验：若试验 E 只有两个可能的结果：A 及 $\overline{A}$，称这个试验为贝努里试验。

(2) 贝努里概型：每次为试验概率保持不变（即 $P(A) = p, P(\overline{A}) = 1 - p = q$），并且每次试验是相互独立的贝努里试验 E 表示的数学模型为**贝努里概型**。若将试验做了 n 次，则这个试验也称为 n **重贝努里试验**。记

为 E^n。

由此可知,"一次抛掷 n 枚相同的硬币"的试验可以看作是一个 n 重贝努里试验。

2. 贝努里概率公式

在"n 重贝努里试验中事件 A 出现 k 次"这一事件的概率记为

$$P_n(k) = b(k;n,p) = C_n^k p^k q^{n-k} \qquad (k=1,2,\cdots,n)$$

此式即为**贝努里概率公式**也称**二项分布**。

例 9.4.4 在某药厂自称产品的次品率不超过 0.5%,经抽样检查,任抽 200 件产品中就有 5 件次品。试问:0.5%的次品率是否可信?

解 如果该厂产品的次品率为 0.5%,在任取的 200 件产品中任意抽查一件,其结果只有两个:正品或次品,且每次检查结果相互独立。所以可以把此作为 $n=200$,$p=0.005$ 的贝努利试验,故有

$$P_{200}(5) = b(5;200,0.005) = C_{200}^5 0.005^5 0.995^{195} \approx 0.00298$$

可见,这是一个很小的概率事件,但是现在却发生了,由此我们可以推断该厂 0.5% 的次品率不可信。

例 9.4.5 假若金工车间有 10 台同类型的机床,每台机床配备的电功率为 10 千瓦,已知每台机床工作时,平均每小时实际开动 12 分钟,并且开动与否是相互独立的,现因当地电力供紧张,供电部门只提供 50 千瓦的电力给这 10 台机床。问这 10 台机床能够正常工作的概率为多大?

解 50 千瓦电力可用时供给 5 台机床开动,因而 10 台机床中同时开动的台数为不超过 5 台时都可以正常工作,而每台机床只有"开动"与"不开动"的两种情况,且开动的概率可令为 12/60=1/5。不开动的概率为 4/5。设 10 台机床中正在开动着的机床台数为 ξ,则

$$P_{10}(\xi=k) = b(k;10,1/5) = C_{10}^k \left(\frac{1}{5}\right)^k \left(\frac{1}{5}\right)^{10-k} \qquad 0 \leqslant k \leqslant 10$$

于是同时开动着的机床台数不超过 5 台的概率为

$$P_{10}(\xi \leqslant k) = \sum_{k=1}^{5} P(\xi=k) = \sum_{k=1}^{5} b(k;10,1/5) = \sum_{k=1}^{5} C_{10}^k \left(\frac{1}{5}\right)^k \left(\frac{1}{5}\right)^{10-k} \approx 0.994$$

由此可知,这 10 台机床能正常工作的概率为 0.994,也就是说这 10 台机床的工作基本上不受电力供应紧张的影响。

9.5 离散型随机变量

为了更好地揭示随机现象的规律性并利用数学工具描述其规律,引入随机变量来描述随机试验的不同结果。

9.5.1 随机变量及其分类

定义 9.5.1 设随机试验的每一个可能的结果(样本点)ω 唯一地对应一个实数 $X(\omega)$,则称实变量 $X(\omega)$ 为随机变量,通常用希腊字母 ξ,ζ,τ 或大写字母 X,Y,Z 等表示随机变量。

例 9.5.1 一射手对一射击目标连续射击,则他命中目标的次数 X 为随机变量,X 的可能取值为 $0,1,2,\cdots$

例 9.5.2 考察某一地区全年的温度的变化情况,则某一地区的温度 X 为随机变量,X 的可能取值为 $a<X<b$。

例 9.5.3 有些试验结果不具有数量的含义,但可以把它数量化。例如,投掷一枚硬币试验中,我们可以引入变 X 按下列规定取值:

$$X = \begin{cases} 1, & 正面 \\ 0, & 反面 \end{cases}$$

从中可以发现,有了随机变量,至少使随机事件的表达在形式上简洁多了。

另外,根据从随机变量的取值情况来看,随机变量可分为离散型随机变量和连续型随机变量;从随机变量的个数来分,随机变量可分为一维随机变量和多维随机变量。在此主要对于一维随机变量进行学习,它是研究其他类型随机变量的基础。关于多维随机变量我们在此不作分析。

9.5.2 离散型随机变量及分布列

1. 定义

定义 9.5.2 如果随机变量 X 仅可能取有限个或可列无限多个值,则称 X 为**一维(实值)离散型随机变量**,简称**离散型随机变量**。

讨论离散型随机变量主要要搞清楚两个方面:随机变量的所有可能取值;随机变量取这些可能值的概率。

2. 概率函数分布律

设离散型随机变量 X 的可能取值为 a_i $(i=1,2,\cdots\cdots)$,相应的取值 a_i 的概率为

$$p_i = P(X = a_i) \quad (i = 1, 2, \cdots, n, \cdots)$$

且有 $\sum_{i=1}^{\infty} p_i = 1$,则称 $p_i(i=1,2,\cdots,n,\cdots)$ 离散型随机变量 X 的概率函数,称

$$p_i = P(X = a_i) \quad (i = 1, 2, \cdots, n, \cdots)$$

为随机变量 X 的分布列,也称为分布律,简称分布。概率函数也可用下列表格或矩阵的形式来表示,称为随机变量 X 的分布律:

X	a_1	a_2	$\cdots$	a_n	$\cdots$
P_r	p_1	p_2	$\cdots$	p_n	$\cdots$

$$\begin{pmatrix} a_1 & a_2 & \cdots & a_i & \cdots \\ P_1 & P_2 & \cdots & P_i & \cdots \end{pmatrix}$$

例 9.5.4 抛一颗均匀的骰子,用 X 代表出现的点数,则 X 所有可能的取值和相应的概率可列表如下:

X	1	2	3	4	5	6
P_r	1/6	1/6	1/6	1/6	1/6	1/6

或者:

$$\begin{pmatrix} 1 & 2 & 3 & 4 & 5 & 6 \\ 1/6 & 1/6 & 1/6 & 1/6 & 1/6 & 1/6 \end{pmatrix}$$

这些表从概率的角度指出了随机变量在随机试验中取值的分布状况,它刻画了随机试验的统计规律。

例 9.5.5 袋内有 5 个黑球 3 个白球,每次抽取一个不放回,直到取得黑球为止。记 X 为取到白球的数目,Y 为抽取次数,求 X,Y 的概率分布及至少抽取 3 次的概率。

解 (1) 由已经知,有 X 的可能值为:0, 1, 2, 3,且有:

$P(X=0) = 5/8$

$P(X=1) = (3 \times 5)/(8 \times 7) = 15/56$,类似有

$P(X=2) = 5/56$,$P(X=3) = 1/56$;所以 X 的分布为:

X	0	1	2	3
P_r	5/8	15/56	5/56	1/56

(2) 由已经知,有 Y 的可能值为:1, 2, 3, 4,且有

$$P(Y=1) = P(X=0) = 5/8, \quad P(Y=2) = P(X=1) = 15/56$$

类似有：

$P(Y=3) = P(X=2) = 5/56$，$P(Y=4) = P(X=3) = 1/56$；所以 Y 的分布为：

Y	1	2	3	4
P_r	5/8	15/56	5/56	1/56

(3) $P(Y \geqslant 3) = P(Y=3) + P(Y=4) = 6/56$

由此可知，取各种值的概率都可以由它的分布列，通过计算而得到，这种事实常常说成是，分布列全面地描述离散型随机变量。

3. 分布列的性质

由概率的性质可知，任一离散型随机变量 X 的分布列 p_i 都具有下述性质：

非负性：1) $p_i \geqslant 0 \quad i=1,2,\cdots,n,\cdots$

规范性：2) $\sum_{i=1}^{\infty} p_i = 1$。

反过来，任意一个具有以上性质的数列 p_i 都可以看成某一个随机变量的分布列。

9.5.3 几种常用分布

1. 两点分布

如果随机变量 X 的概率函数为：

$$P(X=1) = p, \quad P(X=0) = 1-p = q$$

称 X 服从**两点分布**或 **0—1 分布**或**贝努里分布**。

2. 二项分布

如果随机变量 X 的概率函数为：

$$P(X=k) = C_n^k \cdot p^k \cdot (1-p)^{n-k}, \quad k=0,1,2,\cdots,n$$

称随机变量 X 服从二项分布认为 $X \sim B(n,k)$

大家可以发现二点分布是二项分布在 $n=1$ 的情形。

3. 泊松(Poisson)分布

如果随机变量 X 的概率函数为：

$$P(X=k) = \frac{\lambda^k}{k!} e^{-\lambda}, \quad k=0,1,2,\cdots; \lambda > 0$$

称随机变量 X 服从参数为 λ 的泊松(Poisson)分布，记为 $X \sim P(\lambda)$。

Poisson 分布常用于描述单位时间内或单位空间内某事件发生次数的分布。例如，细菌、红细胞、粉尘等在单位面积或容积内的计数结果；某种少见病的患病人数；某时间段内的候车人数；电话台接到的呼唤次数……。Poisson 分布律又称为**稀疏现象律**。

例 9.5.6 设某国每对夫妇的子女数 X 服从参数为 λ 的泊松分布，且知一对夫妇有不超过 1 个孩子的概率为 $3e^{-2}$，求任选一对夫妇，至少有 3 个孩子的概率。

解 由已知有 $X \sim P(\lambda)$，并且

$$P(X \leqslant 1) = P(X=0) + P(X=1) = 3e^{-2}, \text{ 即 } e^{-\lambda} + \lambda e^{-\lambda} = 3e^{-2},$$

有 $\lambda = 2$；故

$$P\{X \geqslant 3\} = 1 - P\{X=0\} - P\{X=1\} - P\{X=2\} = 1 - e^{-2} - \frac{2^1}{1!}e^{-2} - \frac{2^2}{2!}e^{-2} = 1 - 5e^{-2} \approx 0.323$$

所以至少有 3 个孩子的概率为 0.323。

9.5.4 分布函数的概念

定义 9.5.3 设 X 是样本空间 Ω 的随机变量，x 是任意实数，称函数
$$F(x) = P(X < x) \quad -\infty < x < +\infty$$
是随机变量 X 的**概率分布函数**，简称为**分布函数**或**分布**。

分布函数实质上就是事件 $(X < x)$ 的概率。

分布函数的性质

由概率的性质可知：

(1) 单调性：若 $x_1 < x_2$ 则 $F(x_1) \leqslant F(x_2)$；

(2) 极限性：$\lim\limits_{x \to -\infty} F(x) = F(-\infty) = 0$，$\lim\limits_{x \to +\infty} F(x) = F(+\infty) = 1$；

(3) 左连续性：$F(x-0) = F(x)$。

这是分布函数的三个基本性质，反过来还可以证明，任一个满足这三个性质的函数，一定可以作为某个随机变量的分布函数。因此，满足这三个性质的函数通常都称为分布函数。

分布函数能够全面地描述一般的随机变量的统计规律，因而分布函数这个概念比分布列更重要。不过，对离散型随机变量来说，由于分布列表达比较方便，因而对离散型随机变量还是较多采用分布列。

例 9.5.7 若 X 服从两点分布

X	1	0
P_i	P	q

求 X 的分布函数 $F(x)$。

解 当 $x \leqslant 0$ 时，$F(x) = P(X < x) = 0$

当 $0 \leqslant x \leqslant 1$ 时，$F(x) = P(X < x) = P(\xi = 0) = q$

当 $x > 1$ 时，$F(x) = P(X < x) = P(\xi = 0) + P(\xi = 1) = 1$

于是
$$F(x) = \begin{cases} 0, & x \leqslant 0 \\ q, & 0 \leqslant x \leqslant 1 \\ 1, & x > 1 \end{cases}$$

可以看到，$F(x)$ 是一阶梯状的左连续函数，在 $x = a_k (k = 0,1,2\cdots)$ 处有跳跃，其跃度为 X 在 a_k 处的概率。

9.6 连续型随机变量

9.6.1 连续型随机变量的概念

1. 定义

定义 9.6.1 设 X 是随机变量，$F(x)$ 是它的分布函数，如果存在函数 $p(x)$，使对任意的 x，有
$$F(x) = \int_{-\infty}^{x} p(y) \mathrm{d}y$$
则称 X 为**连续型随机变量**，相应的 $F(x)$ 为**连续型分布函数**，同时称 $p(x)$ 是 $F(x)$ 的**概率密度函数**或称为

密度。

2. 密度函数的性质

由分布函数的性质，可验证任一连续型随机变量的密度函数 $p(x)$ 必具备下列性质：

1) 非负性：$p(x) \geq 0$，$x \in (-\infty, +\infty)$；

2) 规范性：$\int_{-\infty}^{+\infty} p(x) dx = 1$

反过来，任意一个定义在 R 上的函数 $p(x)$，如果具有上述两个性质，即可定义一个分布函数 $F(x)$。密度函数除了具有上述两条特征性质外，还有如下一些重要性质：

3) 如果 $p(x)$ 在 x 连续点处，有 $F'(x) = p(x)$。

4) 对任意 $x_1 < x_2$，有 $P(x_1 \leq \xi < x_2) = F(x_2) - F(x_1) = \int_{x_1}^{x_2} p(x) dx$

例 9.6.1 设随机变量 ξ 的密度函数为 $p(x) = \dfrac{c}{1+x^2}$，$-\infty < x < +\infty$

试求：1) 常数 c；2) ξ 的分布函数；3) $P(0 \leq \xi \leq 1)$。

解 1) 由密度函数的性质可知 $c \geq 0$，$\int_{-\infty}^{+\infty} p(x) dx = 1$ 即 $\int_{-\infty}^{+\infty} \dfrac{c}{1+x^2} dx = 1$，$c = \dfrac{1}{\pi}$ 于是密度函数为 $p(x) = \dfrac{1}{\pi(1+x^2)}$，$-\infty < x < +\infty$。

2) $F(x) = \int_{-\infty}^{x} p(t) dt = \int_{-\infty}^{x} \dfrac{1}{\pi(1+t^2)} dt = \dfrac{1}{\pi} \arctan t \Big|_{-\infty}^{x} = \dfrac{1}{\pi} \arctan x - \dfrac{1}{2}$

3) $P(0 \leq \xi \leq 1) = F(1) - F(0) = \dfrac{1}{\pi} \arctan 1 = \dfrac{1}{4}$

例 9.6.2 设随机变量 ξ 的密度函数为 $p(x) = \begin{cases} 0, & x \leq 0 \\ ce^{-\lambda x}, & x > 0 \end{cases}$ $\lambda > 0$

试求 1) 常数 c；2) 分布函数 $F(x)$；3) $P(\xi \geq 1)$。

解 1) 由密度函数的性质 $c \geq 0$

$$\int_{-\infty}^{+\infty} p(x) dx = 1, \int_{0}^{+\infty} ce^{-\lambda x} dx = 1, c \cdot \dfrac{1}{-\lambda} e^{-\lambda x} \Big|_{0}^{+\infty} = 1 \quad \therefore c = \lambda$$

于是 $p(x) = \begin{cases} \lambda e^{-\lambda x}, & x > 0 \\ 0, & x \leq 0 \end{cases}$

2) 当 $x \leq 0$，$F(x) = \int_{-\infty}^{x} P(t) dt = 0$

当 $x > 0$，$F(x) = \int_{-\infty}^{x} P(t) dt = \int_{-\infty}^{0} 0 dx + \int_{0}^{x} \lambda e^{-\lambda t} dt = 1 - e^{-\lambda x}$

于是 $F(x) = \begin{cases} 0, & x \leq 0 \\ 1 - e^{-\lambda x}, & x > 0 \end{cases}$

3) $P(\xi \geq 1) = 1 - p(\xi < 1) = 1 - F(1) = e^{-\lambda}$

例 9.6.3 设连续型随机变量的分布函数为 $F(x) = \begin{cases} 0, & x \leq a \\ \dfrac{x-a}{b-a}, & a < x \leq b \\ 1, & x > b \end{cases}$，

求它的密度函数 $p(x)$。

解 因为 $F'(x) = p(x)$，所以 $p(x) = \begin{cases} \dfrac{1}{b-a}, & a \leqslant x \leqslant b \\ 0, & \text{其他} \end{cases}$

9.6.2 几种常用分布

1. 均匀分布

设随机变量 X 的密度函数为：

$$p(x) = \begin{cases} \dfrac{1}{b-a}, & x \in [a,b] \\ 0, & x \notin [a,b] \end{cases}$$

则称 X 服从区间 $[a,b]$ 上的均匀分布，记作 $\xi \sim U[a,b]$。

另外，设随机变量 $\xi \sim U[a,b]$，则对任意满足 $[c,d] \subseteq [a,b]$，则有

$$P(c \leqslant \xi \leqslant d) = \int_c^d \frac{1}{b-a} \mathrm{d}x = \frac{d-c}{b-a}$$

这表明，ξ 落在 $[a,b]$ 内任一小区间 $[c,d]$ 上取值的概率与该小区间的长度成正比，而与小区间 $[c,d]$ 在 $[a,b]$ 的位置无关，这就是均匀分布的概率意义。

2. 指数分布

若随机变量 ξ 的密度函数 $p(x)$ 为：

$$p(x) = \begin{cases} \lambda \mathrm{e}^{-\lambda x}, & x > 0 \\ 0, & x \leqslant 0 \end{cases} \quad (\lambda > 0)$$

则称 ξ 服从参数为 λ 的指数分布，记作 $\xi \sim E(\lambda)$。

指数分布是一种应用广泛的连续型分布。我们已经看到，许多"等待时间"是服从这个分布的，一些有关寿命的也可以用指数分布来描述，例如，电话问题中的通话时间可以认为服从指数分布。

例 9.6.4 假定打一次电话所用的时间 ξ（单位：分）服从参数 $\lambda = \dfrac{1}{10}$ 的指数分布，试求在排队打电话的人中，后一个人等待前一个人的时间：(1) 超过 10 分钟；(2) 10 分钟到 20 分钟之间的概率。

解 由题设知 $\xi \sim E\left(\dfrac{1}{10}\right)$，故所求概率为

1) $P(\xi > 10) = \int_{10}^{+\infty} \dfrac{1}{10} \mathrm{e}^{-\frac{x}{10}} \mathrm{d}x = \mathrm{e}^{-1} \approx 0.368$

2) $P(10 \leqslant \xi \leqslant 20) = \int_{10}^{20} \dfrac{1}{10} \mathrm{e}^{-\frac{1}{10}x} \mathrm{d}x = \mathrm{e}^{-1} - \mathrm{e}^{-2} \approx 0.233$

3. 正态分布

若随机变量 ξ 的密度函数为：

$$p(x) = \frac{1}{\sqrt{2\pi}\sigma} \mathrm{e}^{-\frac{(x-\mu)^2}{2\sigma^2}}, \quad -\infty < x < +\infty, \sigma > 0$$

称 ξ 服从参数为 μ, σ^2 的正态分布，记为 $\xi \sim N(\mu, \sigma^2)$。

正态分布是自然界及工程技术中最常见的分布之一，大量的随机现象都是服从或近似服从正态分布的。可以证明，如果一个随机指标受到诸多因素的影响，但其中任何一个因素都不起决定性作用，则该随机

指标一定服从或近似服从正态分布。正态分布的密度曲线呈倒钟形。

当 $\mu=0, \sigma=1$ 时，正态分布 $N(0,1)$ 称为标准正态分布，其密度函数为：

$$\varphi(\chi) = \frac{1}{\sqrt{2\pi}} e^{-\frac{x^2}{2}}, -\infty < x < +\infty$$

分布函数

$$\phi(x) = \int_{-\infty}^{x} \frac{1}{\sqrt{2\pi}} e^{-\frac{t^2}{2}} dt, -\infty < x < +\infty$$

$$\phi(-\infty) = 0, \phi(+\infty) = 1, \phi(0) = \frac{1}{2}, \phi(-x) = 1 - \phi(x)$$

对于 $\phi(\chi)$ 可以查正态分布表。设 $\xi \sim N(0,1)$ 即 $P(x_1 < \xi \le x_2) = \phi(x_2) - \phi(x_1)$。

一般地，设 $\xi \sim N(\mu, \sigma^2)$，则令 $\eta = \frac{\xi - \mu}{\sigma} \sim N(0,1)$。从而，若 $\xi \sim N(\mu, \sigma^2)$，则

$$P(a < \xi < b) = \phi\left(\frac{b-\mu}{\sigma}\right) - \phi\left(\frac{a-\mu}{\sigma}\right)$$

例 9.6.5 设 $\xi \sim N(0,1)$ 求：1) $P(|\xi| \le 1)$；2) $P(|\xi| \le 2)$；3) $P(|\xi| \le 3)$

解 $P(|\xi| \le 1) = P(-1 \le \xi \le 1) = \phi(1) - \phi(-1) = 2\phi(1) - 1 = 0.6826$

$P(|\xi| \le 2) = P(-2 \le \xi \le 2) = \phi(2) - \phi(-2) = 2\phi(2) - 1 = 0.9545$

$P(|\xi| \le 3) = 2\phi(3) - 1 = 0.9973$

例 9.6.6 设 $\xi \sim N(\mu, \sigma^2)$，求 $P(|\xi - \mu| < \sigma), P(|\xi - \mu| < 2\sigma), P(|\xi - \mu| < 3\sigma)$。

解 $P(|\xi - \mu| < \sigma) = P\left(-1 < \frac{\xi - \mu}{\sigma} < 1\right) = 2\phi(1) - 1 = 0.6826$

$P(|\xi - \mu| < 2\sigma) = P\left(-2 < \frac{\xi - \mu}{\sigma} < 2\right) = 2\phi(2) - 1 = 0.9545$

$P(|\xi - \mu| < 3\sigma) = P\left(-3 < \frac{\xi - \mu}{\sigma} < 3\right) = 2\phi(3) - 1 = 0.9973$

一般地

$$P(|\xi - \mu| < k\sigma) = P\left(-k < \frac{\xi - \mu}{\sigma} < k\right) = 2\phi(k) - 1$$

这个概率与 σ 无关。

9.7 随机变量的数字特征

我们知道，离散型随机变量的分布列全面地描述了这个随机变量的统计规律，但在许多实际问题中，只需知道随机变量的某些特征，因而不需要求出它的分布函数如：检验棉花的质量时，既要注意纤维的平均长度，又要注意纤维长度与平均长度的偏离程度，平均长度越长、偏离程度越小，质量就越好。因此与随机变量有关的某些数值，虽不能完整地描述随机变量，但能清晰地描述随机变量在某些方面的重要特征，这些数字特征在理论和实践上都具有重要意义。

9.7.1 数学期望的定义及性质

9.7.1.1 数学期望的概念

引例 某班有 20 名学生,他们的英语考试成绩(5 级记分) 1 分的 1 人; 2 分的 4 人; 3 分的 7 人; 4 分的 6 人; 5 分的 2 人。则该班的平均成绩为:

$$\frac{1}{20} \times (1 \times 1 + 2 \times 4 + 3 \times 7 + 4 \times 6 + 5 \times 12)$$

$$= 1 \times \frac{1}{20} + 2 \times \frac{4}{20} + 3 \times \frac{7}{20} + 4 \times \frac{6}{20} + 5 \times \frac{2}{20} = 3.2$$

可见平均成绩是以频率为权的加权平均。另外注意到频率与概率的关系,我们给出一般的平均值(即数学期望)的定义。

9.7.1.2 数学期望的定义

1. 离散型数学期望的定义

定义 9.7.1 设离散型随机变量 X 的概率分布为: $P\{X = x_n\} = P_n$ $n=1,2,\cdots$,如果级数 $\sum_n x_n p_n$ 绝对收敛,则称该级数为 X 的数学期望,记作 EX,即 $EX = \sum_n x_n p_n$。如果级数 $\sum_n x_n p_n$ 不是绝对收敛,即级数 $\sum_n |x_n| p_n$ 发散,称 X 为数学期望不存在。

注意 EX 是 X 的各可能值的加权平均,因此 EX 也被称为"均值"。

2. 连续型随机变量的数学期望

定义 9.7.2 设连续型随机变量 X 的概率密度为 $f(x)$,如果积分 $\int_{-\infty}^{+\infty} xf(x)\mathrm{d}x$ 绝对收敛,则称该积分为 X 的数学期望,记作 EX,即 $EX = \int_{-\infty}^{+\infty} xf(x)\mathrm{d}x$。

例 9.7.1 一批产品中有一、二、三等品及废品 4 种,相应比例分别为 60%、20%、10% 及 10%,若各等级产品的产值分别为 6 元、4.8 元、4 元及 0 元,求产品的平均产值。

解 $EX = 4 \times 0.1 + 4.8 \times 0.2 + 6 \times 0.6 = 4.96 (\text{元})$

例 9.7.2 已知 $X \sim f(x)$, $EX = \frac{7}{12}$,并且 $f(x) = \begin{cases} ax+b & 0 \leq x \leq 1 \\ 0 & \text{其他} \end{cases}$,求 a 与 b 值,并求分布函数 $F(x)$。

解 $\int_{-\infty}^{+\infty} f(x)\mathrm{d}x = \int_0^1 (ax+b)\mathrm{d}x = \frac{a}{2} + b = 1$

$EX = \int_{-\infty}^{+\infty} xf(x)\mathrm{d}x = \int_0^1 (ax^2 + bx)\mathrm{d}x = \frac{a}{3} + \frac{b}{2} = \frac{7}{12}$ 故 $a=1$, $b = \frac{1}{2}$。

当 $0 \leq x < 1$ 时,$F(x) = \int_{-\infty}^x f(t)\mathrm{d}t = \int_0^x \left(t + \frac{1}{2}\right)\mathrm{d}t = \frac{x^2}{2} + \frac{x}{2}$

因此,$F(x) = \begin{cases} 0 & x < 0 \\ \frac{1}{2}(x^2+x) & 0 \leq x < 1 \\ 1 & x \geq 1 \end{cases}$

9.7.1.3 几种常用分布的期望

1. 离散型随机变量

(1) 两点分布:设 X 的分布列为 $P(X=1) = p, P(X=0) = q = 1-p$,则 $EX = p$;

(2) 二次分布：设 $X \sim B(n,k)$，则 $EX = np$；
(3) Poisson 分布：设 $X \sim P(\lambda)$，则 $EX = \lambda$；

2. 连续型随机变量

(1) 均匀分布：设 $X \sim U[a,b]$，则 $EX = \dfrac{a+b}{2}$

这个结果是显然的。因为 X 在 $[a,b]$ 上均匀分布，它取值的平均值当然应该在 $[a,b]$ 的中间，也就是 $\dfrac{a+b}{2}$。

(2) 指数分布：设 $X \sim E(\lambda)$，则 $EX = \dfrac{1}{\lambda}$

这个结果表明指数分布的数学期望恰等于其参数 λ 的倒数。

(3) 正态分布：设 $X \sim N(\mu, \sigma^2)$，则 $E\xi = \mu$。

事实上，这表明正态分布的数学期望恰等于其第一个参数 μ。

9.7.1.4 数学期望的性质

设 k, l 与 c 都是常数，则：
(1) $Ec = c$；
(2) $E(kX + c) = kEX + c$；
(3) $E(kX + lY) = kEX + lEY$，一般地，有 $E\left(\sum_{i=1}^{n} k_i X_i\right) = \sum_{i=1}^{n} k_i EX_i$；
(4) 若 X 与 Y 相互独立，则 $E(XY) = EX \cdot EY$，一般地，若 $X_1, X_2, \cdots, X_n$ 为 n 个相互独立的随机变量，则 $E(X_1 \cdot X_2 \cdots X_n) = EX_1 \cdot EX_2 \cdots EX_n$。

例 9.7.3 设随机变量 X 服从参数为 1 的指数分布，试求 $E(X + 3e^{-2X})$。

解 由已知，有 $EX = 1$，则

$$E(X + 3e^{-2X}) = E(X) + 3E(e^{-2X}) = 1 + 3\int_0^{+\infty} e^{-2x} \cdot e^{-x} dx$$

$$= 1 + 3\int_0^{+\infty} e^{-3x} dx = 1 - e^{-3x}\Big|_0^{+\infty} = 1 + 1 = 2$$

例 9.7.4 设掷两颗骰子，用 X, Y 分别表示第一、第二颗骰子出现的点数，求两颗骰子出现点数之和的数学期望。

解 令 X, Y 分别表示第一、第二颗骰子出现的点数。则 X 与 Y 同分布，分布列为：$P(X = k) = P(Y = k) = \dfrac{1}{6}$，$k = 1,2,3,4,5,6$，所以

$$EX = EY = (1 + 2 + 3 + 4 + 5 + 6) \cdot \dfrac{1}{6} = \dfrac{21}{6} = \dfrac{7}{2}$$

从而 $E(X + Y) = EX + EY = 7$。

9.7.2 方差的定义及性质

1. 方差的定义

定义 9.7.3 设 X 是随机变量，期望 EX 存在，并且 $E(X - EX)^2$ 也存在，称 $E(X - EX)^2$ 为 X 的方差，记作 DX 或 $VarX$，即 $DX = VarX = E(X - EX)^2$。称 $\sqrt{DX}$ 为 X 的标准差，记作 σ_x。

(1) 对离散型随机变量 X，若 $P\{X = x_n\} = P_n$，$n = 1, 2, \cdots$，则 $DX = \sum_n (x_n - EX)^2 p_n$。

(2) 连续型随机变量 X，若概率密度为 $f(x)$，则 $DX = \int_{-\infty}^{+\infty} (x - EX)^2 f(x) dx$。

注意：方差是反映随机变量 X 对均值的偏离程度的数字特征。

2. 几种常用分布的方差

(1) 离散型随机变量

1) 两点分布：设 X 的分布列为 $P(X=1) = p, P(X=0) = q = 1-p$，则 $DX = pq$；

2) 二次分布：设 $X \sim B(n,k)$，则 $DX = npq$；

3) Poisson 分布：设 $X \sim P(\lambda)$，则 $DX = \lambda$；

(2) 连续型随机变量

1) 均匀分布：设 $X \sim U[a,b]$，则 $DX = \dfrac{(b-a)^2}{12}$；

2) 指数分布：设 $X \sim E(\lambda)$，则 $DX = \dfrac{1}{\lambda^2}$；

3) 正态分布：设 $X \sim N(\mu, \sigma^2)$，则 $E\xi = \sigma^2$。

3. 数学期望的性质

设 k, l 与 c 都是常数，则

1) $Dc = 0$；

2) $D(kX + c) = k^2 DX$；

3) 若 X 与 Y 相互独立，则 $D(X+Y) = DX + DY$；

4) 方差的计算公式 $DX = EX^2 + (EX)^2$。

例 9.7.5 试证：若随机变量 X 的 EX、DX 均存在，则

$$E\left(\frac{X - E(X)}{\sqrt{D(X)}}\right) = 0, \quad D\left(\frac{X - E(X)}{\sqrt{D(X)}}\right) = 1$$

证明 由期望与方差的性质，有

$$E\left(\frac{X - E(X)}{\sqrt{D(X)}}\right) = \frac{1}{\sqrt{D(X)}} E(X - E(X)) = \frac{1}{\sqrt{D(X)}}[E(X) - E(X)] = 0$$

$$D\left(\frac{X - E(X)}{\sqrt{D(X)}}\right) = \frac{1}{D(X)} D(X - E(X)) = \frac{1}{D(X)}[DX - D(EX)]$$

$$= \frac{1}{D(X)} D(X) = 1$$

结论成立。

例 9.7.6 设掷两颗骰子，用 X, Y 分别表示第一、第二颗子出现的点数，求两颗骰子出现点数之差的方差。

解 令 X, Y 分别表示第一、第二颗骰子出现的点数。则 X 与 Y 同分布，分布列为：

$P(X=k) = P(Y=k) = \dfrac{1}{6}$，$k = 1, 2, 3, 4, 5, 6$，且由例 4，有 $EX = EY = \dfrac{7}{2}$，则

$$EX^2 = EY = (1^2 + 2^2 + 3^2 + 4^2 + 5^2 + 6^2) \cdot \frac{1}{6} = \frac{44}{3}$$

$$DX = EX^2 - (EX)^2 = EY = \frac{44}{3} - \left(\frac{7}{2}\right)^2 = \frac{29}{12}$$

故 $D(X-Y) = 2 \times \frac{29}{12} = \frac{29}{6}$。

习 题 九

1. 在计算机系的学生中任选一个学生,以 A 表示"被选学生为男生"的事件,B 为"该生来自少数民族"的事件,C 为"该生是学生干部"的事件:
   (1) 说明 $AB\bar{C}$ 的意义; (2) 什么条件下成立 $ABC = C$?
   (3) 何时成立 $C \subset B$? (4) 什么时候 $\bar{A} = B$ 是正确的?

2. 向指定目标射 3 枪,以 A_i 表示第 i 枪击中目标 $(i=1,2,3)$,用 A_i 表示以下事件。
   (1) 击中第一枪; (2) 击中一枪; (3) 三枪都未中; (4) 至少击中一枪。

3. 下列等式是否成立?若不成立,写出正确的结果。
   (1) $A \cup B = (A\bar{B}) \cup B$; (2) $A = (AB) \cup (A\bar{B})$; (3) $A - B = A\bar{B}$;
   (4) $(AB) \cap (A\bar{B}) = \phi$; (5) $(A-B) \cup B = A$; (6) $(A \cup B) - B = A$。

4. $AB = \phi$,$P(A) = 0.6$,$P(A+B) = 0.8$,求 B 的逆事件的概率。

5. 生日问题:设某班有 50 个学生,问至少有两个人的生日在同一天的概率有多大?

6. 箱中装有 10 件产品,其中 1 件是次品。在 9 件合格品中有 6 件一等品,3 件二等品。现从箱中任取 3 件,试求:(1) 3 件产品都是一等品的概率;(2) 3 件产品中有一件一等品,两件二等品的概率;(3) 3 件产品至少有两件一等品的概率。

7. 某市有甲、乙、丙三种报纸,订每种报纸的人数分别占全体市民人数的 30%,其中有 10% 的人同时订甲、乙两种报纸.没有人同时订甲乙或乙丙报纸.求从该市任选一人,他至少订有一种报纸的概率。

8. 盒中装有 5 个产品,其中 3 个一等品,2 个二等品,从中不放回地取产品,每次 1 个,求:
   (1) 取两次,两次都取得一等品的概率;(2) 取两次,第二次取得一等品的概率;(3) 取三次,第三次才取得一等品的概率;(4) 取两次,已知第二次取得一等品,求:第一次取得的是二等品的概率。

9. 设每个人的血清中含肝炎病毒的概率为 0.4%,求来自不同地区的 100 个人的血清混合液中含有肝炎病毒的概率。

10. 用四个整流二极管组成如下图所示的系统,设系统各元件能正常工作是相互独立的,每个整流二极管的可靠度(即能保持正常工作的概率)为 0.4,试求该系统的可靠度。

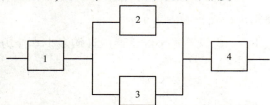

11. 市场上某种商品由三个厂家同时供货,其供应量为:甲厂家是乙厂家的 2 倍,乙、丙两个厂家相等,且各厂产品的次品率为 2%,2%,4%,(1) 求市场上该种商品的次品率;(2) 若从市场上的商品中随机抽取一件,发现是次品,求它是甲厂生产的概率?

12. 三个元件串联的电路中,每个元件发生断电的概率依次为 0.3,0.4,0.6,且各元件是否断电相互独立,求电路断电的概率是多少?

13. 某厂需从外地购买 12 只集成电路.已知该型号集成电路的不合格率为 0.1,问至少需要购买几只才能以 99%的把握保证其中合格的集成电路不少于 12 只?

14. 已知随机变量 X 的概率分布为:$p_k = P\{X=k\} = ak$ ($k=1,2,3,4,5$),求常数 a。

15. 设有一批产品 20 件,其中有 3 件次品,从中任意抽取 2 件,如果用 X 表示取得的次品数,求随机变量 X 的分布律及事件"至少抽得一件次品"的概率。

16. 已知 X 的分布律为

X	-1	0	1	2
p_k	$\frac{1}{2}$	$\frac{1}{3}$	$\frac{1}{12}$	$\frac{1}{12}$

求 X 的分布函数,并画出它的图形。

17. 已知连续型随机变量 X 的分布函数为 $F(x)=\begin{cases} 0 & x<0 \\ Ax^2 & 0\leq x<1 \\ 1 & 1\leq x \end{cases}$,(1) $A=?$ (2) 求 $P(0.3<x<0.7)$;(3) 求 X 的概率密度函数。

18. 设 $X \sim N(\mu,\sigma^2)$,且有 $P(X\leq -1.6)=0.036$,$P(X\leq 5.9)=0.758$,求 μ 及 σ。

19. 某地抽样结果表明,考生的外语成绩(百分制)近似服从正态分布,平均成绩为 72 分,96 分以上的占考生总数的 2.3%,试求考生的外语成绩在 60 分至 80 分之间的概率。

20. 设随机变量 X 的概率密度为 $f(x)=\begin{cases} 1+x & -1<x<0 \\ 1-x & 0\leq x<1 \end{cases}$,(1) 求 DX;(2) 求 DX^2。

21. 设随机变量 $X \sim P(\lambda)$,已知 $E[(X-1)(X-2)]=1$,求 λ。

22. 设某经销商正与某出版社联系订购下一年的挂历,根据多年的经验,经销商得出需求量分别为 150 本、160 本、170 本、180 本的概率分别为 0.1, 0.4, 0.3, 0.2,各种订购方案的获利 X_i ($i=1,2,3,4$) (百元)是随机变量,经计算各种订购方案在不同需求情况下的获利如下表所示:

订购方案 \ 需求数量	需求 150 本 (概率 0.1)	需求 160 本 (概率 0.4)	需求 170 本 (概率 0.3)	需求 10 本 (概率 0.2)
订购 150 本获利 X_1	45	45	45	45
订购 160 本获利 X_2	42	48	48	48
订购 170 本获利 X_3	39	45	51	51
订购 180 本获利 X_4	36	42	48	54

(1) 经销商应订购多少本挂历可使期望利润最大?

(2) 在期望利润相等的情况下,考虑风险最小经销商应订购多少本挂历。

第 10 章

线性代数基础

线性代数是代数学的一个分支，主要处理线性关系问题，其广泛存在于科学技术的各个领域。线性关系即指数学对象之间的关系是以一次形式来表达的。例如，在解析几何里，平面上直线的方程是二元一次方程；空间平面的方程是三元一次方程.一次方程叫线性方程，一次方程组叫线性方程组，讨论线性方程的代数叫线性代数。

在线性代数中最重要的内容是行列式和矩阵，行列式是研究线性代数的重要工具，矩阵是研究线性代数的主要工具。线性代数是学习医学统计、生物信息学、模糊数学、最优化理论、数学建模等课程不可缺少的工具。

本章的主要内容有：行列式的概念及其性质与运用；矩阵的概念、运算及相关应用；线性方程组以及矩阵的特征值和特征向量等理论和方法。

10.1 行 列 式

行列式在数学中，是由解线性方程组求解产生的一种算式。行列式的提出可以追溯到十七世纪，最初的雏形由日本数学家关孝和(约 1642—1708 年)与德国数学家、微积分奠基人之一莱布尼茨各自独立得出，时间大致相同。关孝和在 1683 年写了一部名为解伏题之法的著作，意思是"解行列式问题的方法"，书中对行列式的概念和它的展开已经有了清楚的叙述。大约一个半世纪以后，行列式逐步发展成线性代数的一个独立的理论分支。1750 年，瑞士数学家克莱姆在他的论文中提出了利用行列式求解线性方程组的著名法则——克莱姆法则。

行列式是研究线性代数方程组、矩阵及向量的线性相关性的一种重要工具。

10.1.1 行列式的概念

行列式起初来源于线性方程组，在此就从中学求解线性方程组的过程引入二阶行列式的定义。

一次方程又叫线性方程，一次方程组又叫线性方程组。因此，二元一次方程组又叫二元线性方程组，它的一般形式为

$$\begin{cases} a_{11}x_1 + a_{12}x_2 = b_1 \\ a_{21}x_1 + a_{22}x_2 = b_2 \end{cases} \tag{10.1.1}$$

其中 x_1, x_2 为待求的未知数。

将线性方程组(10.1.1)的第一个方程乘以 a_{22} 减去第二个方程乘以 a_{12}，消去未知数 x_2，可得

$$(a_{11}a_{22} - a_{12}a_{21})x_1 = b_1 a_{22} - a_{12} b_2$$

类似的消去未知数 x_1，又得

$$(a_{11}a_{22} - a_{12}a_{21})x_2 = b_2 a_{11} - a_{21} b_1$$

当 $(a_{11}a_{22} - a_{12}a_{21}) \neq 0$ 时，该二元线性方程组(10.1.1)有唯一解，记为

$$\begin{cases} x_1 = \dfrac{b_1 a_{22} - a_{12} b_2}{a_{11} a_{22} - a_{12} a_{21}} \\ x_2 = \dfrac{b_2 a_{11} - a_{21} b_1}{a_{11} a_{22} - a_{12} b_{21}} \end{cases} \quad (10.1.2)$$

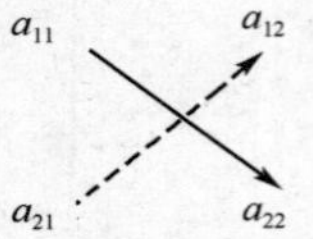

在(10.1.2)中，分母都是二元一次方程组(10.1.1)中未知数的系数，把未知数的系数依照它们在方程组中原来的位置排列起来。

从 $a_{11}a_{22} - a_{12}a_{21}$ 容易看出，这四个数排成一个正方形，而就是这个正方形中用实线表示的对角线(称为主对角线)上的两个数的乘积减去用虚线表示的对角线(称为副对角线)上的两个数的乘积之差(如图 10-1 所示)。

图 10-1

为了便于记忆，将(10.1.2)中的表达式 $a_{11}a_{22} - a_{12}a_{21}$ 记为

$$D = \begin{vmatrix} a_{11} & a_{12} \\ a_{21} & a_{22} \end{vmatrix}$$

类似地分别将(10.1.2)中的另外两个表达式 $b_1 a_{22} - a_{12} b_2$ 与 $b_2 a_{11} - a_{21} b_1$ 记为

$$D_1 = \begin{vmatrix} b_1 & a_{12} \\ b_2 & a_{22} \end{vmatrix}, \quad D_2 = \begin{vmatrix} a_{11} & b_1 \\ a_{21} & b_2 \end{vmatrix}$$

于是，当 $D = a_{11}a_{22} - a_{12}a_{21} \neq 0$ 时，二元线性方程组(10.1.1)的唯一解可以简洁的写成

$$x_1 = \frac{D_1}{D}, \quad x_2 = \frac{D_2}{D} \quad (10.1.3)$$

此结论可推广三元及以上的线性方程组各情况。

定义 10.1.1 设有 4 个元素，排成 2 行 2 列的元素表

$$\begin{vmatrix} a_{11} & a_{12} \\ a_{21} & a_{22} \end{vmatrix}$$

称为**二阶行列式**(second order determinant)。

定义 10.1.1 中的 a_{11}、a_{12}、a_{21}、a_{22} 称为行列式中的**元素**，横排叫做**行**，竖排叫做**列**。若二阶行列式中的元素都是数，从引例可知，二阶行列式就表示一个数。

说明：可以把 $|a|$ (注意：这不是绝对值！) 叫**一阶行列式**，而且规定：

$$|a| = a$$

同二阶行列式类似，我们把

$$\begin{vmatrix} a_{11} & a_{12} & a_{13} \\ a_{21} & a_{22} & a_{23} \\ a_{31} & a_{32} & A_{33} \end{vmatrix}$$

叫做**三阶行列式**。三阶行列式有三行三列。

定义 10.1.2 有 n^2 个数，排成 n 行 n 列的数表

$$\begin{vmatrix} a_{11} & a_{12} & \cdots & a_{1n} \\ a_{21} & a_{22} & \cdots & a_{2n} \\ a_{n1} & a_{n2} & \cdots & a_{nn} \end{vmatrix}$$

称作 n **阶行列式**，简记为 $D_n = |a_{ij}|$。

行列式中的元素用小写英文字母表示，下标的两个数字表示该元素所在的行与列，分别叫做行标和列标。行列式中位于第 i 行第 j 列的元素记为 a_{ij}，比如，a_{32} 是指位于第三行第二列的元素。

行列式中的左上角元素 a_{11} 到右下角元素 a_{nn} 的对角线称为行列式的**主对角线**；右上角到左下角的对角线称为**副对角线**。

若 n 阶行列式中的元素都是数，n 阶行列式也表示一个数，下面讨论如何求出这个数。

10.1.2 行列式的计算

1. 二阶行列式用对角线法则计算

二阶行列式等于主对角线上两元素的乘积减去副对角线上两元素的乘积，即

$$\begin{vmatrix} a_{11} & a_{12} \\ a_{21} & a_{22} \end{vmatrix} = a_{11}a_{22} - a_{12}a_{21}$$

例 10.1.1 解方程组 $\begin{cases} 2x_1 + 3x_2 = 8 \\ x_1 - 2x_2 = -3 \end{cases}$。

解 $D = \begin{vmatrix} 2 & 3 \\ 1 & -2 \end{vmatrix} = 2 \times (-2) - 3 \times 1 = -7$

$D_1 = \begin{vmatrix} 8 & 3 \\ -3 & -2 \end{vmatrix} = 8 \times (-2) - 3 \times (-3) = -7$, $D_2 = \begin{vmatrix} 2 & 8 \\ 1 & -3 \end{vmatrix} = 2 \times (-3) - 8 \times 1 = -14$

因 $D \neq 0$，故题设方程组有唯一解：

$$x_1 = \frac{D_1}{D} = \frac{-7}{-7} = 1, \quad x_2 = \frac{D_2}{D} = \frac{-14}{-7} = 2$$

2. 三阶行列式用对角线法则计算

三阶行列式的计算有如下公式：

$$\begin{vmatrix} a_{11} & a_{12} & a_{13} \\ a_{21} & a_{22} & a_{23} \\ a_{31} & a_{32} & a_{33} \end{vmatrix} = a_{11}a_{22}a_{33} + a_{12}a_{23}a_{31} + a_{13}a_{21}a_{32} - a_{13}a_{22}a_{31} - a_{12}a_{21}a_{33} - a_{11}a_{23}a_{32}$$

三阶行列式的计算公式可以用图 10-2 的方法记忆，如图所示，其中各实线(主对角线方向)连接的三个元素的乘积是计算公式右边代数和中的正项，各虚线(副对角线方向)连接的三个元素的乘积是计算公式右边代数和中的负项。

例 10.1.2 计算下列三阶行列式

$$\begin{vmatrix} 1 & 1 & -4 \\ -2 & 2 & 1 \\ -3 & 4 & -2 \end{vmatrix}$$

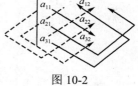

图 10-2

解 $\begin{vmatrix} 1 & 1 & -4 \\ -2 & 2 & 1 \\ -3 & 4 & -2 \end{vmatrix} = 1 \times 2 \times (-2) + 1 \times 1 \times (-3) + (-2) \times 4 \times (-4) - (-4) \times 2 \times (-3) - 1 \times (-2) \times (-2) - 1 \times 1 \times 4$

$= (-4) + (-3) + 32 - 24 - 4 - 4 = -7$

3. n 阶行列式的计算

四阶或四阶以上的行列式将不能用对角线法来计算，为了解决四阶及以上的行列式的计算问题，本文先引入余子式和代数余子式的概念。

根据上述三阶行列式对角线计算法则，其是由 9 个元素组成的，

$$\begin{vmatrix} a_{11} & a_{12} & a_{13} \\ a_{21} & a_{22} & a_{23} \\ a_{31} & a_{32} & a_{33} \end{vmatrix} = a_{11}a_{22}a_{33} + a_{12}a_{23}a_{31} + a_{13}a_{21}a_{32} - a_{13}a_{22}a_{31} - a_{12}a_{21}a_{33} - a_{11}a_{23}a_{32}$$

再根据二阶行列的计算，由于

$$a_{11}\begin{vmatrix}a_{22}&a_{23}\\a_{32}&a_{33}\end{vmatrix}-a_{12}\begin{vmatrix}a_{21}&a_{23}\\a_{32}&a_{33}\end{vmatrix}+a_{13}\begin{vmatrix}a_{21}&a_{23}\\a_{31}&a_{33}\end{vmatrix}=a_{11}a_{22}a_{33}+a_{12}a_{23}a_{31}+a_{13}a_{21}a_{32}-a_{13}a_{22}a_{31}-a_{12}a_{21}a_{33}-a_{11}a_{23}a_{32}$$

故

$$\begin{vmatrix}a_{11}&a_{12}&a_{13}\\a_{21}&a_{22}&a_{23}\\a_{31}&a_{32}&a_{33}\end{vmatrix}=a_{11}\begin{vmatrix}a_{22}&a_{23}\\a_{32}&a_{33}\end{vmatrix}-a_{12}\begin{vmatrix}a_{21}&a_{23}\\a_{32}&a_{33}\end{vmatrix}+a_{13}\begin{vmatrix}a_{21}&a_{23}\\a_{31}&a_{33}\end{vmatrix}$$

上式称为**三阶行列式按第一行的展开式**。

考察上述展开式的结构：上式右端的每一项都是原行列式第一行的元素 a_{1j} 与一个二阶行列式的乘积，这个二阶行列式是在原三阶行列式中删去第 1 行和第 j 行所剩下的 4 个元素保持原来相对位置不变而组成的。

定义 10.1.3 在 n 阶行列式

$$D_n=\begin{vmatrix}a_{11}&a_{12}&\cdots&a_{1n}\\a_{21}&a_{22}&\cdots&a_{2n}\\\vdots&\vdots&&\vdots\\a_{n1}&a_{n2}&\cdots&a_{nn}\end{vmatrix}$$

中，把元素 a_{ij} 所在的第 i 行和第 j 列划去后，剩下的 $(n-1)^2$ 个元素保持原来相对位置不变而组成的 $n-1$ 阶行列式叫做元素 a_{ij} 的**余子式**，记为 M_{ij}，即

$$M_{ij}=\begin{vmatrix}a_{11}&\cdots&a_{1j-1}&a_{1j+1}&\cdots&a_{1n}\\\vdots&&\vdots&\vdots&&\vdots\\a_{i-11}&\cdots&a_{i-1j-1}&a_{i-1j+1}&\cdots&a_{i-1n}\\a_{i+11}&\cdots&a_{i+1j-1}&a_{i+1j+1}&&a_{i+1n}\\\vdots&&\vdots&\vdots&&\vdots\\a_{n1}&\cdots&a_{nj-1}&a_{nj+1}&\cdots&a_{nn}\end{vmatrix}$$

此外，记 $A_{ij}=(-1)^{i+j}M_{ij}$，A_{ij} 叫做元素 a_{ij} 的**代数余子式**。

例如，三阶行列式中元素 a_{12} 的余子式和代数余子式分别为

$$M_{12}=\begin{vmatrix}a_{21}&a_{23}\\a_{32}&a_{33}\end{vmatrix},\quad A_{12}=(-1)^{1+2}M_{12}=-\begin{vmatrix}a_{21}&a_{23}\\a_{32}&a_{33}\end{vmatrix}$$

例 10.1.3 试求 $D=\begin{vmatrix}-1&0&1&2\\5&6&1&3\\2&1&2&2\\3&7&-1&1\end{vmatrix}$ 中元素 6 的余子式以及代数余子式。

解 首先，去掉元素 6 所在的行、列

$$D=\begin{vmatrix}-1&\cancel{0}&1&2\\\cancel{5}&\cancel{6}&\cancel{1}&\cancel{3}\\2&\cancel{1}&2&2\\3&\cancel{7}&-1&1\end{vmatrix}$$

得到元素 6 的余子式为

$$M_{22}=\begin{vmatrix}-1&1&2\\2&2&2\\3&-1&1\end{vmatrix}$$

而元素 6 的余子式为

$$A_{22} = (-1)^{2+2} M_{22} = \begin{vmatrix} -1 & 1 & 2 \\ 2 & 2 & 2 \\ 3 & -1 & 1 \end{vmatrix}$$

定理 10.1.1 n 阶行列式

$$D_n = \begin{vmatrix} a_{11} & a_{12} & \cdots & a_{1n} \\ a_{21} & a_{22} & \cdots & a_{2n} \\ \vdots & \vdots & & \vdots \\ a_{n1} & a_{n2} & \cdots & a_{nn} \end{vmatrix}$$

等于它的任一行的各元素与其对应的代数余子式乘积之和，即

$$D_n = a_{i1}A_{i1} + a_{i2}A_{i2} + \cdots + a_{in}A_{in} \quad (i=1,2,\ldots,n) \tag{10.1.4}$$

或等于它的任一列的各元素与其对应的代数余子式乘积之和，即

$$D_n = a_{1j}A_{1j} + a_{2j}A_{2j} + \cdots + a_{nj}A_{nj} \quad (j=1,2,\ldots,n) \tag{10.1.5}$$

特别地，一阶行列式 $|a_{11}| = a_{11}$。

例 10.1.4 二阶行列式 $\begin{vmatrix} a_{11} & a_{12} \\ a_{21} & a_{22} \end{vmatrix}$ 中各元素的代数余子式分别为：

a_{11} 的代数余子式 $A_{11} = (-1)^{1+1} M_{11} = |a_{22}| = a_{22}$

a_{12} 的代数余子式 $A_{12} = (-1)^{1+2} M_{12} = -|a_{21}| = -a_{21}$

a_{21} 的代数余子式 $A_{21} = (-1)^{2+1} M_{21} = -|a_{12}| = -a_{12}$

a_{22} 的代数余子式 $A_{22} = (-1)^{2+2} M_{22} = |a_{11}| = a_{11}$

例 10.1.5 按第一行和第三列展开行列式 $D = \begin{vmatrix} 1 & 0 & -2 \\ 1 & 0 & 3 \\ -2 & 3 & 1 \end{vmatrix}$。

解 按第一行展开得

$$D = 1 \times (-1)^{1+1} \begin{vmatrix} 0 & 3 \\ 3 & 1 \end{vmatrix} + 0 \times (-1)^{1+2} \begin{vmatrix} 1 & 3 \\ -2 & 1 \end{vmatrix} + (-2) \times (-1)^{1+3} \begin{vmatrix} 1 & 0 \\ -2 & 3 \end{vmatrix}$$
$$= -9 + 0 - 6 = -15$$

按第三列展开得

$$D = (-2) \times (-1)^{1+3} \begin{vmatrix} 1 & 0 \\ -2 & 3 \end{vmatrix} + 3 \times (-1)^{2+3} \begin{vmatrix} 1 & 0 \\ -2 & 3 \end{vmatrix} + 1 \times (-1)^{3+3} \begin{vmatrix} 1 & 0 \\ 1 & 0 \end{vmatrix}$$
$$= -6 - 9 + 0 = -15$$

值得注意的是，例 10.1.5 按第一行展开和按第三列展开结果恰好相当，只是巧合。前面提到，三阶以上的行列式没有可以直接计算的公式。在行列式计算中，将把该行列式根据上述定理 10.1.1 按照某一行(列)展开来计算，其意义主要体现在可以将高阶行列式转化为低阶行列式来计算。在此过程中，若发现在某一行(列)中只有一个非零元素或非零元素较多时，应该首先考虑按该行(列)展开计算。

例 10.1.6 计算 4 阶行列式 $D = \begin{vmatrix} 0 & 1 & -1 & 3 \\ 4 & 3 & -2 & -2 \\ 0 & 2 & 0 & 0 \\ 0 & 5 & 1 & 6 \end{vmatrix}$ 的值。

解 注意到这个行列式第 3 行有较多的零，可以依照定理 10.1.1，按第 3 行展开，然后再进行化简。

$$D = 2\times(-1)^{3+2}\begin{vmatrix} 4 & -1 & 3 \\ 4 & -2 & -2 \\ 0 & 1 & 6 \end{vmatrix} = 2\times\begin{vmatrix} 0 & -1 & 3 \\ 4 & -2 & -2 \\ 0 & 1 & 6 \end{vmatrix}$$

上面的三阶行列式可以按第 2 行再次展开，得到

$$D = 2\times 4\times(-1)^{2+1}\times\begin{vmatrix} -1 & 3 \\ 1 & 6 \end{vmatrix} = 2\times 4\times(-1)\times(-6-3) = 72$$

定理 10.1.1 称为行列式按行(列)展开法则。大多数情况下，直接使用它计算行列式是比较繁琐的，如果结合行列式的性质再利用该法则，则可以大大简化行列式的计算，接下来我们研究行列式的性质。

10.1.3 行列式的性质

下面不加证明介绍行列式的若干性质。

性质 1 行列式与其转置行列式相等。

所谓一个行列式的**转置行列式**，就是指将行列式 D 各行分别换成同序号的列而得到的行列式，记为 D^T，即

$$D = \begin{vmatrix} a_{11} & a_{12} & \cdots & a_{1n} \\ a_{21} & a_{22} & \cdots & a_{2n} \\ \vdots & \vdots & \cdots & \vdots \\ a_{n1} & a_{n2} & \cdots & a_{nn} \end{vmatrix}$$

的转置行列式为

$$D^T = \begin{vmatrix} a_{11} & a_{21} & \cdots & a_{n1} \\ a_{12} & a_{22} & \cdots & a_{n2} \\ \vdots & \vdots & \cdots & \vdots \\ a_{1n} & a_{2n} & \cdots & a_{nn} \end{vmatrix}$$

行列式的转置可以看作行列式以主对角线为对称轴作对称变换。D 中位于第 i 行第 j 列的元素 a_{ij}，在 D^T 中则位于第 j 行第 i 列；D 与 D^T 中同位于第 i 行第 j 列的元素，D 中是 a_{ij}，而 D^T 中则是 a_{ji}。

性质 1 说明在行列式中，行和列的地位是对等的，因此行列式凡是对行成立的性质，对列也同样成立。为了叙述简洁，以下各性质的叙述中仅提及行。

性质 2 交换行列式的任意两行，行列式只改变正负号。

例如，可以验证下式成立：

$$\begin{vmatrix} a_{11} & a_{12} & a_{13} \\ a_{21} & a_{22} & a_{23} \\ a_{31} & a_{32} & a_{33} \end{vmatrix} = -\begin{vmatrix} a_{21} & a_{22} & a_{23} \\ a_{11} & a_{12} & a_{13} \\ a_{31} & a_{32} & a_{33} \end{vmatrix}$$

推论 如果行列式有两行元素完全相同，则该行列式为零。

性质 3 行列式的某一行所有的元素都乘以同一数 k，等于用数 k 乘以此行列式。即

$$\begin{vmatrix} a_{11} & a_{12} & \cdots & a_{1n} \\ \vdots & \vdots & \cdots & \vdots \\ ka_{i1} & ka_{i2} & \cdots & ka_{in} \\ \vdots & \vdots & \cdots & \vdots \\ a_{n1} & a_{n2} & \cdots & a_{nn} \end{vmatrix} = k\begin{vmatrix} a_{11} & a_{12} & \cdots & a_{1n} \\ \vdots & \vdots & \cdots & \vdots \\ a_{i1} & a_{i2} & \cdots & a_{in} \\ \vdots & \vdots & \cdots & \vdots \\ a_{n1} & a_{n2} & \cdots & a_{nn} \end{vmatrix}$$

推论 1 行列式的某一行所有元素的公因子可以提到行列式符号的外面。

上述推论说明，单行的公因子可以提出行列式，得到简化行列式的目的。

例 10.1.7 设 $D_1 = \begin{vmatrix} a_{11} & a_{12} & \cdots & a_{1n} \\ a_{21} & a_{22} & \cdots & a_{2n} \\ \vdots & \vdots & & \vdots \\ a_{n1} & a_{n2} & \cdots & a_{nn} \end{vmatrix} = 3$，试计算行列式

$$D_2 = \begin{vmatrix} 2a_{11} & 2a_{12} & \cdots & 2a_{1n} \\ 2a_{21} & 2a_{22} & \cdots & 2a_{2n} \\ \vdots & \vdots & & \vdots \\ 2a_{n1} & 2a_{n2} & \cdots & 2a_{nn} \end{vmatrix}$$

解 注意到此行列式为 n 阶行列式，根据推论1，得

$$D_2 = 2^n \begin{vmatrix} a_{11} & a_{12} & \cdots & a_{1n} \\ a_{21} & a_{22} & \cdots & a_{2n} \\ \vdots & \vdots & & \vdots \\ a_{n1} & a_{n2} & \cdots & a_{nn} \end{vmatrix} = 2^n \times 3$$

推论2 行列式中某行各元素全为 0，则行列式的值为 0。

推论3 行列式中某两行成比例，则行列式的值为 0。

比例系数作为改行的公因子提出，剩下的行列式有两行元素完全相同，根据推论2，可知该行列式的值为 0。

例 10.1.8 计算行列式 $D = \begin{vmatrix} 1 & 2 & 3 & 4 \\ 2 & 4 & 6 & 8 \\ 1 & 3 & 5 & 7 \\ 3 & 6 & 8 & 5 \end{vmatrix}$。

解 注意到此行列式第一行与第二行成比例，根据上述推论3，可知该行列式值为 0。

性质4 若行列式的某行的各元素是两项之和，则这个行列式可拆开成两个行列式的和，即

$$\begin{vmatrix} a_{11} & a_{12} & \cdots & a_{1n} \\ \vdots & \vdots & & \vdots \\ b_{i1}+c_{i1} & b_{i2}+c_{i2} & \cdots & b_{in}+c_{in} \\ \vdots & \vdots & & \vdots \\ a_{n1} & a_{n2} & \cdots & a_{nn} \end{vmatrix} = \begin{vmatrix} a_{11} & a_{12} & \cdots & a_{1n} \\ \vdots & \vdots & & \vdots \\ b_{i1} & b_{i2} & \cdots & b_{in} \\ \vdots & \vdots & & \vdots \\ a_{n1} & a_{n2} & \cdots & a_{nn} \end{vmatrix} + \begin{vmatrix} a_{11} & a_{12} & \cdots & a_{1n} \\ \vdots & \vdots & & \vdots \\ c_{i1} & c_{i2} & \cdots & c_{in} \\ \vdots & \vdots & & \vdots \\ a_{n1} & a_{n2} & \cdots & a_{nn} \end{vmatrix}$$

例 10.1.9 利用性质4计算行列式 $D = \begin{vmatrix} 1 & 2 & 3 \\ 4 & 5 & 6 \\ 1 & 1 & 1 \end{vmatrix}$。

解 $D = \begin{vmatrix} 1 & 2 & 3 \\ 4 & 5 & 6 \\ 1 & 1 & 1 \end{vmatrix} = \begin{vmatrix} 1 & 2 & 3 \\ 3+1 & 3+2 & 3+3 \\ 1 & 1 & 1 \end{vmatrix} = \begin{vmatrix} 1 & 2 & 3 \\ 3 & 3 & 3 \\ 1 & 1 & 1 \end{vmatrix} + \begin{vmatrix} 1 & 2 & 3 \\ 1 & 2 & 3 \\ 1 & 1 & 1 \end{vmatrix} = 0$

性质5 将行列式的某一行所有元素都乘以同一个数 k 后，加到另一行的对应元素上去，行列式的值不变。

上述行列式的五个性质及其推论，对于四阶或四阶以上行列式的计算有着重要的作用，读者需要熟悉并学会运用这些性质。

例 10.1.10 计算行列式 $\begin{vmatrix} 1 & 1 & 1 & 1 \\ -1 & 1 & -2 & 1 \\ 1 & 1 & 0 & 1 \\ 1 & 0 & 1 & -1 \end{vmatrix}$ 的值。

解 由性质 5，将第 3 行乘以 (−1) 加到第 1 行上，即

$$\begin{vmatrix} 1 & 1 & 1 & 1 \\ -1 & 1 & -2 & 1 \\ 1 & 1 & 0 & 1 \\ 1 & 0 & 1 & -1 \end{vmatrix} \xrightarrow{(-1)r_3+r_1} \begin{vmatrix} 0 & 0 & 1 & 0 \\ -1 & 1 & -2 & 1 \\ 1 & 1 & 0 & 1 \\ 1 & 0 & 1 & -1 \end{vmatrix}$$

根据定理 10.1.1，有

$$\begin{vmatrix} 0 & 0 & 1 & 0 \\ -1 & 1 & -2 & 1 \\ 1 & 1 & 0 & 1 \\ 1 & 0 & 1 & -1 \end{vmatrix} = 1 \times (-1)^{1+5} \begin{vmatrix} -1 & 1 & 1 \\ 1 & 1 & 1 \\ 1 & 0 & -1 \end{vmatrix} = \begin{vmatrix} -1 & 1 & 1 \\ 1 & 1 & 1 \\ 1 & 0 & -1 \end{vmatrix}$$

再将第 2 列乘以 (−1) 加到第 3 列上，得

$$\begin{vmatrix} -1 & 1 & 1 \\ 1 & 1 & 1 \\ 1 & 0 & -1 \end{vmatrix} \xrightarrow{(-1)c_2+c_3} \begin{vmatrix} -1 & 1 & 0 \\ 1 & 1 & 0 \\ 1 & 0 & -1 \end{vmatrix} = (-1) \times (-1)^{3+3} \begin{vmatrix} -1 & 1 \\ 1 & 1 \end{vmatrix} = 2$$

例 10.1.11 计算行列式

$$D = \begin{vmatrix} a & b & c & d \\ a & a+b & a+b+c & a+b+c+d \\ a & 2a+b & 3a+2b+c & 4a+3b+2c+d \\ a & 3a+b & 6a+3b+c & 10a+6b+3c+d \end{vmatrix}$$

解 从第 4 行开始，后行减去前行，有

$$D = \begin{vmatrix} a & b & c & d \\ 0 & a & a+b & a+b+c \\ 0 & a & 2a+b & 3a+2b+c \\ 0 & a & 3a+b & 6a+3b+c \end{vmatrix} = a \begin{vmatrix} a & a+b & a+b+c \\ a & 2a+b & 3a+2b+c \\ a & 3a+b & 6a+3b+c \end{vmatrix}$$

$$= a \begin{vmatrix} a & a+b & a+b+c \\ 0 & a & 2a+b \\ 0 & a & 3a+b \end{vmatrix} = a^2 \begin{vmatrix} a & 2a+b \\ a & 3a+b \end{vmatrix} = a^4$$

计算行列式时，常常会利用行列式的性质，把行列式化成某种特殊的形式，下面介绍这种特殊形式。在行列式

$$\begin{vmatrix} a_{11} & a_{12} & \cdots & a_{1n} \\ a_{21} & a_{22} & \cdots & a_{2n} \\ \vdots & \vdots & & \vdots \\ a_{n1} & a_{n2} & \cdots & a_{nn} \end{vmatrix}$$

中，若主对角线以下的元素均为 0，则称这样的行列式为**上三角行列式**；若在主对角线以上的元素均为 0，则称这样的行列式为**下三角行列式**。

由定理 10.1.1，可以得到如下重要结论。

定理 10.1.2 上三角行列式等于主对角线上各元素的乘积，即

$$\begin{vmatrix} a_{11} & a_{12} & \cdots & a_{1n} \\ 0 & a_{22} & \cdots & a_{2n} \\ \vdots & \vdots & & \vdots \\ 0 & 0 & \cdots & a_{nn} \end{vmatrix} = a_{11}a_{22}\cdots a_{nn}$$

根据性质 1，下三角行列式亦等于主对角线上各元素的乘积，即

$$\begin{vmatrix} a_{11} & 0 & \cdots & 0 \\ a_{21} & a_{22} & \cdots & 0 \\ \vdots & \vdots & & \vdots \\ a_{n1} & a_{n2} & \cdots & a_{nn} \end{vmatrix} = a_{11}a_{22}\cdots a_{nn}$$

例 10.1.12 计算 n 阶行列式的值：

$$D = \begin{vmatrix} x & y & 0 & 0 & \cdots & 0 & 0 \\ 0 & x & y & 0 & \cdots & 0 & 0 \\ 0 & 0 & x & y & \cdots & 0 & 0 \\ \vdots & \vdots & \vdots & \vdots & & \vdots & \vdots \\ 0 & 0 & 0 & 0 & \cdots & x & y \\ y & 0 & 0 & 0 & \cdots & 0 & x \end{vmatrix}$$

解 特点是大部分元素为 0，按第一列展开得

$$D = x \times (-1)^{1+1} \begin{vmatrix} x & y & 0 & \cdots & 0 \\ 0 & x & y & \cdots & 0 \\ 0 & 0 & x & \cdots & 0 \\ \vdots & \vdots & \vdots & & \vdots \\ 0 & 0 & 0 & 0 & x \end{vmatrix}_{n-1} + y \times (-1)^{n+1} \begin{vmatrix} y & 0 & 0 & \cdots & 0 \\ x & y & 0 & \cdots & 0 \\ 0 & x & y & \cdots & 0 \\ \vdots & \vdots & \vdots & & \vdots \\ 0 & 0 & 0 & \cdots & y \end{vmatrix}_{n-1}$$

$$= x \times x^{n-1} + y \times (-1)^{n+1} \times y^{n-1} = x^n + (-1)^{n+1} y^n$$

由定理 10.1.1，还可以得到如下结论。

定理 10.1.3 n 阶行列式 $D_n = |a_{ij}|$ 的某一行(列)的各元素与另一行(列)元素的代数余子式乘积之和为 0，即

$$a_{i1}A_{s1} + a_{i2}A_{s2} + \cdots + a_{in}A_{sn} = 0 \quad (j \neq t)$$

或

$$a_{1j}A_{1t} + a_{2j}A_{2t} + \cdots + a_{nj}A_{nt} = 0 \quad (j \neq t)$$

例 10.1.13 计算 4 阶行列式 $D = \begin{vmatrix} 3 & 1 & -1 & 2 \\ -5 & 1 & 3 & -4 \\ 2 & 0 & 1 & -1 \\ 1 & -5 & 3 & -3 \end{vmatrix}$。

解

$$D \xrightarrow{c_1 \leftrightarrow c_2} - \begin{vmatrix} 1 & 3 & -1 & 2 \\ 1 & -5 & 3 & -4 \\ 0 & 2 & 1 & -1 \\ -5 & 1 & 3 & -3 \end{vmatrix} \xrightarrow[r_4 + 5r_1]{r_2 - r_1} - \begin{vmatrix} 1 & 3 & -1 & 2 \\ 0 & -8 & 4 & -6 \\ 0 & 2 & 1 & -1 \\ 0 & 16 & -2 & 7 \end{vmatrix} \xrightarrow{r_2 \leftrightarrow r_3} \begin{vmatrix} 1 & 3 & -1 & 2 \\ 0 & 2 & 1 & -1 \\ 0 & -8 & 4 & -6 \\ 0 & 16 & -2 & 7 \end{vmatrix} \xrightarrow[r_4 - 8r_2]{r_3 + 4r_2} \begin{vmatrix} 1 & 3 & -1 & 2 \\ 0 & 2 & 1 & -1 \\ 0 & 0 & 8 & -10 \\ 0 & 0 & -10 & 15 \end{vmatrix}$$

$$\xrightarrow{r_4 + \frac{5}{4}r_3} \begin{vmatrix} 1 & 3 & -1 & 2 \\ 0 & 2 & 1 & -1 \\ 0 & 0 & 8 & -10 \\ 0 & 0 & 0 & \frac{5}{2} \end{vmatrix} = 40$$

例 10.1.14 计算 n 阶行列式

$$D = \begin{vmatrix} x & a & a & \cdots & a & a \\ a & x & a & \cdots & a & a \\ a & a & x & \cdots & a & a \\ \vdots & \vdots & \vdots & & \vdots & \vdots \\ a & a & a & \cdots & a & x \end{vmatrix}$$

解 本行列式的特点为:每一列所有元素之和都是 $x+(n-1)a$。将第 $2,3,\cdots,n$ 各行加到第 1 行得

$$D = \begin{vmatrix} x+(n-1)a & x+(n-1)a & x+(n-1)a & \cdots & x+(n-1)a & x+(n-1)a \\ a & x & a & \cdots & a & a \\ a & a & x & \cdots & a & a \\ \vdots & \vdots & \vdots & & \vdots & \vdots \\ a & a & a & \cdots & a & x \end{vmatrix}$$

从第 1 行提出公因式 $x+(n-1)a$ 得

$$D = (x+(n-1)a)\begin{vmatrix} 1 & 1 & 1 & \cdots & 1 & 1 \\ a & x & a & \cdots & a & a \\ a & a & x & \cdots & a & a \\ \vdots & \vdots & \vdots & & \vdots & \vdots \\ a & a & a & \cdots & a & x \end{vmatrix}$$

第 1 行乘以 $-a$ 分别加到第 $2,3,\cdots,n$ 各行,再使用定理 10.2 即得

$$D = (x+(n-1)a)\begin{vmatrix} 1 & 1 & 1 & \cdots & 1 & 1 \\ 0 & x-a & 0 & \cdots & 0 & 0 \\ 0 & 0 & x-a & \cdots & 0 & 0 \\ \vdots & \vdots & \vdots & & \vdots & \vdots \\ 0 & 0 & 0 & \cdots & 0 & x-a \end{vmatrix} = (x+(n-1)a) \times (x-a)^{n-1}$$

例 10.1.15 计算 $D = \begin{vmatrix} 2 & 1 & 0 & 0 & 0 \\ 1 & 2 & 1 & 0 & 0 \\ 0 & 1 & 2 & 1 & 0 \\ 0 & 0 & 1 & 2 & 1 \\ 0 & 0 & 0 & 1 & 2 \end{vmatrix}$。

解 1 直接利用性质计算

$$D = \begin{vmatrix} 2 & 1 & 0 & 0 & 0 \\ 0 & \frac{3}{2} & 1 & 0 & 0 \\ 0 & 1 & 2 & 1 & 0 \\ 0 & 0 & 1 & 2 & 1 \\ 0 & 0 & 0 & 1 & 2 \end{vmatrix} = \begin{vmatrix} 2 & 1 & 0 & 0 & 0 \\ 0 & \frac{3}{2} & 1 & 0 & 0 \\ 0 & 0 & \frac{4}{3} & 1 & 0 \\ 0 & 0 & 1 & 2 & 1 \\ 0 & 0 & 0 & 1 & 2 \end{vmatrix} = \cdots = \begin{vmatrix} 2 & 1 & 0 & 0 & 0 \\ 0 & \frac{3}{2} & 1 & 0 & 0 \\ 0 & 0 & \frac{4}{3} & 1 & 0 \\ 0 & 0 & 0 & \frac{5}{4} & 1 \\ 0 & 0 & 0 & 0 & \frac{6}{5} \end{vmatrix} = 6$$

解 2 记原行列式为 D_5,可以先按第一行展开得 $D_5 = 2D_4 - D_3$,即 $D_5 - D_4 = D_4 - D_3$。递推得

$$D_5 - D_4 = D_4 - D_3 = D_3 - D_2 = D_2 - D_1 = 3 - 2 = 1$$

故
$$D_5 = D_4 + 1 = D_3 + 2 = D_2 + 3 = D_1 + 4 = 6$$

例 10.1.16 计算 n 阶行列式

$$D_n = \begin{vmatrix} 5 & 3 & 0 & \cdots & 0 & 0 \\ 2 & 5 & 3 & \cdots & 0 & 0 \\ 0 & 2 & 5 & \cdots & 0 & 0 \\ \vdots & \vdots & \vdots & & \vdots & \vdots \\ 0 & 0 & 0 & \cdots & 5 & 3 \\ 0 & 0 & 0 & \cdots & 2 & 5 \end{vmatrix}$$

解 按第一行展开得

$$D_n = 5D_{n-1} - 3\begin{vmatrix} 2 & 3 & 0 & \cdots & 0 & 0 \\ 0 & 5 & 3 & \cdots & 0 & 0 \\ 0 & 2 & 5 & \cdots & 0 & 0 \\ \vdots & \vdots & \vdots & & \vdots & \vdots \\ 0 & 0 & 0 & \cdots & 5 & 3 \\ 0 & 0 & 0 & \cdots & 2 & 5 \end{vmatrix}_{n-1}$$

再按第一列展开得，即得到递推公式：

$$D_n = 5D_{n-1} - 6D_{n-2}$$

变形为 $D_n - 2D_{n-1} = 3(D_{n-1} - 2D_{n-2})$，可得 $D_n - 2D_{n-1} = 3^{n-2}(D_2 - 2D_1)$；

再变形为 $D_n - 3D_{n-1} = 2(D_{n-1} - 3D_{n-2})$，可得 $D_n - 3D_{n-1} = 2^{n-2}(D_2 - 3D_1)$。

而 $D_1 = 5$, $D_2 = \begin{vmatrix} 5 & 3 \\ 2 & 5 \end{vmatrix} = 19$，于是得方程组：

$$\begin{cases} D_n - 2D_{n-1} = 3^n \\ D_n - 3D_{n-1} = 2^n \end{cases}$$

解之得 $D_n = 3^{n+1} - 2^{n+1}$。

10.1.4 克莱姆(Cramer)法则

我们回到先前线性方程组的讨论。如同前面二阶行列式讨论那样，n 阶行列式也可以应用于 n 元线性方程组。

含有 n 个未知数 $x_1, x_2, \cdots x_n$ 的 n 个线性方程组成的方程组

$$\begin{cases} a_{11}x_1 + a_{12}x_2 + \cdots a_{1n}x_n = b_1 \\ a_{21}x_1 + a_{32}x_2 + \cdots a_{3n}x_n = b_2 \\ \cdots\cdots\cdots \\ a_{n1}x_1 + a_{n2}x_2 + \cdots a_{nn}x_n = b_n \end{cases} \quad (10.1.6)$$

则行列式

$$D = \begin{vmatrix} a_{11} & a_{12} & \cdots & a_{1n} \\ a_{21} & a_{22} & \cdots & a_{2n} \\ \vdots & \vdots & & \vdots \\ a_{n1} & a_{n2} & \cdots & a_{nn} \end{vmatrix}$$

称为线性方程组的**系数行列式**。

定理 10.1.4(Cramer 法则) 如果线性方程组(10.5)的系数行列式不等于零,即

$$\begin{vmatrix} a_{11} & a_{12} & \cdots & a_{1n} \\ a_{21} & a_{22} & \cdots & a_{2n} \\ \vdots & \vdots & & \vdots \\ a_{n1} & a_{n2} & \cdots & a_{nn} \end{vmatrix} \neq 0$$

则方程组(10.5)有且仅有一组解

$$x_1 = \frac{D_1}{D}, x_2 = \frac{D_2}{D}, \cdots, x_n = \frac{D_n}{D} \tag{10.1.7}$$

其中 $D_j(j=1,2,\cdots,n)$ 是把系数行列式 D 中的第 j 列的元素用方程组右端的常数代替后所得到的 n 阶行列式

$$D_j = \begin{vmatrix} a_{11} & \cdots & a_{1,j-1} & b_1 & a_{1,j+1} & \cdots & a_{1n} \\ a_{21} & \cdots & a_{2,j-1} & b_2 & a_{2,j+1} & \cdots & a_{2n} \\ \vdots & \vdots & \vdots & \vdots & \vdots & & \vdots \\ a_{n1} & \cdots & a_{n,j-1} & b_n & a_{n,j+1} & \cdots & a_{nn} \end{vmatrix}$$

例 10.1.17 解线性方程组

$$\begin{cases} 2x_1 + x_2 - 5x_3 + x_4 = 8 \\ x_1 - 3x_2 \quad\quad - 6x_4 = 9 \\ \quad\quad 2x_2 - x_3 + 2x_4 = -5 \\ x_1 + 4x_2 - 7x_3 + 6x_4 = 0 \end{cases}$$

解 因为该方程组的系数行列式

$$D = \begin{vmatrix} 2 & 1 & -5 & 1 \\ 1 & -3 & 0 & -6 \\ 0 & 2 & -1 & 2 \\ 1 & 4 & -7 & 6 \end{vmatrix} = 27 \neq 0$$

所以该方程组有唯一解,又因为

$$D_1 = \begin{vmatrix} 8 & 1 & -5 & 1 \\ 9 & -3 & 0 & -6 \\ -5 & 2 & -1 & 2 \\ 0 & 4 & -7 & 6 \end{vmatrix} = 81, \quad D_2 = \begin{vmatrix} 2 & 8 & -5 & 1 \\ 1 & 9 & 0 & -6 \\ 0 & -5 & -1 & 2 \\ 1 & 0 & -7 & 6 \end{vmatrix} = -108$$

$$D_3 = \begin{vmatrix} 2 & 1 & 8 & 1 \\ 1 & -3 & 9 & -6 \\ 0 & 2 & -5 & 2 \\ 1 & 4 & 0 & 6 \end{vmatrix} = -27, \quad D_4 = \begin{vmatrix} 2 & 1 & -5 & 8 \\ 1 & -3 & 0 & 9 \\ 0 & 2 & -1 & -5 \\ 1 & 4 & -7 & 0 \end{vmatrix} = 27$$

由克莱姆法则可知方程组的唯一解为:$x_1 = 3, x_2 = -4, x_3 = -1, x_4 = 1$。

例 10.1.18 试问 λ 为何值时,线性方程组

$$\begin{cases} x_1 + x_2 + x_3 = 1 \\ x_1 + 2x_2 + x_3 = 2 \\ x_1 + x_2 + \lambda x_3 = \lambda \end{cases}$$

有唯一解?

解 因为该方程组的系数行列式

$$D = \begin{vmatrix} 1 & 1 & 1 \\ 1 & 2 & 1 \\ 1 & 1 & \lambda \end{vmatrix} = \begin{vmatrix} 1 & 1 & 1 \\ 0 & 1 & 0 \\ 0 & 0 & \lambda-1 \end{vmatrix} = \lambda - 1$$

由定理 10.3 知当 $D \neq 0$ 时，方程组有唯一解，即 $\lambda \neq 1$ 时，原方程组有唯一解。

线性方程组(10.5)右端的常数项 $b_1, b_2, \cdots, b_n$ 不全为零时，线性方程组(10.5)叫做**非齐次线性方程组**。

当 $b_1, b_2, \cdots, b_n$ 全为零时，即

$$\begin{cases} a_{11}x_1 + a_{12}x_2 + \cdots a_{1n}x_n = 0 \\ a_{21}x_1 + a_{22}x_2 + \cdots a_{2n}x_n = 0 \\ \cdots \cdots \\ a_{n1}x_1 + a_{n2}x_2 + \cdots a_{nn}x_n = 0 \end{cases} \tag{10.1.8}$$

时，线性方程组(10.7)叫做**齐次线性方程组**。此时有 Cramer 法则的推论。

推论 如果线性方程组(10.7)的系数行列式不等于零，即

$$D = \begin{vmatrix} a_{11} & a_{12} & \cdots & a_{1n} \\ a_{21} & a_{22} & \cdots & a_{2n} \\ \vdots & \vdots & & \vdots \\ a_{n1} & a_{n2} & \cdots & a_{nn} \end{vmatrix} \neq 0$$

则方程组(10.1.8)有非零解。

换言之，若线性方程组(10.7)有非零解，则必有 $D = 0$。

例 10.1.19 试问 λ 为何值时，线性方程组

$$\begin{cases} x_1 - x_2 + x_3 = 0 \\ -x_1 + 2x_2 - 3x_3 = 0 \\ 2x_1 + \lambda x_2 + 2x_3 = 0 \end{cases}$$

仅有零解。

解 由定理 10.1.3 的推论可知，这个方程组的系数行列式必定为零，再利用行列式的性质计算得

$$D = \begin{vmatrix} 1 & -1 & 1 \\ -1 & 2 & -3 \\ 2 & \lambda & 2 \end{vmatrix} = \begin{vmatrix} 1 & -1 & 1 \\ 0 & 1 & -2 \\ 0 & \lambda+2 & \lambda \end{vmatrix} = \begin{vmatrix} 1 & -1 & 1 \\ 0 & 1 & -2 \\ 0 & 0 & 2(\lambda+2) \end{vmatrix} = 2(\lambda+2)$$

从而 $2(\lambda+2) = 0$，故 $\lambda = -2$。

10.2 矩 阵

矩阵实质上就是一张长方形数表。无论是在日常生活中还是在科学研究中，矩阵都是一种十分常见的数学现象，诸如学校里的课表、成绩统计表等。矩阵是线性代数中的一个重要概念，它不仅是讨论线性方程组的主要工具，而且在线性代数的其他方面也起着不可替代的作用。

10.2.1 矩阵的概念与定义

已知行列式来源于线性方程组，可否从解线性方程组引入矩阵的概念？回顾初等数学中解线性方程组的消元法，对三元线性方程组

$$\begin{cases} x_1 - x_2 = 2 & (10.2.1) \\ 2x_1 + x_2 + 2x_3 = 1 & (10.2.2) \\ -x_1 + 2x_2 + x_3 = -2 & (10.2.3) \end{cases}$$

可以采用如下步骤来求解：对(10.2.1)式乘以(-2)加到(10.2.2)式，而(10.2.1)式加到(10.2.3)式，得到

$$\begin{cases} x_1 - x_2 = 2 & (10.2.1) \\ 3x_2 + 2x_3 = -3 & (10.2.4) \\ x_2 + x_3 = 0 & (10.2.5) \end{cases}$$

把(10.2.4)式与(10.2.5)式交换位置

$$\begin{cases} x_1 - x_2 = 2 & (10.2.1) \\ x_2 + x_3 = 0 & (10.2.5) \\ 3x_2 + 2x_3 = -3 & (10.2.4) \end{cases}$$

把(10.2.5)式加到(10.2.1)式，(10.2.5)式乘以(-3)加到(10.2.4)式，得到

$$\begin{cases} x_1 + x_3 = 2 & (10.2.6) \\ x_2 + x_3 = 0 & (10.2.5) \\ -x_3 = -3 & (10.2.7) \end{cases}$$

再把(10.2.7)式乘以(-1)得到

$$\begin{cases} x_1 + x_3 = 2 & (10.2.6) \\ x_2 + x_3 = 0 & (10.2.5) \\ x_3 = 3 & (10.2.8) \end{cases}$$

(10.2.8)式乘以(-1)分别加到(10.2.5)式、(10.2.6)式，就得到方程组的解

$$\begin{cases} x_1 = -1 \\ x_2 = -3 \\ x_3 = 3 \end{cases}$$

显然，在上述消元过程中，变换的仅仅是方程的系数和常数项，我们完全可以将上述变换简化成如下形式：

$$\begin{bmatrix} 1 & -1 & 0 & 2 \\ 2 & 1 & 2 & 1 \\ -1 & 2 & 1 & -2 \end{bmatrix} \to \begin{bmatrix} 1 & -1 & 0 & 2 \\ 0 & 3 & 2 & -3 \\ 0 & 1 & 1 & 0 \end{bmatrix} \to \begin{bmatrix} 1 & -1 & 0 & 2 \\ 0 & 1 & 1 & 0 \\ 0 & 3 & 2 & -3 \end{bmatrix} \to \begin{bmatrix} 1 & 0 & 1 & 2 \\ 0 & 1 & 1 & 0 \\ 0 & 0 & -1 & -3 \end{bmatrix} \to \begin{bmatrix} 1 & 0 & 1 & 2 \\ 0 & 1 & 1 & 0 \\ 0 & 0 & 1 & 3 \end{bmatrix} \to \begin{bmatrix} 1 & 0 & 0 & -1 \\ 0 & 1 & 0 & -3 \\ 0 & 0 & 1 & 3 \end{bmatrix}$$

(10.2.9)

最后一个括弧中第四列的数据依次给出了方程组中待求未知数的值，即方程组的解。

现在引入矩阵的概念。

定义 10.2.1 由 $m \times n$ 个元素排列成如下 m 行和 n 列的一个矩形表：

$$A = \begin{bmatrix} a_{11} & a_{12} & \cdots & a_{1n} \\ a_{21} & a_{22} & \cdots & a_{2n} \\ \vdots & \vdots & & \vdots \\ a_{m1} & a_{m2} & \cdots & a_{mn} \end{bmatrix}$$

称 A 为 m 行 n 列矩阵，或 $m \times n$ 矩阵。简记为 $A = (a_{ij})_{m \times n}$，其中 a_{ij} 为 A 中第 i 行第 j 列上的元素。

通常，用大写字母 $A, B, \cdots$ 代表矩阵。

应特别注意：矩阵与行列式是不同的，矩阵的行列数可以不相等，但行列式行列数必须相等；矩阵是一个元素表，行列式是一个数。

下面列出常用的特殊形式的矩阵：

1. 行矩阵

定义 10.2.1 中，当 $m = 1$ 时，

$$A = \begin{bmatrix} a_{11} & a_{12} & \cdots & a_{1n} \end{bmatrix}$$

称为**行矩阵**或**行向量**。

2. 列矩阵

定义 10.2.1 中，当 $n = 1$ 时，

$$A = \begin{bmatrix} a_{11} \\ a_{21} \\ \vdots \\ a_{m1} \end{bmatrix}$$

称为**列矩阵**或**列向量**。

3. 零矩阵

所有元素都为零的矩阵称为**零矩阵**，记为 $0_{m \times n}$，简记为 0。

4. 负矩阵

设矩阵 $A = (a_{ij})$，记 $-A = (-a_{ij})$，A 称为矩阵 A 的负矩阵。

5. 方阵

n 行和 n 列的矩阵 $A_{n \times n}$

$$\begin{bmatrix} a_{11} & a_{12} & \cdots & a_{1n} \\ a_{21} & a_{22} & \cdots & a_{2n} \\ \vdots & \vdots & & \vdots \\ a_{n1} & a_{n2} & \cdots & a_{nn} \end{bmatrix}$$

称为 **n 阶方阵**，简记为 A_n。

方阵的左上角元素 a_{11} 到右下角元素 a_{nn} 的对角线称为方阵的**主对角线**；右上角到左下角的对角线称为方阵的**副对角线**。

6. 上三角形矩阵

主对角线之下的元素全为零的方阵，称为**上三角形矩阵**，即

$$\begin{bmatrix} a_{11} & a_{12} & \cdots & a_{1n} \\ 0 & a_{22} & \cdots & a_{2n} \\ \vdots & \vdots & & \vdots \\ 0 & 0 & \cdots & a_{nn} \end{bmatrix}$$

7. 下三角形矩阵

对角线之上的元素全为零的方阵，称为**下三角形矩阵**，即

$$\begin{bmatrix} a_{11} & 0 & \cdots & 0 \\ a_{21} & a_{22} & \cdots & 0 \\ \vdots & \vdots & & \vdots \\ a_{n1} & a_{n2} & \cdots & a_{nn} \end{bmatrix}$$

8. 对角矩阵

除主对角线上元素外，其余元素均为 0 的 n 阶方阵，称为对角矩阵，即

$$\begin{bmatrix} a_{11} & 0 & \cdots & 0 \\ 0 & a_{22} & \cdots & 0 \\ \vdots & \vdots & & \vdots \\ 0 & 0 & \cdots & a_{nn} \end{bmatrix}$$

9. 单位矩阵

方阵的主对角线上的元素都是 1，其他元素都是 0 的矩阵

$$I_n = \begin{bmatrix} 1 & 0 & \cdots & 0 \\ 0 & 1 & \cdots & 0 \\ \vdots & \vdots & & \vdots \\ 0 & 0 & \cdots & 1 \end{bmatrix}$$

称为 n 阶**单位矩阵**，简记为 I。

显然，单位矩阵是特殊的对角矩阵。

如果两个矩阵都是 $m \times n$ 矩阵，即 $A_{m \times n} = (a_{ij})_{m \times n}$，$B_{m \times n} = (b_{ij})_{m \times n}$，则称它们是**同类矩阵**。

如果 A 与 B 是同类矩阵，而且他们对应的元素相等，则称矩阵 A 与 B 相等，记作 $A=B$。

10.2.2 矩阵的线性运算

1. 矩阵的加法

定义 10.2.2 设有两个同型的 $m \times n$ 矩阵 $A = (a_{ij})_{m \times n}$，$B = (b_{ij})_{m \times n}$，则矩阵 A 与 B 的和记为 $A+B$，规定

$$A + B = (a_{ij} + b_{ij})_{m \times n} = \begin{bmatrix} a_{11}+b_{11} & a_{12}+b_{12} & \cdots & a_{1n}+b_{1n} \\ a_{21}+b_{21} & a_{22}+b_{22} & \cdots & a_{2n}+b_{2n} \\ \vdots & \vdots & & \vdots \\ a_{m1}+b_{m1} & a_{m2}+b_{m2} & \cdots & a_{mn}+b_{mn} \end{bmatrix}$$

注意：只有两个矩阵是同型矩阵时，才能进行加法运算。

设矩阵 $A = (a_{ij})_{m \times n}$，定义

$$-A = (-a_{ij})_{m \times n}$$

则称 $-A$ 为矩阵 A 的负矩阵，显然有 $A + (-A) = 0$，由此规定矩阵的减法为

$$A - B = A + (-B) = (a_{ij} - b_{ij})_{m \times n}$$

从上述定义容易看出，矩阵的加法运算满足如下运算规律：

(1) $A + B = B + A$；

(2) $(A+B) + C = A + (B+C)$；

(3) $A + O = A$；

(4) $A + (-A) = 0$。

2. 矩阵的数乘

定义 10.2.3 数 λ 与矩阵 A 的乘积为 λA 或 $A\lambda$，规定

$$\lambda A = A\lambda = \begin{bmatrix} \lambda a_{11} & \lambda a_{12} & \cdots & \lambda a_{1n} \\ \lambda a_{21} & \lambda a_{22} & \cdots & \lambda a_{2n} \\ \vdots & \vdots & & \vdots \\ \lambda a_{m1} & \lambda a_{m2} & \cdots & \lambda a_{mn} \end{bmatrix}$$

注意：矩阵的数乘与行列式的数乘是有区别的，留给读者自己思考。

根据定义 10.2.3 容易得到，矩阵的数乘满足如下运算规律：

(1) $\lambda(A+B) = \lambda A + \lambda B$；

(2) $(\lambda + \mu)A = \lambda A + \mu B$；

(3) $(\lambda \mu)A = \lambda(\mu A)$。

以上运算律中，λ、μ 为任意常数。

矩阵的加减法与数乘运算，统称为矩阵的线性运算。

例 10.2.1 已知 $A=\begin{bmatrix} -1 & 2 & 3 & 1 \\ 0 & 3 & -2 & 1 \\ 4 & 0 & 3 & 2 \end{bmatrix}$, $B=\begin{bmatrix} 4 & 3 & 2 & 1 \\ 5 & -3 & 0 & 1 \\ 1 & 2 & -5 & 0 \end{bmatrix}$, 求 $3A-2B$。

解 $3A-2B = 3\begin{bmatrix} -1 & 2 & 3 & 1 \\ 0 & 3 & -2 & 1 \\ 4 & 0 & 3 & 2 \end{bmatrix} - 2\begin{bmatrix} 4 & 3 & 2 & 1 \\ 5 & -3 & 0 & 1 \\ 1 & 2 & -5 & 0 \end{bmatrix}$

$= \begin{bmatrix} -3-8 & 6-6 & 9-4 & 3+2 \\ 0-10 & 9+6 & -6-0 & 3-2 \\ 12-2 & 0-4 & 9+10 & 6-0 \end{bmatrix} = \begin{bmatrix} -11 & 0 & 5 & 5 \\ -10 & 15 & -6 & 1 \\ 10 & -4 & 19 & 6 \end{bmatrix}$

例 10.2.2 已知 $A=\begin{bmatrix} 3 & -1 & 2 & 0 \\ 1 & 5 & 7 & 9 \\ 2 & 4 & 6 & 8 \end{bmatrix}$, $B=\begin{bmatrix} 7 & 5 & -2 & 4 \\ 5 & 1 & 9 & 7 \\ 3 & 2 & -1 & 6 \end{bmatrix}$, 且 $A+2X=B$, 求 X。

解 $X = \dfrac{1}{2}(B-A) = \dfrac{1}{2}\begin{bmatrix} 4 & 6 & -4 & 4 \\ 4 & -4 & 2 & -2 \\ 1 & -2 & -7 & -2 \end{bmatrix} = \begin{bmatrix} 2 & 3 & -2 & 2 \\ 2 & -2 & 1 & -1 \\ 1/2 & -1 & -7/2 & -1 \end{bmatrix}$

10.2.3 矩阵的乘法

设有两个线性变换:

$$\begin{cases} y_1 = a_{11}x_1 + a_{12}x_2 + a_{13}x_3 \\ y_2 = a_{21}x_1 + a_{22}x_2 + a_{23}x_3 \end{cases} \tag{10.2.10}$$

$$\begin{cases} x_1 = b_{11}t_1 + b_{12}t_2 \\ x_2 = b_{21}t_1 + b_{22}t_2 \\ x_3 = b_{31}t_1 + b_{32}t_2 \end{cases} \tag{10.2.11}$$

如果需要求出从 t_1、t_2 到 y_1、y_2 的线性变换, 只要将变换(10.18)代入到变换(10.17), 便得

$$\begin{cases} y_1 = (a_{11}b_{11} + a_{12}b_{21} + a_{13}b_{31})t_1 + (a_{11}b_{12} + a_{12}b_{22} + a_{13}b_{32})t_2 \\ y_2 = (a_{21}b_{11} + a_{22}b_{21} + a_{23}b_{31})t_1 + (a_{21}b_{12} + a_{22}b_{22} + a_{23}b_{32})t_2 \end{cases} \tag{10.2.12}$$

线性变换(10.2.12)可看成是先作线性变换(10.2.11), 再作线性变换(10.2.10)的结果。我们把线性变换(10.2.12)叫做线性变换(10.2.10)与(10.2.11)的乘积。相应地, 把(10.2.12)所对应的矩阵定义为线性变换(10.2.10)与(10.2.11)所对应的矩阵的乘积, 即

$$\begin{bmatrix} a_{11} & a_{12} & a_{13} \\ a_{21} & a_{22} & a_{23} \end{bmatrix} \begin{bmatrix} b_{11} & b_{12} \\ b_{21} & b_{22} \\ b_{31} & b_{32} \end{bmatrix} = \begin{bmatrix} a_{11}+b_{11} + a_{12}b_{21} + a_{13}b_{31} & a_{11}b_{12} + a_{12}b_{22} + a_{13}b_{32} \\ a_{21}b_{11} + a_{22}b_{21} + a_{23}b_{31} & a_{21}b_{12} + a_{22}b_{22} + a_{23}b_{32} \end{bmatrix}$$

一般的, 我们有:

定义 10.2.4 设矩阵 A 是一个 $m \times s$ 矩阵, 矩阵 B 是一个 $s \times n$ 矩阵, 则规定矩阵 A 与矩阵 B 的乘积是一个 $m \times n$ 矩阵 $C = (c_{ij})$, 并把此乘积记作

$$C = AB$$

其中

$$c_{ij} = a_{i1}b_{1j} + a_{i2}b_{2j} + \cdots + a_{is}b_{sj} = \sum_{k=1}^{s} a_{ik}b_{kj}, \quad (i=1,2,\cdots,m; j=1,2,\cdots,n)$$

注意: 只有当第一个矩阵(左矩阵)的列数等于第二个矩阵(右矩阵)的行数时, 两个矩阵才能相乘。

例 10.2.3 已知 $A = \begin{bmatrix} 2 & 3 \\ 1 & -2 \\ 3 & 1 \end{bmatrix}$, $B = \begin{bmatrix} 1 & -2 & -3 \\ 2 & -1 & 0 \end{bmatrix}$, 求 AB 及 BA。

解 $AB = \begin{bmatrix} 2 & 3 \\ 1 & -2 \\ 3 & 1 \end{bmatrix} \begin{bmatrix} 1 & -2 & -3 \\ 2 & -1 & 0 \end{bmatrix}$

$= \begin{bmatrix} 2\times 1 + 3\times 2 & 2\times(-2)+3\times(-1) & 2\times(-3)+3\times 0 \\ 1\times 1+(-2)\times 2 & 1\times(-2)+(-2)\times(-1) & 1\times(-3)+(-2)\times 0 \\ 3\times 1+1\times 2 & 3\times(-2)+1\times(-1) & 3\times(-3)+1\times 0 \end{bmatrix} = \begin{bmatrix} 8 & -7 & -6 \\ -3 & 0 & -3 \\ 5 & -7 & -9 \end{bmatrix}$

$BA = \begin{bmatrix} 1 & -2 & -3 \\ 2 & -1 & 0 \end{bmatrix} \begin{bmatrix} 2 & 3 \\ 1 & -2 \\ 3 & 1 \end{bmatrix} = \begin{bmatrix} 1\times 2+(-2)\times 1+(-3)\times 3 & 1\times 3+(-2)\times(-2)+(-3)\times 1 \\ 2\times 2+(-1)\times 1+0\times 3 & 2\times 3+(-1)\times(-2)+0\times 1 \end{bmatrix} = \begin{bmatrix} -9 & 4 \\ 3 & 8 \end{bmatrix}$

从本例可以看出 $AB \neq BA$，即矩阵的乘法不满足交换律。

由于矩阵的乘法不满足交换律，因此矩阵相乘时必须注意顺序，AB 称为用 A 左乘 B，BA 称为用 A 右乘 B。

例 10.2.4 若 $A = \begin{bmatrix} -2 & 4 \\ 1 & -2 \end{bmatrix}$, $B = \begin{bmatrix} 2 & 4 \\ -3 & -6 \end{bmatrix}$, 求 AB 及 BA。

解 $AB = \begin{bmatrix} -2 & 4 \\ 1 & -2 \end{bmatrix} \begin{bmatrix} 2 & 4 \\ -3 & -6 \end{bmatrix} = \begin{bmatrix} -16 & -32 \\ 8 & 16 \end{bmatrix}$

$BA = \begin{bmatrix} 2 & 4 \\ -3 & -6 \end{bmatrix} \begin{bmatrix} -2 & 4 \\ 1 & -2 \end{bmatrix} = \begin{bmatrix} 0 & 0 \\ 0 & 0 \end{bmatrix} = 0$

于是 $AB \neq BA$，且 $BA = 0$。

从上例还可以看出，两个非零矩阵相乘，结果可能是零矩阵，故不能从 $AB = 0$ 必然推出 $A = 0$ 或 $B = 0$。

不过也要注意，并非所有矩阵的乘法都不能交换，例如，设

$$A = \begin{bmatrix} 1 & 1 \\ 0 & 1 \end{bmatrix}, \quad B = \begin{bmatrix} 1 & 2 \\ 0 & 1 \end{bmatrix}$$

则 $AB = \begin{bmatrix} 1 & 1 \\ 0 & 1 \end{bmatrix} \begin{bmatrix} 1 & 2 \\ 0 & 1 \end{bmatrix} = \begin{bmatrix} 1 & 3 \\ 0 & 1 \end{bmatrix} = \begin{bmatrix} 1 & 2 \\ 0 & 1 \end{bmatrix} \begin{bmatrix} 1 & 1 \\ 0 & 1 \end{bmatrix} = BA$。

如果两个矩阵 A 与 B 相乘，有 $AB = BA$，则称矩阵 A 与 B **可交换**。可交换的矩阵一定是同类方阵。

例 10.2.5 设 $A = \begin{bmatrix} 1 & 2 & 1 & 1 \\ 0 & 2 & 2 & 4 \\ 4 & 6 & 8 & 0 \end{bmatrix}$, $B = \begin{bmatrix} 25 \\ 10 \\ 10 \\ 0 \end{bmatrix}$, $C = \begin{bmatrix} 40 \\ 0 \\ 10 \\ 5 \end{bmatrix}$, 易求得

$$AB = AC = \begin{bmatrix} 55 \\ 40 \\ 240 \end{bmatrix}$$

上例说明矩阵乘法一般也不满足消去律，即不能从 $AB = AC$ 必然推出 $B = C$。

例 10.2.3 到例 10.2.5 说明矩阵乘法和实数乘法是不同的，不可以将实数乘法法则随便用到矩阵乘法中来。

矩阵乘法满足如下结合律和分配率：

(1) $(AB)C = A(BC)$；

(2) $\lambda(AB) = (\lambda A)B = A(\lambda B)$；

(3) $A(B+C) = AB + AC$, $(B+C)A = BA + CA$。

在以上运算律中 λ 为任意常数。

对于单位矩阵 I，易知 $I_m A_{m \times n} = A_{m \times n}$，$A_{m \times n} I_n = A_{m \times n}$，可简记为 $IA = AI = A$。

对于方阵 A 以及自然数 k，$A^k \underbrace{A \cdot A \cdots A}_{k个}$ 称为方阵 A 的 k 次幂。

10.2.4 线性方程组的矩阵表示

利用矩阵的乘法，可以将线性方程组用矩阵的形式简洁的表示出来。

$$\begin{cases} a_{11}x_1 + a_{12}x_2 + \cdots a_{1n}x_n = b_1 \\ a_{21}x_1 + a_{22}x_2 + \cdots a_{2n}x_n = b_2 \\ \cdots \cdots \\ a_{m1}x_1 + a_{m2}x_2 + \cdots a_{mn}x_n = b_n \end{cases} \tag{10.2.13}$$

记

$$A = \begin{bmatrix} a_{11} & a_{12} & \cdots & a_{1n} \\ a_{21} & a_{22} & \cdots & a_{2n} \\ \vdots & \vdots & & \vdots \\ a_{m1} & a_{m2} & \cdots & a_{mn} \end{bmatrix}, \quad X = \begin{bmatrix} x_1 \\ \vdots \\ x_n \end{bmatrix}, \quad B = \begin{bmatrix} b_1 \\ \vdots \\ b_m \end{bmatrix}$$

那么线性方程组(10.2.13)可以简洁的表示为矩阵形式

$$AX = B \tag{10.2.14}$$

其中 A 称为方程组(10.2.13)的**系数矩阵**，方程组(10.2.14)称为**矩阵方程**。

将线性方程组写成矩阵方程的形式，就可以把把线性方程组的理论与矩阵理论联系起来，给求解线性方程组带来极大的便利。关于线性方程组(10.2.13)的解，后面将会给出详细的讨论。下面看一个一般的矩阵方程例子。

例 10.2.6 解矩阵方程 $\begin{bmatrix} 2 & 1 \\ 1 & 2 \end{bmatrix} X = \begin{bmatrix} 1 & 2 \\ -1 & 4 \end{bmatrix}$，$X$ 为二阶方阵。

解 设 $X = \begin{bmatrix} x_{11} & x_{12} \\ x_{21} & x_{22} \end{bmatrix}$，由题设，有

$$\begin{bmatrix} 2 & 1 \\ 1 & 2 \end{bmatrix} \begin{bmatrix} x_{11} & x_{12} \\ x_{21} & x_{22} \end{bmatrix} = \begin{bmatrix} 1 & 2 \\ -1 & 4 \end{bmatrix}$$

即

$$\begin{bmatrix} 2x_{11} + x_{21} & 2x_{12} + x_{22} \\ x_{11} + 2x_{21} & x_{12} + 2x_{22} \end{bmatrix} = \begin{bmatrix} 1 & 2 \\ -1 & 4 \end{bmatrix}$$

于是有

$$\begin{cases} 2x_{11} + x_{21} = 1 \\ x_{11} + 2x_{21} = -1 \end{cases}, \quad \begin{cases} 2x_{12} + x_{22} = 2 \\ x_{12} + 2x_{22} = 4 \end{cases}$$

求解上式，最后得到

$$X = \begin{bmatrix} 1 & 0 \\ -1 & 2 \end{bmatrix}$$

10.2.5 矩阵的转置

定义 10.2.5 设 $m \times n$ 矩阵

$$A = \begin{bmatrix} a_{11} & a_{12} & \cdots & a_{1n} \\ a_{21} & a_{22} & \cdots & a_{2n} \\ \cdots & \cdots & \cdots & \cdots \\ a_{m1} & a_{m2} & \cdots & a_{mn} \end{bmatrix}$$

将 A 的行改为列，列改为行，得到 $n \times m$ 矩阵，叫做 A 的**转置矩阵**，简称为 A 的**转置**，记为 A^T，即

$$A^T = \begin{bmatrix} a_{11} & a_{21} & \cdots & a_{m1} \\ a_{12} & a_{22} & \cdots & a_{m2} \\ \cdots & \cdots & \cdots & \cdots \\ a_{1n} & a_{2n} & \cdots & a_{mn} \end{bmatrix}$$

例如

$$A = \begin{bmatrix} 1 & 2 & 1 & 1 \\ 0 & 2 & 2 & 4 \\ 4 & 6 & 8 & 0 \end{bmatrix}$$

那么

$$A^T = \begin{bmatrix} 1 & 0 & 4 \\ 2 & 2 & 6 \\ 1 & 2 & 8 \\ 1 & 4 & 0 \end{bmatrix}$$

定义 10.2.6 设 A 是 n 阶方阵，如果满足

$$A^T = A$$

则称 A 是**对称矩阵**。

对称矩阵的特点是：它的元素以对角线为对称轴对应相等，如矩阵

$$\begin{bmatrix} 1 & 2 & 3 \\ 2 & 1 & 4 \\ 3 & 4 & 1 \end{bmatrix}$$

就是对称矩阵。

矩阵的转置有如下性质：

(1) $(A^T)^T = A$；

(2) $(A + B)^T = A^T + B^T$；

(3) $(kA)^T = kA^T$；

(4) $(AB)^T = B^T A^T$。

10.2.6 方阵的行列式

定义 10.2.7 设 A 是 n 阶方阵，由 A 的元素所构成的行列式(各元素位置不变)，称为方阵 A 的行列式，记作 $|A|$ 或 $\det A$，即方阵

$$A = \begin{bmatrix} a_{11} & a_{12} & \cdots & a_{1n} \\ a_{21} & a_{22} & \cdots & a_{2n} \\ \vdots & \vdots & & \vdots \\ a_{n1} & a_{n2} & \cdots & a_{nn} \end{bmatrix}$$

对应的行列式为

$$|A| = \begin{bmatrix} a_{11} & a_{12} & \cdots & a_{1n} \\ a_{21} & a_{22} & \cdots & a_{2n} \\ \vdots & \vdots & & \vdots \\ a_{n1} & a_{n2} & \cdots & a_{nn} \end{bmatrix}$$

方阵 A 的行列式 $|A|$ 满足以下运算规律(设 A, B 为 n 阶方阵，k 为常数)：

(1) $|A|^T = |A|$；

(2) $|kA| = k^n |A|$；

(3) $|AB| = |A||B|$。

上述性质，有兴趣的读者可以根据行列式性质给予证明。

由性质 3 可知，对于 n 阶矩阵 A, B，虽然一般不具有交换律 $AB = BA$，但

$$|AB| = |A||B| = |B||A| = |BA|$$

例 10.2.7 已知方阵

$$A = \begin{bmatrix} 1 & 0 & 1 \\ 1 & 1 & 1 \\ 2 & 1 & 0 \end{bmatrix}$$

那么

$$|A| = \det A = \begin{bmatrix} 1 & 0 & 1 \\ 1 & 1 & 1 \\ 2 & 1 & 0 \end{bmatrix} = -2$$

10.2.7 方阵的逆阵

解一元线性方程 $ax = b$，当 $a \neq 0$ 时，存在一个数 a^{-1}，使得 $x = a^{-1}b$ 为方程的解，那么在解矩阵方程 $Ax = b$，是否也存在一个矩阵，使得 x 等于这个矩阵左乘 b？这是我们接下来要讨论的问题：逆矩阵。

定义 10.2.8 设 A 是 n 阶方阵，I 是 n 阶单位矩阵，如果存在一个 n 阶方阵 B，使得

$$AB = BA = I$$

则 A 称为可逆的，B 称为 A 的逆矩阵，记为 A^{-1}，即

$$B = A^{-1}$$

上述定义中，矩阵 A, B 的位置是对称的，即：如果 A 是 B 的逆矩阵，则 B 也是 A 的逆矩阵，定义中的 A^{-1} 是逆矩阵的记号，不能理解为 $A^{-1} = \dfrac{1}{A}$。

如果 A 可逆，则 A 的逆矩阵是唯一的。因为如果 B, B_1 都是 A 的逆矩阵，则有

$$AB = BA = I$$
$$AB_1 = B_1A = I$$

那么

$$B = BI = B(AB_1) = (BA)B_1 = IB_1 = B_1$$

即

$$B = B_1$$

所以**逆矩阵是唯一的**。

定义 10.2.9 设 A 是 n 阶方阵，若 $\det A \neq 0$，则称 A 为**非奇异矩阵**，否则称为 A 为**奇异矩阵**。

例 10.2.8 矩阵 $A = \begin{bmatrix} 1 & 2 \\ 0 & 1 \end{bmatrix}$, 存在矩阵 $B = \begin{bmatrix} 1 & -2 \\ 0 & 1 \end{bmatrix}$, 使得

$$AB = \begin{bmatrix} 1 & 2 \\ 0 & 1 \end{bmatrix}\begin{bmatrix} 1 & -2 \\ 0 & 1 \end{bmatrix} = \begin{bmatrix} 1 & 0 \\ 0 & 1 \end{bmatrix} = I$$

$$BA = \begin{bmatrix} 1 & -2 \\ 0 & 1 \end{bmatrix}\begin{bmatrix} 1 & 2 \\ 0 & 1 \end{bmatrix} = \begin{bmatrix} 1 & 0 \\ 0 & 1 \end{bmatrix} = I$$

所以矩阵 A 可逆, 且 $A^{-1} = \begin{bmatrix} 1 & -2 \\ 0 & 1 \end{bmatrix}$, 这里矩阵 A 是非奇异的。

单位矩阵的逆矩阵是其本身。

定义 10.2.10 设 A 是 a 阶方阵, A 的行列式 $\det A$ 的各个元素的代数余子式 A_{ij} 所构成的方阵

$$A^* = \begin{bmatrix} A_{11} & A_{21} & \cdots & A_{n1} \\ A_{12} & A_{22} & \cdots & A_{n2} \\ \vdots & \vdots & & \vdots \\ A_{1n} & A_{2n} & \cdots & A_{nn} \end{bmatrix}$$

称为方阵 A 的伴随矩阵。

例 10.2.9 求例 10.25 中方阵 A 的伴随矩阵。

解 计算 A 中各元素的代数余子式:

$$A_{11} = (-1)^{1+1}\begin{vmatrix} 1 & 1 \\ 1 & 0 \end{vmatrix} = -1, \quad A_{12} = (-1)^{1+2}\begin{vmatrix} 1 & 1 \\ 2 & 0 \end{vmatrix} = 2$$

$$A_{13} = (-1)^{1+3}\begin{vmatrix} 1 & 1 \\ 2 & 1 \end{vmatrix} = -1, \quad A_{21} = (-1)^{2+1}\begin{vmatrix} 0 & 1 \\ 1 & 0 \end{vmatrix} = 1$$

$$A_{22} = (-1)^{2+2}\begin{vmatrix} 1 & 1 \\ 2 & 0 \end{vmatrix} = -2, \quad A_{23} = (-1)^{2+3}\begin{vmatrix} 1 & 0 \\ 2 & 1 \end{vmatrix} = -1$$

$$A_{31} = (-1)^{3+1}\begin{vmatrix} 0 & 1 \\ 1 & 1 \end{vmatrix} = -1, \quad A_{32} = (-1)^{3+2}\begin{vmatrix} 1 & 1 \\ 1 & 1 \end{vmatrix} = 0$$

$$A_{33} = (-1)^{2+3}\begin{vmatrix} 1 & 0 \\ 1 & 1 \end{vmatrix} = 1$$

于是, A 的伴随矩阵为

$$A^* = \begin{bmatrix} A_{11} & A_{12} & A_{13} \\ A_{21} & A_{22} & A_{23} \\ A_{31} & A_{32} & A_{33} \end{bmatrix} = \begin{bmatrix} -1 & 1 & 1-1 \\ 2 & -2 & 0 \\ -1 & -1 & 1 \end{bmatrix}$$

定理 10.2.1 设 A 是 n 阶方阵, 则有

$$AA^* = A^*A = |A|I$$

由定理 10.2.1 可以推出关于 n 阶方阵的逆矩阵的重要结论。

定理 10.2.2 n 阶方阵 A 可逆的充要条件是 A 非奇异, 且当 A 可逆时, 有

$$A^{-1} = \frac{1}{\det A}A^*$$

其中 A^* 为 A 的伴随矩阵。

定理 10.2.2 给出了利用伴随矩阵求逆矩阵的方法。其主要步骤是:

(1) 求出方 A 阵的行列式 $\det A$, 判断 A 是否可逆;

(2) 若 A 可逆, 求出 A 的伴随矩阵 A^*;

(3) 利用定理 10.2.2 的公式 $A^{-1} = \dfrac{1}{\det A} A^*$，求出 A^{-1}。

例 10.2.10 求例 10.2.7 中方阵 A 的逆矩阵 A^{-1}。

解 由例 10.2.7 知 A 非奇异，由例 10.2.9 知 A 的伴随矩阵 A^*，于是

$$A^{-1} = \frac{1}{\det A} A^* = \frac{1}{-2} \begin{bmatrix} -1 & 1 & -1 \\ 2 & -2 & 0 \\ -1 & -1 & 1 \end{bmatrix} = \begin{bmatrix} \frac{1}{2} & -\frac{1}{2} & \frac{1}{2} \\ -1 & 1 & 0 \\ \frac{1}{2} & \frac{1}{2} & -\frac{1}{2} \end{bmatrix}$$

对矩阵方程 $AX = B$，若 A 可逆，在方程两边同时左乘 A^{-1} 后，得

$$X = A^{-1} B$$

同理，对矩阵方程 $XA = B$，若 A 可逆，在方程两边同时右乘 A^{-1} 后，得

$$X = BA^{-1}$$

例 10.2.11 试求矩阵方程 $AX = B$，其中

$$A = \begin{bmatrix} 1 & -2 \\ -1 & 1 \end{bmatrix}, \quad A = \begin{bmatrix} -1 & 0 & 2 \\ 2 & 1 & 1 \end{bmatrix}$$

解 矩阵 A 的行列式 $\det A = \begin{vmatrix} 1 & -2 \\ -1 & 1 \end{vmatrix} = -1 \neq 0$，故 A 可逆，由 $A^{-1} = \dfrac{1}{\det A} A^*$ 可得

$$A^{-1} = \begin{bmatrix} -1 & -2 \\ -1 & -1 \end{bmatrix}$$

$$X = A^{-1} B = \begin{bmatrix} -1 & -2 \\ -1 & -1 \end{bmatrix} \begin{bmatrix} -1 & 0 & 2 \\ 2 & 1 & 1 \end{bmatrix} = \begin{bmatrix} -3 & -2 & -4 \\ -1 & -1 & -3 \end{bmatrix}$$

当 n 阶方阵阶数较大时，用定理 10.2.2 求逆矩阵的工作量是非常大的，文后将介绍一种求逆矩阵相对较简便的方法。

10.3 矩阵的初等变换

在计算行列式时，利用行列式的性质可以将给定的行列式化为上(下)三角形行列式，从而简化行列式的计算；把行列式的某些性质引用到矩阵上，会给矩阵研究带来很大便利，本节介绍矩阵的初等变换，并介绍用初等变换求逆矩阵的方法。

10.3.1 矩阵的初等变换

前一节里，通过解线性方程组引入了矩阵的概念，解线性方程组的过程也可以抽象为矩阵的变换 (10.2.9)，从 (10.2.9) 的变换过程中发现，所进行的变换其实只有三种。

(1) 交换矩阵的两行(交换 i, j 两行，记作 $r_i \leftrightarrow r_j$)；

(2) 以一个非零的数 k 乘矩阵的某一行(第 i 行乘数 k，记作 $r_i \times k$)；

(3) 把矩阵的某一行的 k 倍加到另一行(第 j 行乘 k 加到 i 行，记为 $r_i + kr_j$)。

上面的三种变换称为矩阵的**初等行变换**。

把定义中的"行"换成"列"，即得矩阵的**初等列变换**的定义(相应记号中把 r 换成 c)。 初等行变换

与初等列变换统称为**初等变换**。

注意：初等变换的逆变换仍是初等变换，且变换类型相同。

例如，变换 $r_i \leftrightarrow r_j$ 的逆变换即为其本身；变换 $r_i \times k$ 的逆变换为 $r_i \times \frac{1}{k}$；变换 $r_i + kr_j$ 的逆变换为 $r_i + (-k)r_j$ 或 $r_i - kr_j$。

定义 10.3.1 若矩阵 A 经过有限次初等变换变成矩阵 B，则称矩阵 A 与 B **等价**，记为 $A \sim B$（或 $A \to B$）。

注意：在理论表述或证明中，常用记号"$\sim$"，在对矩阵作初等变换运算的过程中常用记号"$\to$"。

矩阵之间的等价关系具有下列基本性质：

(1) 反身性：$A \sim A$；

(2) 对称性：若 $A \sim B$，则 $B \sim A$；

(3) 传递性：若 $A \sim B$，$B \sim C$，则 $A \sim C$。

注意：矩阵作初等变换是矩阵的一种运算，得到的是一个新矩阵，这个矩阵一般与原矩阵不会相等。

例 10.3.1 已知矩阵 $A = \begin{pmatrix} 2 & 3 & 1 & -3 & -7 \\ 1 & 2 & 0 & -2 & -4 \\ 3 & -2 & 8 & 3 & 0 \\ 2 & -3 & 7 & 4 & 3 \end{pmatrix}$，对其可以做初等行变换：

$$A = \begin{pmatrix} 2 & 3 & 1 & -3 & -7 \\ 1 & 2 & 0 & -2 & -4 \\ 3 & -2 & 8 & 3 & 0 \\ 2 & -3 & 7 & 4 & 3 \end{pmatrix} \underset{\substack{r_3-3r_2 \\ r_4-2r_2}}{\overset{r_1-2r_2}{\sim}} \begin{pmatrix} 0 & -1 & 1 & 1 & 1 \\ 1 & 2 & 0 & -2 & -4 \\ 0 & -8 & 8 & 9 & 12 \\ 0 & -7 & 7 & 8 & 11 \end{pmatrix} \underset{\substack{r_3-8r_1 \\ r_4-7r_1}}{\overset{r_2+2r_1}{\sim}} \begin{pmatrix} 0 & -1 & 1 & 1 & 1 \\ 1 & 0 & 2 & 0 & -2 \\ 0 & 0 & 0 & 1 & 4 \\ 0 & 0 & 0 & 1 & 4 \end{pmatrix}$$

$$\underset{\substack{r_2 \times (-1) \\ r_4-r_3}}{\overset{r_1 \leftrightarrow r_2}{\sim}} \begin{pmatrix} 1 & 0 & 2 & 0 & -2 \\ 0 & 1 & -1 & -1 & -1 \\ 0 & 0 & 0 & 1 & 4 \\ 0 & 0 & 0 & 0 & 0 \end{pmatrix} = B$$

这里的矩阵 B 依其形状特征称为阶梯形矩阵。

一般地，称满足下列条件的矩阵为**行阶梯形矩阵**：

(1) 零行（元素全为零的行）位于矩阵的下方；

(2) 各非零行的首非零元（从左至右的第一个不为零的元素）的列标随着行标的增大而严格增大（或说其列标一定不小于行标）。

对例 10.3.1 继续作初等行变换：

$$B = \begin{pmatrix} 1 & 0 & 2 & 0 & -2 \\ 0 & 1 & -1 & -1 & -1 \\ 0 & 0 & 0 & 1 & 4 \\ 0 & 0 & 0 & 0 & 0 \end{pmatrix} \overset{r_2+r_3}{\sim} \begin{pmatrix} 1 & 0 & 2 & 0 & -2 \\ 0 & 1 & -1 & 0 & 3 \\ 0 & 0 & 0 & 1 & 4 \\ 0 & 0 & 0 & 0 & 0 \end{pmatrix} = C$$

称矩阵 C 这类特殊形状的阶梯形矩阵为行最简形矩阵。

一般地，称满足下列条件的阶梯形矩阵为**行最简形矩阵**：

(1) 各非零行的首非零元都是 1；

(2) 每个首非零元所在列的其余元素都是零。

事实上，我们有如下定理：

定理 10.3.1 任一矩阵 A 总可以经过有限次初等行变换化为行阶梯形矩阵，并进而化为行最简形矩阵。

例 10.3.2 把矩阵 $A = \begin{pmatrix} 1 & -1 & 3 & -4 & 3 \\ 3 & -3 & 5 & -4 & 1 \\ 2 & -2 & 3 & -2 & 0 \\ 3 & -3 & 4 & -2 & -1 \end{pmatrix}$ 化为行最简形矩阵。

解 对矩阵 A 进行初等行变换：

$$A = \begin{pmatrix} 1 & -1 & 3 & -4 & 3 \\ 3 & -3 & 5 & -4 & 1 \\ 2 & -2 & 3 & -2 & 0 \\ 3 & -3 & 4 & -2 & -1 \end{pmatrix} \begin{array}{c} r_2-3r_1 \\ \sim \\ r_3-2r_1 \\ r_4-3r_1 \end{array} \begin{pmatrix} 1 & -1 & 3 & -4 & 3 \\ 0 & 0 & -4 & 8 & -8 \\ 0 & 0 & -3 & 6 & -6 \\ 0 & 0 & -5 & 10 & -10 \end{pmatrix}$$

$$\begin{array}{c} r_2 \div (-4) \\ \sim \\ r_3 \div (-3) \\ r_4 \div (-5) \end{array} \begin{pmatrix} 1 & -1 & 3 & -4 & 3 \\ 0 & 0 & 1 & -2 & 2 \\ 0 & 0 & 1 & -2 & 2 \\ 0 & 0 & 1 & -2 & 2 \end{pmatrix} \begin{array}{c} r_1-3r_2 \\ \sim \\ r_3-r_2 \\ r_4-r_2 \end{array} \begin{pmatrix} 1 & -1 & 0 & 2 & -3 \\ 0 & 0 & 1 & -2 & 2 \\ 0 & 0 & 0 & 0 & 0 \\ 0 & 0 & 0 & 0 & 0 \end{pmatrix}$$

10.3.2 矩阵的秩

矩阵的秩是矩阵的一个重要的数值特征，是由德国数学家佛洛本纽斯在 1879 年首先提出的。它是反映矩阵本质属性的一个不变的量。它在线性方程组等问题的研究起着非常重要的作用。下面我们介绍一下矩阵秩的求解方法。

定义 10.3.2 在矩阵 $A_{m \times n}$ 中任取 k 行 k 列 ($1 \leq k \leq \min(m,n)$)，由位于这些行、列相交处的元素按原来的次序构成的 k 阶行列式，称为 A 的一个 k 阶子式，记作 $D_k(A)$。

显然，根据排列组合知识，$D_k(A)$ 共有 $C_m^k \cdot C_n^k$ 个。

例如，$A_{3 \times 4} = \begin{pmatrix} a_{11} & a_{12} & a_{13} & a_{14} \\ a_{21} & a_{22} & a_{23} & a_{24} \\ a_{31} & a_{32} & a_{33} & a_{34} \end{pmatrix}$ 有 4 个三阶子式，18 个二阶子式。

定义 10.3.3 若矩阵 A 中不等于 0 的子式的最高阶数是 r，则称 r 为矩阵 A 的秩，记作 $R(A) = r$。零矩阵的秩规定为 0。

由上述定义及行列式的性质可得到如下结论：

(1) $R(A) = 0 \Leftrightarrow A = 0$；

(2) 对于 $A_{m \times n}$，有 $0 \leq R(A) \leq \min(m,n)$；

(3) 若 $R(A) = r$，则 A 中至少有一个 $D_r(A) \neq 0$，而所有的 $D_{r+1}(A) = 0$。

例 10.3.3 求下列矩阵的秩：

$$A = \begin{pmatrix} 1 & 1 & 0 & 0 \\ 1 & 0 & 1 & 1 \\ 2 & -1 & 3 & 3 \end{pmatrix}, \quad B = \begin{pmatrix} 1 & 0 & 1 & 0 \\ 2 & 1 & -1 & -3 \\ 1 & 0 & -3 & -1 \\ 0 & 2 & -6 & 3 \end{pmatrix}$$

解 $D_2(A) = \begin{vmatrix} 1 & 0 \\ 0 & 1 \end{vmatrix} = 1 \neq 0$，而 A 的所有三阶子式(4 个)：

$$\begin{vmatrix} 1 & 1 & 0 \\ 1 & 0 & 1 \\ 2 & -1 & 3 \end{vmatrix} = 0, \quad \begin{vmatrix} 1 & 1 & 0 \\ 1 & 0 & 1 \\ 2 & -1 & 3 \end{vmatrix} = 0, \quad \begin{vmatrix} 1 & 0 & 0 \\ 1 & 1 & 1 \\ 2 & 3 & 3 \end{vmatrix} = 0, \quad \begin{vmatrix} 1 & 0 & 0 \\ 0 & 1 & 1 \\ -1 & 3 & 3 \end{vmatrix} = 0$$

故 $R(A) = 2$；

$$\therefore |B| = \begin{vmatrix} 1 & 0 & 1 & 0 \\ 2 & 1 & -1 & -3 \\ 1 & 0 & -3 & -1 \\ 0 & 2 & -6 & 3 \end{vmatrix} \xrightarrow{C_3 - C_1} \begin{vmatrix} 1 & 0 & 0 & 0 \\ 2 & 1 & -3 & -3 \\ 1 & 0 & -4 & -1 \\ 0 & 2 & -6 & 3 \end{vmatrix} = \begin{vmatrix} 1 & -3 & -3 \\ 0 & -4 & -1 \\ 2 & -6 & 3 \end{vmatrix}$$

$$\xrightarrow{r_3 - 2r_1} \begin{vmatrix} 1 & -3 & -3 \\ 0 & -4 & -1 \\ 0 & 0 & 9 \end{vmatrix} = -36 \neq 0$$

$\therefore R(B) = 4$

定义 10.3.4 设方阵 $A_{n \times n}$，若 $R(A) = n$，则称 A 为**满秩方阵**；若 $R(A) < n$，则称 A 为**降秩方阵**。

由上述定义，显然 A 为满秩方阵等价于其对应的行列式 $|A| \neq 0$。同样可知，方阵 $A_{n \times n}$ 可逆等价于 $A_{n \times n}$ 为满秩方阵。在例 10.3.2 中，方阵 B 即为满秩方阵。

利用定义 10.3.3 来计算矩阵的秩有时是很麻烦的，可以利用 10.3.1 节中矩阵的初等行变换，将矩阵转化成阶梯形矩阵，然后再考虑阶梯形矩阵的秩。

定理 10.3.2 矩阵的初等变换不改变矩阵的秩。

例 10.3.4 求矩阵 $A = \begin{pmatrix} 1 & -1 & 3 & -4 & 3 \\ 3 & -3 & 5 & -4 & 1 \\ 2 & -2 & 3 & -2 & 0 \\ 3 & -3 & 4 & -2 & -1 \end{pmatrix}$ 的秩。

解 由例 10.3.2，对矩阵 A 进行初等行变换得

$$A = \begin{pmatrix} 1 & -1 & 3 & -4 & 3 \\ 3 & -3 & 5 & -4 & 1 \\ 2 & -2 & 3 & -2 & 0 \\ 3 & -3 & 4 & -2 & -1 \end{pmatrix} \sim \begin{pmatrix} 1 & -1 & 0 & 2 & -3 \\ 0 & 0 & 1 & -2 & 2 \\ 0 & 0 & 0 & 0 & 0 \\ 0 & 0 & 0 & 0 & 0 \end{pmatrix} = B$$

存在一个二阶子式不等于 0，所以该矩阵的秩为 2，即 R(A)=2。

10.3.3 利用初等行变换求矩阵的逆

在 10.2.7 节方阵的逆矩阵中提到了当 n 阶方阵阶数较大时，用定理 10.2.2 求逆矩阵的工作量是非常大的，而利用矩阵的初等变换求逆矩阵是一种较简单的方法。

定理 10.3.3 对 n 阶方阵 A，构造 $n \times 2n$ 的矩阵 $(A \vdots E)$，这里 E 表示 n 阶单位矩阵；对它实施初等行变换，当左半部矩阵化成单位矩阵时，则右半部矩阵就同时化成。即

$$(A \vdots E) \xrightarrow{\text{初等行变换}} (E \vdots A^{-1})$$

例 10.3.5 设 $A = \begin{pmatrix} 1 & 2 & 3 \\ 2 & 1 & 2 \\ 1 & 3 & 4 \end{pmatrix}$。用初等变换法求 A^{-1}。

解 $(A\vdots E) = \begin{pmatrix} 1 & 2 & 3 & \vdots & 1 & 0 & 0 \\ 2 & 1 & 2 & \vdots & 0 & 1 & 0 \\ 1 & 3 & 4 & \vdots & 0 & 0 & 1 \end{pmatrix} \xrightarrow[r_3-r_1]{r_2-2r_1} \begin{pmatrix} 1 & 2 & 3 & \vdots & 1 & 0 & 0 \\ 0 & -3 & -4 & \vdots & -2 & 1 & 0 \\ 0 & 1 & 1 & \vdots & -1 & 0 & 1 \end{pmatrix}$

$\xrightarrow{r_2-r_3} \begin{pmatrix} 1 & 2 & 3 & \vdots & 1 & 0 & 0 \\ 0 & 1 & 1 & \vdots & -1 & 0 & 1 \\ 0 & -3 & -4 & \vdots & -2 & 1 & 0 \end{pmatrix} \xrightarrow{r_3+3r_2} \begin{pmatrix} 1 & 2 & 3 & \vdots & 1 & 0 & 0 \\ 0 & 1 & 1 & \vdots & -1 & 0 & 1 \\ 0 & 0 & -1 & \vdots & -5 & 1 & 3 \end{pmatrix}$

$\xrightarrow[\substack{r_2+r_3 \\ (-1)\times r_3}]{r_1+3r_3} \begin{pmatrix} 1 & 2 & 0 & \vdots & -14 & 3 & 9 \\ 0 & 1 & 0 & \vdots & -6 & 1 & 4 \\ 0 & 0 & 1 & \vdots & 5 & -1 & -3 \end{pmatrix} \xrightarrow{r_1-2r_2} \begin{pmatrix} 1 & 0 & 0 & \vdots & -2 & 1 & 1 \\ 0 & 1 & 0 & \vdots & -6 & 1 & 4 \\ 0 & 0 & 1 & \vdots & 5 & -1 & -3 \end{pmatrix}$

所以

$$A^{-1} = \begin{pmatrix} -2 & 1 & 1 \\ -6 & 1 & 4 \\ 5 & -1 & -3 \end{pmatrix}$$

例 10.3.6 设 $A = \begin{pmatrix} 1 & 0 & 0 & 0 \\ a & 1 & 0 & 0 \\ a^2 & a & 1 & 0 \\ a^3 & a^2 & a & 1 \end{pmatrix}$，试用初等变换法求 A^{-1}。

解 $(A\vdots E) = \begin{pmatrix} 1 & 0 & 0 & 0 & \vdots & 1 & 0 & 0 & 0 \\ a & 1 & 0 & 0 & \vdots & 0 & 1 & 0 & 0 \\ a^2 & a & 1 & 0 & \vdots & 0 & 0 & 1 & 0 \\ a^3 & a^2 & a & 1 & \vdots & 0 & 0 & 0 & 1 \end{pmatrix} \xrightarrow[i=4,3,2]{r_i-ar_{i-1}} \begin{pmatrix} 1 & 0 & 0 & 0 & \vdots & 1 & 0 & 0 & 0 \\ 0 & 1 & 0 & 0 & \vdots & -a & 1 & 0 & 0 \\ 0 & 0 & 1 & 0 & \vdots & 0 & -a & 1 & 0 \\ 0 & 0 & 0 & 1 & \vdots & 0 & 0 & -a & 1 \end{pmatrix}$

所以

$$A^{-1} = \begin{pmatrix} 1 & 0 & 0 & 0 \\ -a & 1 & 0 & 0 \\ 0 & -a & 1 & 0 \\ 0 & 0 & -a & 1 \end{pmatrix}$$

例 10.3.7 判断方阵 $A = \begin{pmatrix} 1 & 1 & 1 & 1 \\ 1 & -2 & -2 & -1 \\ 2 & 5 & -1 & 4 \\ 4 & 1 & 1 & 2 \end{pmatrix}$ 是否可逆。若可逆，求 A^{-1}。

解 $(A\vdots E) = \begin{pmatrix} 1 & 1 & 1 & 1 & \vdots & 1 & 0 & 0 & 0 \\ 1 & -2 & -2 & -1 & \vdots & 0 & 1 & 0 & 0 \\ 2 & 5 & -1 & 4 & \vdots & 0 & 0 & 1 & 0 \\ 4 & 1 & 1 & 2 & \vdots & 0 & 0 & 0 & 1 \end{pmatrix} \xrightarrow[\substack{r_3-2r_1 \\ r_4-4r_1}]{r_2-r_1} \begin{pmatrix} 1 & 1 & 1 & 1 & \vdots & 1 & 0 & 0 & 0 \\ 0 & -3 & -3 & -2 & \vdots & -1 & 1 & 0 & 0 \\ 0 & 3 & -3 & 2 & \vdots & -2 & 0 & 1 & 0 \\ 0 & -3 & -3 & -2 & \vdots & -4 & 0 & 0 & 1 \end{pmatrix}$

因为 $\begin{vmatrix} 1 & 1 & 1 & 1 \\ 0 & -3 & -3 & -2 \\ 0 & 3 & -3 & 2 \\ 0 & -3 & -3 & -2 \end{vmatrix} = 0$，所以 $|A| = 0$，故 A 不可逆，即 A^{-1} 不存在。

注意：此例说明，从用初等变换求逆矩阵的过程中，即可看出逆矩阵是否存在，而不必先去判断。

10.3.4 利用初等行变换求解线性方程组

在 10.2.4 节中,利用矩阵的乘法,将含有 n 个未知数的线性方程组

$$\begin{cases} a_{11}x_1 + a_{12}x_2 + \cdots + a_{1n}x_n = b_1 \\ a_{21}x_1 + a_{22}x_2 + \cdots + a_{2n}x_n = b_2 \\ \cdots\cdots \\ a_{m1}x_1 + a_{m2}x_2 + \cdots + a_{mn}x_n = b_n \end{cases} \tag{10.3.1}$$

用矩阵的形式简洁的表示出来

$$AX = B \tag{10.3.2}$$

其中

$$A = \begin{bmatrix} a_{11} & a_{12} & \cdots & a_{1n} \\ a_{21} & a_{22} & \cdots & a_{2n} \\ \vdots & \vdots & & \vdots \\ a_{m1} & a_{m2} & \cdots & a_{mn} \end{bmatrix}, \quad x = \begin{bmatrix} x_1 \\ \vdots \\ x_n \end{bmatrix}, \quad B = \begin{bmatrix} b_1 \\ \vdots \\ x_m \end{bmatrix}$$

如果 $B \neq 0$,称(10.3.2)为**非齐次线性方程组**;如果 $B = 0$,称(10.3.2)为**齐次线性方程组**。

当 $m = n$ 时,线性方程组(10.3.2)就是 10.1.4 节中的线性方程组:

$$\begin{cases} a_{11}x_1 + a_{12}x_2 + \cdots + a_{1n}x_n = b_1 \\ a_{21}x_1 + a_{32}x_2 + \cdots + a_{3n}x_n = b_2 \\ \cdots\cdots \\ a_{n1}x_1 + a_{n2}x_2 + \cdots + a_{nn}x_n = b_n \end{cases} \tag{10.3.3}$$

在 10.1.4 节中已知可以用克莱姆法则来求解之。

矩阵 A 称为线性方程组(10.3.1)的系数矩阵,称

$$\tilde{A} = (A, B) = \begin{bmatrix} a_{11} & a_{12} & \cdots & a_{1n} & b_1 \\ a_{21} & a_{22} & \cdots & a_{2n} & b_2 \\ \vdots & \vdots & & \vdots & \vdots \\ a_{m1} & a_{m2} & \cdots & a_{mn} & b_m \end{bmatrix}$$

为线性方程组(10.3.1)的**增广矩阵**。

定理 10.3.4 线性方程组

$$AX = B$$

有解的充要条件是它的系数矩阵 A 与增广矩阵 $\tilde{A}$ 同秩,即

$$R(A) = R(\tilde{A})$$

此时若 $R(A) = n$,方程组 $AX = B$ 有唯一解;$R(A) < n$ 时,方程组 $AX = B$ 有无穷多组解。

线性方程组 $AX = B$ 的解题步骤如下:

(1) 用初等行变换化增广矩阵 $\tilde{A} = (A, B)$ 为阶梯形;
(2) 用定理 10.3.4 判断方程组 $AX = B$ 是否有解;
(3) 如果 $R(A) = R(\tilde{A})$,则方程组 $AX = B$ 有唯一解;
(4) 如果 $R(A) = R(\tilde{A}) = r < n$,则方程组 $AX = B$ 有无穷多解,可以写出方程的通解。

下面看具体的几个例子:

例 10.3.8 求解非齐次线性方程组。

$$\begin{cases} x_1 - x_2 + x_3 + 2x_4 = 1 \\ x_1 + x_2 - 2x_3 + x_4 = 1 \\ x_1 + x_3 - x_4 = 1 \\ x_1 + x_2 + x_4 = 2 \end{cases}$$

解 构造增广矩阵

$$\tilde{A} = \begin{bmatrix} 1 & -1 & 1 & 2 & 1 \\ 1 & 1 & -2 & 1 & 1 \\ 1 & 0 & 1 & -1 & 1 \\ 1 & 1 & 0 & 1 & 2 \end{bmatrix}$$

对上述增广矩阵实施初等行变换，第一行乘以(-1)分别加到第二行、第三行和第四行，得

$$\begin{bmatrix} 1 & -1 & 1 & 2 & 1 \\ 1 & 1 & -2 & 1 & 1 \\ 1 & 0 & 1 & -1 & 1 \\ 1 & 1 & 0 & 1 & 2 \end{bmatrix} \sim \begin{bmatrix} 1 & -1 & 1 & 2 & 1 \\ 0 & 2 & -3 & -1 & 0 \\ 0 & 1 & 0 & -3 & 0 \\ 0 & 2 & -1 & -1 & 1 \end{bmatrix}$$

第二行与第三行交换，然后第二行乘以(-2)分别加到第三行和第四行，得

$$\begin{bmatrix} 1 & -1 & 1 & 2 & 1 \\ 0 & 2 & -3 & -1 & 0 \\ 0 & 1 & 0 & -3 & 0 \\ 0 & 2 & -1 & -1 & 1 \end{bmatrix} \sim \begin{bmatrix} 1 & -1 & 1 & 2 & 1 \\ 0 & 1 & 0 & -3 & 0 \\ 0 & 0 & -3 & 5 & 0 \\ 0 & 0 & -1 & 5 & 1 \end{bmatrix}$$

第四行乘以(-1)后与第三行交换，然后第三行乘以 3 加到第四行，得

$$\begin{bmatrix} 1 & -1 & 1 & 2 & 1 \\ 0 & 1 & 0 & -3 & 0 \\ 0 & 0 & -3 & 5 & 0 \\ 0 & 0 & -1 & 5 & 1 \end{bmatrix} \sim \begin{bmatrix} 1 & -1 & 1 & 2 & 1 \\ 0 & 1 & 0 & -3 & 0 \\ 0 & 0 & 1 & -5 & -1 \\ 0 & 0 & 0 & -10 & -3 \end{bmatrix}$$

$R(A) = R(\tilde{A}) = 4$，线性方程组有唯一解，下面可以继续进行初等行变换：第四行乘以($\frac{-1}{10}$)；然后第四行乘以 5 加到第三行，乘以 3 加到第二行，乘以(-2)加到第一行，得

$$\begin{bmatrix} 1 & -1 & 1 & 2 & 1 \\ 0 & 1 & 0 & -3 & 0 \\ 0 & 0 & 1 & -5 & -1 \\ 0 & 0 & 0 & -10 & -3 \end{bmatrix} \sim \begin{bmatrix} 1 & -1 & 1 & 0 & \dfrac{1}{5} \\ 0 & 1 & 0 & 0 & \dfrac{9}{10} \\ 0 & 0 & 1 & 0 & \dfrac{1}{2} \\ 0 & 0 & 0 & 1 & \dfrac{3}{10} \end{bmatrix}$$

第三行乘以(-1)加到第一行，第二行加到第一行，得

$$\begin{bmatrix} 1 & -1 & 1 & 0 & \dfrac{1}{5} \\ 0 & 1 & 0 & 0 & \dfrac{9}{10} \\ 0 & 0 & 1 & 0 & \dfrac{1}{2} \\ 0 & 0 & 0 & 1 & \dfrac{3}{10} \end{bmatrix} \sim \begin{bmatrix} 1 & -1 & 0 & 0 & \dfrac{4}{5} \\ 0 & 1 & 0 & 0 & \dfrac{9}{10} \\ 0 & 0 & 1 & 0 & \dfrac{1}{2} \\ 0 & 0 & 0 & 1 & \dfrac{3}{10} \end{bmatrix}$$

故得 $x_1 = \dfrac{4}{5}$, $x_2 = \dfrac{9}{10}$, $x_3 = \dfrac{1}{2}$, $x_4 = \dfrac{3}{10}$。

例 10.3.9 求解非齐次线性方程组。

$$\begin{cases} 3x_1 + x_2 - 4x_4 = 3 \\ 2x_1 - x_2 + x_3 - 2x_4 = 2 \\ x_1 - 3x_2 + 2x_3 = 1 \\ x_1 + 2x_2 - x_3 - 2x_4 = 1 \end{cases}$$

解 构造增广矩阵

$$\tilde{A} = \begin{bmatrix} 3 & 1 & 0 & -4 & 3 \\ 2 & -1 & 1 & -2 & 2 \\ 1 & -3 & 2 & 0 & 1 \\ 1 & 2 & -1 & -2 & 1 \end{bmatrix}$$

第四行与第一行交换，然后第一行乘以(-2)加到第二行，乘以(-1)加到第三行，乘以(-3)加到第四行，得

$$\begin{bmatrix} 3 & 1 & 0 & -4 & 3 \\ 2 & -1 & 1 & -2 & 2 \\ 1 & -3 & 2 & 0 & 1 \\ 1 & 2 & -1 & -2 & 1 \end{bmatrix} \sim \begin{bmatrix} 1 & 2 & -1 & -2 & 1 \\ 0 & -5 & 3 & 2 & 0 \\ 0 & -5 & 3 & 2 & 0 \\ 0 & -5 & 3 & 2 & 0 \end{bmatrix}$$

第二行乘以(-1)分别加到第三行和第四行，得

$$\begin{bmatrix} 1 & 2 & -1 & -2 & 1 \\ 0 & -5 & 3 & 2 & 0 \\ 0 & -5 & 3 & 2 & 0 \\ 0 & -5 & 3 & 2 & 0 \end{bmatrix} \sim \begin{bmatrix} 1 & 2 & -1 & -2 & 1 \\ 0 & -5 & 3 & 2 & 0 \\ 0 & 0 & 0 & 0 & 0 \\ 0 & 0 & 0 & 0 & 0 \end{bmatrix}$$

$R(A) = R(\tilde{A}) = 2 < 4$，线性方程组有无穷多组解，下面可以继续进行初等行变换：第二行乘以(-1/5)；然后第二行乘以(-2)加到第一行，得

$$\begin{bmatrix} 1 & 2 & -1 & -2 & 1 \\ 0 & -5 & 3 & 2 & 0 \\ 0 & 0 & 0 & 0 & 0 \\ 0 & 0 & 0 & 0 & 0 \end{bmatrix} \sim \begin{bmatrix} 1 & 0 & 1/5 & 6/5 & 1 \\ 0 & 1 & -3/5 & -2/5 & 0 \\ 0 & 0 & 0 & 0 & 0 \\ 0 & 0 & 0 & 0 & 0 \end{bmatrix}$$

设 x_3, x_4 为自由未知量，得该线性方程组的通解为

$$\begin{cases} x_1 = 1 - \dfrac{1}{5}x_3 - \dfrac{6}{5}x_4 \\ x_2 = \dfrac{3}{5}x_3 + \dfrac{2}{5}x_4 \end{cases}$$

例 10.3.10 求当 λ 为何值时，非齐次线性方程组

$$\begin{cases} x_1 + x_2 + x_3 = 1 \\ x_1 + 2x_2 + x_3 = 2 \\ x_1 + x_2 + \lambda x_3 = \lambda \end{cases}$$

有唯一解、有无穷多组解？

解 构造增广矩阵

$$\tilde{A} = \begin{bmatrix} 1 & 1 & 1 & 1 \\ 1 & 2 & 1 & 2 \\ 1 & 1 & \lambda & \lambda \end{bmatrix}$$

第一行乘以(-1)分别加到第二行、第三行，得

$$\begin{bmatrix} 1 & 1 & 1 & 1 \\ 1 & 2 & 1 & 2 \\ 1 & 1 & \lambda & \lambda \end{bmatrix} \sim \begin{bmatrix} 1 & 1 & 1 & 1 \\ 0 & 1 & 0 & 1 \\ 0 & 0 & \lambda-1 & \lambda-1 \end{bmatrix}$$

当 $\lambda \neq 1$ 时,

$$\tilde{A} \sim \begin{bmatrix} 1 & 1 & 1 & 1 \\ 0 & 1 & 0 & 1 \\ 0 & 0 & \lambda-1 & \lambda-1 \end{bmatrix} \sim \begin{bmatrix} 1 & 1 & 1 & 1 \\ 0 & 1 & 0 & 1 \\ 0 & 0 & 1 & 1 \end{bmatrix} \sim \begin{bmatrix} 1 & 0 & 0 & -1 \\ 0 & 1 & 0 & 1 \\ 0 & 0 & 1 & 1 \end{bmatrix}$$

得方程组的唯一解为

$$x_1 = -1, \quad x_2 = 1, \quad x_3 = 1$$

当 $\lambda = 1$ 时,

$$\tilde{A} \sim \begin{bmatrix} 1 & 1 & 1 & 1 \\ 0 & 1 & 0 & 1 \\ 0 & 0 & \lambda-1 & \lambda-1 \end{bmatrix} \sim \begin{bmatrix} 1 & 1 & 1 & 1 \\ 0 & 1 & 0 & 1 \\ 0 & 0 & 0 & 0 \end{bmatrix} \sim \begin{bmatrix} 1 & 0 & 1 & 0 \\ 0 & 1 & 0 & 1 \\ 0 & 0 & 0 & 0 \end{bmatrix}$$

设 x_3 为自由未知量,得该线性方程组的通解为

$$\begin{cases} x_1 = -x_3 \\ x_2 = 1 \end{cases}$$

如果线性方程组(10.3.1)是齐次的,即常数项均为 0,则 $R(A) = R(\tilde{A})$,根据定理 10.3.4,可得下述推论:

推论 齐次线性方程组

$$\begin{cases} a_{11}x_1 + a_{12}x_2 + \cdots + a_{1n}x_n = 0 \\ a_{21}x_1 + a_{22}x_2 + \cdots + a_{2n}x_n = 0 \\ \cdots \cdots \\ a_{m1}x_1 + a_{m2}x_2 + \cdots + a_{mn}x_n = 0 \end{cases}$$

的系数矩阵为 A,则:

(1) 当 $R(A) = n$,则方程组 $AX = 0$ 仅有唯一零解;

(2) 当 $R(A) = r < n$,方程组 $AX = 0$ 有无穷多组解(此时有 $n-r$ 个自由未知量)。

例 10.3.11 求解下列齐次线性方程组:

(1) $\begin{cases} x_1 + x_2 + 2x_3 - x_4 = 0 \\ 2x_1 + x_2 + x_3 - x_4 = 0 \\ 2x_1 + 2x_2 + x_3 + 2x_4 = 0 \end{cases}$; (2) $\begin{cases} 2x_1 + 3x_2 - x_3 + 5x_4 = 0 \\ 3x_1 + x_2 + 2x_3 - 7x_4 = 0 \\ 4x_1 + x_2 - 3x_3 + 6x_4 = 0 \\ x_1 - 2x_2 + 4x_3 - 7x_4 = 0 \end{cases}$

解

(1) 对系数矩阵实施初等行变换:

$$\begin{pmatrix} 1 & 1 & 2 & -1 \\ 2 & 1 & 1 & -1 \\ 2 & 2 & 1 & 2 \end{pmatrix} \sim \begin{pmatrix} 1 & 0 & -1 & 0 \\ 0 & 1 & 3 & -1 \\ 0 & 0 & 1 & -\dfrac{4}{3} \end{pmatrix}, \text{即得} \begin{cases} x_1 = \dfrac{4}{3}x_4 \\ x_2 = -3x_4 \\ x_3 = \dfrac{4}{3}x_4 \\ x_4 = x_4 \end{cases}$$

(2) 对系数矩阵实施初等行变换:

$$\begin{pmatrix} 2 & 3 & -1 & 5 \\ 3 & 1 & 2 & -7 \\ 4 & 1 & -3 & 6 \\ 1 & -2 & 4 & -7 \end{pmatrix} \sim \begin{pmatrix} 1 & 0 & 0 & 0 \\ 0 & 1 & 0 & 0 \\ 0 & 0 & 1 & 0 \\ 0 & 0 & 0 & 1 \end{pmatrix}, \text{即得} \begin{cases} x_1 = 0 \\ x_2 = 0 \\ x_3 = 0 \\ x_4 = 0 \end{cases}$$

10.4 n 维 向 量

10.4.1 向量的概念

在前面矩阵的概念与定义一节中，介绍了常用的特殊形式的矩阵时提到：行矩阵可以称为行向量，列矩阵亦可称为列向量，他们又可统称为 **n 维向量**(或简称为**向量**)，向量中的元素可称为向量的分量。习惯上，向量一般采用列向量的表示形式，常用希腊字母(如 α, β, γ 等)来表示，例如，n 维列向量

$$\alpha = \begin{bmatrix} a_1 \\ \vdots \\ a_n \end{bmatrix}$$

定义 10.4.1 n 个有序数组 $a_1, a_2, \cdots, a_n$，记作如下：

$$\alpha = (a_1, a_2, \cdots, a_n) \text{ 或 } \alpha = (a_1, a_2, \cdots, a_n)'$$

叫做 **n 维向量**。数 $a_1, a_2, \cdots, a_n$ 叫做向量 α 的**分量**。

由上述定义，在一个 3×4 阶矩阵

$$A = \begin{bmatrix} 1 & 2 & 3 & 4 \\ 5 & 6 & 7 & 8 \\ 9 & 10 & 11 & 12 \end{bmatrix} \text{ 中}$$

$$\beta_1 = \begin{bmatrix} 1 \\ 5 \\ 9 \end{bmatrix}, \beta_2 = \begin{bmatrix} 2 \\ 6 \\ 10 \end{bmatrix}, \beta_3 = \begin{bmatrix} 3 \\ 7 \\ 11 \end{bmatrix}, \beta_4 = \begin{bmatrix} 4 \\ 8 \\ 12 \end{bmatrix}$$

称为 A 的**列向量**(三维的)；

$\alpha_1 = (1,2,3,4), \alpha_2 = (5,6,7,8), \alpha_3 = (9,10,11,12)$ 称为 A 的**行向量**(四维的)。

同时，一个 n 维的行向量 $[a_1, a_2, \cdots, a_n]$ 可视作一个 $1 \times n$ 阶矩阵；一个 n 维的列向量 $\begin{bmatrix} a_1 \\ a_2 \\ \vdots \\ a_n \end{bmatrix}$ 可视作一个 $n \times 1$ 阶矩阵。为此，我们规定 n 维向量相等、相加、数乘与 $1 \times n$ 阶矩阵(或 $n \times 1$ 阶矩阵)对应相同。

10.4.2 向量组的线性相关与线性无关

前面介绍了向量的概念，现在来讨论向量间的关系。

定义 10.4.2 给定向量组 $\alpha_1, \alpha_2, \cdots, \alpha_m$，对于任何一组实数 $k_1, k_2, \cdots, k_m$，称

$$k_1\alpha_1 + k_2\alpha_2 + \cdots k_m\alpha_m$$

为向量组 $\alpha_1, \alpha_2, \cdots, \alpha_m$ 的一个**线性组合**，$k_1, k_2, \cdots, k_m$ 称为这个线性组合的系数。

定义 10.4.3 给定向量组 $\alpha_1, \alpha_2, \cdots, \alpha_m$ 和向量 β，如果存在一组数 $\lambda_1, \lambda_2, \cdots, \lambda_m$，使得

$$\beta = \lambda_1\alpha_1 + \lambda_2\alpha_2 + \cdots \lambda_m\alpha_m$$

则称向量 β 是向量组 $\alpha_1,\alpha_2,\cdots,\alpha_m$ 的**线性组合**，称向量 β 可以由向量组 $\alpha_1,\alpha_2,\cdots,\alpha_m$ **线性表示**。

例 10.4.1 向量 $\alpha = (x,y,z)$ 是向量 $\alpha_1 = (1,0,0), \alpha_2 = (0,1,0), \alpha_3 = (0,0,1)$ 的线性组合。因为 $\alpha = x\alpha_1 + y\alpha_2 + z\alpha_3$。

例 10.4.2 向量 $\alpha = (2,3)$ 就不是向量 $\alpha_1 = (1,0), \alpha_2 = (-1,0)$ 的线性组合。因为对任意的 λ_1, λ_2，都有

$$\lambda_1 a_1 + \lambda_2 a_2 \ne \alpha$$

即 $\lambda_1(1,0) = \lambda_2(-,0) = (\lambda_1 - \lambda_2, 0) \ne (2,3) = \alpha$。

定义 10.4.4 给定两个向量组 $\alpha_1,\alpha_2,\cdots,\alpha_m$ 和 $\beta_1,\beta_2,\cdots,\beta_s$。如果向量组 $\beta_1,\beta_2,\cdots,\beta_s$ 中的每个向量都可以由向量组 $\alpha_1,\alpha_2,\cdots,\alpha_m$ 线性表示，则称向量组 $\beta_1,\beta_2,\cdots,\beta_s$ 能由向量组 $\alpha_1,\alpha_2,\cdots,\alpha_m$ **线性表示**。如果向量组 $\alpha_1,\alpha_2,\cdots,\alpha_m$ 与向量组 $\beta_1,\beta_2,\cdots,\beta_s$ 能互相线性表示，则称这**两个向量组等价**。

定义 10.4.5 给定向量组 $\alpha_1,\alpha_2,\cdots,\alpha_m$，若存在不全为零的一组数 $k_1, k_2, \cdots, k_m$，使得

$$k_1\alpha_1 + k_2\alpha_2 + \cdots k_m\alpha_m = 0 \tag{10.4.1}$$

则称向量组 $\alpha_1,\alpha_2,\cdots,\alpha_m$ 是**线性相关**的，否则称为**线性无关**。

例如，向量组 $\alpha_1 = (1,-1,0), \alpha_2 = (0,1,-1), \alpha_3 = (2,-1,-1)$ 线性相关。因为存在一组不全为零的数 2, 1, −1 使 $2\cdot\alpha_1 + 1\cdot\alpha_2 + (-1)\cdot\alpha_3 = 0$。

例 10.4.3 向量组 $\alpha_1,\alpha_2,\cdots,\alpha_m$ 中若有一个是零向量，则该向量组一定线性相关。

证明 设向量组 $\alpha_1,\alpha_2,\cdots,\alpha_m$ 中的向量 $\alpha_i = 0$，因为存在一组不全为零的数 $0, \cdots, 0, 1, 0, \cdots, 0$，使得

$$0\cdot\alpha_1 + 0\cdot\alpha_2 + \cdots + 0\cdot\alpha_{i-1} + 1\cdot\alpha_i + 0\cdot\alpha_{i+1} + \cdots + 0\cdot\alpha_m = 0$$

故 $\alpha_1,\alpha_2,\cdots,\alpha_m$ 线性相关。

若把定义 10.19 中的(10.22)式视为以 $\alpha_1,\alpha_2,\cdots,\alpha_m$ 为系数列向量，以 $k_1, k_2, \cdots, k_m$ 为未知数的齐次线性方程组，则由定义 10.19 可得。

定理 10.4.1 给定向量组 $\alpha_1,\alpha_2,\cdots,\alpha_s$，若齐次线性方程组

$$x_1\alpha_1 + x_2\alpha_2 + \cdots + x_s\alpha_s = 0 \tag{10.4.2}$$

有非零解，则向量组 $\alpha_1,\alpha_2,\cdots,\alpha_s$ 线性相关；若只有唯一零解，向量组 $\alpha_1,\alpha_2,\cdots,\alpha_s$ 线性无关。

把上述定理 10.10 与上一节的定理 10.9 结合起来则可得下列结论：

定理 10.4.2 关于向量组 $\alpha_1 = \begin{bmatrix} a_{11} \\ a_{21} \\ \vdots \\ a_{m1} \end{bmatrix}, \alpha_2 = \begin{bmatrix} a_{12} \\ a_{22} \\ \vdots \\ a_{m2} \end{bmatrix}, \alpha_s = \begin{bmatrix} a_{1s} \\ a_{2s} \\ \vdots \\ a_{ms} \end{bmatrix}$ (10.4.3)

的矩阵 $A = [\alpha_1,\alpha_2,\cdots,\alpha_s]$。

若 $R(A) < S$，则向量组 $\alpha_1,\alpha_2,\cdots,\alpha_s$ 线性相关；若秩 $A = S$，则向量组 $\alpha_1,\alpha_2,\cdots,\alpha_s$ 线性无关。

由于一个矩阵的秩不会大于该矩阵的函数，因此有下面的推论：

推论 在某一向量组中，若向量的个数超过他们的维数，则向量组一定线性相关。

对一个向量组来说，其要么是线性相关的，要么就是线性无关的，两者必居其一。下面我们从同组向量之间的关系来进一步提示这两种类型向量组之间的区别。

定理 10.4.3 S 个向量组 $\alpha_1,\alpha_2,\cdots,\alpha_s$ ($S \geq 2$)线性相关的充要条件是向量组中某一个向量可以由其余 S-1 个向量线性表示。

由上述定理，显然：由一个向量 α 所构成的向量组，若 $\alpha = 0$ 则线性相关，若 $\alpha \ne 0$，则线性无关。

例 10.4.4 n 维向量组

$$\varepsilon_1 = \begin{pmatrix} 1 \\ 0 \\ \vdots \\ 0 \end{pmatrix}, \varepsilon_2 = \begin{pmatrix} 0 \\ 1 \\ \vdots \\ 0 \end{pmatrix}, \cdots \varepsilon_n = \begin{pmatrix} 0 \\ 0 \\ \vdots \\ 1 \end{pmatrix}$$

称为 n 维单位向量组，试讨论其线性相关性。

解 n 维单位向量组所构成的矩阵

$$E = (\varepsilon_1, \varepsilon_2, \cdots, \varepsilon_n)$$

就是 n 阶单位矩阵，而 $R(E) = n$，即 $R(E)$ 等于向量的个数 n，所以由定理 10.11 知，此向量组线性无关。

例 10.4.5 判断下列向量组的线性相关性：

(1) $\alpha_1 = (1,2,-1,3), \alpha_2 = (-1,1,2,4), \alpha_3 = (1,1,0,-1)$；

(2) $\alpha_1 = (-1,2,1,1), \alpha_2 = (1,2,2,3), \alpha_3 = (-1,-1,0,1), \alpha_4 = (-1,3,3,5)$；

(3) $\alpha_1 = (1,2,3), \alpha_2 = (3,3,1), \alpha_3 = (0,1,1), \alpha_4 = (2,1,-1)$。

解 (1) 由于 $A = \begin{bmatrix} 1 & -1 & 1 \\ 2 & 1 & 1 \\ -1 & 2 & 0 \\ 3 & 4 & 1 \end{bmatrix} \to \begin{bmatrix} 1 & -1 & 1 \\ 0 & 1 & 1 \\ 0 & 0 & 1 \\ 0 & 0 & 0 \end{bmatrix}$，$R(A)=3$ 恰好等于向量的个数，故 $\alpha_1, \alpha_2, \alpha_3$ 线性无关。

(2) 由于 $A = \begin{bmatrix} -1 & 1 & -1 & -1 \\ 2 & 2 & -1 & 3 \\ 1 & 2 & 0 & 3 \\ 1 & 3 & 1 & 5 \end{bmatrix} \to \begin{bmatrix} -1 & 1 & -1 & -1 \\ 0 & 1 & 0 & 1 \\ 0 & 0 & 1 & 1 \\ 0 & 0 & 0 & 0 \end{bmatrix}$，$R(A)=3<$ 向量的个数，故 $\alpha_1, \alpha_2, \alpha_3, \alpha_4$ 线性相关。

(3) 由定理 10.4.2 的推论，由于向量组中所含向量的个数 4 大于他们的维数 3，所以 $\alpha_1, \alpha_2, \alpha_3, \alpha_4$ 一定线性相关。

10.4.3 向量组的秩

定义 10.4.6 设有向量组 (I)：$\alpha_1, \alpha_2, \cdots \alpha_r, \cdots, \alpha_m$，满足：

(1) 有 r 个向量线性无关，不妨设向量组 T：$\alpha_1, \alpha_2, \cdots \alpha_r$ 线性无关；

(2) 向量组 (I) 中任意 $r+1$ 个向量(若有的话)都线性相关。

称向量组 T 是向量组 (I) 的一个**最大线性无关向量组**(也称**最大无关组**或**极大线性无关向量组**)。最大无关组所含向量的个数 r 称为**向量组的秩**，记作 R 或 $R(\alpha_1, \alpha_2, \cdots, \alpha_m)$。

比如，向量组 $\begin{pmatrix}1\\0\end{pmatrix}, \begin{pmatrix}0\\1\end{pmatrix}, \begin{pmatrix}2\\3\end{pmatrix}$ 是线性相关的。由于 T_1：$\begin{pmatrix}1\\0\end{pmatrix}, \begin{pmatrix}0\\1\end{pmatrix}$；$T_2$：$\begin{pmatrix}0\\1\end{pmatrix}, \begin{pmatrix}2\\3\end{pmatrix}$；$T_3$：$\begin{pmatrix}1\\0\end{pmatrix}, \begin{pmatrix}2\\3\end{pmatrix}$ 都是线性无关向量组，故它们都是最大无关组。

定义 10.4.6 有个等价的定义，描述形式如下：

定义 10.4.7 设有向量组 (I)：$\alpha_1, \alpha_2, \cdots \alpha_r, \cdots, \alpha_m$，满足：

(1) 有 r 个向量线性无关，不妨设向量组 T：$\alpha_1, \alpha_2, \cdots, \alpha_r$ 线性无关；

(2) 向量组 (I) 中任一向量都能由向量组 T 线性表示；

称向量组 T 是向量组 (I) 的一个最大线性无关向量组(证明过程略)。

对最大线性无关向量组，需要注意的是：

(1) 向量组的最大无关向量组一般不是唯一的；

(2) 最大无关向量组中所含向量个数相同，即向量组的秩是唯一的；

(3) 若向量组线性无关，那么其最大无关向量组是唯一的，就是向量组本身。

既然向量组的秩是唯一的，接下来介绍怎样求出向量组的秩和最大线性无关向量组。

定理 10.4.4 矩阵 A 的列向量组 T 通过初等行变换不改变其相关性。

上述定理告诉我们，矩阵 A 的秩就是其对应列向量组 T 中极大线性无关组所含向量的个数。

在上节中，我们已介绍了求矩阵秩的方法，由定理 10.4.4，我们可以设想把一个向量组 T 中的向量 $a_1, a_2, \cdots, a_m$ 看成是矩阵 A 的列向量，然后利用矩阵的初等行变换把 A 化为阶梯形矩阵，阶梯形矩阵中非零行的行数 r 就是矩阵 A 的秩，其也就是向量组 T 的秩；而所有非零的行所对应的 r 个向量所组成的向量组，就是矩阵列向量组 T 的一个极大无关组。

同样，我们还有如下定理(证明过程略)：

定理 10.4.5 矩阵 A 的秩=矩阵 A 向量组的秩=矩阵 A 行向量组的秩。

例 10.4.6 设向量组
$$\alpha_1 = (1,1,0,1)', \alpha_2 = (0,1,2,-1)', \alpha_3 = (1,0,2,2)', \alpha_4 = (2,1,2,3)', \alpha_5 = (2,0,0,4)'$$
求向量组的秩及其一个极大无关组，并求出另外的向量由该极大无关组线性表出的表达式。

解 因为

$$A = [\alpha_1, \alpha_2, \alpha_3, \alpha_4, \alpha_5] = \begin{bmatrix} 1 & 0 & 1 & 2 & 2 \\ 1 & 1 & 0 & 1 & 0 \\ 0 & 2 & 2 & 2 & 0 \\ 1 & -1 & 2 & 3 & 4 \end{bmatrix} \xrightarrow{\text{初等行变换}} \begin{bmatrix} 1 & 0 & 1 & 2 & 2 \\ 0 & 1 & -1 & -1 & -2 \\ 0 & 0 & 1 & 1 & 1 \\ 0 & 0 & 0 & 0 & 0 \end{bmatrix}$$

由定理 10.4.5，向量组的秩等于 3，且 $\alpha_1, \alpha_2, \alpha_3$ 就是一个极大无关组。下面求 α_4, α_5 关于极大无关组 $\alpha_1, \alpha_2, \alpha_3$ 的线性表达式：

令 $\alpha_4 = k_1\alpha_1 + k_2\alpha_2 + k_3\alpha_3$，即

$$\begin{cases} k_1 + k_3 = 2 \\ k_1 + k_2 = 1 \\ 2k_2 + 2k_3 = 2 \\ k_1 - k_2 + 2k_3 = 3 \end{cases} \Rightarrow \begin{cases} k_1 = 1 \\ k_2 = 0 \\ k_3 = 1 \end{cases}$$

故
$$\alpha_4 = \alpha_1 + \alpha_3$$

同理可得
$$\alpha_5 = \alpha_1 + \alpha_2 + \alpha_3$$

例 10.4.7 求向量组 $\alpha_1 = (1,3,0,5)^T$, $\alpha_2 = (1,2,1,4)^T$, $\alpha_3 = (1,1,2,3)^T$, $\alpha_4 = (0,1,2,4)^T$, $\alpha_5 = (1,-3,0,-1)^T$ 的秩和它的一个最大无关组，并将其余向量用此最大无关组表示。

解 进行初等行变换：

$$(\alpha_1, \alpha_2, \alpha_3, \alpha_4, \alpha_5) = \begin{pmatrix} 1 & 1 & 1 & 0 & 1 \\ 3 & 2 & 1 & 1 & -3 \\ 0 & 1 & 2 & 2 & 0 \\ 5 & 4 & 3 & 4 & -1 \end{pmatrix} \sim \begin{pmatrix} 1 & 1 & 1 & 0 & 1 \\ 0 & -1 & -2 & 1 & -6 \\ 0 & 1 & 2 & 2 & 0 \\ 0 & -1 & -2 & 4 & -6 \end{pmatrix} \sim \begin{pmatrix} 1 & 1 & 1 & 0 & 1 \\ 0 & 1 & 2 & 2 & 0 \\ 0 & -1 & -2 & 1 & -6 \\ 0 & 0 & 0 & 3 & 0 \end{pmatrix} \sim \begin{pmatrix} 1 & 0 & -1 & 0 & 0 \\ 0 & 1 & 2 & 0 & 0 \\ 0 & 0 & 0 & 0 & 1 \\ 0 & 0 & 0 & 1 & 0 \end{pmatrix}$$

故 $\alpha_1, \alpha_2, \alpha_4, \alpha_5$ 为一个极大线性无关组，且 $\alpha_3 = -\alpha_1 + 2\alpha_2$，$R(A) = 4$。

例 10.4.8 已知向量组

$$\beta_1 = \begin{pmatrix} 0 \\ 1 \\ -1 \end{pmatrix}, \beta_2 = \begin{pmatrix} a \\ 2 \\ 1 \end{pmatrix}, \beta_3 = \begin{pmatrix} b \\ 1 \\ 0 \end{pmatrix}$$

与向量组

$$\alpha_1 = \begin{pmatrix} 1 \\ 2 \\ -3 \end{pmatrix}, \alpha_2 = \begin{pmatrix} 3 \\ 0 \\ 1 \end{pmatrix}, \alpha_3 = \begin{pmatrix} 9 \\ 6 \\ -7 \end{pmatrix}$$

具有相同的秩，且 β_3 可由 $\alpha_1, \alpha_2, \alpha_3$ 线性表示，求 a, b 的值。

解 已知向量组 $\alpha_1, \alpha_2, \alpha_3$ 的秩为 2，由于 α_1, α_2 的对应坐标不成比例，故线性无关，是向量组 $\alpha_1, \alpha_2, \alpha_3$ 的一个最大无关组。

由于 $\beta_1, \beta_2, \beta_3$ 与 $\alpha_1, \alpha_2, \alpha_3$ 的秩相同，故其秩为 2，从而 $|(\beta_1, \beta_2, \beta_3)| = 0$，即

$$\begin{vmatrix} 0 & a & b \\ 1 & 2 & 1 \\ -1 & 1 & 0 \end{vmatrix} = 0 \tag{10.4.4}$$

又 β_3 可由 $\alpha_1, \alpha_2, \alpha_3$ 线性表示，从而可由 α_1, α_2 线性表示，所以 $\alpha_1, \alpha_2 \beta_3$ 线性相关，于是 $|(\alpha_1, \alpha_2, \beta_3)| = 0$，即

$$\begin{vmatrix} 1 & 3 & b \\ 2 & 0 & 1 \\ -3 & 1 & 0 \end{vmatrix} = 0 \tag{10.4.5}$$

联立(10.4.4)(10.4.5)式得 $a = 15, b = 5$。

10.4.4 线性方程组解的结构

设齐次线性方程组

$$\begin{cases} a_{11}x_1 + a_{12}x_2 + \cdots + a_{1n}x_n = 0 \\ a_{21}x_1 + a_{22}x_2 + \cdots + a_{2n}x_n = 0 \\ \cdots \cdots \\ a_{m1}x_1 + a_{m2}x_2 + \cdots + a_{mn}x_n = 0 \end{cases} \tag{10.4.6}$$

若记

$$A = \begin{pmatrix} a_{11} & a_{12} & \cdots & a_{1n} \\ a_{21} & a_{22} & \cdots & a_{2n} \\ \cdots & \cdots & & \cdots \\ a_{m1} & a_{m2} & \cdots & a_{mn} \end{pmatrix}, X = \begin{pmatrix} x_1 \\ x \\ \vdots \\ x_n \end{pmatrix}$$

则方程组(10.4.6)可写为矩阵和向量的形式

$$AX = 0 \tag{10.4.7}$$

称方程(10.4.7)的解，$X = \begin{pmatrix} x_1 \\ x_2 \\ \vdots \\ x_n \end{pmatrix}$ 为方程组(10.4.7)的**解向量**。

由定理 10.3.4 的推论可知，齐次线性方程组若有非零解，则它就有无穷多个解。此外，齐次线性方程组(10.4.7)的解还有如下简单性质：

性质 1 若 ξ_1, ξ_2 为方程组(10.4.7)的解，则 $\xi_1 + \xi_2$ 也是方程组(10.4.7)的解。

性质 2 若 ξ_1 为方程组(10.4.7)的解，k 为实数，则 $k\xi_1$ 也是(10.4.7)的解。

定义 10.4.8 齐次线性方程组的解集的最大无关组称为该齐次线性方程组的**基础解系**。

若一个齐次线性方程组只有零解，则该方程组没有基础解系；而当一个齐次线性方程组有非零解时，

是否一定有基础解系呢？如果有的话，如何求它的基础解系？定理 10.4.6 将解决这两个问题。

定理 10.4.6 设齐次线性方程组(10.4.7)的系数矩阵为 $A(m \times n$ 型$)$，当 $R(A) = r < n$ 时，则方程组(10.4.7)有 $n-r$ 个向量 $\alpha_1, \alpha_2 \cdots \alpha_{n-r}$ 组成的基础解系，它们的线性组合

$$k_1\alpha_1 + k_2\alpha_2 + \cdots + k_{n-r}\alpha_{n-r} \ (k_1, k_2, \cdots, k_{n-r} \text{为任意常数})$$

称为齐次线性方程组(10.4.7)的通解。

例 10.4.9 求齐次线性方程组 $\begin{cases} 2x_1 - 4x_2 + 5x_3 + 3x_4 = 0 \\ 3x_1 - 6x_2 + 4x_3 + 2x_4 = 0 \\ 4x_1 - 8x_2 + 17x_3 + 11x_4 = 0 \end{cases}$ 的一个基础解系，并用此基础解系表示它的全部解。

解 对齐次线性方程组的系数矩阵进行初等行变换：

$$A = \begin{pmatrix} 2 & -4 & 5 & 3 \\ 3 & -6 & 4 & 2 \\ 4 & -8 & 17 & 11 \end{pmatrix} \sim \begin{pmatrix} 2 & -4 & 5 & 3 \\ 1 & -2 & -1 & -1 \\ 4 & -8 & 17 & 11 \end{pmatrix} \sim \begin{pmatrix} 1 & -2 & -1 & -1 \\ 2 & -4 & 5 & 3 \\ 4 & -8 & 17 & 11 \end{pmatrix} \sim \begin{pmatrix} 1 & -2 & -1 & -1 \\ 0 & 0 & 7 & 5 \\ 0 & 0 & 7 & 5 \end{pmatrix} \sim \begin{pmatrix} 1 & -2 & -1 & -1 \\ 0 & 0 & 7 & 5 \\ 0 & 0 & 0 & 0 \end{pmatrix}$$

因为 $r(A) = 2 < 4$，所以齐次线性方程组有无穷多解。取自由未知量为 x_2, x_4，原方程组与方程组

$\begin{cases} x_1 - 2x_2 - x_3 - x_4 = 0 \\ 7x_3 + 5x_4 = 0 \end{cases}$ 同解

对自由未知量 x_2, x_4 分别取 $x_2 = 1, x_4 = 0$ 和 $x_2 = 0, x_4 = 1$ 代入上式得到齐次线性方程组的一个基础解系为

$$\alpha_1 = \begin{pmatrix} 2 \\ 1 \\ 0 \\ 0 \end{pmatrix}, \quad \alpha_2 = \begin{pmatrix} \frac{2}{7} \\ 0 \\ -\frac{5}{7} \\ 1 \end{pmatrix}$$

则齐次线性方程组的全部解为

$$X = C_1\alpha_1 + C_2\alpha_2 \quad (C_1, C_2 \text{为任意常数})$$

例 10.4.10 求齐次线性方程组 $\begin{cases} x_1 + x_2 + 2x_3 - x_4 = 0 \\ 2x_1 + x_2 + x_3 - x_4 = 0 \\ 2x_1 + 2x_2 + x_3 + 2x_4 = 0 \end{cases}$ 的一个基础解系。

解 对齐次线性方程组的系数矩阵进行初等行变换：

$$A = \begin{pmatrix} 1 & 1 & 2 & -1 \\ 2 & 1 & 1 & -1 \\ 2 & 2 & 1 & 2 \end{pmatrix} \sim \begin{pmatrix} 1 & 1 & 2 & -1 \\ 0 & -1 & -3 & 1 \\ 0 & 0 & -3 & 4 \end{pmatrix} \sim \begin{pmatrix} 1 & 0 & -1 & 0 \\ 0 & 1 & 3 & -1 \\ 0 & 0 & 1 & -\frac{3}{4} \end{pmatrix}$$

因为 $r(A) = 3 < 4$，所以齐次线性方程组有无穷多解。取自由未知量为 x_4，原方程组与方程组

$\begin{cases} x_1 - x_3 = 0 \\ x_2 + 3x_3 - x_4 = 0 \\ x_3 - \frac{3}{4}x_4 = 0 \end{cases}$ 同解。

取自由未知量 $x_4 = 1$，代入上式得齐次线性方程组的一个基础解系为

$$\alpha = \left(\frac{4}{3}, -3, \frac{4}{3}, 1\right)^T$$

例 10.4.11 求齐次线性方程组 $\begin{cases} 2x_1 + x_2 - x_3 + x_4 = 0 \\ 4x_1 + 2x_2 - 2x_3 + x_4 = 0 \\ 2x_1 + x_2 - x_3 - x_4 = 0 \end{cases}$ 的一个基础解系。

解 对齐次线性方程组的系数矩阵进行初等行变换：

$$A = \begin{pmatrix} 2 & 1 & -1 & 1 \\ 4 & 2 & -2 & 1 \\ 2 & 1 & -1 & -1 \end{pmatrix} \sim \begin{pmatrix} 2 & 1 & -1 & 1 \\ 0 & 0 & 0 & 1 \\ 0 & 0 & 0 & 0 \end{pmatrix}$$

因为 $r(A) = 2 < 4$，所以齐次线性方程组有无穷多解。取自由未知量为 x_2, x_3，原方程组与方程组 $\begin{cases} 2x_1 + x_2 - x_3 + x_4 = 0 \\ x_4 = 0 \end{cases}$ 同解。

对自由未知量为 x_2, x_3 分别取 $\begin{bmatrix} 1 \\ 0 \end{bmatrix}$ 和 $\begin{bmatrix} 0 \\ 1 \end{bmatrix}$，代入上式，得到方程组的一个基础解系为

$$\alpha_1 = \left(-\frac{1}{2}, 1, 0, 0\right)^T \text{ 和 } \alpha_2 = \left(\frac{1}{2}, 0, 1, 0\right)^T$$

通过上述三个例子可总结出基础解系求解过程：当方程组有 $n-r$ 个自由未知量时，可取某个自由未知量非零(最好取为1)，而取其他自由未知量为0，就得到一个非零解向量，共可得到 $n-r$ 个线性无关的解向量，他们就是基础解系。而其他的解向量均可由它们线性表示。

下面讨论非齐次线性方程组。设有非齐次线性方程组

$$\begin{cases} a_{11}x_1 + a_{12}x_2 + \cdots + a_{1n}x_n = b_1 \\ a_{21}x_1 + a_{22}x_2 + \cdots + a_{2n}x_n = b_2 \\ \cdots\cdots \\ a_{m1}x_1 + a_{m2}x_2 + \cdots + a_{mn}x_n = b_m \end{cases} \tag{10.4.8}$$

它也可写作向量方程

$$AX = b \tag{10.4.9}$$

其中

$$A = \begin{pmatrix} a_{11} & a_{12} & \cdots & a_{1n} \\ a_{21} & a_{22} & \cdots & a_{2n} \\ \vdots & \vdots & & \vdots \\ a_{m1} & a_{m2} & \cdots & a_{mn} \end{pmatrix}, \quad X = \begin{pmatrix} x_1 \\ x_2 \\ \vdots \\ x_n \end{pmatrix}, \quad b = \begin{pmatrix} b_1 \\ b_2 \\ \vdots \\ b_n \end{pmatrix}$$

如果令非齐次线性方程组(10.4.8)的常数项为零，就得到了齐次线性方程组

$$AX = 0$$

方程组(10.4.7)称为非齐次线性方程组(10.4.9)对应的齐次方程组。

齐次线性方程组(10.4.9)的解有如下简单性质：

性质 3 设 η_1, η_2 是非齐次线性方程组 $AX = b$ 的解，则 $\eta_1 - \eta_2$ 是对应的齐次线性方程组 $AX = 0$ 的解。

性质 4 设 η 是非齐次线性方程组 $AX = b$ 的解，ξ 为对应的齐次线性方程组 $AX = 0$ 的解，则 $\xi + \eta$ 非齐次线性方程组 $AX = b$ 的解。

定理 10.4.7 设 η^* 是非齐次线性方程组 $AX = b$ 的一个解，ξ 是对应齐次线性方程组 $AX = 0$ 的通解，则 $x = \xi + \eta^*$ 是非齐次线性方程组 $AX = b$ 的**通解**。

η^* 称为非齐次线性方程组(10.4.9)的**特解**。

注意：对非齐次线性方程组(10.4.9)，若 $\alpha_1,\alpha_2,\cdots,\alpha_n$ 是其系数矩阵 A 的列向量组，则下面四个命题等价：

(1) 非齐次线性方程组(10.4.9)有解；

(2) 向量 b 能由向量组 $\alpha_1,\alpha_2,\cdots,\alpha_n$ 线性表示；

(3) 向量组 $\alpha_1,\alpha_2,\cdots,\alpha_n$ 与向量组 $\alpha_1,\alpha_2,\cdots,\alpha_n,b$ 等价；

(4) $r(A)=r(A\ b)$。

例 10.4.12 求非齐次线性方程组 $\begin{cases} 2x_1+x_2-x_3+x_4=1 \\ 4x_1+2x_2-2x_3+x_4=2 \\ 2x_1+x_2-x_3-x_4=1 \end{cases}$ 的解。用其对应的齐次方程组的基础解系表示其通解。

解 对非齐次线性方程组的增广矩阵进行初等行变换：

$$\bar{A}=\begin{pmatrix} 2 & 1 & -1 & 1 & 1 \\ 4 & 2 & -2 & 1 & 2 \\ 2 & 1 & -1 & -1 & 1 \end{pmatrix} \sim \begin{pmatrix} 2 & 1 & -1 & 1 & 1 \\ 0 & 0 & 0 & 1 & 0 \\ 0 & 0 & 0 & 0 & 0 \end{pmatrix}$$

因为 $r(\tilde{A})=r(A)=2<4$，所以非齐次线性方程组有无穷多解。取自由未知量为 x_2,x_3，原方程组与方程组 $\begin{cases} 2x_1+x_2-x_3+x_4=1 \\ x_4=0 \end{cases}$ 同解。

取自由未知量 $\begin{pmatrix} x_2 \\ x_3 \end{pmatrix}=\begin{pmatrix} 0 \\ 0 \end{pmatrix}$，代入上式得非齐次方程组的一个特解为

$$\eta_0=\begin{pmatrix} \frac{1}{2} \\ 0 \\ 0 \\ 0 \end{pmatrix}$$

再求其对应的齐次方程组的基础解系。其对应的齐次方程组与方程组 $\begin{cases} 2x_1+x_2-x_3+x_4=0 \\ x_4=0 \end{cases}$ 同解。

对自由未知量为 x_2,x_3 分别取 $\begin{bmatrix} 1 \\ 0 \end{bmatrix},\begin{bmatrix} 0 \\ 1 \end{bmatrix}$，代入上式得到其对应的齐次方程组的一个基础解系为

$$\alpha_1=\begin{pmatrix} -\frac{1}{2} \\ 1 \\ 0 \\ 0 \end{pmatrix},\quad \alpha_2=\begin{pmatrix} \frac{1}{2} \\ 0 \\ 1 \\ 0 \end{pmatrix}$$

则原方程组的全部解为

$$X=C_1\alpha_1+C_2\alpha_2+\eta_0 \quad (C_1,C_2\text{ 为任意常数})$$

例 10.4.13 求非齐次线性方程组 $\begin{cases} x_1+3x_2+3x_3-2x_4+x_5=3 \\ 2x_1+6x_2+x_3-3x_4=2 \\ x_1+3x_2-2x_3-x_4-x_5=-1 \\ 3x_1+9x_2+4x_3-5x_4+x_5=5 \end{cases}$ 的解，用其对应的齐次方程组的基础解系表示其通解。

解 对非齐次线性方程组的增广矩阵进行初等行变换：

$$\tilde{A} = \begin{pmatrix} 1 & 3 & 3 & -2 & 1 & 3 \\ 2 & 6 & 1 & -3 & 0 & 2 \\ 1 & 3 & -2 & -1 & -1 & -1 \\ 3 & 9 & 4 & -5 & 1 & 5 \end{pmatrix} \sim \begin{pmatrix} 1 & 3 & 3 & -2 & 1 & 3 \\ 0 & 0 & -5 & 1 & -2 & -4 \\ 0 & 0 & -5 & 1 & -2 & -4 \\ 0 & 0 & -5 & 1 & -2 & -4 \end{pmatrix} \sim \begin{pmatrix} 1 & 3 & 3 & -2 & 1 & 3 \\ 0 & 0 & -5 & 1 & -2 & -4 \\ 0 & 0 & 0 & 0 & 0 & 0 \\ 0 & 0 & 0 & 0 & 0 & 0 \end{pmatrix}$$

因为 $r(\bar{A}) = r(A) = 2 < 5$，所以非齐次线性方程组有无穷多组解，取自由未知量为 x_2, x_4, x_5，原方程组与方程组 $\begin{cases} x_1 + 3x_2 + 3x_3 - 2x_4 + x_5 = 3 \\ -5x_3 + x_4 - 2x_5 = -4 \end{cases}$ 同解。

取自由未知量 x_2, x_4, x_5 为 $\begin{pmatrix} 0 \\ 0 \\ 0 \end{pmatrix}$，得原方程组的一个特解：$\eta_0 = \left(\dfrac{3}{5}, 0, \dfrac{4}{5}, 0, 0 \right)^T$。

再求其对应的齐次方程组的基础解系，其对应的齐次方程组与方程组 $\begin{cases} x_1 + 3x_2 + 3x_3 - 2x_4 + x_5 = 0 \\ -5x_3 + x_4 - 2x_5 = 0 \end{cases}$ 同解。

对自由未知量 x_2, x_4, x_5 分别取 $\begin{pmatrix} 1 \\ 0 \\ 0 \end{pmatrix}, \begin{pmatrix} 0 \\ 1 \\ 0 \end{pmatrix}, \begin{pmatrix} 0 \\ 0 \\ 1 \end{pmatrix}$，代入上式得到其对应的齐次方程组的一个基础解系为

$$\alpha_1 = \begin{pmatrix} -3 \\ 1 \\ 0 \\ 0 \\ 0 \end{pmatrix}, \alpha_2 = \begin{pmatrix} \dfrac{7}{5} \\ 0 \\ \dfrac{1}{5} \\ 1 \\ 0 \end{pmatrix}, \alpha_3 = \begin{pmatrix} \dfrac{1}{5} \\ 0 \\ -\dfrac{2}{5} \\ 0 \\ 1 \end{pmatrix}$$

则原方程组的全部解为：$X = C_1 \alpha_1 + C_2 \alpha_2 + C_3 \alpha_3 + \eta_0$。

10.5 矩阵的特征值与特征向量

特征值与特征向量在工程技术中具有实际的物理意义。比如在振动问题和稳定性问题中，常可归结为求一个方程的特征值和特征向量的问题；在数学中诸如方阵的对角化及解微分方程组等问题，也都要用到特征值的理论。

设 A 是 n 阶方阵，x 是 n 维列向量，则 Ax 仍是 n 维列向量，但通常与原来的向量 x 有很大差异。现在考虑 Ax 与 x 能否成比例(对应分量成比例)。

定义 10.5.1 如果存在一个特殊的数 λ 与一个特殊的非零向量 x，使

$$Ax = \lambda x \tag{10.5.1}$$

那么称 λ 是方阵 A 的**特征值**，x 是方阵 A 的对应于特征值 λ 的一个**特征向量**。

例如

$$A = \begin{bmatrix} 3 & -1 \\ -1 & 3 \end{bmatrix}, \quad x = \begin{bmatrix} -1 \\ 1 \end{bmatrix}$$

而

$$Ax = \begin{bmatrix} 3 & -1 \\ -1 & 3 \end{bmatrix} \begin{bmatrix} -1 \\ 1 \end{bmatrix} = \begin{bmatrix} -4 \\ 4 \end{bmatrix} = 4 \begin{bmatrix} -1 \\ 1 \end{bmatrix} = 4x$$

因此,4 是方阵 A 的一个特征值,x 为方阵 A 的对应于特征值 4 的一个特征向量。

上例中,特征向量 $x = \begin{bmatrix} -1 \\ 1 \end{bmatrix}$ 是二维空间的一个向量,Ax 可视为对向量 $x = \begin{bmatrix} -1 \\ 1 \end{bmatrix}$ 施行的一个变换 A 而成为另外一个向量 $\begin{bmatrix} -4 \\ 4 \end{bmatrix}$;而特征向量 $x = \begin{bmatrix} -1 \\ 1 \end{bmatrix}$ 表示在变换下保持方向不变(与变换后的向量 $\begin{bmatrix} -4 \\ 4 \end{bmatrix}$ 方向平行)的向量。

为了求矩阵的特征值与特征向量,将(10.5.1)式移项,并提取公因子得到:
$$(\lambda E - A)x = 0 \tag{10.5.2}$$

这是齐次线性方程组,它的系数矩阵是方阵 $(\lambda E - A)$,根据前面的讨论,齐次线性方程组有非零解 x 的充分必要条件是系数行列式等于零,即
$$|\lambda E - A| = 0 \tag{10.5.3}$$

定义 10.5.2 设方阵 $A_{n \times n} = (a_{ij})_{n \times n}$,$\lambda$,为实数,则行列式

$$|\lambda E - A| = \begin{vmatrix} \lambda - a_{11} & -a_{12} & \cdots & -a_{1n} \\ -a_{21} & \lambda - a_{22} & \cdots & -a_{2n} \\ \vdots & \vdots & & \vdots \\ -a_{n1} & -a_{n2} & \cdots & \lambda - a_{nn} \end{vmatrix}$$

它的展开式是关于 λ 的 n 次多项式,称为方阵 A 的**特征多项式**,方程 $|\lambda E - A| = 0$ 称为矩阵 A 的**特征方程**。

显然,矩阵 A 的特征方程在复数域内的 n 个根就是 A 的所有特征值,故求矩阵 A 的特征值、特征向量的步骤为:

(1) 由特征方程 $|\lambda E - A| = 0$ 求出特征值 λ;

(2) 求出齐次线性方程组 $|\lambda E - A| = 0$ 的基础解系,就得到了特征值 λ 对应的特征向量 x。

例 10.5.1 求矩阵 $A = \begin{pmatrix} 3 & 1 \\ 5 & -1 \end{pmatrix}$ 的特征值和特征向量。

解 首先,计算行列式

$$|\lambda E - A| = \left| \begin{pmatrix} \lambda & 0 \\ 0 & \lambda \end{pmatrix} - \begin{pmatrix} 3 & 1 \\ 5 & -1 \end{pmatrix} \right| = \begin{vmatrix} \lambda - 3 & -1 \\ -5 & \lambda + 1 \end{vmatrix} = (\lambda - 3)(\lambda + 1) - 5 = \lambda^2 - 2\lambda - 8$$

故特征方程为一元二次方程
$$\lambda^2 - 2\lambda - 8 = 0$$

于是求得矩阵 A 的两个特征值为
$$\lambda_1 = -2, \quad \lambda_2 = 4$$

当 $\lambda_1 = -2$ 时,解齐次线性方程组(10.5.2),作初等行变换:

$$(\lambda_1 E - A) = \begin{pmatrix} -2 - 3 & -1 \\ -5 & -2 + 1 \end{pmatrix} = \begin{pmatrix} -5 & -1 \\ -5 & -1 \end{pmatrix} \sim \begin{pmatrix} 5 & 1 \\ 0 & 0 \end{pmatrix}$$

故齐次线性方程组(10.5.2)的基础解系 $\alpha_1 = \begin{pmatrix} 1 \\ -5 \end{pmatrix}$。对应于特征值 $\lambda_1 = -2$ 的全部特征向量是 $c_1 \alpha_1$,c_1 是任意非零常数。

当 $\lambda_2 = 4$ 时,类似地作初等行变换:

$$(\lambda_2 E - A) = \begin{pmatrix} 1 & -1 \\ -5 & 5 \end{pmatrix} \sim \begin{pmatrix} -1 & 1 \\ 0 & 0 \end{pmatrix}$$

故齐次线性方程组(10.5.2)的基础解系 $\alpha_2 = \begin{pmatrix} 1 \\ 1 \end{pmatrix}$，对应于特征值 $\lambda_2 = 4$ 的全部特征向量是 $c_2\alpha_2$，c_2 是任意非零常数。

例 10.5.2 求矩阵 $A = \begin{pmatrix} 2 & 2 & -2 \\ 2 & 5 & -4 \\ -2 & -4 & 5 \end{pmatrix}$ 的特征值和特征向量。

解 先解特征方程

$$|\lambda E - A| = \begin{vmatrix} \lambda-2 & -2 & 2 \\ -2 & \lambda-5 & 4 \\ 2 & 4 & \lambda-5 \end{vmatrix} = 0$$

为了简化计算，可先将行列式的第3行加到第2行，然后提取公因子 $(\lambda-1)$，再计算行列式，可得方程 $(\lambda-1)^2(\lambda-10) = 0$，所以特征值是 $\lambda_1 = \lambda_2 = 1$，$\lambda_3 = 10$。

当 $\lambda = 1$ 时，对特征矩阵作初等行变换：

$$|\lambda E - A| = \begin{pmatrix} -1 & -2 & 2 \\ -2 & -4 & 4 \\ 2 & 4 & -4 \end{pmatrix} \sim \begin{pmatrix} 1 & 2 & -2 \\ 0 & 0 & 0 \\ 0 & 0 & 0 \end{pmatrix}$$

故齐次线性方程组(10.5.2)的基础解系 $\alpha_1 = \begin{pmatrix} -2 \\ 1 \\ 0 \end{pmatrix}$，$\alpha_2 = \begin{pmatrix} 2 \\ 0 \\ 1 \end{pmatrix}$。

当 $\lambda = 10$ 时，对特征矩阵作初等行变换：

$$|\lambda E - A| = \begin{pmatrix} 8 & -2 & 2 \\ -2 & 5 & 4 \\ 2 & 4 & 5 \end{pmatrix} \sim \begin{pmatrix} 4 & -1 & 1 \\ -18 & 9 & 0 \\ -18 & 9 & 0 \end{pmatrix} \sim \begin{pmatrix} -2 & 1 & 0 \\ 2 & 0 & 1 \\ 0 & 0 & 0 \end{pmatrix}$$

故齐次线性方程组(10.5.2)的基础解系 $\alpha_3 = \begin{pmatrix} 1 \\ 2 \\ -2 \end{pmatrix}$。

对应于 $\lambda = 1$ 的全部特征向量是 $c_1\alpha_1 + c_2\alpha_2$，其中 c_1, c_2 是任意不全为零的常数；对应于 $\lambda = 10$ 的全部特征向量是 $c_3\alpha_3$，其中 c_3 是任意非零常数。

习 题 十

1. 计算下列行列式：

(1) $\begin{vmatrix} 1 & 2 & -1 & 2 \\ 3 & 0 & 1 & 5 \\ 1 & -2 & 0 & 3 \\ -2 & -4 & 1 & 6 \end{vmatrix}$

(2) $\begin{vmatrix} 1 & -2 & 5 & 0 \\ -2 & 3 & -8 & -1 \\ 3 & 1 & -2 & 4 \\ 1 & 4 & 2 & -5 \end{vmatrix}$

(3) $\begin{vmatrix} 0 & 1 & 1 & 1 \\ 1 & 0 & 1 & 1 \\ 1 & 1 & 0 & 1 \\ 1 & 1 & 1 & 0 \end{vmatrix}$

(4) $\begin{vmatrix} 3 & -2 & 2 \\ 1 & 2 & -3 \\ 4 & 1 & 2 \end{vmatrix}$

(5) $\begin{vmatrix} 4 & 1 & 2 & 4 \\ 1 & 2 & 0 & 2 \\ 10 & 5 & 2 & 0 \\ 0 & 1 & 1 & 7 \end{vmatrix}$

(6) $\begin{vmatrix} 1 & 0 & -1 \\ 1 & 2 & 0 \\ -1 & 3 & 2 \end{vmatrix}$

2. 问 λ, μ 取何值时，齐次线性方程组 $\begin{cases} \lambda x_1 + x_2 + x_3 = 0 \\ x_1 + \mu x_2 + x_3 = 0 \\ x_1 + 2\mu x_2 + x_3 = 0 \end{cases}$ 有非零解？

3. 问 λ 取何值时，齐次线性方程组 $\begin{cases} (1-\lambda)x_1 - 2x_2 + 4x_3 = 0 \\ 2x_1 + (3-\lambda)x_2 + x_3 = 0 \\ x_1 + x_2 + (1-\lambda)x_3 = 0 \end{cases}$ 有非零解？

4. A 为任一方阵，证明 $A + A^T$，AA^T 均为对称阵。

5. 设矩阵

$$A = \begin{pmatrix} 1 & 2 & 3 \\ -2 & 1 & 2 \end{pmatrix} \quad B = \begin{pmatrix} 1 & 2 & 0 \\ 0 & 1 & 1 \\ 3 & 0 & -1 \end{pmatrix}$$

求 AB。

6. 设矩阵

$$A = \begin{pmatrix} 1 & -1 & 3 \\ 1 & -2 & 1 \end{pmatrix} \quad B = \begin{pmatrix} -1 & 1 & 2 & 3 \\ 3 & 0 & -1 & 1 \\ 2 & 2 & 1 & 2 \end{pmatrix}$$

求 $(AB)^T$ 和 $B^T A^T$。

7. 用初等变换法解矩阵方程 $AX=B$，其中

$$A = \begin{pmatrix} 1 & 1 & -1 \\ 0 & 2 & 2 \\ 1 & -1 & 0 \end{pmatrix} \quad B = \begin{pmatrix} 1 & -1 \\ 1 & 1 \\ 2 & 1 \end{pmatrix}$$

8. 求下列矩阵的逆：

(1) $\begin{pmatrix} 3 & -2 & 0 & 0 \\ 5 & -3 & 0 & 0 \\ 0 & 0 & 3 & 4 \\ 0 & 0 & 1 & 2 \end{pmatrix}$

(2) $\begin{pmatrix} 5 & 2 & 0 & 0 \\ 2 & 1 & 0 & 0 \\ 0 & 0 & 1 & -2 \\ 0 & 0 & 1 & 1 \end{pmatrix}$

(3) $\begin{pmatrix} 1 & 2 & -1 \\ 3 & 4 & -2 \\ 5 & -4 & 1 \end{pmatrix}$

(4) $\begin{pmatrix} 1 & 1 & 1 \\ 1 & 2 & 1 \\ 1 & 1 & 3 \end{pmatrix}$

9. 设矩阵

$$A = \begin{pmatrix} 1 & 1 & 2 & 2 & 1 \\ 0 & 2 & 1 & 5 & -1 \\ 2 & 0 & 3 & -1 & 3 \\ 1 & 1 & 0 & 4 & -1 \end{pmatrix}$$

求矩阵 A 的秩 $R(A)$。

10. 求向量组 $\alpha_1, \alpha_2, \alpha_3, \alpha_4$ 的秩。其中，$\alpha_1 = (1, 0, -1)$，$\alpha_2 = (-2, 3, 1)$，$\alpha_3 = (2, 1, -1)$，$\alpha_4 = (3, 2, -4)$。

11. 设向量组 $\beta_1, \beta_2, \beta_3$ 可由向量组 $\alpha_1, \alpha_2, \alpha_3$ 线性表示。

$$\begin{cases} \beta_1 = \alpha_1 - \alpha_2 + \alpha_3 \\ \beta_2 = \alpha_1 + \alpha_2 - \alpha_3 \\ \beta_3 = -\alpha_1 + \alpha_2 + \alpha_3 \end{cases}$$

试将向量 $\alpha_1, \alpha_2, \alpha_3$ 由 $\beta_1, \beta_2, \beta_3$ 线性表示。

12. 求线性方和组的解

$$\begin{cases} x_1 - x_2 + 2x_3 = 3 \\ -x_1 + 3x_2 - x_3 = -1 \\ 2x_2 + x_3 = 2 \end{cases}$$

13. 求解下列线性方程组

$$\begin{cases} x_1 + 2x_2 - x_3 + 3x_4 + x_5 = 2 \\ 2x_1 + 4x_2 - 2x_3 + 6x_4 + 3x_5 = 6 \\ -x_1 - 2x_2 + x_3 - x_4 + 3x_5 = 4 \end{cases}$$

14. 当 a、b 为何值时，线性方程组

$$\begin{cases} x_1 + x_2 + x_3 + x_4 + x_5 = a \\ 3x_1 + 2x_2 + x_3 + x_4 - 3x_5 = 0 \\ x_2 + 2x_3 + 2x_4 + 6x_5 = b \\ 5x_1 + 4x_2 + 3x_3 + 3x_4 - x_5 = 2 \end{cases}$$

有解，当其有解时，求出其全部解。

15. 求解齐次线性方程组 $\begin{cases} x_1 + 2x_2 - 5x_3 + 2x_4 = 0 \\ 2x_1 + x_2 - 3x_3 + 5x_4 = 0 \\ 5x_1 - 7x_2 + x_4 = 0 \end{cases}$

16. 求非齐次方程组的一个解及对应的齐次线性方程组的基础解系：

$$\begin{cases} x_1 + x_2 = 5 \\ 2x_1 + x_2 + x_3 + 2x_4 = 1 \\ 5x_1 + 3x_2 + 2x_3 + 2x_4 = 3 \end{cases}$$

17. 求方阵 $\begin{pmatrix} 1 & 1 & 1 \\ 1 & 2 & 1 \\ 1 & 1 & 3 \end{pmatrix}$ 的特征值与特征向量。

18. 求方阵 $\begin{pmatrix} 1 & 2 & -1 \\ 3 & 4 & -2 \\ 5 & -4 & 1 \end{pmatrix}$ 的特征值与特征向量。

主要参考资料

方积乾. 1986. 微积分初步与生物医学应用. 长沙：湖南科学技术出版社
华东师范大学数学系. 2011. 数学分析(上、下). 第4版. 北京：高等教育出版社
乐经良, 祝国强. 2004. 医用高等数学. 北京：高等教育出版社
陆洪娣. 1996. 医学高等数学. 重庆：重庆大学出版社
马建忠. 2010. 医学高等数学. 北京：科学出版社
毛宗秀. 2005. 高等数学. 第3版. 北京：人民卫生出版社
同济大学概率统计教研组. 2009. 概率统计. 第4版. 上海：同济大学出版社
同济大学数学教研室. 2007. 高等数学(上、下). 第6版. 北京：高等教育出版社
张世强. 2006. 医学高等数学. 北京：科学出版社
张世强. 2009. 医学高等数学. 第2版. 北京：科学出版社
张选群. 2009. 医科高等数学. 北京：高等教育出版社

附　　录

附录1　常用积分公式

(一) 含有 $ax+b$ 的积分 ($a \neq 0$)

1. $\int \dfrac{\mathrm{d}x}{ax+b} = \dfrac{1}{a}\ln|ax+b| + C$

2. $\int (ax+b)^\mu \mathrm{d}x = \dfrac{1}{a(\mu+1)}(ax+b)^{\mu+1} + C \ (\mu \neq -1)$

3. $\int \dfrac{x}{ax+b}\mathrm{d}x = \dfrac{1}{a^2}(ax+b-b\ln|ax+b|) + C$

4. $\int \dfrac{x^2}{ax+b}\mathrm{d}x = \dfrac{1}{a^3}\left[\dfrac{1}{2}(ax+b)^2 - 2b(ax+b) + b^2\ln|ax+b|\right] + C$

5. $\int \dfrac{\mathrm{d}x}{x(ax+b)} = -\dfrac{1}{b}\ln\left|\dfrac{ax+b}{x}\right| + C$

6. $\int \dfrac{\mathrm{d}x}{x^2(ax+b)} = -\dfrac{1}{bx} + \dfrac{a}{b^2}\ln\left|\dfrac{ax+b}{x}\right| + C$

7. $\int \dfrac{x}{(ax+b)^2}\mathrm{d}x = \dfrac{1}{a^2}\left(\ln|ax+b| + \dfrac{b}{ax+b}\right) + C$

8. $\int \dfrac{x^2}{(ax+b)^2}\mathrm{d}x = \dfrac{1}{a^3}\left(ax+b - 2b\ln|ax+b| - \dfrac{b^2}{ax+b}\right) + C$

9. $\int \dfrac{\mathrm{d}x}{x(ax+b)^2} = \dfrac{1}{b(ax+b)} - \dfrac{1}{b^2}\ln\left|\dfrac{ax+b}{x}\right| + C$

(二) 含有 $\sqrt{ax+b}$ 的积分

10. $\int \sqrt{ax+b}\,\mathrm{d}x = \dfrac{2}{3a}\sqrt{(ax+b)^3} + C$

11. $\int x\sqrt{ax+b}\,\mathrm{d}x = \dfrac{2}{15a^2}(3ax-2b)\sqrt{(ax+b)^3} + C$

12. $\int x^2\sqrt{ax+b}\,\mathrm{d}x = \dfrac{2}{105a^3}(15a^2x^2 - 12abx + 8b^2)\sqrt{(ax+b)^3} + C$

13. $\int \dfrac{x}{\sqrt{ax+b}}\mathrm{d}x = \dfrac{2}{3a^2}(ax-2b)\sqrt{ax+b} + C$

14. $\int \dfrac{x^2}{\sqrt{ax+b}}\mathrm{d}x = \dfrac{2}{15a^3}(3a^2x^2 - 4abx + 8b^2)\sqrt{ax+b} + C$

15. $\int \dfrac{\mathrm{d}x}{x\sqrt{ax+b}} = \begin{cases} \dfrac{1}{\sqrt{b}}\ln\left|\dfrac{\sqrt{ax+b}-\sqrt{b}}{\sqrt{ax+b}+\sqrt{b}}\right| + C & (b>0) \\ \dfrac{2}{\sqrt{-b}}\arctan\sqrt{\dfrac{ax+b}{-b}} + C & (b<0) \end{cases}$

16. $\int \dfrac{\mathrm{d}x}{x^2\sqrt{ax+b}} = -\dfrac{\sqrt{ax+b}}{bx} - \dfrac{a}{2b}\int \dfrac{\mathrm{d}x}{x\sqrt{ax+b}}$

17. $\int \dfrac{\sqrt{ax+b}}{x}\mathrm{d}x = 2\sqrt{ax+b} + b\int \dfrac{\mathrm{d}x}{x\sqrt{ax+b}}$

18. $\int \dfrac{\sqrt{ax+b}}{x^2}\mathrm{d}x = -\dfrac{\sqrt{ax+b}}{x} + \dfrac{a}{2}\int \dfrac{\mathrm{d}x}{x\sqrt{ax+b}}$

(三) 含有 $x^2 \pm a^2$ 的积分

19. $\int \dfrac{\mathrm{d}x}{x^2+a^2} = \dfrac{1}{a}\arctan\dfrac{x}{a} + C$

20. $\int \dfrac{\mathrm{d}x}{(x^2+a^2)^n} = \dfrac{x}{2(n-1)a^2(x^2+a^2)^{n-1}} + \dfrac{2n-3}{2(n-1)a^2}\int \dfrac{\mathrm{d}x}{(x^2+a^2)^{n-1}}$

21. $\int \dfrac{\mathrm{d}x}{x^2-a^2} = \dfrac{1}{2a}\ln\left|\dfrac{x-a}{x+a}\right| + C$

(四) 含有 $ax^2 + b\,(a>0)$ 的积分

22. $\int \dfrac{\mathrm{d}x}{ax^2+b} = \begin{cases} \dfrac{1}{\sqrt{ab}}\arctan\sqrt{\dfrac{a}{b}}\,x + C & (b>0) \\[6pt] \dfrac{1}{2\sqrt{-ab}}\ln\left|\dfrac{\sqrt{a}\,x-\sqrt{-b}}{\sqrt{a}\,x+\sqrt{-b}}\right| + C & (b<0) \end{cases}$

23. $\int \dfrac{x}{ax^2+b}\,\mathrm{d}x = \dfrac{1}{2a}\ln\left|ax^2+b\right| + C$

24. $\int \dfrac{x^2}{ax^2+b}\,\mathrm{d}x = \dfrac{x}{a} - \dfrac{b}{a}\int \dfrac{\mathrm{d}x}{ax^2+b}$

25. $\int \dfrac{\mathrm{d}x}{x(ax^2+b)} = \dfrac{1}{2b}\ln\dfrac{x^2}{\left|ax^2+b\right|} + C$

26. $\int \dfrac{\mathrm{d}x}{x^2(ax^2+b)} = -\dfrac{1}{bx} - \dfrac{a}{b}\int \dfrac{\mathrm{d}x}{ax^2+b}$

27. $\int \dfrac{\mathrm{d}x}{x^3(ax^2+b)} = \dfrac{a}{2b^2}\ln\dfrac{\left|ax^2+b\right|}{x^2} - \dfrac{1}{2bx^2} + C$

28. $\int \dfrac{\mathrm{d}x}{(ax^2+b)^2} = \dfrac{x}{2b(ax^2+b)} + \dfrac{1}{2b}\int \dfrac{\mathrm{d}x}{ax^2+b}$

(五) 含有 $ax^2 + bx + c\ (a>0)$ 的积分

29. $\int \dfrac{\mathrm{d}x}{ax^2+bx+c} = \begin{cases} \dfrac{2}{\sqrt{4ac-b^2}}\arctan\dfrac{2ax+b}{\sqrt{4ac-b^2}} + C & (b^2<4ac) \\[6pt] \dfrac{1}{\sqrt{b^2-4ac}}\ln\left|\dfrac{2ax+b-\sqrt{b^2-4ac}}{2ax+b+\sqrt{b^2-4ac}}\right| + C & (b^2>4ac) \end{cases}$

30. $\int \dfrac{x}{ax^2+bx+c}\,\mathrm{d}x = \dfrac{1}{2a}\ln\left|ax^2+bx+c\right| - \dfrac{b}{2a}\int \dfrac{\mathrm{d}x}{ax^2+bx+c}$

(六) 含有 $\sqrt{x^2+a^2}$ $(a>0)$ 的积分

31. $\int \dfrac{\mathrm{d}x}{\sqrt{x^2+a^2}} = \operatorname{arsh}\dfrac{x}{a} + C_1 = \ln(x+\sqrt{x^2+a^2}) + C$

32. $\int \dfrac{\mathrm{d}x}{\sqrt{(x^2+a^2)^3}} = \dfrac{x}{a^2\sqrt{x^2+a^2}} + C$

33. $\int \dfrac{x}{\sqrt{x^2+a^2}}\mathrm{d}x = \sqrt{x^2+a^2} + C$

34. $\int \dfrac{x}{\sqrt{(x^2+a^2)^3}}\mathrm{d}x = -\dfrac{1}{\sqrt{x^2+a^2}} + C$

35. $\int \dfrac{x^2}{\sqrt{x^2+a^2}}\mathrm{d}x = \dfrac{x}{2}\sqrt{x^2+a^2} - \dfrac{a^2}{2}\ln(x+\sqrt{x^2+a^2}) + C$

36. $\int \dfrac{x^2}{\sqrt{(x^2+a^2)^3}}\mathrm{d}x = -\dfrac{x}{\sqrt{x^2+a^2}} + \ln(x+\sqrt{x^2+a^2}) + C$

37. $\int \dfrac{\mathrm{d}x}{x\sqrt{x^2+a^2}} = \dfrac{1}{a}\ln\dfrac{\sqrt{x^2+a^2}-a}{|x|} + C$

38. $\int \dfrac{\mathrm{d}x}{x^2\sqrt{x^2+a^2}} = -\dfrac{\sqrt{x^2+a^2}}{a^2 x} + C$

39. $\int \sqrt{x^2+a^2}\,\mathrm{d}x = \dfrac{x}{2}\sqrt{x^2+a^2} + \dfrac{a^2}{2}\ln(x+\sqrt{x^2+a^2}) + C$

40. $\int \sqrt{(x^2+a^2)^3}\,\mathrm{d}x = \dfrac{x}{8}(2x^2+5a^2)\sqrt{x^2+a^2} + \dfrac{3}{8}a^4\ln(x+\sqrt{x^2+a^2}) + C$

41. $\int x\sqrt{x^2+a^2}\,\mathrm{d}x = \dfrac{1}{3}\sqrt{(x^2+a^2)^3} + C$

42. $\int x^2\sqrt{x^2+a^2}\,\mathrm{d}x = \dfrac{x}{8}(2x^2+a^2)\sqrt{x^2+a^2} - \dfrac{a^4}{8}\ln(x+\sqrt{x^2+a^2}) + C$

43. $\int \dfrac{\sqrt{x^2+a^2}}{x}\,\mathrm{d}x = \sqrt{x^2+a^2} + a\ln\dfrac{\sqrt{x^2+a^2}-a}{|x|} + C$

44. $\int \dfrac{\sqrt{x^2+a^2}}{x^2}\,\mathrm{d}x = -\dfrac{\sqrt{x^2+a^2}}{x} + \ln(x+\sqrt{x^2+a^2}) + C$

(七) 含有 $\sqrt{x^2-a^2}$ $(a>0)$ 的积分

45. $\int \dfrac{\mathrm{d}x}{\sqrt{x^2-a^2}} = \dfrac{x}{|x|}\operatorname{arch}\dfrac{|x|}{a} + C_1 = \ln\left|x+\sqrt{x^2-a^2}\right| + C$

46. $\int \dfrac{\mathrm{d}x}{\sqrt{(x^2-a^2)^3}} = -\dfrac{x}{a^2\sqrt{x^2-a^2}} + C$

47. $\int \dfrac{x}{\sqrt{x^2-a^2}}\mathrm{d}x = \sqrt{x^2-a^2} + C$

48. $\int \dfrac{x}{\sqrt{(x^2-a^2)^3}}\mathrm{d}x = -\dfrac{1}{\sqrt{x^2-a^2}} + C$

49. $\int \dfrac{x^2}{\sqrt{x^2-a^2}} \mathrm{d}x = \dfrac{x}{2}\sqrt{x^2-a^2} + \dfrac{a^2}{2}\ln\left|x+\sqrt{x^2-a^2}\right| + C$

50. $\int \dfrac{x^2}{\sqrt{(x^2-a^2)^3}} \mathrm{d}x = -\dfrac{x}{\sqrt{x^2-a^2}} + \ln\left|x+\sqrt{x^2-a^2}\right| + C$

51. $\int \dfrac{\mathrm{d}x}{x\sqrt{x^2-a^2}} = \dfrac{1}{a}\arccos\dfrac{a}{|x|} + C$

52. $\int \dfrac{\mathrm{d}x}{x^2\sqrt{x^2-a^2}} = \dfrac{\sqrt{x^2-a^2}}{a^2 x} + C$

53. $\int \sqrt{x^2-a^2}\,\mathrm{d}x = \dfrac{x}{2}\sqrt{x^2-a^2} - \dfrac{a^2}{2}\ln\left|x+\sqrt{x^2-a^2}\right| + C$

54. $\int \sqrt{(x^2-a^2)^3}\,\mathrm{d}x = \dfrac{x}{8}(2x^2-5a^2)\sqrt{x^2-a^2} + \dfrac{3}{8}a^4\ln\left|x+\sqrt{x^2-a^2}\right| + C$

55. $\int x\sqrt{x^2-a^2}\,\mathrm{d}x = \dfrac{1}{3}\sqrt{(x^2-a^2)^3} + C$

56. $\int x^2\sqrt{x^2-a^2}\,\mathrm{d}x = \dfrac{x}{8}(2x^2-a^2)\sqrt{x^2-a^2} - \dfrac{a^4}{8}\ln\left|x+\sqrt{x^2-a^2}\right| + C$

57. $\int \dfrac{\sqrt{x^2-a^2}}{x}\mathrm{d}x = \sqrt{x^2-a^2} - a\arccos\dfrac{a}{|x|} + C$

58. $\int \dfrac{\sqrt{x^2-a^2}}{x^2}\mathrm{d}x = -\dfrac{\sqrt{x^2-a^2}}{x} + \ln\left|x+\sqrt{x^2-a^2}\right| + C$

(八) 含有 $\sqrt{a^2-x^2}$ $(a>0)$ 的积分

59. $\int \dfrac{\mathrm{d}x}{\sqrt{a^2-x^2}} = \arcsin\dfrac{x}{a} + C$

60. $\int \dfrac{\mathrm{d}x}{\sqrt{(a^2-x^2)^3}} = \dfrac{x}{a^2\sqrt{a^2-x^2}} + C$

61. $\int \dfrac{x}{\sqrt{a^2-x^2}}\mathrm{d}x = -\sqrt{a^2-x^2} + C$

62. $\int \dfrac{x}{\sqrt{(a^2-x^2)^3}}\mathrm{d}x = \dfrac{1}{\sqrt{a^2-x^2}} + C$

63. $\int \dfrac{x^2}{\sqrt{a^2-x^2}}\mathrm{d}x = -\dfrac{x}{2}\sqrt{a^2-x^2} + \dfrac{a^2}{2}\arcsin\dfrac{x}{a} + C$

64. $\int \dfrac{x^2}{\sqrt{(a^2-x^2)^3}}\mathrm{d}x = \dfrac{x}{\sqrt{a^2-x^2}} - \arcsin\dfrac{x}{a} + C$

65. $\int \dfrac{\mathrm{d}x}{x\sqrt{a^2-x^2}} = \dfrac{1}{a}\ln\dfrac{a-\sqrt{a^2-x^2}}{|x|} + C$

66. $\int \dfrac{\mathrm{d}x}{x^2\sqrt{a^2-x^2}} = -\dfrac{\sqrt{a^2-x^2}}{a^2 x} + C$

67. $\int \sqrt{a^2 - x^2}\, dx = \dfrac{x}{2}\sqrt{a^2 - x^2} + \dfrac{a^2}{2}\arcsin\dfrac{x}{a} + C$

68. $\int \sqrt{(a^2 - x^2)^3}\, dx = \dfrac{x}{8}(5a^2 - 2x^2)\sqrt{a^2 - x^2} + \dfrac{3}{8}a^4 \arcsin\dfrac{x}{a} + C$

69. $\int x\sqrt{a^2 - x^2}\, dx = -\dfrac{1}{3}\sqrt{(a^2 - x^2)^3} + C$

70. $\int x^2\sqrt{a^2 - x^2}\, dx = \dfrac{x}{8}(2x^2 - a^2)\sqrt{a^2 - x^2} + \dfrac{a^4}{8}\arcsin\dfrac{x}{a} + C$

71. $\int \dfrac{\sqrt{a^2 - x^2}}{x}\, dx = \sqrt{a^2 - x^2} + a\ln\dfrac{a - \sqrt{a^2 - x^2}}{|x|} + C$

72. $\int \dfrac{\sqrt{a^2 - x^2}}{x^2}\, dx = -\dfrac{\sqrt{a^2 - x^2}}{x} - \arcsin\dfrac{x}{a} + C$

(九) 含有 $\sqrt{\pm ax^2 + bx + c}\ (a>0)$ 的积分

73. $\int \dfrac{dx}{\sqrt{ax^2 + bx + c}} = \dfrac{1}{\sqrt{a}}\ln\left|2ax + b + 2\sqrt{a}\sqrt{ax^2 + bx + c}\right| + C$

74. $\int \sqrt{ax^2 + bx + c}\, dx = \dfrac{2ax + b}{4a}\sqrt{ax^2 + bx + c}$
$\qquad\qquad\qquad + \dfrac{4ac - b^2}{8\sqrt{a^3}}\ln\left|2ax + b + 2\sqrt{a}\sqrt{ax^2 + bx + c}\right| + C$

75. $\int \dfrac{x}{\sqrt{ax^2 + bx + c}}\, dx = \dfrac{1}{a}\sqrt{ax^2 + bx + c}$
$\qquad\qquad\qquad - \dfrac{b}{2\sqrt{a^3}}\ln\left|2ax + b + 2\sqrt{a}\sqrt{ax^2 + bx + c}\right| + C$

76. $\int \dfrac{dx}{\sqrt{c + bx - ax^2}} = -\dfrac{1}{\sqrt{a}}\arcsin\dfrac{2ax - b}{\sqrt{b^2 + 4ac}} + C$

77. $\int \sqrt{c + bx - ax^2}\, dx = \dfrac{2ax - b}{4a}\sqrt{c + bx - ax^2} + \dfrac{b^2 + 4ac}{8\sqrt{a^3}}\arcsin\dfrac{2ax - b}{\sqrt{b^2 + 4ac}} + C$

78. $\int \dfrac{x}{\sqrt{c + bx - ax^2}}\, dx = -\dfrac{1}{a}\sqrt{c + bx - ax^2} + \dfrac{b}{2\sqrt{a^3}}\arcsin\dfrac{2ax - b}{\sqrt{b^2 + 4ac}} + C$

(十) 含有 $\sqrt{\pm\dfrac{x-a}{x-b}}$ 或 $\sqrt{(x-a)(b-x)}$ 的积分

79. $\int \sqrt{\dfrac{x-a}{x-b}}\, dx = (x-b)\sqrt{\dfrac{x-a}{x-b}} + (b-a)\ln(\sqrt{|x-a|} + \sqrt{|x-b|}) + C$

80. $\int \sqrt{\dfrac{x-a}{b-x}}\, dx = (x-b)\sqrt{\dfrac{x-a}{b-x}} + (b-a)\arcsin\sqrt{\dfrac{x-a}{b-x}} + C$

81. $\int \dfrac{dx}{\sqrt{(x-a)(b-x)}} = 2\arcsin\sqrt{\dfrac{x-a}{b-x}} + C \quad (a < b)$

82. $\int \sqrt{(x-a)(b-x)}\, dx = \dfrac{2x - a - b}{4}\sqrt{(x-a)(b-x)} + \dfrac{(b-a)^2}{4}\arcsin\sqrt{\dfrac{x-a}{b-x}} + C \quad (a < b)$

(十一) 含有三角函数的积分

83. $\int \sin x \, dx = -\cos x + C$

84. $\int \cos x \, dx = \sin x + C$

85. $\int \tan x \, dx = -\ln|\cos x| + C$

86. $\int \cot x \, dx = \ln|\sin x| + C$

87. $\int \sec x \, dx = \ln\left|\tan\left(\dfrac{\pi}{4} + \dfrac{x}{2}\right)\right| + C = \ln|\sec x + \tan x| + C$

88. $\int \csc x \, dx = \ln\left|\tan\dfrac{x}{2}\right| + C = \ln|\csc x - \cot x| + C$

89. $\int \sec^2 x \, dx = \tan x + C$

90. $\int \csc^2 x \, dx = -\cot x + C$

91. $\int \sec x \tan x \, dx = \sec x + C$

92. $\int \csc x \cot x \, dx = -\csc x + C$

93. $\int \sin^2 x \, dx = \dfrac{x}{2} - \dfrac{1}{4}\sin 2x + C$

94. $\int \cos^2 x \, dx = \dfrac{x}{2} + \dfrac{1}{4}\sin 2x + C$

95. $\int \sin^n x \, dx = -\dfrac{1}{n}\sin^{n-1} x \cos x + \dfrac{n-1}{n}\int \sin^{n-2} x \, dx$

96. $\int \cos^n x \, dx = \dfrac{1}{n}\cos^{n-1} x \sin x + \dfrac{n-1}{n}\int \cos^{n-2} x \, dx$

97. $\int \dfrac{dx}{\sin^n x} = -\dfrac{1}{n-1}\cdot\dfrac{\cos x}{\sin^{n-1} x} + \dfrac{n-2}{n-1}\int \dfrac{dx}{\sin^{n-2} x}$

98. $\int \dfrac{dx}{\cos^n x} = \dfrac{1}{n-1}\cdot\dfrac{\sin x}{\cos^{n-1} x} + \dfrac{n-2}{n-1}\int \dfrac{dx}{\cos^{n-2} x}$

99. $\int \cos^m x \sin^n x \, dx = \dfrac{1}{m+n}\cos^{m-1} x \sin^{n+1} x + \dfrac{m-1}{m+n}\int \cos^{m-2} x \sin^n x \, dx$

    $= -\dfrac{1}{m+n}\cos^{m+1} x \sin^{n-1} x + \dfrac{n-1}{m+n}\int \cos^m x \sin^{n-2} x \, dx$

100. $\int \sin ax \cos bx \, dx = -\dfrac{1}{2(a+b)}\cos(a+b)x - \dfrac{1}{2(a-b)}\cos(a-b)x + C$

101. $\int \sin ax \sin bx \, dx = -\dfrac{1}{2(a+b)}\sin(a+b)x + \dfrac{1}{2(a-b)}\sin(a-b)x + C$

102. $\int \cos ax \cos bx \, dx = \dfrac{1}{2(a+b)}\sin(a+b)x + \dfrac{1}{2(a-b)}\sin(a-b)x + C$

103. $\int \dfrac{dx}{a + b\sin x} = \dfrac{2}{\sqrt{a^2 - b^2}}\arctan\dfrac{a\tan\dfrac{x}{2} + b}{\sqrt{a^2 - b^2}} + C \quad (a^2 > b^2)$

104. $\int \dfrac{dx}{a+b\sin x} = \dfrac{1}{\sqrt{b^2-a^2}} \ln \left| \dfrac{a\tan\dfrac{x}{2}+b-\sqrt{b^2-a^2}}{a\tan\dfrac{x}{2}+b+\sqrt{b^2-a^2}} \right| + C \quad (a^2 < b^2)$

105. $\int \dfrac{dx}{a+b\cos x} = \dfrac{2}{a+b} \sqrt{\dfrac{a+b}{a-b}} \arctan\left(\sqrt{\dfrac{a-b}{a+b}} \tan\dfrac{x}{2} \right) + C \quad (a^2 > b^2)$

106. $\int \dfrac{dx}{a+b\cos x} = \dfrac{1}{a+b} \sqrt{\dfrac{a+b}{b-a}} \ln \left| \dfrac{\tan\dfrac{x}{2}+\sqrt{\dfrac{a+b}{b-a}}}{\tan\dfrac{x}{2}-\sqrt{\dfrac{a+b}{b-a}}} \right| + C \quad (a^2 < b^2)$

107. $\int \dfrac{dx}{a^2\cos^2 x + b^2\sin^2 x} = \dfrac{1}{ab} \arctan\left(\dfrac{b}{a} \tan x \right) + C$

108. $\int \dfrac{dx}{a^2\cos^2 x - b^2\sin^2 x} = \dfrac{1}{2ab} \ln \left| \dfrac{b\tan x + a}{b\tan x - a} \right| + C$

109. $\int x\sin ax\, dx = \dfrac{1}{a^2}\sin ax - \dfrac{1}{a} x\cos ax + C$

110. $\int x^2 \sin ax\, dx = -\dfrac{1}{a} x^2 \cos ax + \dfrac{2}{a^2} x\sin ax + \dfrac{2}{a^3}\cos ax + C$

111. $\int x\cos ax\, dx = \dfrac{1}{a^2}\cos ax + \dfrac{1}{a} x\sin ax + C$

112. $\int x^2 \cos ax\, dx = \dfrac{1}{a} x^2 \sin ax + \dfrac{2}{a^2} x\cos ax - \dfrac{2}{a^3}\sin ax + C$

(十二) 含有反三角函数的积分(其中 $a>0$)

113. $\int \arcsin\dfrac{x}{a} dx = x\arcsin\dfrac{x}{a} + \sqrt{a^2-x^2} + C$

114. $\int x\arcsin\dfrac{x}{a} dx = \left(\dfrac{x^2}{2} - \dfrac{a^2}{4} \right) \arcsin\dfrac{x}{a} + \dfrac{x}{4}\sqrt{a^2-x^2} + C$

115. $\int x^2 \arcsin\dfrac{x}{a} dx = \dfrac{x^3}{3}\arcsin\dfrac{x}{a} + \dfrac{1}{9}(x^2+2a^2)\sqrt{a^2-x^2} + C$

116. $\int \arccos\dfrac{x}{a} dx = x\arccos\dfrac{x}{a} - \sqrt{a^2-x^2} + C$

117. $\int x\arccos\dfrac{x}{a} dx = \left(\dfrac{x^2}{2} - \dfrac{a^2}{4} \right) \arccos\dfrac{x}{a} - \dfrac{x}{4}\sqrt{a^2-x^2} + C$

118. $\int x^2 \arccos\dfrac{x}{a} dx = \dfrac{x^3}{3}\arccos\dfrac{x}{a} - \dfrac{1}{9}(x^2+2a^2)\sqrt{a^2-x^2} + C$

119. $\int \arctan\dfrac{x}{a} dx = x\arctan\dfrac{x}{a} - \dfrac{a}{2}\ln(a^2+x^2) + C$

120. $\int x\arctan\dfrac{x}{a} dx = \dfrac{1}{2}(a^2+x^2)\arctan\dfrac{x}{a} - \dfrac{a}{2}x + C$

121. $\int x^2 \arctan\dfrac{x}{a} dx = \dfrac{x^3}{3}\arctan\dfrac{x}{a} - \dfrac{a}{6}x^2 + \dfrac{a^3}{6}\ln(a^2+x^2) + C$

(十三) 含有指数函数的积分

122. $\int a^x \mathrm{d}x = \dfrac{1}{\ln a} a^x + C$

123. $\int \mathrm{e}^{ax} \mathrm{d}x = \dfrac{1}{a} \mathrm{e}^{ax} + C$

124. $\int x \mathrm{e}^{ax} \mathrm{d}x = \dfrac{1}{a^2}(ax-1)\mathrm{e}^{ax} + C$

125. $\int x^n \mathrm{e}^{ax} \mathrm{d}x = \dfrac{1}{a} x^n \mathrm{e}^{ax} - \dfrac{n}{a} \int x^{n-1} \mathrm{e}^{ax} \mathrm{d}x$

126. $\int x a^x \mathrm{d}x = \dfrac{x}{\ln a} a^x - \dfrac{1}{(\ln a)^2} a^x + C$

127. $\int x^n a^x \mathrm{d}x = \dfrac{1}{\ln a} x^n a^x - \dfrac{n}{\ln a} \int x^{n-1} a^x \mathrm{d}x$

128. $\int \mathrm{e}^{ax} \sin bx \mathrm{d}x = \dfrac{1}{a^2+b^2} \mathrm{e}^{ax}(a \sin bx - b \cos bx) + C$

129. $\int \mathrm{e}^{ax} \cos bx \mathrm{d}x = \dfrac{1}{a^2+b^2} \mathrm{e}^{ax}(b \sin bx + a \cos bx) + C$

130. $\int \mathrm{e}^{ax} \sin^n bx \mathrm{d}x = \dfrac{1}{a^2+b^2 n^2} \mathrm{e}^{ax} \sin^{n-1} bx(a \sin bx - nb \cos bx)$
$\qquad\qquad\qquad + \dfrac{n(n-1)b^2}{a^2+b^2 n^2} \int \mathrm{e}^{ax} \sin^{n-2} bx \mathrm{d}x$

131. $\int \mathrm{e}^{ax} \cos^n bx \mathrm{d}x = \dfrac{1}{a^2+b^2 n^2} \mathrm{e}^{ax} \cos^{n-1} bx(a \cos bx + nb \sin bx)$
$\qquad\qquad\qquad + \dfrac{n(n-1)b^2}{a^2+b^2 n^2} \int \mathrm{e}^{ax} \cos^{n-2} bx \mathrm{d}x$

(十四) 含有对数函数的积分

132. $\int \ln x \mathrm{d}x = x \ln x - x + C$

133. $\int \dfrac{\mathrm{d}x}{x \ln x} = \ln|\ln x| + C$

134. $\int x^n \ln x \mathrm{d}x = \dfrac{1}{n+1} x^{n+1} \left(\ln x - \dfrac{1}{n+1} \right) + C$

135. $\int (\ln x)^n \mathrm{d}x = x(\ln x)^n - n \int (\ln x)^{n-1} \mathrm{d}x$

136. $\int x^m (\ln x)^n \mathrm{d}x = \dfrac{1}{m+1} x^{m+1} (\ln x)^n - \dfrac{n}{m+1} \int x^m (\ln x)^{n-1} \mathrm{d}x$

(十五) 含有双曲函数的积分

137. $\int \mathrm{sh} x \mathrm{d}x = \mathrm{ch} x + C$

138. $\int \mathrm{ch} x \mathrm{d}x = \mathrm{sh} x + C$

139. $\int \mathrm{th} x \mathrm{d}x = \ln \mathrm{ch} x + C$

140. $\int \mathrm{sh}^2 x \mathrm{d}x = -\dfrac{x}{2} + \dfrac{1}{4} \mathrm{sh} 2x + C$

141. $\int ch^2 x dx = \dfrac{x}{2} + \dfrac{1}{4} sh2x + C$

(十六) 定积分

142. $\int_{-\pi}^{\pi} \cos nx dx = \int_{-\pi}^{\pi} \sin nx dx = 0$

143. $\int_{-\pi}^{\pi} \cos mx \sin nx dx = 0$

144. $\int_{-\pi}^{\pi} \cos mx \cos nx dx = \begin{cases} 0, & m \neq n \\ \pi, & m = n \end{cases}$

145. $\int_{-\pi}^{\pi} \sin mx \sin nx dx = \begin{cases} 0, & m \neq n \\ \pi, & m = n \end{cases}$

146. $\int_{0}^{\pi} \sin mx \sin nx dx = \int_{0}^{\pi} \cos mx \cos nx dx = \begin{cases} 0, & m \neq n \\ \dfrac{\pi}{2}, & m = n \end{cases}$

147. $I_n = \int_{0}^{\frac{\pi}{2}} \sin^n x dx = \int_{0}^{\frac{\pi}{2}} \cos^n x dx$

   $I_n = \dfrac{n-1}{n} I_{n-2}$

   $I_n = \dfrac{n-1}{n} \cdot \dfrac{n-3}{n-2} \cdot \cdots \cdot \dfrac{4}{5} \cdot \dfrac{2}{3}$ (n 为大于 1 的正奇数), $I_1 = 1$

   $I_n = \dfrac{n-1}{n} \cdot \dfrac{n-3}{n-2} \cdot \cdots \cdot \dfrac{3}{4} \cdot \dfrac{1}{2} \cdot \dfrac{\pi}{2}$ (n 为正偶数), $I_0 = \dfrac{\pi}{2}$

附录 2 泊松分布表

$$P(X = k) = \dfrac{\lambda^k}{k!} e^{-\lambda}$$

k \ λ	0.1	0.2	0.3	0.4	0.5	0.6	0.7	0.8
0	0.904837	0.818731	0.740818	0.670320	0.606531	0.548812	0.496585	0.449329
1	0.090484	0.163746	0.222245	0.268128	0.303265	0.329287	0.347610	0.359463
2	0.004524	0.016375	0.033337	0.053626	0.075816	0.098786	0.121663	0.143785
3	0.000151	0.001092	0.003334	0.007150	0.012636	0.019757	0.028388	0.038343
4	0.000004	0.000055	0.000250	0.000715	0.001580	0.002964	0.004968	0.007669
5		0.000002	0.000015	0.000057	0.000158	0.000356	0.000696	0.001227
6			0.000001	0.000004	0.000013	0.000036	0.000081	0.000164
7					0.000001	0.000003	0.000008	0.000019
8							0.000001	0.000002
9								

续表

k \ λ	0.9	1.0	1.5	2.0	2.5	3.0	3.5	4.0
0	0.406570	0.367879	0.223130	0.135335	0.082085	0.049787	0.030197	0.018316
1	0.365913	0.367879	0.334695	0.270671	0.205212	0.149361	0.105691	0.073263
2	0.164661	0.183940	0.251021	0.270671	0.256516	0.224042	0.184959	0.146525
3	0.049398	0.061313	0.125511	0.180447	0.213763	0.224042	0.215785	0.195367
4	0.011115	0.015328	0.047067	0.090224	0.133602	0.168031	0.188812	0.195367
5	0.002001	0.003066	0.014120	0.036089	0.066801	0.100819	0.132169	0.156293
6	0.000300	0.000511	0.003530	0.012030	0.027834	0.050409	0.077098	0.104196
7	0.000039	0.000073	0.000756	0.003437	0.009941	0.021604	0.038549	0.059540
8	0.000004	0.000009	0.000142	0.000859	0.003106	0.008102	0.016865	0.029770
9		0.000001	0.000024	0.000191	0.000863	0.002701	0.006559	0.013231
10			0.000004	0.000038	0.000216	0.000810	0.002296	0.005292
11				0.000007	0.000049	0.000221	0.000730	0.001925
12				0.000001	0.000010	0.000055	0.000213	0.000642
13					0.000002	0.000013	0.000057	0.000197
14						0.000003	0.000014	0.000056
15						0.000001	0.000003	0.000015
16							0.000001	0.000004
17								0.000001

k \ λ	4.5	5.0	5.5	6.0	6.5	7.0	7.5	8.0
0	0.011109	0.006738	0.004087	0.002479	0.001503	0.000912	0.000553	0.000335
1	0.049990	0.033690	0.022477	0.014873	0.009772	0.006383	0.004148	0.002684
2	0.112479	0.084224	0.061812	0.044618	0.031760	0.022341	0.015555	0.010735
3	0.168718	0.140374	0.113323	0.089235	0.068814	0.052129	0.038889	0.028626
4	0.189808	0.175467	0.155819	0.133853	0.111822	0.091226	0.072916	0.057252
5	0.170827	0.175467	0.171401	0.160623	0.145369	0.127717	0.109375	0.091604
6	0.128120	0.146223	0.157117	0.160623	0.157483	0.149003	0.136718	0.122138
7	0.082363	0.104445	0.123449	0.137677	0.146234	0.149003	0.146484	0.139587
8	0.046329	0.065278	0.084871	0.103258	0.118815	0.130377	0.137329	0.139587
9	0.023165	0.036266	0.051866	0.068838	0.085811	0.101405	0.114440	0.124077
10	0.010424	0.018133	0.028526	0.041303	0.055777	0.070983	0.085830	0.099262
11	0.004264	0.008242	0.014263	0.022529	0.032959	0.045171	0.058521	0.072190
12	0.001599	0.003434	0.006537	0.011264	0.017853	0.026350	0.036575	0.048127
13	0.000554	0.001321	0.002766	0.005199	0.008926	0.014188	0.021101	0.029616
14	0.000178	0.000472	0.001087	0.002228	0.004144	0.007094	0.011304	0.016924
15	0.000053	0.000157	0.000398	0.000891	0.001796	0.003311	0.005652	0.009026
16	0.000015	0.000049	0.000137	0.000334	0.000730	0.001448	0.002649	0.004513
17	0.000004	0.000014	0.000044	0.000118	0.000279	0.000596	0.001169	0.002124
18	0.000001	0.000004	0.000014	0.000039	0.000101	0.000232	0.000487	0.000944
19		0.000001	0.000004	0.000012	0.000034	0.000085	0.000192	0.000397
20			0.000001	0.000004	0.000011	0.000030	0.000072	0.000159
21				0.000001	0.000003	0.000010	0.000026	0.000061
22					0.000001	0.000003	0.000009	0.000022
23						0.000001	0.000003	0.000008
24							0.000001	0.000003
25								0.000001

续表

λ \ k	8.5	9.0	9.5	10	12	15	18	20
0	0.000203	0.000123	0.000075	0.000045	0.000006	0.000000	0.000000	0.000000
1	0.001729	0.001111	0.000711	0.000454	0.000074	0.000005	0.000000	0.000000
2	0.007350	0.004998	0.003378	0.002270	0.000442	0.000034	0.000002	0.000000
3	0.020826	0.014994	0.010696	0.007567	0.001770	0.000172	0.000015	0.000003
4	0.044255	0.033737	0.025403	0.018917	0.005309	0.000645	0.000067	0.000014
5	0.075233	0.060727	0.048266	0.037833	0.012741	0.001936	0.000240	0.000055
6	0.106581	0.091090	0.076421	0.063055	0.025481	0.004839	0.000719	0.000183
7	0.129419	0.117116	0.103714	0.090079	0.043682	0.010370	0.001850	0.000523
8	0.137508	0.131756	0.123160	0.112599	0.065523	0.019444	0.004163	0.001309
9	0.129869	0.131756	0.130003	0.125110	0.087364	0.032407	0.008325	0.002908
10	0.110388	0.118580	0.123502	0.125110	0.104837	0.048611	0.014985	0.005816
11	0.085300	0.097020	0.106661	0.113736	0.114368	0.066287	0.024521	0.010575
12	0.060421	0.072765	0.084440	0.094780	0.114368	0.082859	0.036782	0.017625
13	0.039506	0.050376	0.061706	0.072908	0.105570	0.095607	0.050929	0.027116
14	0.023986	0.032384	0.041872	0.052077	0.090489	0.102436	0.065480	0.038737
15	0.013592	0.019431	0.026519	0.034718	0.072391	0.102436	0.078576	0.051649
16	0.007221	0.010930	0.015746	0.021699	0.054293	0.096034	0.088397	0.064561
17	0.003610	0.005786	0.008799	0.012764	0.038325	0.084736	0.093597	0.075954
18	0.001705	0.002893	0.004644	0.007091	0.025550	0.070613	0.093597	0.084394
19	0.000763	0.001370	0.002322	0.003732	0.016137	0.055747	0.088671	0.088835
20	0.000324	0.000617	0.001103	0.001866	0.009682	0.041810	0.079804	0.088835
21	0.000131	0.000264	0.000499	0.000889	0.005533	0.029865	0.068403	0.084605
22	0.000051	0.000108	0.000215	0.000404	0.003018	0.020362	0.055966	0.076914
23	0.000019	0.000042	0.000089	0.000176	0.001574	0.013280	0.043800	0.066881
24	0.000007	0.000016	0.000035	0.000073	0.000787	0.008300	0.032850	0.055735
25	0.000002	0.000006	0.000013	0.000029	0.000378	0.004980	0.023652	0.044588
26	0.000001	0.000002	0.000005	0.000011	0.000174	0.002873	0.016374	0.034298
27		0.000001	0.000002	0.000004	0.000078	0.001596	0.010916	0.025406
28			0.000001	0.000001	0.000033	0.000855	0.007018	0.018147
29				0.000001	0.000014	0.000442	0.004356	0.012515
30					0.000005	0.000221	0.002613	0.008344
31					0.000002	0.000107	0.001517	0.005383
32					0.000001	0.000050	0.000854	0.003364
33						0.000023	0.000466	0.002039
34						0.000010	0.000246	0.001199
35						0.000004	0.000127	0.000685
36						0.000002	0.000063	0.000381
37						0.000001	0.000031	0.000206
38							0.000015	0.000108
39							0.000007	0.000056

附录3 标准正态分布表

$\phi(x) = P(X \leq x) = \int_{-\infty}^{x} \frac{1}{\sqrt{2\pi}} e^{-\frac{t^2}{2}} dt$

$\phi(-x) = 1 - \phi(x)$

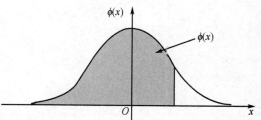

x	0	0.01	0.02	0.03	0.04	0.05	0.06	0.07	0.08	0.09
0	0.5000	0.5040	0.5080	0.5120	0.5160	0.5199	0.5239	0.5279	0.5319	0.5359
0.1	0.5398	0.5438	0.5478	0.5517	0.5557	0.5596	0.5636	0.5675	0.5714	0.5753
0.2	0.5793	0.5832	0.5871	0.5910	0.5948	0.5987	0.6026	0.6064	0.6103	0.6141
0.3	0.6179	0.6217	0.6255	0.6293	0.6331	0.6368	0.6404	0.6443	0.6480	0.6517
0.4	0.6554	0.6591	0.6628	0.6664	0.6700	0.6736	0.6772	0.6808	0.6844	0.6879
0.5	0.6915	0.6950	0.6985	0.7019	0.7054	0.7088	0.7123	0.7157	0.7190	0.7224
0.6	0.7257	0.7291	0.7324	0.7357	0.7389	0.7422	0.7454	0.7486	0.7517	0.7549
0.7	0.7580	0.7611	0.7642	0.7673	0.7703	0.7734	0.7764	0.7794	0.7823	0.7852
0.8	0.7881	0.7910	0.7939	0.7967	0.7995	0.8023	0.8051	0.8078	0.8106	0.8133
0.9	0.8159	0.8186	0.8212	0.8238	0.8264	0.8289	0.8355	0.8340	0.8365	0.8389
1	0.8413	0.8438	0.8461	0.8485	0.8508	0.8531	0.8554	0.8577	0.8599	0.8621
1.1	0.8643	0.8665	0.8686	0.8708	0.8729	0.8749	0.8770	0.8790	0.8810	0.8830
1.2	0.8849	0.8869	0.8888	0.8907	0.8925	0.8944	0.8962	0.8980	0.8997	0.9015
1.3	0.9032	0.9049	0.9066	0.9082	0.9099	0.9115	0.9131	0.9147	0.9162	0.9177
1.4	0.9192	0.9207	0.9222	0.9236	0.9251	0.9265	0.9279	0.9292	0.9306	0.9319
1.5	0.9332	0.9345	0.9357	0.9370	0.9382	0.9394	0.9406	0.9418	0.9430	0.9441
1.6	0.9452	0.9463	0.9474	0.9484	0.9495	0.9505	0.9515	0.9525	0.9535	0.9535
1.7	0.9554	0.9564	0.9573	0.9582	0.9591	0.9599	0.9608	0.9616	0.9625	0.9633
1.8	0.9641	0.9648	0.9656	0.9664	0.9672	0.9678	0.9686	0.9693	0.9700	0.9706
1.9	0.9713	0.9719	0.9726	0.9732	0.9738	0.9744	0.9750	0.9756	0.9762	0.9767
2	0.9772	0.9778	0.9783	0.9788	0.9793	0.9798	0.9803	0.9808	0.9812	0.9817
2.1	0.9821	0.9826	0.9830	0.9834	0.9838	0.9842	0.9846	0.9850	0.9854	0.9857
2.2	0.9861	0.9864	0.9868	0.9871	0.9874	0.9878	0.9881	0.9884	0.9887	0.9890
2.3	0.9893	0.9896	0.9898	0.9901	0.9904	0.9906	0.9909	0.9911	0.9913	0.9916
2.4	0.9918	0.9920	0.9922	0.9925	0.9927	0.9929	0.9931	0.9932	0.9934	0.9936
2.5	0.9938	0.9940	0.9941	0.9943	0.9945	0.9946	0.9948	0.9949	0.9951	0.9952
2.6	0.9953	0.9955	0.9956	0.9957	0.9959	0.9960	0.9961	0.9962	0.9963	0.9964
2.7	0.9965	0.9966	0.9967	0.9968	0.9969	0.9970	0.9971	0.9972	0.9973	0.9974
2.8	0.9974	0.9975	0.9976	0.9977	0.9977	0.9978	0.9979	0.9979	0.9980	0.9981
2.9	0.9981	0.9982	0.9982	0.9983	0.9984	0.9984	0.9985	0.9985	0.9986	0.9986
x	0	0.1	0.2	0.3	0.4	0.5	0.6	0.7	0.8	0.9
3	0.9987	0.9990	0.9993	0.9995	0.9997	0.9998	0.9998	0.9999	0.9999	1.0000